"博学而笃志，切问而近思。"

《论语》

博晓古今，可立一家之说；
学贯中西，或成经国之才。

复旦博学·复旦博学·复旦博学·复旦博学·复旦博学·复旦博学

基础医学本科核心课程系列教材

总主编：汤其群

病 理 学

Pathology

主 审　郭慕依

主 编　张志刚　朱虹光

编 者（按姓氏笔画排序）

王漱阳　朱 荣　朱虹光　刘学光

刘秀萍　刘 晔　刘 颖　刘国元

李文才　李建明　李 慧　李清泉

吴慧娟　张 农　张志刚　陈平圣

曾文姣

复旦大學出版社

基础医学本科核心课程系列教材
编写委员会名单

总主编　汤其群

顾　问　郭慕依　查锡良　鲁映青　左　伋　钱睿哲

编　委（按姓氏笔画排序）

　　　　王　锦　左　伋　孙凤艳　朱虹光　汤其群　张红旗

　　　　张志刚　李文生　沈忆文　陆利民　陈　红　陈思锋

　　　　周国民　袁正宏　钱睿哲　黄志力　储以微　程训佳

秘　书　曾文姣

序 言

医学是人类繁衍与社会发展的曙光，在社会发展的各个阶段具有重要的意义，尤其是在科学鼎新、重视公民生活质量和生存价值的今天，更能体现她的尊严与崇高。

医学的世界博大而精深，学科广泛，学理严谨；技术精致，关系密切。大凡医学院校必有基础医学的传承而显现特色。复旦大学基础医学院的前身分别为上海第一医学院基础医学部和上海医科大学基础医学院，诞生至今已整60年。沐浴历史沧桑，无论校名更迭，复旦大学基础医学素以"师资雄厚，基础扎实"的风范在国内外医学界树有声望，尤其是基础医学各二级学科自编重视基础理论和实验操作、密切联系临床医学的本科生教材，一直是基础医学院的特色传统。每当校友返校或相聚之时，回忆起在基础医学院所使用的教材及教师严谨、认真授课的情景，都印象深刻。这一传统为培养一批又一批视野开阔、基础理论扎实和实验技能过硬的医学本科生起到关键作用。

21世纪是一个知识爆炸、高度信息化的时代，互联网技术日益丰富，如何改革和精简课程，以适应新时代知识传授的特点和当代大学生学习模式的转变，日益成为当代医学教育关注的核心问题之一。复旦大学基础医学院自2014年起在全院范围内，通过聘请具有丰富教学经验和教材编写经验的全国知名教授为顾问、以各学科带头人和骨干教师为主编和编写人员，在全面审视和分析当代医学本科学生基础阶段必备的知识点、知识面的基础上，实施基础医学"主干课程建设"项目，其目的是传承和发扬基础医学院的特色传统，进一步提高基础医学教学的质量。

在保持传统特色、协调好基础医学各二级学科和部分临床学科的基础上，在全院范围内组织编写涵盖临床医学、基础医学、公共卫生、药学、护理学等专业学习的医学基础知识的教材，这在基础医学院历史上还是首次。我们对教材编写提出统一要求，即做到内容新颖、语言简练、结合临床；编写格式规范化，图表力求创新；去除陈旧的知识和概念，凡涉及临床学科的教材，如《系统解剖学》《病理学》《生理学》《病理生理学》《药理学》《法医学》等，须聘请相关临床专家进行审阅等。

由于编写时间匆促，这套系列教材一定会存在一些不足和遗憾，希望同道们不吝指教和批评，在使用过程中多提宝贵意见，以便再版时完善提高。

2015 年 8 月

前　言

　　病理学是一门主要研究疾病的形态结构改变，以及相应代谢和功能方面的变化，从而揭示疾病的病因、发病机制和疾病转归的基础医学课程。复旦大学基础医学本科核心课程系列教材《病理学》是为适应 21 世纪医学教育发展和紧跟现代医学进展而编写的教材，也是上海医学院病理学系病理学教材的更新和发展。

　　本书主要参照了病理学系郭慕依教授主编的《病理学》（第三版）。该第三版教材是教育部普通高等教育"十五"国家级规划教材。在多年的教学实践应用中，深受校内外医学生的欢迎，曾先后获得上海市普通高校优秀教材二等奖（2003 年）及上海市教育成果一等奖（2005 年）。本书延续了《病理学》（第三版）的特色，并参考了美国 *Robbins Basic Pathology*（第九版）及相关国内教材，使新编写的教材紧密结合学科的新近发展。教材编排仍按病理学总论和各论框架，保持了重点突出、内容新颖、文字简练、图片典型等一贯特点，传承了我院老一辈病理学家的严谨科学的学风，使内容具有科学性、先进性和实践性的有机统一，为提高病理学教学质量奠定了坚实的基础。

　　全体编者辛勤劳作，认真修编，使本书在内容上和文字上都有很大改进。我们还邀请了部分兄弟院校的专家，包括郑州大学李文才教授、东南大学陈平圣教授和苏州大学李建明教授参与编写，使内容更加丰富，应用更为普遍。此外，主审郭慕依教授及复旦大学附属中山医院临床专家王吉耀教授、蔡洒绳教授和吴兆龙教授也对本书进行了审阅，提出了很多有益的修改建议。复旦大学出版社责任编辑也付出了辛勤努力，在此一并表示感谢。

　　尽管各位编者做出了很大的努力，但仍会有疏漏和不妥之处，真诚希望同事和同学们不吝提出宝贵意见和建议，以便今后进一步改进完善。

张志刚　朱虹光

2015 年 9 月

目 录

绪　　论

　　病理学（pathology）是一门用自然科学的方法，主要研究疾病的形态、结构改变（病理变化），以及相应代谢和功能方面的变化，从而揭示疾病的病因、发病机制和转归的医学学科；同时又是一种通过其特有的研究方法，包括尸体解剖检查（autopsy）、活体组织检查（biopsy）和现代分子生物学检查，以协助临床医学各学科对疾病作出正确诊断的临床实践。由此可见，以从事疾病研究和诊断为双重目标的学科——病理学，无论在基础医学还是在临床医学中均有其独特而又不可替代的重要地位。

一、病理学的内容和任务

　　病理学是一门涉及面极广的临床基础学科，其中医学生教学部分是介于基础医学和临床医学间的桥梁，它以解剖学、组织胚胎学、生理学、生物化学、细胞生物学、寄生虫学、微生物学和免疫学等为学习基础，同时又为临床各学科，如内科学、外科学、妇产科学、儿科学、影像学、皮肤病学等的学习打下理论和实践基础。病理学按其内容大致可分为一般病理学（general pathology）（第一至五章）和系统病理学（special or systemic pathology）（第六至十六章）。前者主要讲述疾病的普遍规律（即共性），如疾病过程中所出现的细胞损伤、血液循环障碍、炎症、修复、肿瘤和免疫反应等；后者则是研究各系统个别疾病的病因、发病机制、病理特征、临床病理联系、结局或后果等（即个性）。正如人们对任何事物的认识过程一样，对疾病的认识也包含着对其一般规律和特殊规律两种认识过程。我们只有通过从特殊性到普遍性，再由普遍性到特殊性的反复认识，才能从本质上真正认识疾病。显而易见，后者是防治疾病所需的重要理论基础，也是攻克和战胜各种疾病的必要前提。

　　在临床实践中，病理学的应用价值不仅体现在对疾病的诊断方面，如对切除或穿刺组织的组织病理学诊断，对死者疾病和死亡原因的分析及对获取细胞形态学特征所作出有意义的分析或病理学诊断，而且还反映在对临床医疗实践中遇到的一些新疾病的正确认识和每一种新药在临床应用前对其疗效或其毒性作用所作的组织形态和功能代谢的观察和分析。

　　总之，病理学在医学教育、临床医疗和科学研究中都十分重要。随着现代医学科学的发展，病理学科知识也在不断地发展和深入。这些发展变化离不开基础医学领域中各种新理论、新知识和新技术的推动或促进作用，同时临床医疗实践中所遇到的新课题也对病理学的发展方向和实际需求产生了极为重大和深远的影响。

二、病理学的发展简史

与传统医学不同的是,现代医学起源于解剖学和病理学,所以解剖学和病理学是现代医学的奠基石。病理学的诞生源于尸体解剖。我国南宋时代的法医学家——宋慈于1247年写成的《洗冤集录》一书就已有了尸体的季节性改变和验尸方法的介绍,还详尽描述了尸体各种伤痕和中毒的形态特征。这部著作可称得上是世界上最早的一部法医学著作,对我国病理学和世界法医学的发展均有一定的影响。然而,客观地说,近代病理学和现代病理学的诞生还是从16世纪比利时解剖学家维萨里(Visalius,1514~1564)建立人体解剖学开始的,且随着观察手段和研究方法的不断改进和提高,病理学的发展进程也得到了推动。概括来讲,病理学的发展过程大致经历了以下3个阶段。

第1阶段主要以肉眼观察为主,通过尸体解剖,观察尸体各器官大体、形态改变,用以解释疾病的部位、原因和临床表现,并对其死因作出合理而科学的分析,称为"器官病理学"(organ pathology)。该时期最有影响和杰出的代表人物是18世纪意大利病理学家莫干尼(Morgagni,1682~1771)。据说他一生亲自解剖了700多例尸体,还据此于1761年写成了《疾病的部位和原因》一书。该书详细描述了各种疾病状态下人体器官所发生的形态改变,并对其疾病的原因和临床表现作了科学的推测,从而创立了"器官病理学"。到了19世纪初,奥地利病理学家罗基坦斯基(Rokitansky,1800~1878),进行了3万多例尸体解剖,大大丰富了器官病理学的内容,使其达到了一个新的高度。对整个医学,尤其是对临床医学的发展产生过重大影响。然而器官病理学所采用的观察手段仅限于肉眼,因此要从本质上揭示器官病变的性质还是无法实现的。

第2阶段以光学显微镜观察组织切片为主要研究手段,通过对病变组织形态学的观察,以确定和分析组织病变的性质,称为"细胞病理学"(cellular pathology)。19世纪中叶,光学显微镜问世。当时德国的两位生物学家施莱登(Schleiden,1804~1881)和施万(Schwann,1810~1882)先后用当时发明的光学显微镜发现了植物细胞和动物细胞,并作出了"一切生物体均由细胞构成"的科学论断。随后德国病理学家魏尔啸(Virchow,1821~1902)同样用显微镜观察了人体器官的各种病灶,并把疾病的原因归之于细胞形式和结构改变,于1859年写成了《细胞病理学》一书,提出了"疾病来自细胞""细胞改变和功能障碍是一切疾病的基础"等基本论点,并十分形象地评价自己所做的贡献,称其研究成果将真理提高了300倍(当时显微镜放大倍数为300倍)。细胞病理学的建立对整个医学的发展有过重大贡献,然而它也有其局限性,较过分地强调了局部细胞病变而忽视了整个机体的反应性,从而给医学的发展带来过某些不利影响。

第3阶段则以电子显微镜观察超薄切片及免疫组织(细胞)化学、原位分子杂交和其他分子生物学技术为主要研究手段,检测组织中蛋白质(包括酶、多肽、糖蛋白、蛋白聚糖)和核酸分子(mRNA、DNA)的改变,结合细胞学的改变,以阐明疾病的发病机制和对疾病进行诊断,分别称为超微结构或亚细胞病理学(ultrastructure or subcellular pathology）和分子病理学（molecular pathology）。20世纪30年代，电子显微镜问世和50年代生物组织超薄切片技术的应用，使病理学工作者能将组织和细胞形态学的观察深入到亚细胞和分子水平。20世纪下半叶，免疫学、分子生物学、分子遗传学、基因学和蛋白质组学等学科的迅速发展极大地推动了病理学研究方法的改进，如免疫荧光、免疫组织化学、免疫电镜、原位分子杂交、染色体显带、原位聚合酶链反应（PCR）、组织芯片技术等的诞生和应用促使形态与功能改变的研究更加紧密地结合起来，大大加深了对许多疾病发病机制和复杂病理过程的认识，从而为从本质上阐明疾病的发生机制及从分子水平上诊治疾病提供更加重要而又扎实的理论基础。

　　我国近代病理学诞生至今还不到1个世纪，近代医学史表明，在20世纪20～30年代，我国最早的一批病理学先驱者，如徐诵明、胡正详、侯宝璋、林振刚、梁伯强、谷镜汧等，先后从国外或由国外教会组织创办的国内医学院校毕业后，去美国、德国和英国攻读病理学博士学位或进修病理学专业，回国后即开始从事病理学教学和病理学诊断工作。之后，从国内医学院校毕业后再去国外学习或进修病理学后回国的还有吴在东、李佩琳、秦光煜、杨简等，他们均先后成为我国许多医学院校或医院病理科的学术带头人。新中国成立前，战争不断，工作条件十分艰苦，但他们还是根据国内的实情，对危害我国人民健康的常见病和多发病，如传染病、寄生虫病、地方病、心血管疾病和肿瘤等，进行了病因学和病理形态学研究，取得过一些有价值的研究成果。然而病理学在国内的迅速发展还是在中华人民共和国成立之后，在这些前辈病理学家的指导下，通过举办各种高级或中级病理学师资班和招收进修生、研究生等多种方式，培养和造就了一大批年轻的病理学工作者，他们分布在全国各地，敢想敢做，勇于实践，逐渐形成了我国自己的病理学体系和研究工作者队伍。病理学工作从新中国成立前的40～50人发展到1954年中华医学会病理学分会成立之时的200余人。当前，不仅病理学工作者的队伍在不断扩大和迅速成长，病理学诊断和研究水平也获得了空前的提高。然而，摆在我国病理学工作者面前的任务还十分繁重，不仅要完成常规尸体解剖和活组织病理学检查的任务并提高质量，而且还要结合我国实际情况，应用新技术和新方法开展对某些严重危害我国人民健康的疾病，如病毒性肝炎、肝癌、鼻咽癌、肺癌和心脑血管疾病等的研究，为赶上国际先进水平和发展我国病理学事业作出自己的贡献。

三、病理学的诊断和研究方法

病理学的诊断和研究方法可分为以下两类。

（一）人体病理学的诊断和研究方法

1. 活体组织检查　简称活检，即用局部手术切除、钳取、细针穿刺和搔刮切取病变组织或器官等方法，从患者活体获取病变组织或病变器官；通过大体检查，包括病变标本的表面和切面的形状、大小、色泽、质地及与周围组织或器官的关系等进行仔细的观察和检测；进一步将病变组织以甲醛（福尔马林）溶液固定后，用石蜡包埋制成切片，用苏木素-伊红(hematoxylin and eosin，HE)染色，然后在光学显微镜下观察病变组织或器官的细胞学改变，对疾病进行病理诊断，为临床疾病的治疗提供指导和预后估计。 病理活检不仅可明确疾病的性质，还可对疾病的病变程度或播散范围做出诊断，如肿瘤的分期。 必要时还可在手术进行中做冷冻切片快速诊断。 在病理切片的基础上还可以运用免疫组化、原位分子杂交等新的研究方法，对疾病进行更深入的研究。 因此，活检是目前临床诊断疾病广为采用的方法，又称为外科病理学，或称诊断病理学(diagnostic pathology)。

2. 尸体解剖检查 简称尸检，即对死者的遗体进行病理解剖和系统的病理形态学分析(包括大体和显微镜下检查)，从而达到以下目的：确定病变，分析各种病变的主次和相互关系，确定诊断，查明死因，总结在诊断和治疗过程中的经验和教训，提高诊治水平；为医疗事故和医疗纠纷的正确解决提供证据，及时发现和确诊某些传染病、地方病、流行病和新发生的疾病，为卫生防疫部门采取防治措施提供依据。

3. 细胞学检查 通过采集病变处的细胞，涂片染色后进行观察诊断。 细胞的来源可以是直接采集的脱落细胞，也可以是自然分泌物(如痰、乳腺溢液、前列腺液)、体液(如胸腔积液、腹水、心包积液和脑脊液)及排泄液(如尿)中的细胞。

(二)实验病理学的研究方法

1. 组织和细胞培养 将离体组织或细胞用适宜的培养基在体外培养生长，并在此基础上进一步研究在各种生长因子或致病因子或某些药物作用下，组织、细胞生长、改变和病变的发生和发展。 例如，可在培养基中加入病毒或某一致癌因子，研究细胞如何发生恶性转化及细胞生物学及分子生物学的改变。 这是目前病理学研究的常用方法。 这种研究方法的优点是体外刺激因素单纯，容易控制，可以避免体内多因素复杂调控的干扰。 同时，实验周期较短，可较快地得到实验结果。 但体外培养的孤立的调节环境与体内复杂的整体环境有很大不同，所以应注意不能简单将体外研究结果与体内过程等同看待。

2. 动物实验 通过在适宜动物身上复制某些疾病的动物模型，用来研究疾病的病因学、发病学、病理改变及疾病的转归。 动物实验的优点在于可根据需要，对多动物模型进行不同方式的观察研究，如可在疾病的不同时期活检，以了解疾病不同阶段的病理变化及其发生、发展过程；研究药物或其他因素对疾病的治疗或病变影响等；并可与人体疾病进行对照研究。 此外，还可以进行一些不能在人体上做的研究，如致癌剂的致癌作用和癌变过程的研究等。 这种方法可弥补人体病理学研究的限制和不足。 但应注意动物与人体之间存在物种的差异，不能把动物实验结果不加分析地直接套用于人体疾病，仅可作为研究人体疾病的参考。

3. 细胞组织化学染色和免疫组织化学 这是病理研究工作中常用的两种方法。 组织化学染色技术是指通过应用某些与组织和细胞化学成分相结合的显色试剂，在病理切片上定位地显示组织和细胞的特定成分(如核酸、蛋白质、酶类、糖原和脂类等)。 免疫组织化学(简称免疫组化)则是利用抗原-抗体的特异性结合原理，以标记的抗体或抗原来检测和定位组织中的待测成分(抗原或抗体)，在病理切片上显示组织和细胞中的特定成分。 这两种技术都是将病理形态学与细胞代谢、功能变化结合起来,从而在组织切片上观察某些成分与疾病病理形态的相关性。 免疫组织化学较之组织化学染色具有更好的敏感性和特异性,并可结合电镜技术发展为免疫电镜;结合计算机图像分析系统或激光共聚焦显微术对组织化学或免疫组化染色进行定量分析。

4. 原位杂交技术 随着分子生物学技术发展的突飞猛进,其也被应用到病理学的研究中,主要有荧光原位杂交和原位分子杂交技术。 荧光原位杂交(fluorescence in situ hybridization,FISH)是以荧光素直接标记已知 DNA 探针,通过杂交与培养细胞、冷冻或石蜡切片细胞的染色体相应靶序列结合并显色。 原位分子杂交则可应用于在常规石蜡和冷冻组织切片、细胞涂片或培养细胞爬片上检测和定位某一特定的靶 DNA 或 RNA 的改变,应用范围更广。 其他新型的病理学研究还有原位聚合酶链反应技术、显微切割术组织芯片技术和激光扫描共聚焦显微术等。 这些新技术的发展使病理学的研究更加深入,更有利于研究、揭示疾病的发生、发展过程和疾病的发病机制。

病理学的发展目前已进入一个前所未有的新阶段,各种新技术的应用不断推动病理学向更深入的分子水平发展。 但要注意所有这些现代分子新技术还是要在最基本病理形态的基础上进行。 因此,学习并掌握病理学的基本形态特点是医学生必须要打好的重要基础。

四、 病理学课程的安排和学习

病理学课程的学习大致可分为两个阶段,即先学习病理学总论,如组织、细胞的适应和损伤、血液循环障碍、炎症、修复和肿瘤章节,后学习病理学各论(各系统常见疾病)的内容。 前者是病理学的基本原则,是学习各论的基础,而后者则是总论原则应用的实例。 两者之间有着不可分割的联系,因此在学习过程中,必须相互联系、相互融会贯通,才能加深和提高对疾病病理过程及其发生、发展规律的理解和认识。 病理学教学的整个课程安排由两部分构成,即理论课和实验课。 理论课是知识的积累和总结,学生必须重视课堂讲授和书本阅读;实验课则是通过亲自实践去观察标本和组织切片,并对书本知识加以论证,在某种意义上说,它更能使学生真正牢固地掌握病理学基本知识。 故学生必须同样重视整个课程安排的两个基本环节,对两者不可偏废。 病理学又是临床医学课程的必要基础,因此在整个病理学教学过程中,无论是教师和学生均要密切注意联系临床,学生在实践中逐渐学会用病理学知识去认识和理解各种不同疾病的临床表现及其后果,逐步培养科学思维能力,从而为学好临床课程打下良好的基础。

(张志刚)

第一章　组织、细胞的适应和损伤

人生活的环境复杂多变，组成人体最小单位的细胞也生存在多变的微环境中。细胞能主动调整自身的结构和功能以应对这些变化，从而在细胞与环境之间不断形成新的平衡，但有时细胞难以适应则出现不同程度损伤。众所周知，内、外环境中的许多因素（如物理、化学和生物性因素等），即使是细胞新陈代谢过程中的某些必需物质（如葡萄糖），均可在一定条件下成为损伤组织、细胞的有害因子。概括起来说，细胞对不同性质和作用强度的损伤因子作出的反应主要有 3 类：其一是适应性改变，如萎缩、肥大、增生和化生；其二是可复性损伤，如细胞肿胀、脂肪变性；其三是不可复性损伤，即组织细胞的坏死或凋亡。细胞出现上述哪种反应主要取决于损伤因子的性质及其作用强度，但也与细胞本身的内在特性（如细胞分化程度、对损伤因子作用的易感性或抵抗力等）及细胞功能、营养状态等因素密切相关。

第一节　细 胞 适 应

在正常生理情况下，细胞为适应其微环境的改变所进行的功能代谢和形态结构的调整即适应性反应(adaptation)。但这种改变往往是十分细微的，有时只表现在生化代谢或亚细胞水平上，用普通光学显微镜甚难观察到。然而，在某些作用强度相对较弱但缓慢持久或作用强度较强的损伤因子的作用下，组织、细胞可出现一些光镜下可见的形态结构变化，如细胞体积、数目的改变及细胞类型的转化等。

一、萎缩

发育正常的器官、组织或细胞体积的缩小称为萎缩（atrophy）。实质器官的萎缩通常是因实质细胞的体积缩小所致，但某些器官，如肾、脾等器官的萎缩也常伴有细胞数目的减少。

（一）原因和分类

萎缩可分为生理性和病理性萎缩两种。前者如青春期后发生的胸腺萎缩和停经后出现的卵巢、子宫和乳腺的萎缩等；病理性萎缩大致有以下几类。

1. 营养不良性萎缩　因消化道梗阻、肿瘤晚期、慢性消耗性疾病等所致的全身营养不良患者，最初出现脂肪组织的萎缩和消耗，进而导致肌肉、肝、肾、脾等萎缩，而人体的重要器官心和脑的萎缩则出现最迟。临床上亦可见某个器官因动脉狭窄而出现营养不良性萎缩。

2. 神经性萎缩　是指因失去神经支配而发生的器官萎缩，如脊髓灰质炎（又称小儿麻痹症）患者常因脊髓前角运动神经元变性、坏死，受其支配的肢体肌肉发生麻痹和萎缩，骨组织也因萎缩而变得骨质疏松，最终可致肢体变得细而短，功能也受到不同程度的影响。

3. 失用性萎缩　是指肢体、器官或组织因长期不活动或功能受阻，其组织结构即可出现萎缩，如肢体骨折经长期石膏固定后可使局部肌肉和骨组织发生萎缩。

4. 压迫性萎缩　如因尿路梗阻、尿液排泄不畅而引起的肾盂积水，导致肾盂内压力增高，后者则可压迫肾实质而引起其萎缩；因脑脊液循环障碍引起脑室扩张，后者可致脑实质萎缩等。

5. 内分泌性萎缩　长期服用肾上腺皮质激素可致肾上腺皮质发生萎缩，双侧卵巢切除可致女性乳腺萎缩等。

（二）病理变化及后果

肉眼观察：萎缩的器官体积缩小、重量减轻、色泽可呈深褐色。镜下：实质细胞体积变小，数目也可减少，但其形状不变；胞质常浓染，核缩小深染。在萎缩的心肌细胞、肝细胞和肾上腺皮质网状带细胞的胞质内常可见多量脂褐素（lipofuscin）的沉着（图1-1），后者是细胞内未被完全溶解的细胞器残骸，即经自由基作用而发生脂质过氧化的生物膜结构残质体。电镜观察常显示胞质内细胞器（如线粒体、内质网等）减少，自噬泡（autophage）（即摄入受损细胞器的溶酶体）明显增多。这些改变均标志细胞分解代谢的增强。萎缩器官的间质相对增多或集中，故器官质地变韧，胞膜增厚、皱缩。

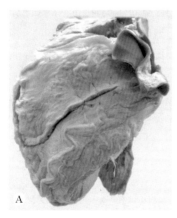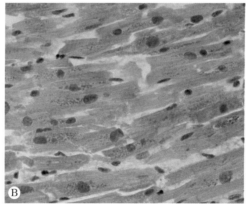

图1-1　心肌萎缩

A. 心肌萎缩大体观，心脏颜色加深，冠状动脉纡曲(箭头所示)；B. 镜下见心肌纤维变细，胞质内含有无数细小的棕黄色颗粒（脂褐素）

萎缩器官、组织和细胞的功能常降低，对氧和营养物质的需求减少，故有适度代偿意义。但某些器官的萎缩，如肾上腺皮质萎缩所致的肾上腺皮质功能低下（艾迪生病）、脑萎缩导致的老年痴呆、胰岛萎缩所引起的糖尿病等均对机体造成危害。

二、肥大

组织、细胞体积的增大称为肥大（hypertrophy）。肥大可发生于任何器官。对于失去分裂增殖能力的实质细胞，其肥大仅表现为细胞的体积增大，如心肌肥大；但在某些器官，如肾、前列腺、乳腺等肥大则常伴有细胞数目的增多。

（一）类型

肥大也有生理性和病理性肥大之分，前者如妊娠期子宫、青春发育和哺乳期乳腺等；后者主要有适应性肥大和替代性肥大两种类型，都属于代偿性肥大。

1. 适应性肥大　以高血压所出现的心脏肥大最为典型。因精神刺激、神经内分泌机制紊乱而引起的高血压病，由于血管外周阻力的增高而加重心脏负担，致使左心室心肌肥厚。肥厚的心肌收缩力增强，对暂时克服高血压，维持心输出量起到一定的代偿作用。但适应性心肌肥厚是有限度的，随着心肌负荷的不断增加，心肌细胞的供血相对不足，从而发生心肌细胞的变性、坏死，此时心肌收缩力开始减弱，最终可导致心功能不全而失代偿。

2. 替代性肥大　体内成对器官，如肾、肾上腺、肺、睾丸等，当一侧因病变而毁损或被切除后，其对侧即可发生替代性肥大。但这种情况也可发生在执行同样功能的非成对器官，如脾切除后所致的淋巴结、骨髓和肝组织内单核-巨噬细胞的增生。

（二）病理变化及后果

适应性肥大的心脏体积增大，左心室壁肥厚，二尖瓣乳头肌和左心室壁肉柱增粗；镜下显示心肌细胞体积和细胞核增大，心肌间隙变窄；电镜显示心肌细胞内线粒体、内质网数目增多、肌原纤维增多变粗。这些形态变化反映心肌细胞蛋白合成代谢旺盛和心肌收缩力增强。替代性肥大的器官或组织体积增大，某些结构体积也增大，如单肾切除后，对侧肾肥大时的肾小球体积变大等，但往往伴有细胞数目的增多。

适应性肥大和替代性肥大的器官、组织或细胞的功能增强一般说来对机体具有代偿意义。

三、增生

器官、组织内组成细胞数目的增多称为增生（hyperplasia）。增生常发生在具有分裂增殖能力的细胞，如表皮组织、黏膜、子宫内膜和间质结缔组织等，而不出现于心肌和骨骼肌。

增生也可分为生理性和病理性增生，前者见于青春期和妊娠期女性乳腺的腺上皮增生；后者多因内分泌激素或局部致炎因子过度刺激所致，如子宫内膜增生、乳腺小叶增生和肠黏膜炎性息肉等。增生也是结缔组织在创伤愈合过程中的一个重要的反应，一些促使成纤维细胞、血管内皮细胞和上皮细胞增生的生长因子在这一过程中起重要作用。尽管增生和肥大是两种不同的病理过程，但两者常密切相关或同时存在。一般说来，增生过程对机体适应反应起着积极意义。但在某些情况下，如宫颈鳞状上皮增生、子宫内膜腺体增生等则可能成为滋生肿瘤的土壤。

四、化生

一种分化成熟的细胞类型被另一种成熟的细胞类型所代替的过程称为化生（metaplasia），其过程一般是可逆的。 化生通常见于具有极强再生能力的组织，如上皮和结缔组织。 这种相关细胞类型的转化通常是由上述组织中具有潜在分化和增殖能力的细胞所完成，如表皮层的基底细胞、腺上皮的储备细胞、结缔组织中的原始间充质细胞和成纤维细胞等，在某些有害因子作用下发生异向分化的结果。

常见的化生有鳞状上皮化生，可见于吸烟或慢性炎症时支气管及其分支的假复层柱状纤毛上皮（图 1-2）；胃黏膜腺上皮经慢性炎症刺激可发生肠腺化生；结石刺激胆囊、胰腺导管、唾液腺腺上皮及维生素 A 缺乏患者的呼吸道和泌尿道上皮等也可见上皮的化生。 另一类常见的化生则发生在结缔组织，由间充质细胞或成纤维细胞演变成软骨或成骨细胞等，并分别称为软骨化生和骨化生，如软组织损伤后形成的骨化性肌炎等。 化生是机体对不良或有关因子发生防御反应的一种形式，对机体是有利的，但也有其局限性或不完整性。

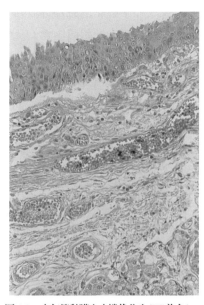

图 1-2 支气管黏膜上皮鳞状化生(HE 染色)

注：支气管假复层柱状纤毛上皮已被鳞状上皮所代替，这种改变常见于长期吸烟，慢性支气管炎和支气管扩张症等疾病

第二节 细胞变性

细胞在损伤因子作用下，正常的物质代谢受干扰，引起细胞质内异常物质的显现或原有物质的过多堆积，一旦致损伤因子消除，细胞形态即恢复正常，此为可逆性（或可复性）损伤(reversible injury)，常称为细胞变性（cellular degeneration）。

一、细胞肿胀

细胞肿胀（cellular swelling）是细胞最常见的一种可复性损伤，其原因常为缺氧、急性中毒和感染等。 它好发于线粒体丰富、代谢旺盛的某些器官的实质细胞，如肝细胞、肾近端小管上皮细胞等。 鉴于肿胀的细胞胞质内出现可见的微细颗粒，故又称颗粒变性（granular degeneration）。 如细胞肿胀进一步加重，由于细胞内水分的不断增多，致使细胞胞质呈透亮、空泡状，又称空泡变性（vacuolar degeneration）。 严重者，细胞胞质疏松，呈均质空泡化，致使细胞极度肿胀变圆，状如气球，称为水样变性（hydropic degeneration），或气球样细胞形成。

发生细胞肿胀的脏器体积增大，色泽苍白，包膜紧张，切面隆起，边缘外翻。 镜下显示细胞体积增大，胞质内含有大量嗜酸性蛋白颗粒或含有透明小空泡。 肝细胞的肿胀常致肝窦变窄，甚至消失；肾近端小管上皮细胞肿胀可致管腔狭小，细胞核染色变浅。 严重的细胞肿胀即变成气球样细胞时，细胞胞质内的颗粒逐渐消失，呈空网状或透亮空泡状，但核仍居胞质中央（图 1-3）。 间质血管常受压迫。 电镜观察发现细胞质内线粒体呈现不同程度的扩张、稀疏化，伴有富于磷脂的无定形致密体形成，自噬泡增多；内质网扩张、核蛋白体脱失、糖原减少；细胞膜小泡形成，微绒毛扭曲，髓样小体形成；细胞间连接结构松散（图 1-4）。

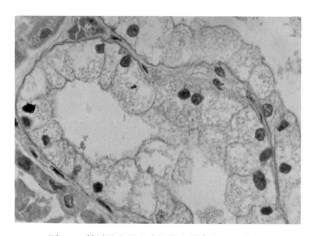

图 1-3　肾近端小管上皮细胞水样变性(HE 染色)

注：肾近端小管上皮细胞体积增大，胞质呈透明状，含有少量微细颗粒

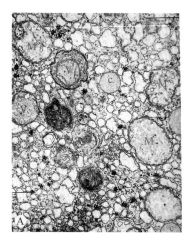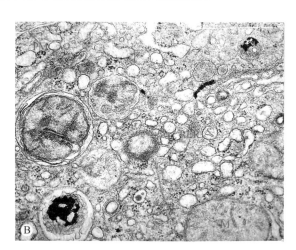

图 1-4　肝细胞肿胀(电镜)

注：A. 肝细胞质内自噬泡（V2，V3）增多，内质网、线粒体（M）扩张；B. 肝细胞胞质内自噬泡（AV）增多，内有残质体（黑色）

二、脂肪变性

实质细胞内出现异常的脂滴称为脂肪变性（fatty degeneration）。它常指不含脂滴的细胞内出现脂滴，或原来可含脂滴的细胞内其含量超过正常范围。脂肪变性可与细胞肿胀同时存在，但也可单独发生。脂肪变性是细胞严重受损的形态改变，其本身是可逆的，但在大多数情况下，出现在坏死或正在坏死的细胞的周围，有时则为细胞死亡的先兆。容易发生细胞脂肪变性的器官主要是肝、心、肾等。由于肝是人体参与脂肪代谢的重要器官，故肝脂肪变性最为常见。

（一）肝脂肪变性

轻度肝脂肪变性可无肉眼改变。严重的肝脂肪变性可致肝均匀增大，呈浅黄色，包膜紧张，边缘变钝。切面浅黄，略隆起。镜下显示肝细胞胞质内有大小不等、呈圆形的脂质空泡，严重者可将其细胞核推向细胞边缘处，犹如脂肪细胞（图1-5）。肝组织冷冻切片经苏丹Ⅲ染料染色，脂滴呈橘红色，而锇酸可将其染成黑色。电镜观察显示圆形或椭圆形脂滴位于内质网附近。

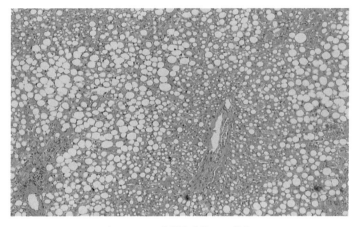

图1-5 肝细胞脂肪变性(HE染色)

注：肝细胞胞质内充满脂质空泡，以小叶中央区肝细胞更为严重

脂肪变性的肝细胞在肝小叶内的分布可分为小叶中央型和小叶周围型。这是因病因的不同或肝细胞对不同病因的反应机制不同所致。肝细胞缺血、缺氧或来自体循环血液的毒物，如慢性淤血早期、氯仿或四氯化碳中毒时，肝细胞脂肪变性常集中于肝小叶中央区；而经肠道吸收而来的毒物，如磷或毒蕈中毒者则见于小叶边缘区；严重的中毒、缺氧和感染可累及整个肝小叶。重度脂肪肝可引起黄疸和肝功能障碍，甚至发生肝硬化。

（二）心脂肪变性

中性脂肪滴出现在心肌主要见于因严重贫血所致的慢性缺氧时，心肌质地柔软、松弛、色微黄，尤集中于工作负荷较强的左心室乳头肌处。肉眼观，心内膜下可形成横向排列的黄色条纹，此与未受累的深红褐色心肌镶嵌排列，俗称"虎斑心"（图1-6）。另一种心肌脂肪变性表现为弥漫均匀地累及所有心肌细胞，通常见于严重缺氧或白喉性心肌炎。光镜下显示脂肪滴常呈细小串珠状，排列于纵行的肌原纤维间。严重的心脂肪变性可引起心肌收缩力减弱，甚至可导致心力衰竭。

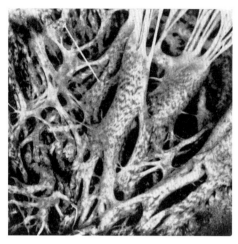

图 1-6　心脂肪变性（虎斑心）

注：左心室乳头肌处心内膜下呈横行斑纹，深色为正常心肌，浅色者为心肌脂肪变性

第三节　细 胞 死 亡

组织或细胞在作用强烈或作用持久的损伤因子作用下，其代谢停止，功能丧失，成为不可复性损伤。细胞死亡主要有坏死和凋亡两种形式，近年发现自噬过度也是细胞死亡的一种方式。

一、坏死

活体内局部组织或细胞发生的病理性死亡称为坏死（necrosis）。坏死的范围可大至整个肢体或器官，小至部分细胞。

（一）病理变化

组织细胞死亡的瞬间，其合成代谢停止，参与分解代谢的酶类依然保持活性，尤其是细胞内 pH 的下降，导致溶酶体破裂，并释放出大量水解酶，后者可破坏自身细胞，降解蛋白质类等生物大分子物质。因此，坏死细胞的形态改变主要是下列两种病理过程。即酶性消化和蛋白质变性的后果。参与此过程的酶，如来源于死亡细胞本身的溶酶体，称为自溶（autolysis）；若来源于浸润坏死组织内中性粒细胞或单核-巨噬细胞的溶酶体则为异溶（heterolysis）。组织、细胞坏死常包括上述两种过程。

1. 细胞核　细胞坏死的主要形态标志是细胞核发生的下列变化之一：①核固缩

（karyopyknosis），表现为细胞核膜皱缩、核染色质浓聚，嗜碱性增强；②核碎裂（karyorrhexis），凝聚的核崩解或碎裂，染色质呈现若干碎片，分散于胞质内，此为核酸崩解之故；③核溶解（karyolysis），因细胞内 pH 值下降，DNA 酶激活而将核蛋白分解，核染色质嗜碱性消退、淡染（图 1-7）。电镜下除发现上述核的改变外，还显示线粒体肿胀、致密体形成、内质网溶解和溶酶体破裂等改变。

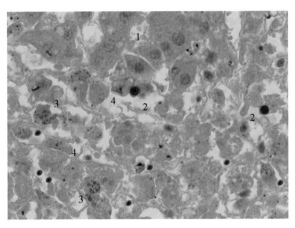

图 1-7 肝细胞凝固性坏死(HE)

注：上段边缘少量肝细胞结构正常，多数肝细胞坏死，核消失，间质有淋巴细胞浸润。1. 正常肝细胞；2. 核固缩；3. 核碎裂；4. 核溶解

2. 细胞质 坏死初期，胞质内线粒体和内质网肿胀、崩解，结构脂滴游离、空泡化，蛋白质颗粒增多。随着胞质内蛋白变性、凝固或蛋白质碎裂成屑及嗜碱性核蛋白的裂解，细胞质呈现强嗜酸性，故坏死组织或细胞在常规苏木精-伊红（HE）染色切片中，胞质呈均匀一致的强嗜酸性，原有的微细结构消失。在含水量高的细胞，可因胞质内水泡不断增大并发生溶解，导致细胞结构完全消失。

3. 间质 细胞外基质和纤维先发生肿胀，呈现均质嗜酸性，无结构物质，有时也含有纤维蛋白沉积，最后可发生崩溃和溶解。

组织细胞坏死的最后阶段，细胞核、细胞质和间质全部崩溃、溶解，原有组织结构全部消失，变成一片无结构、嗜酸性的物质，有时仅可见少量略呈嗜碱性的细胞核碎屑。但坏死灶周围往往出现中性粒细胞、淋巴细胞和单核细胞浸润，即炎症反应。这一点在法医学上，对于区别尸体腐败自溶和组织坏死后的自溶过程有一定价值。

（二）病理类型

根据坏死的原因、病理过程和形态特点的不同，主要分为下列几种类型。

1. 凝固性坏死（coagulative necrosis） 十分常见，多发生于蛋白质含量高的心、肾、脾等内脏器官及生长迅速的肿瘤中心部位。坏死组织在肉眼上显得较干燥、坚实，呈灰白或灰黄色。显微镜检查显示坏死组织在一段时间内其原有组织结构的轮廓依然隐约可见，故称为结构性坏死（structured necrosis）（图 1-8）。但随着时间的推移（7～10 d），坏死灶则被浸润的炎细胞逐渐吞噬和清除。

2. 液化性坏死（liquefactive necrosis） 好发于中枢神经系统，因脑、脊髓组织富有磷脂和水分，蛋白质含量低，故一旦组织坏死，蛋白质变性过程不明显，易发生迅速分解、液化，形成羹状软化灶。 此外，液化性坏死也可见于酶性消化过程占优势的某些类型坏死病灶，如化脓菌感染灶内中性粒细胞释放大量中性蛋白酶、阿米巴滋养体分泌多种溶组织酶而形成的坏死，如疖、阿米巴脓肿等。

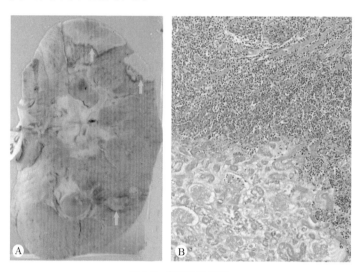

图1-8 肾凝固性坏死

A. 大体观，坏死区色灰白，境界清楚（箭头所示）； B. 镜下观，坏死区细胞核消失，组织结构轮廓尚存

3. 干酪样坏死（caseous necrosis） 属于一种特殊类型的凝固性坏死，常见于结核病灶。 其形态特点是坏死组织崩解彻底、质地松软、色微黄，似豆腐渣或干奶酪状。 镜下显示原有组织结构的轮廓消失殆尽，呈现一片嗜酸性颗粒状物，故称无结构坏死（structureless necrosis）。

4. 脂肪坏死（fat necrosis） 常见于坏死性胰腺炎。 其形态特点是胰腺及其周围脂肪组织内形成灰白色、不透明斑块状坏死病灶。 镜下显示脂肪组织溶解、坏死，常染成淡紫色，伴有出血及炎症细胞浸润。 病变组织中释放出激活的胰脂酶，能将脂肪组织分解成脂肪酸和甘油，脂肪酸再与钙离子结合形成灰白色、不透明的钙皂。 另外，脂肪坏死亦见于乳腺、腹壁等处外伤，坏死组织液化常形成含油囊腔。

5. 纤维蛋白样坏死（fibrinoid necrosis） 亦称纤维素样坏死，曾被称为纤维蛋白样变性。 最常见于变态反应性疾病（如系统性红斑狼疮、结节性多动脉炎等）、恶性高血压和消化性溃疡底部的血管壁，也可发生于风湿性心肌炎的心肌间质。 镜下显示血管壁或胶原纤维呈现均质状或颗粒状强嗜酸性物质（图1-9），应用苏木精-磷钨酸染色呈深蓝色，后者为纤维蛋白染色反应的特点，故命名为纤维蛋白样坏死。 病灶的本质是血管或结缔组织的坏死，为不可逆性改变。 除纤维蛋白沉积外，应用免疫荧光或免疫组织化学法常可发现有免疫球蛋白和补体的沉着。

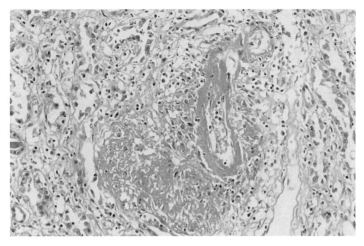

图 1-9 肾小动脉壁纤维蛋白样坏死(HE)

注：肾小动脉壁正常结构已完全破坏，管腔高度狭窄，有少量嗜酸性
血栓样物质，管壁外围（图下方）呈颗粒状或团块状嗜酸性物质

6. 坏疽（gangrene） 是指组织坏死后，因发生不同程度的腐败性改变，使坏死组织变成黑褐色。 坏疽常发生于肢体及与外界相通的器官，如肠、肺、子宫等。 坏死组织合并腐败菌感染，蛋白质分解生成硫化氢，后者与红细胞破坏后释放的血红蛋白中的铁结合生成黑色硫化亚铁，故坏疽组织既黑又臭。 坏疽按发生原因、条件、形态特点等不同，又可分为下列 3 类。

（1）干性坏疽：通常因动脉发生阻塞所致，好发于下肢。 由于坏死初期局部静脉回流通畅，又暴露于外界，水分逐渐被蒸发，故坏死组织局部缩小而干燥，与正常组织分界清楚。 正因为病灶干涸不利于细菌生长繁殖，所以病变发展较为缓慢，对机体全身的影响相对较小。

（2）湿性坏疽：多见于动静脉同时受阻断的内脏（阑尾、肠、子宫和肺等）或静脉回流不畅所致的淤血水肿的肢体。 由于坏死组织内含水分多，极宜腐败菌大量生长繁殖，致使组织高度肿胀、恶臭，呈污黑色，与正常组织分界不清。 鉴于细菌繁殖旺盛，大量细菌毒素被吸收，易使机体中毒而造成中毒性休克，故后果十分严重。

（3）气性坏疽：是一种特殊类型的湿性坏疽，好发于开放性损伤的深部肌肉组织（如臀、大腿和小腿等）。 坏死灶因厌氧菌（产气荚膜杆菌、恶性水肿杆菌及腐败弧菌等）感染，常分解坏死组织而生成大量气体。 坏死组织呈蜂窝状、污绿或污黑色，触摸皮肤和皮下组织可发出捻发音。 此类病变发展迅速、毒素吸收多，中毒症状严重，可危及生命，故需紧急处理。

（三）坏死的结局

组织、细胞一旦坏死即成了机体内的异物，局部常出现炎症反应，吞噬细胞成为清除异物的"清道夫"，最终可引起下列几种不同的结局。

1. 溶解吸收 坏死灶较小时，通过自溶和异溶过程，将其分解成组织碎屑或完全液化。前者又被巨噬细胞所吞噬、消化，并被运走；后者则由淋巴管或小静脉所吸收。这种结局可使机体局部不留任何痕迹。

2. 分离排除　暴露于外界或与外界相通的器官，其坏死组织崩解或液化后可脱离原来的组织。如出现在皮肤和黏膜，可留下局部组织缺损，称为溃疡（ulcer）。肺、肾等内脏部位的坏死组织经液化分离后，沿天然腔道排出，局部留下的空腔称为空洞（cavity）。如坏死组织不被清除，由周围新生肉芽组织及随后形成的纤维瘢痕将其包裹，称为包裹化（encapsulation）。

3. 机化（organization）　坏死组织为新生毛细血管和成纤维细胞取代，最后形成纤维瘢痕的过程称为机化。

4. 钙化（calcification）　较大的坏死灶往往不能全部发生机化，其中央部位逐渐干燥，并有钙盐沉着，即为钙化。

二、细胞凋亡

细胞凋亡（apoptosis）是指机体局部组织中由其内在遗传或基因决定的、自身破坏机制所引起的细胞死亡。死亡的细胞常可被视为宿主不需要的细胞。它与细胞坏死的最大区别在于其经常发生在宿主的许多正常生理过程，如胚胎发生与发育、成人器官激素依赖性退化、生理性萎缩和组织再生等。因此，细胞凋亡是正常机体为保持细胞数量恒定的一个重要机制。然而，它也经常发生在许多病理过程（如肿瘤、炎症、免疫性损伤、某些病毒感染、实质器官导管阻塞等）及低作用强度的损伤因子（热、放射线、细胞毒药物、缺氧等）引起 DNA 损伤和错误折叠蛋白过多时。尽管细胞凋亡在某些特征方面不同于细胞凝固性坏死，但两者间有其相互重叠或共同的细胞死亡机制，故在宿主的某些组织中，一些细胞可因刺激强度和时间、死亡过程的速度和细胞内 ATP 减少程度的不同而同时发生细胞凋亡和坏死。

尽管细胞凋亡过程中也出现蛋白质变性和酶性消化等与坏死过程类似的生化改变，但是凋亡还有其特征性改变，包括：①蛋白水解过程中有半胱氨酸蛋白酶家族成员，即半胱氨酸-天冬氨酸蛋白酶，简称胱冬肽酶（亦称半胱天冬酶）（caspases）的参与，它不仅可裂解核的支架（scaffold）和细胞的骨架蛋白，还能激活 Ca^{2+}、Mg^{2+} 依赖性核酸内切酶（endonuclease）；②因激活转谷氨酰胺酶（transglutaminase）而发生细胞内广泛的蛋白质交联过程，并连接其已发生皱缩的细胞膜而形成特征性的凋亡小体（apoptotic body）；③DNA 先后被核酸内切酶裂解成碎片和寡核苷酸，后者可被琼脂糖凝胶电泳所显示；④凋亡细胞或小体外膜上磷脂酰丝氨酸（phosphatidylserine）或血小板反应蛋白（thrombospodin）表达增加，易被组织中的巨噬细胞或邻近实质细胞所识别和吞噬。

在 HE 染色的组织切片中，凋亡细胞呈单个或小簇状分布，圆形或椭圆形（图 1-10A），胞质呈强嗜酸性，胞核染色质浓染，可呈碎片状。电镜检查显示细胞呈皱缩状，胞质内细胞器聚集。 核染色质靠边聚集（图 1-10B）或在核膜下形成境界清楚、形态和大小不一的团块。 胞膜形成小泡和凋亡小体形成，后者则由少量胞质和聚集的细胞器构成，伴有或不伴有核碎片。 最后，凋亡细胞或小体则被邻近细胞所吞噬，且很快被其溶酶体酶所降解（图 1-10）。 凋亡细胞的周围不出现炎症细胞反应，因此常不易在 HE 染色的组织切片中发现，这一点则与细胞坏死有着显著的不同。

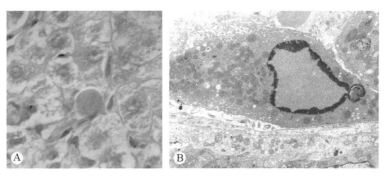

图 1-10　细胞凋亡

A. 镜下见肝组织中央的 1 个肝细胞，体积固缩，呈均质嗜酸性，即肝细胞凋亡； B. 电镜观察肾近端小管上皮细胞凋亡，显示细胞核中央着色变淡，染色质边聚

细胞凋亡的发生机制十分复杂，目前尚在深入研究之中。 人们已取得的共识是，凋亡是一种由某些刺激因子启动、内在基因调控，并依赖能源的连锁分子事件，其中有信号传导、特异性调节分子作用、共同蛋白酶（胱冬肽酶）家族活化及死亡细胞的被噬和移去等过程,故又有程序性细胞死亡（programmed cell death）之称。

在各种不同刺激因子的作用中，其信号通路、调节分子种类是极不一致的。 目前已知，在人体各种病理过程中，发生细胞凋亡的主要通路有 2 条（图 1-11）：一是线粒体通路或内源通路；二是死亡受体通路或外源通路。

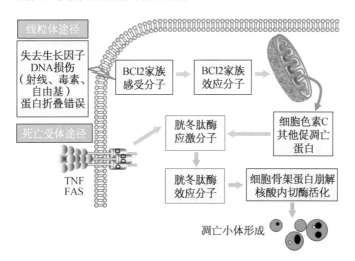

图 1-11　细胞凋亡通路示意图

线粒体通透性决定细胞是否凋亡，而通透性受控于含 20 个以上蛋白成员的 BCL2 家族。 当细胞失去生长因子或生存信号、暴露于 DNA 损伤因子及细胞内堆积过多的错误折叠蛋白时，BCL2 家族感应分子即被活化，继之活化该家族另外 2 个成员（效应分子）——BAX 和 BAK，它们形成二聚体并插入线粒体膜，使后者通透性增加，细胞色素 c 和其他蛋白分子逸出线粒体进入胞质，令激发性胱冬肽酶 9（caspases 9）活化，后者再使效应性胱冬肽酶 3、6、7（caspases 3、6、7）活化，最终导致细胞骨架蛋白崩解、核酸内切酶活化和凋亡小体形成。 BCL2、BCL-xL 可抑制 BAX 和 BAK 活化，故可阻断凋亡。

细胞凋亡的死亡受体通路涉及肿瘤坏死因子（TNF）及其受体（TNFR）、FAS-FAS 配体作用等。 受体的胞内段为死亡功能区（dead domain）。 一旦受体配体结合，死亡信号即通过死亡功能区和相关的适配蛋白（adapter protein）传递至激发性胱冬肽酶 8（caspases 8），并使之活化。 后续反应与线粒体通路相同。 在免疫性损伤过程中细胞毒 T 细胞因结合 FAS 配体后，活化靶细胞表面的 FAS 受体而激活胱冬肽酶、核酸内切酶及产生可致线粒体损伤的神经酰胺（ceramide）等连锁反应。

三、自噬

自噬（autophagy）是指细胞内形成双层膜，对自身细胞器或胞内聚集的变性蛋白等大分子物质进行包裹及降解消化，以实现细胞本身的代谢需要和某些细胞器更新的现象。 研究揭示，自噬是进化过程中高度保守的一种细胞代谢方式。 生理状态下，细胞通过自噬来清除受损、衰老和失去功能的细胞器及各种大分子物质，最终降解产物再循环利用，为细胞重建和再生提供原料。 病理状态下，自噬不仅能保护细胞免受毒物损伤，而且能抵御病原体的侵害，在机体的免疫、感染、炎症、肿瘤、心血管病和神经退行性疾病的发生、发展过程中均发挥重要作用。 自噬和凋亡有相似之处，两者共享某些调节蛋白，如胱冬肽酶。 某些刺激因素既可诱导自噬，亦可引起凋亡。

在细胞饥饿、缺氧和错误折叠蛋白堆积等情况下，自噬相关基因活化，激发双层膜结构形成，后者将部分细胞器及胞质成分包裹，形成自噬小泡（自噬体）（autophagosome），再与溶酶体融合，形成自噬溶酶体，最后内容物被降解再利用。 此即自噬过程。

自噬过度或不足均可导致细胞死亡，但机制不清。 目前认为自噬相关性细胞死亡有两种形式：一是自陷（autosis）；二是经典的 Ⅱ 型自噬性细胞死亡（autophagic cell death）。两者形态学特点和发生机制尚无定论。 一般认为自陷早期，染色质凝集于细胞核中部；自噬性细胞死亡过程中不发生染色质凝集，但两者胞内均出现大量自噬空泡，自陷还出现核周空隙；与凋亡的细胞不同，两者包膜均可部分破裂。 包膜 Na^+, K^+-ATP 酶功能障碍可能是自陷的关键环节。

第四节　透 明 变 性

凡是在细胞、纤维结缔组织和血管壁内出现均质一致、略呈半透明嗜酸性染色物质的凝集或沉积均可称为玻璃样变性或透明变性（hyaline degeneration 或 hyalinosis）。常见的透明变性有下列 3 类。

一、细胞内透明变性

凡整个细胞或细胞质内呈现均质、嗜酸性团块状物质，都可归为细胞内透明变性，包括：①肾近端小管上皮细胞胞质内吸收的蛋白（如肾病综合征时出现的大量蛋白尿），表现为大小不等的圆滴状嗜酸性物（图 1-12）；②阿尔茨海默（Alzheimer）病患者神经元内细胞骨架蛋白（磷酸化 tau 蛋白）聚集形成的 Hirano 小体；③浆细胞胞质的扩张内质网中聚集的免疫球蛋白，又称 Rusell 小体；④酒精性肝细胞中毒时，由于前角蛋白生成障碍，大量角蛋白物在肝细胞内堆积形成 Mallory 小体。

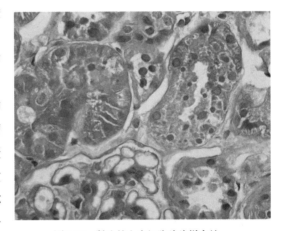

图 1-12　肾小管上皮细胞玻璃样变性

注：肾近端小管上皮细胞内有大小不等的红色圆滴状物

二、血管壁透明变性

常见于细动脉，尤多见于长期高血压病和糖尿病患者的肾脏。其发生机制是因血管管壁通透性增高，发生血浆蛋白浸润和基膜样物沉积所致。形态上表现为血管壁内皮细胞下积聚大量已发生凝固、染成均质嗜酸性的无结构物质。血管壁的这种改变常致管壁明显增厚、管腔狭窄，严重者可发生闭塞。

三、结缔组织透明变性

多发生于胶原纤维大量增生的纤维瘢痕、瘢痕疙瘩、动脉粥样硬化斑块和增厚的脾包膜等病灶。肉眼观察见结缔组织呈灰白色、半透明状，质坚韧而致密。镜下显示结缔组织的细胞成分明显减少，大量胶原纤维膨胀，且相互融合而呈现均匀一致、弱嗜酸性毛玻璃样物质。

第五节　黏液样变性

黏液样变性（mucoid degenerateion）是指在病理情况下一些病变组织的间质内产生黏液样物（蛋白聚糖），如透明质酸等。此类物质过多沉积而使间质结构变得十分疏松、富于水分、HE 染色呈浅灰蓝色。这种黏液样物在正常人体内主要分布于关节囊、腱鞘的滑囊、胎儿的脐带等处。而在人体的间叶组织肿瘤、风湿病的心肌间质或血管壁、动脉粥样硬化斑块、营养不良时骨髓和脂肪组织中也可见到，形成颇具特征性的黏液样变性病灶。甲状腺功能低下症患者的皮肤及皮下间质内可形成这一类似病灶，可能是由于甲状腺素分泌减少而影响透明质酸酶的活性，促使透明质酸和水分蓄积所致，被称为"黏液性水肿"。镜下显示间质疏松，有突起的星芒状纤维细胞散在分布于富有胶样液体，即黏液样物的基质之中，与真正黏液（mucin）的区别在于其过碘酸-雪夫（PAS）染色呈阴性。黏液样变性可以是可逆性病变，然而持久的黏液样变性，则可被纤维组织所代替而发生硬化。

第六节　淀粉样变性

淀粉样变性（amyloidosis）是指一些淀粉样蛋白沉着于单一器官或广泛沉着于多器官的细胞间质、血管基膜下所形成的一种特征性病变。在常规 HE 切片中，该病变呈云雾状、均匀一致的弱嗜酸性染色（图 1-13），颇似玻璃样变性，但因其与淀粉一样，可同碘结合而显示褐色而得名。

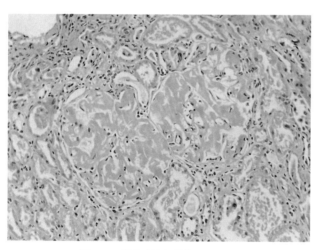

图 1-13　肾小球淀粉样变性（HE 染色）

注：图中央两肾小球毛细血管襻均被均质、淡嗜酸物（即淀粉样物）所占据，血管腔消失，细胞数明显减少

研究表明，这些淀粉样蛋白并非由淀粉构成，而是一类化学性质完全不同的蛋白类物质。其中以下述 2 种最为常见。一种是免疫球蛋白 IgG 轻链，分为 κ 和 λ 链，常见于恶性浆细胞瘤或多发性骨髓瘤出现的单克隆 γ 球蛋白病，临床上称为原发性淀粉样变。淀粉样蛋白常沉积于心脏（心肌间质、瓣膜和传导系统等）、舌、消化道、呼吸道、皮肤、肾等。另一种为淀粉样相关蛋白（amyloid-associated protein，AA），非免疫球蛋白类，来源于血清淀粉样

相关蛋白（SAA），后者为一种分子量为（4.5～9）×10³ 的 α_1-球蛋白，多继发于慢性化脓性骨髓炎、结核病和梅毒等炎症性疾病，临床上又称继发性淀粉样病。 淀粉样蛋白多沉着于网状内皮系统、肾脏、肾上腺和甲状腺等。

鉴于光镜下 HE 染色时，淀粉样蛋白与其他类蛋白难以区分，故往往采用特殊方法加以鉴别。 淀粉样蛋白经刚果红染色成橘红色；在偏光显微镜下显示其双折射的蓝绿色；电镜检查显示其细丝状原纤维结构（图 1-14），直径 7～10 nm，排列不规则，聚集成堆。 淀粉样蛋白一般沉积于间质、网状纤维间、小血管基膜下。 随着沉积物的不断增多常可压迫实质细胞，导致其萎缩或消失，如胰岛细胞、心肌、肾小球系膜细胞、肾上腺皮（髓）质细胞萎缩等，从而对人体造成严重后果。

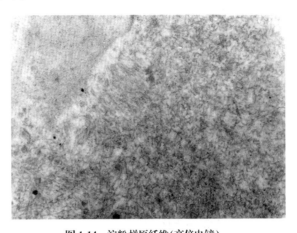

图 1-14 淀粉样原纤维（高倍电镜）

注：显示大量呈平行或纵横交叉排列的原纤维样结构，其边界不甚清楚

第七节 病理性钙化

在病理情况下，钙盐本身或同时伴有少量铁、镁及其他金属离子沉积于骨和牙齿以外的其他组织，称为病理性钙化（pathologic calcification）。 通常分为营养不良性钙化（dystrophic calcification）和转移性钙化（metastatic calcification）两类。

一、营养不良性钙化

指钙盐等沉着于各种坏死组织、血栓、干酪样坏死灶、寄生虫虫卵或虫体、动脉粥样斑块、陈旧性心瓣膜病及某些肿瘤组织等。 此时患者无血钙、磷代谢的紊乱，血钙水平正常。 钙盐在上述病灶中的沉积可能与局部坏死组织中生成大量磷酸根离子，对血钙具有高度亲和力，继而又在局部磷酸酶的作用下生成磷酸钙有关。

二、转移性钙化

指钙盐广泛沉积于骨和牙齿以外具有生命力的正常组织，尤多见于局部分泌或生成酸性离子的内脏，如肾、胃、肺等。 此时患者常因原发性（如肿瘤）或继发性（如肾衰竭）所致的甲状旁腺功能亢进、过量摄入维生素 D 或由巨噬细胞激活一种维生素 D 的前期物引起的结节病（sarcoidosis）、恶性肿瘤引起的骨转移等疾病造成的全身钙、磷代谢紊乱和血清钙、磷水平升高所致。

钙盐在骨以外组织中的沉积常引起局部组织质地变硬、色灰白，细颗粒状或聚集成堆，镜下显示细胞内或细胞外蓝紫色颗粒状物，有时也可发生骨化。

钙盐在瓣膜、动脉壁的沉积可影响其正常功能。如沉积于肺可致肺功能障碍，肾内大量钙盐沉积有时可引起肾损害。

第八节 细胞损伤的原因

引起细胞损伤的因素多种多样，大者如车祸所致的整个机体的创伤，小者可为某一基因缺陷而引起的一种特殊类型的代谢障碍，可概括为以下 3 类。

一、外界环境因素

外界环境因素包括非生物性和生物性因子两类。

（一）非生物性因子

属于此类的包括：①机械性损伤，如刀、枪、弹片等可直接破坏组织、细胞的完整性。②物理性因子，如电击伤、火焰可引起烧伤；紫外线可引起电光性眼炎；放射线可破坏细胞内某些蛋白质类大分子物和核酸分子；或致使细胞内水分子裂解成自由基（见后述）而损伤细胞内多种分子结构；高热可使细胞蛋白质迅速变性；低温则能刺激血管收缩而造成局部血液停滞、凝血或使细胞内水分形成冰晶而损伤细胞。③化学性因子，如强酸、强碱等腐蚀性物质可直接灼伤组织；一些药物可能通过体内代谢，被降解成某些有毒物质，如四氯化碳（CCl_4）经肝细胞滑面内质网所含的 P450 混合功能氧化酶类的作用，裂解生成$CCl_3 \cdot$自由基，后者是造成肝细胞发生脂肪变性和坏死的原因；氯化汞可在体内与巯基结合，从而使许多酶蛋白失去活性或破坏膜蛋白结构，可导致肾近端小管上皮和结肠黏膜的坏死。

（二）生物性因子

生物性因子是引起细胞损伤最常见的原因。病毒、细菌、立克次体、真菌、寄生虫等各种感染可直接或间接地损伤人体的各类细胞，如脊髓灰质炎病毒选择性地定位作用于脊髓前角运动神经元；肝炎病毒有嗜肝细胞特性；伤寒杆菌则易侵袭人体的淋巴结为主的网状内皮系统；血丝虫则喜欢在淋巴管内停留、生长。生物性因子对各种组织、细胞的作用，有的依赖其毒素，如外毒素（白喉杆菌、破伤风杆菌等）、内毒素（痢疾志贺菌、伤寒沙门菌等）；有的依赖其释放的酶类，如产气荚膜杆菌可释放磷脂酶，后者能溶解细胞的磷脂成分；有的可引起机体的免疫反应异常，如结核分枝杆菌、麻风杆菌等。某些生物性因子在正常情况下，与机体共生，不构成对人体的威胁，但在机体免疫功能低下或衰竭时，可侵犯机体，如单纯疱疹病毒、巨细胞病毒、真菌及肠道某些细菌等。反之，鼠疫杆菌、淋病奈瑟菌、梅毒螺旋体等则具有较强的致病力。

二、 细胞必需物质的缺乏或过多

人体赖以生存的氧、蛋白质、维生素或微量元素的缺乏或过多都能成为损伤组织的原因。 缺氧是引起细胞损伤最常见而重要的原因之一，可造成这种情况的原因甚多，如动脉血供中断（见于动脉内血栓形成、动脉粥样硬化斑块等）、呼吸循环衰竭（肺阻塞性疾病、心力衰竭等）、血红细胞减少或携氧能力的丧失（严重贫血、CO 中毒等）、氰化物中毒（细胞色素氧化酶失活）等。 其他必需物质的缺乏，如胆碱、含硫氨基酸的缺乏可致肝细胞脂肪变性（见前述）；某些金属离子，如 Cu^{2+}、Fe^{2+}、Zn^{2+} 和 Mg^{2+} 的缺乏均可影响某些酶的活性及清除自由基损伤的机制，从而易使组织、细胞遭到自由基的攻击发生损伤。 而脂质过多和肥胖易致动脉粥样硬化，由此而引起的心脑血管病已成为当今世界对人类健康造成严重威胁的最大难题。

三、 遗传和免疫反应异常

遗传和免疫反应异常包括因血红蛋白中单个氨基酸的更替所引起的镰状细胞性贫血；某些酶的先天性缺乏，如葡萄糖-6-磷酸酶、葡萄糖醛酸酶的缺乏可引起机体代谢的严重障碍；某些补体缺乏可致机体容易发生感染；与人体主要组织相容性抗原（MHC）相关的一些变态反应性疾病常可因免疫球蛋白在血管或组织内沉积而造成损伤。

第九节　细胞损伤的机制

正如前述，引起细胞损伤的原因和方式是多种多样的，故其发生机制也十分复杂。 除了某些损伤因子的作用方式及其部位已较为肯定外，如氰化物是一种细胞呼吸窒息剂，具有抑制线粒体内细胞色素氧化酶的作用，从而减少 ATP 生成；又如产气荚膜杆菌分泌磷脂酶，其作用靶子是细胞膜磷脂，可破坏细胞膜的完整性。 在大多数情况下，对于各损伤因子确切的作用机制还不十分清楚。 总体来说，下列 4 种细胞内系统（intracellular system），即细胞膜的完整性、ATP 生成、蛋白质合成和遗传装置的完整性特别易于受损。 因此，凡可造成组织、细胞缺血缺氧、自由基生成过多、胞质内高游离钙、化学毒性作用和遗传物质变异的原因均可导致细胞的损伤。 本节以缺氧（缺血）、自由基损伤为例，分别对其致伤机制作一简要的介绍。

一、 缺氧（缺血）性损伤

无论是临床上十分常见的组织缺血，还是由多种原因造成的组织缺氧，其损伤作用的攻击点是细胞的有氧呼吸，即线粒体的氧化磷酸化功能。 一旦受到影响，细胞 ATP 生成减少或停止，其结果：一是严重影响细胞膜的钠泵功能，进而引起钠、水和游离 Ca^{2+} 在细胞内的滞留，而钾则从细胞内外逸，导致急性细胞肿胀，并受细胞内其他代谢产物，如无机磷酸、乳酸和嘌呤核苷的增多所致的渗透压增高而加重；二是细胞内糖原无氧酵解过程增强，不仅促使糖原储存减少，而且细胞内乳酸和无机磷酸大量积聚，pH 值下降，引起核染色质聚集；三是因 ATP 和 pH 值下降，粗面内质网上的核蛋白体大量脱失，且多核蛋白体裂解成单核蛋白体，大大减少细胞内蛋白质的合成。 此时细胞可出现一系列可复性损伤的形态改变。

如缺氧持续，ATP 供应耗竭，受损细胞可出现两种呈现不可复性损伤的改变，即线粒体功能损害的不可逆转和膜功能的严重紊乱。 大量证据表明，膜功能受损在细胞发生不可复性损伤中起着核心作用。 造成膜受损的主要机制有：①膜磷脂进行减少。 在缺血性肝损伤中，主要因细胞内高 Ca^{2+} 激活内源性磷脂酶，后者可降解膜磷脂，但也可继发于 ATP 依赖性磷脂再酰化或新合成减少所致。 ②细胞骨架异常。 细胞内高 Ca^{2+} 也可激活蛋白酶，可致肿胀细胞的细胞膜从细胞骨架上脱离，且极易被牵拉和发生破裂。 ③活性氧自由基损伤。 缺血性损伤，特别是缺血后再灌注损伤产生部分高度毒性的氧自由基类而致细胞膜或细胞其他结构的损伤。 ④磷脂降解产物对细胞膜的直接损害。

二、自由基损伤

自由基(free radical)是指一类含有未配对电子的化学基团，如·H、·OH、HOO·、O_2^-·等，其化学特性活泼而不稳定，可作用于细胞内各种有机或无机化合物，如脂类、蛋白质、核酸等，分别发生过氧化、交联或断裂，从而造成细胞的损伤。 放射线或紫外线、某些化学因子、氧或其他气体中毒、细胞衰老等引起的细胞损伤过程中均有自由基的参与。 但就整体而言，自由基的生成利弊共存，既有损伤细胞的一面，也有帮助机体吞噬细胞杀灭病原微生物和破坏肿瘤细胞的作用。

在正常机体内，自由基在细胞外液中的浓度极低，不造成对细胞的损伤，只有当它的生成和清除机制的平衡遭到破坏，即体内自由基生成过多或正常清除机制发生障碍时，才使细胞遭到过量自由基的攻击而引起细胞损伤。 正常机体自由基可能来自代谢过程中化学键的均裂、单电子氧化还原反应、外源性化学物质的酶代谢等。 例如，在放射线作用下 $3H_2O \rightarrow HO \cdot + 4H \cdot + HOO \cdot$，氧分子在获得 1 个电子后即可成为 O_2^-（$O_2 + e \rightarrow O_2^-$）。

但自由基在机体内也可自身淬灭，如体内的超氧化物歧化酶（superoxide dismutase, SOD）能加速超氧离子（O_2^-·）的反应过程，即 $2O_2^- \cdot + 2H \rightarrow O_2 + H_2O_2$，而 H_2O_2 又可被过氧化氢酶水解成水和氧分子，从而将氧自由基清除。 除此之外，另一些酶类，如谷胱甘肽酶、谷胱甘肽过氧化酶、葡萄糖-6-磷酸脱氢酶等及一些金属离子均可参与对自由基的清除机制。 内源性和外源性抗氧化剂，如维生素 E、半胱氨酸、谷胱甘肽等，既能阻止自由基的生成，又能使之失活。

（陈平圣）

第二章　血液循环障碍

机体细胞和组织正常的新陈代谢和功能活动有赖于健全的血液循环机制。 在正常情况下，血管内血容量、血液凝固性、血管壁的完整性和通透性等均在生理范围内波动，并达到相应的平衡；一旦血液循环发生障碍并超过生理调节范围，即可影响相应的器官和组织的代谢、功能和形态结构，严重者甚至导致机体死亡。 血液循环障碍可分为全身性和局部性两大类，前者是指整个心血管系统功能发生紊乱（如心功能不全、休克等），后者则表现为：①局部器官或组织内循环血量的异常，包括血管充血、淤血和缺血；②血管内出现异常物质，包括血液内固有成分析出形成血栓，血管内出现空气、脂滴和羊水等异常物质及这些异常物质阻塞局部血管造成的栓塞和组织梗死；③血管内成分逸出血管外，包括水肿和出血。

本章主要阐述局部血液循环障碍，其所引起的病变常出现在许多疾病过程中，属疾病的基本病理变化。 在现代社会中，血栓形成、栓塞、梗死均为导致人类死亡的主要原因，如心肌梗死、脑血管意外和肺栓塞。 因此，血液循环障碍在人类疾病谱中占有重要地位。

第一节　充血和淤血

充血（hyperemia）和淤血（congestion）均指局部组织血管内血液含量的增多，但两者的机制不同。

一、充血

局部器官或组织由于动脉血输入量增多而发生的充血，称为动脉性充血（arterial hyperemia），简称充血，是一主动过程，表现为局部组织或器官细动脉和毛细血管扩张，血液输入量增加。

（一）常见类型

充血是器官或组织细动脉扩张的结果，动脉的舒张和收缩受血管运动神经支配。 在生理和病理情况下，各种原因通过神经体液作用，使血管舒张神经兴奋性增高或血管收缩神经兴奋性降低，引起细动脉扩张，血流加快，使微循环动脉血灌注量增多。 常见的充血可分为以下两种。

1. 生理性充血　见于组织或器官为适应生理需要和代谢增强需要而发生的充血，如进食后胃肠道黏膜充血、肢体运动时的骨骼肌充血及妊娠时的子宫充血等。

2. 病理性充血　指出现于各种病理状态下的充血，包括：①炎症性充血，是较为常见的病理性充血，见于炎症反应的早期阶段，由于致炎因子的作用引起的神经轴索反射及血管活性胺类炎症介质（如组胺、缓激肽等）的作用，使细动脉扩张充血，局部组织变红肿胀。②减压后充血，指局部组织或器官长期受压，当压力骤减，细动脉发生反射性扩张引起的充血。如绷带包扎的肢体突然解开绷带，局部压力迅速解除，可导致局部充血；大量腹水或腹部巨大肿瘤患者因一次性大量抽吸腹水或因肿瘤摘除，腹腔内压力突然下降，受压组织内的细动脉发生反射性扩张充血，过多血液流入腹腔脏器的血管而引起脑缺血和晕厥。

（二）病变及后果

由于微循环内血液灌注量增加，充血的器官或组织体积轻度增大。充血发生在体表时，由于局部微循环内氧合血红蛋白增多，局部组织色泽鲜红，因代谢增强，局部温度增高，可有搏动感。镜下见细动脉及毛细血管扩张充血。

由于动脉血富含氧和营养物质，对改善局部代谢、增强功能状态、促进组织修复和炎症防御有积极的意义。但在有高血压或动脉粥样硬化等疾病的基础上发生充血可造成血管破裂出血，后果严重。

二、淤血

局部器官或组织由于静脉血液回流受阻，血液淤积于小静脉和毛细血管内，称淤血（congestion），又称静脉性充血（venous hyperemia）。淤血是一被动过程，临床上较为常见，可发生于局部或全身。

（一）原因

1. 静脉受压　静脉壁薄，内压低，易受外部各种原因压迫而使管腔发生狭窄或闭塞，引起血液回流受阻，导致相应部位的器官或组织淤血。如妊娠时增大的子宫压迫髂总静脉可引起下肢淤血水肿；肠套叠、肠扭转、肠疝嵌顿时肠系膜静脉受压可引起局部肠段严重淤血；较大的肿瘤、炎症包块等压迫静脉也能引起相应组织淤血；肝硬化时，假小叶的形成和肝内纤维组织的增生，常压迫肝窦和小叶下静脉，引起门静脉高压，导致胃肠道淤血。

2. 静脉腔阻塞　静脉内血栓形成或侵入静脉内的肿瘤细胞形成瘤栓，可造成静脉腔的阻塞，局部出现淤血。由于组织内静脉有丰富的吻合支，只有当静脉腔阻塞而侧支循环不能有效建立时，才会出现淤血。

3. 心力衰竭　因二尖瓣狭窄、高血压病或心肌梗死等引起左心衰竭时，肺静脉压升高，导致肺淤血；因慢性支气管炎、支气管扩张、肺硅沉着病（矽肺）等引起肺源性心脏病右心衰竭时，上、下腔静脉回流受阻导致体循环淤血，可出现肝、脾、胃肠道等器官和组织的淤血。

（二）病变及后果

肉眼观察，发生淤血的局部组织和器官由于血液的淤积而肿胀，体积增加。发生于体表时，由于血液内氧合血红蛋白含量减少，局部皮肤呈暗红色或紫蓝色，称发绀（cyanosis）。由于淤血区缺氧，代谢率降低，产热减少，同时血管扩张，散热增多，使体表温度降低。镜下见淤血组织内微静脉和毛细血管扩张，过多的红细胞积聚。

淤血的后果取决于器官或组织的性质、淤血的程度和淤血时间的长短等因素。由于静脉压升高、缺氧及代谢产物堆积，毛细血管壁通透性增高，血管内液体成分可漏出，潴留在组织间隙内引起淤血性水肿（congestive edema）。漏出液积聚在浆膜腔则引起胸腔积液、腹水和心包积液。严重者，红细胞亦可漏出，形成小灶性出血，称淤血性出血（congestive hemorrhage）。长时间的淤血又称慢性淤血（chronic congestion），由于局部组织缺氧，营养物质供应不足和代谢产物的堆积和刺激，可导致组织和器官实质细胞发生萎缩、变性，乃至坏死。而间质纤维组织常增生，加之组织内网状纤维支架塌陷和胶原化，使淤血器官和组织逐渐变硬，形成淤血性硬化（congestive sclerosis）（图2-1）。

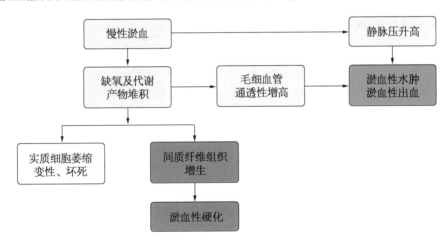

图 2-1 慢性淤血后果示意图

（三）重要器官的淤血

临床上常见和重要的器官淤血为肺淤血和肝淤血。

1. 肺淤血 急性肺淤血多因急性左心衰竭引起，左心腔内压力升高，阻碍肺静脉回流，造成肺淤血。此时肺饱满肿胀，色泽暗红，切面流出泡沫状红色液体。镜下：急性肺淤血的特征是肺泡壁毛细血管高度扩张充血，肺泡壁变厚，部分肺泡腔内充满漏出的水肿液及多少不等的红细胞。临床上患者有明显气促、缺氧、发绀，咳出大量粉红色泡沫痰等症状。

慢性肺淤血除见肺泡壁毛细血管扩张充血外，还可见肺泡壁增厚和纤维化。肺泡腔内除有水肿液及红细胞外，还可见大量巨噬细胞，后者常吞噬红细胞并将其中的血红蛋白分解形成棕黄色的含铁血黄素（hemosiderin）。含有含铁血黄素颗粒的巨噬细胞称为心衰细胞（heart failure cells）（图2-2）。由于纤维组织增生和含铁血黄素的出现，肺组织质地变硬，肉眼呈棕褐色，散在分布大量棕色小点，称为肺褐色硬化（brown induration）。

2. 肝淤血　肝淤血多由右心衰竭所致，主要累及肝小叶内循环的静脉端，肝小叶中央静脉和邻近肝窦扩张淤血。 急性肝淤血时，肝脏体积增大，呈暗红色。 镜下见小叶中央静脉和肝窦扩张，充满红细胞，严重时可有小叶中央肝细胞萎缩、坏死。 小叶外围门管区附近的肝细胞由于靠近肝小动脉，缺氧程度较轻，可仅出现肝细胞的脂肪变性。 慢性肝淤血时，镜下见肝小叶中央静脉及其附近的肝窦高度扩张淤血，乃至出血、肝细

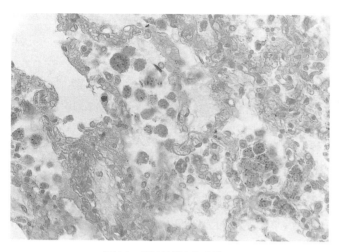

图 2-2　慢性肺淤血和水肿（HE）
注：肺泡腔内有成堆巨噬细胞，胞质内含有呈棕黄色的含铁血黄素颗粒

胞萎缩，甚至坏死、崩解消失，肝小叶周边部肝细胞脂肪变性。 肉眼见肝小叶中央区因严重淤血而呈暗红色，两个或多个肝小叶中央淤血区可相连，而肝小叶周边部肝组织则因脂肪变性而呈黄色，致使在肝的切面上出现红（淤血区）、黄（肝脂肪变区）相间的状似槟榔切面的条纹，称为槟榔肝（nutmeg liver）（图 2-3）。

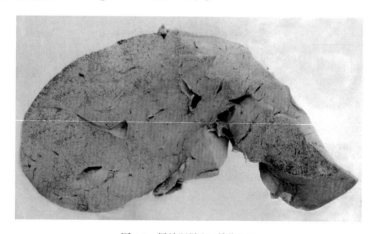

图 2-3　慢性肝淤血（槟榔肝）
注：肝切面上见在肝组织出现暗褐色和黄色相间的状似槟榔切面的条纹，称为槟榔肝

长期严重的肝淤血，小叶中央区肝细胞萎缩消失，网状纤维塌陷后胶原化，肝窦旁的贮脂细胞（Ito cells）增生，合成胶原纤维增多，加上汇管区纤维结缔组织的增生，致使整个肝脏的间质纤维组织增多，可形成淤血性肝硬化（congestive liver cirrhosis），或称心源性肝硬化（cardiac cirrhosis）。 与门脉性肝硬化不同，淤血性肝硬化的病变较轻，肝小叶改建不明显，不形成明显的门脉高压和肝衰竭。

第二节　血　栓　形　成

在活体的心脏和血管内，血液发生凝固或血液中某些有形成分凝集形成固体质块的过程称为血栓形成（thrombosis）。 所形成的固体质块称为血栓（thrombus）。 与血凝块不同的是，血栓是在血液流动的状态下形成的。

血液中存在一组保持动态平衡的凝血系统和抗凝血系统（纤维蛋白溶解系统）。 在生理状态下，血液中的凝血因子不断地有限地被激活，产生凝血酶，形成微量的纤维蛋白沉着于心血管内膜上，但其又不断地被纤维蛋白溶解系统所溶解。 同时被激活的凝血因子也不断地被单核-巨噬细胞吞噬。 上述凝血系统和纤维蛋白溶解系统的动态平衡，既保证了血液潜在的可凝固性，又保证了血液的流体状态。 若在某些诱发凝血过程的因素作用下，上述的动态平衡被破坏，触发了外源性或内源性凝血系统，便可形成血栓。

一、 血栓形成的条件和机制

血栓形成是血液在流动状态中由于血小板的活化和凝血因子被激活而发生的血液凝固。 关于血栓形成的机制，目前公认的是由魏尔啸（Virchow）提出的 3 个条件构成：心血管内皮细胞损伤，血流状态异常及血液的高凝固性。

（一）心血管内皮细胞损伤

心血管内膜的内皮细胞具有抗凝和促凝两种特性，在生理情况下，以抗凝作用为主，从而使心血管内血液保持流体状态。

1. 内皮细胞的抗凝作用

（1）屏障：完整的心血管内皮是天然的屏障，有效地防止血液中的血小板、凝血因子和具有高度促凝作用的内皮下细胞外基质（subendothelial extracelular matrix）接触。

（2）抗血小板黏集：①合成具有抑制血小板黏集作用的前列腺环素 （prostacyclin，PGI_2）和一氧化氮（nitric oxide，NO），可防止激活的血小板黏附到血管内皮和进一步的黏集；②分泌二磷酸腺苷酶（ADP 酶），把 ADP 转变为具有抗血小板黏集作用的腺嘌呤核苷酸。

（3）抗凝血酶或凝血因子：内皮细胞可合成和表达肝素样分子 （heparin-like molecules）、凝血酶调节蛋白（thrombomodulin）及组织因子途径抑制剂 （tissue factor pathway inhibitor，TFPI）。 包括：①肝素样分子位于内皮细胞表面，能与抗凝血酶Ⅲ结合，灭活凝血酶、凝血因子Ⅸ、Ⅹ；②凝血酶调节蛋白是位于内皮细胞膜表面的凝血酶受体，与血液中凝血酶结合后激活蛋白 C（肝脏合成的一种血浆蛋白），继而在蛋白 S（亦由内皮细胞合成）的协同作用下，灭活凝血因子Ⅴ和Ⅷ；③TFPI 可直接抑制组织因子-凝血因子Ⅶ复合物及凝血因子Ⅹ。

（4）促进纤维蛋白溶解：内皮细胞能合成组织型纤溶酶原激活物（tissue type plasminogen activator，t-PA），促使纤维蛋白溶解，以清除沉着于内皮细胞表面的纤维蛋白。

2. 内皮细胞损伤时的促凝作用

（1）辅助血小板黏附：内皮细胞损伤时释放 von Willebrand 因子（vW 因子），介导血小板与内皮下胶原的紧密黏附。

（2）激活外源性凝血途径：在肿瘤坏死因子（tumor necrosis factor，TNF）、白细胞介素 1（interleukin-1，IL-1）或某些细菌产物如内毒素的损伤作用下，内皮细胞会释放出大量组织因子，后者是体内凝血过程的主要激活剂，启动外源性的凝血途径。

（3）抑制纤维蛋白溶解：内皮细胞可分泌纤溶酶原激活抑制因子（inhibitors of plasminogen activator，PAIs），抑制纤维蛋白溶解。

因此，在正常情况下，完整的内皮细胞主要起抑制血小板黏集和抗凝血作用，但在内皮损伤时，则通过促进血小板黏附和激活外源性凝血途径等引起局部凝血。 损伤和炎性细胞因子促使受损内皮细胞上调促凝物质（如组织因子）表达，下调抗凝物质表达；内皮细胞损伤后，暴露出内皮下的胶原，激活血小板反应。 心血管内皮的损伤是血栓形成最重要和最常见的原因，启动外源性和内源性凝血途径（图 2-4），最终导致血栓形成。

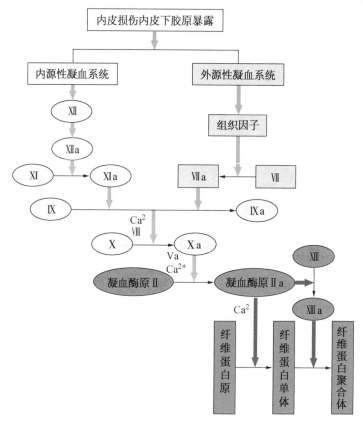

图 2-4　血液凝固过程连锁反应图

3. 血小板在促发凝血和血栓形成过程中的关键性作用　主要表现为以下 3 种连续的反应。

（1）黏附反应（adhesion）：血小板黏附于内皮下胶原的过程需要 vW 因子的参与，vW 因子起桥梁连接作用，将血小板表面整合素（integrin）家族的糖蛋白 Ib（glycoprotein Ib，gpIb)血小板受体与胶原纤维连接起来，从而介导血小板的黏附过程。

（2）释放反应（release reaction）：黏附后，血小板被激活，释放出其中 α 颗粒［内含纤维蛋白原、纤连蛋白（fibronectin，FN）、因子 V、因子Ⅷ、血小板源性生长因子（PDGF）、转化生长因子 β（TGF-β）等］和 δ 颗粒（内含 ADP、ATP、钙离子、组胺、5-羟色胺、肾上腺素等）。其中，δ 颗粒中的钙离子（Ca^{2+}）参与催化凝血级联反应过程，而 ADP 和血小板释放的 TXA_2 是血小板黏集的强大介质。释放反应的同时，血小板发生变形，从光滑的圆盘状变为具有许多长刺突的球形，为血小板进一步黏集和与凝血因子发生反应提供了表面积；同时血小板膜上带负电荷的磷脂增加，也为钙离子和凝血因子提供更多结合位点。

（3）黏集反应（aggregation）：在 Ca^{2+}、ADP 和 TXA_2 的作用下，血流中的血小板不断地黏集，同时又不断地释放 ADP 和 TXA_2，招募更多的血小板黏集成堆，称为血小板黏集堆。黏集反应由纤维蛋白原和血小板受体糖蛋白Ⅱb/Ⅲa（GpⅡb/Ⅲa）结合所介导。随着凝血途径的激活，凝血酶将可溶的纤维蛋白原转变为不溶的纤维蛋白，血小板黏集堆逐渐由形成初始时的可逆性变为不可逆性的血小板融合团块，纤维蛋白使血小板紧紧地交织在一起，此为血栓形成的起始点。

心血管内皮细胞损伤导致血栓形成在心脏和动脉中具有较为重要的意义。内皮受损导致的血栓形成多见于心肌梗死区域的心内膜面，动脉粥样硬化斑块内膜溃疡处、风湿性和感染性心内膜炎、创伤性或炎症性的血管损伤部位。缺氧、休克、败血症和细菌内毒素等可引起全身广泛的内皮损伤，激活凝血过程，造成弥散性血管内凝血，在全身微循环内形成血栓。

（二）血流状态异常

血流状态异常主要指血流缓慢淤滞和血流产生漩涡。正常血流中，红细胞和白细胞在血流的中轴流动构成轴流，其外是血小板，最外面一层是血浆带，构成边流。血浆将血液的有形成分与血管壁隔开，阻止血小板与血管内膜接触。当血流减慢或产生漩涡时，血小板可进入边流，增加了血小板与内膜的接触机会及黏附于内膜的可能性。由于血流减慢和产生漩涡时，被激活的凝血因子和凝血酶在局部浓度升高，甚至达到凝血所需的浓度。血液淤滞和涡流会造成血管内皮损伤，造成内皮细胞功能障碍，激活内皮细胞表达较多促凝物质，触发内源性和外源性的凝血过程，导致血栓形成。血流缓慢是静脉血栓形成的主要原因，而血液涡流形成是动脉和心脏血栓形成的常见原因。

静脉血栓的发生率比动脉高 4 倍，而下肢静脉血栓的发生率高于上肢静脉。下肢深静脉和盆腔静脉血栓常发生于心力衰竭、久病和术后卧床患者或伴发于静脉曲张患者的静脉内。 静脉血栓较动脉血栓多见的原因是：①静脉内有静脉瓣，静脉瓣处的血流不仅缓慢，而且出现漩涡，因而静脉血栓形成常以瓣膜处为起始点；②静脉不像动脉那样随心脏搏动而舒张，其血流有时甚至可出现短暂的停滞；③静脉壁较薄，容易受压；④血流通过毛细血管到达静脉后，血液的黏性有所增加，上述因素均有利于血栓形成。 而心脏和动脉内的血流快，不易形成血栓，但在动脉粥样硬化斑块溃疡处、心肌梗死后的心腔内、二尖瓣狭窄时的左心房或动脉瘤处，因血流缓慢及出现涡流，易并发血栓形成。

（三） 血液凝固性增加

血液凝固性增加是指血液中血小板和凝血因子增多，或纤维蛋白溶解系统的活性降低，导致血液的高凝状态（blood hypercoagulability），是静脉血栓形成的高危因素。 这种情况可见于原发性（遗传性）和继发性（获得性）疾病。

1. 遗传性高凝状态 最常见的为凝血因子 V 基因 Leiden 突变。 突变的因子 V 基因编码的蛋白能抵抗激活的蛋白 C 对其降解，使因子 V 处于激活状态，从而造成血液的高凝状态。 因子 V 基因突变杂合子患者患深静脉血栓的风险增加，而纯合子患者更是常人的 50 倍。 凝血酶原单核苷酸突变（G20210A），患者血液中凝血酶原水平升高，与正常人相比，其静脉血栓的发生率高出 3 倍。 此外，同型半胱氨酸血症、抗凝血酶Ⅲ、蛋白 C 或蛋白 S 的先天性缺乏均可导致遗传性的高凝血状态。

2. 获得性高凝状态 获得性高凝状态的机制往往是多因素的：①发生广泛转移的晚期恶性肿瘤，如胰腺癌、肺癌、乳腺癌、前列腺癌和胃癌等，由于癌细胞释放出促凝因子（如组织因子等），可引起多发性、反复发作的血栓性游走性脉管炎（migratory phlebitis）。 黏液癌细胞释出的黏液含半胱氨酸蛋白酶，能直接激活因子Ⅹ，同时患者血浆中凝血因子（如因子 V、Ⅶ、Ⅷ）和纤维蛋白原也常升高，血液常处于高凝状态。 ②在严重创伤、大面积烧伤、大手术后或产后大失血时，血液浓缩，血中纤维蛋白原、凝血酶原及其他凝血因子（因子Ⅶ、Ⅻ）的含量增多，以及血中补充大量幼稚的血小板，其黏性高，易于发生黏集形成血栓。 ③血小板增多及黏性增加还可见于重度妊高征、高脂血症、冠状动脉粥样硬化、吸烟及肥胖症等。 ④ 口服避孕药、孕晚期高雌激素血症，肝脏合成凝血因子增多而抗凝因子减少。 ⑤老年性高凝状态与内皮细胞合成 PGI_2 减少有关。 肾病综合征患者，由于纤维蛋白合成过多可使血液凝固性增强。

此外，在某些疾病过程中，也会出现高凝状态。 肝素诱导的血小板减少综合征（heparin-induced thrombocytopenia，HIT）是肝素治疗的常见并发症，有较高的发病率和致死率。 未分解肝素导致患者血液循环中出现抗肝素-血小板因子 4（PF4）复合物的抗体，导致大量血小板激活和聚集，血小板数量下降。 血小板广泛激活后，凝血酶形成增加，相当一部分患者出现血栓形成。 抗磷脂抗体综合征（antiphospholipid antibody syndrome）是与多种抗磷脂抗体生成有关的一系列临床表现的总称，包括复发性血栓形成、反复流产、心瓣膜赘生物及血小板减少等。 抗磷脂抗体可直接激活血小板和补体，激活凝血因子，损伤血管内皮，造成血液高凝状态和血栓形成。 抗磷脂抗体综合征常见于系统性红斑狼疮等自身免疫性疾病患者，部分患者也可仅表现为血液高凝状态而无特定的自身免疫疾病史。

必须强调指出的是，上述 3 个血栓形成的条件往往同时存在或以某一条件为主。虽然心血管内膜损伤是血栓形成最重要和最常见的原因，但在不同状态下，血流缓慢及血液凝固性的增高也可能是血栓形成的重要因素。如手术后，患者既有血管内膜和组织的损伤，又因长期卧床而血流缓慢，且有大量幼稚的血小板进入外周血液，血液的凝固性增强，诸多因素的综合作用，有利于血栓的形成。

二、 血栓形成的过程及血栓的形态

（一）形成过程

在血栓形成的过程中，首先是血小板黏附于内膜损伤后裸露的胶原表面，血小板被激活后发生肿胀变形，随之释出血小板颗粒，再从颗粒中释放出 ADP、TXA_2、5-HT 和 PF4 等物质，使血流中的血小板不断地在局部黏集，形成血小板小堆。初始血小板的黏集是可逆的，可被血流冲散消失。但随着内源和外源性凝血系统的启动，凝血酶原转变为凝血酶，凝血酶将纤维蛋白原转变为纤维蛋白，后者与受损伤内膜处基质中的纤维连接蛋白结合，使血小板堆牢固黏附于受损的血管内膜表面，形成不可逆的血小板血栓，并作为血栓的起始点(图 2-5)。

由于不断生成的凝血酶、ADP 和 TXA_2 的协同作用，血流中的血小板不断被激活并黏附于血小板血栓上，致使血小板血栓不断增大，血流在其下游出现漩涡，形成新的血小板小堆。该过程反复进行，血小板黏集形成不规则梁索状或珊瑚状突起，在显微镜下呈淡红色，称为血小板小梁。在血小板小梁之间填充网罗有大量红细胞的纤维蛋白网(图 2-6)。

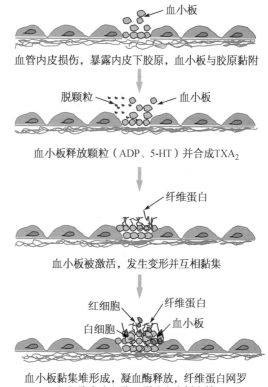

血管内皮损伤，暴露内皮下胶原，血小板与胶原黏附

血小板释放颗粒（ADP、5-HT）并合成TXA_2

血小板被激活，发生变形并互相黏集

血小板黏集堆形成，凝血酶释放，纤维蛋白网罗红细胞和白细胞，形成血小板血栓

图 2-5 内皮损伤后血小板黏集示意图

血小板血栓是血栓形成的第 1 步，血栓形成后的发展、形态和组成及血栓的大小则取决于血栓发生的部位和局部血流状态。

（二）形态特点和类型

血栓可形成于心血管系统的任何部位。动脉和心脏的血栓通常出现在内皮受损和涡流处；静脉血栓则多出现在血流淤滞处。根据血栓的发展过程和结构，血栓大致可分为以下 4 种类型。

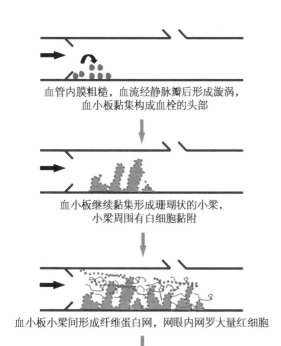

血管内膜粗糙，血流经静脉瓣后形成漩涡，
血小板黏集构成血栓的头部

血小板继续黏集形成珊瑚状的小梁，
小梁周围有白细胞黏附

血小板小梁间形成纤维蛋白网，网眼内网罗大量红细胞

血管腔阻塞，局部血流停滞致血液凝固，形成血栓的尾部

图 2-6　静脉血栓形成过程示意图

1. 白色血栓（pale thrombus）　常位于血流较快的心瓣膜、心腔内、动脉内，如急性风湿性内膜炎时在二尖瓣闭锁缘上形成的血栓即为白色血栓。发生在心瓣膜膜上的附壁血栓称为赘生物（vegetation）。在静脉性血栓中，白色血栓常位于延续性血栓的起始部，即血栓的头部。肉眼观，白色血栓呈灰白色小结节状，表面粗糙，质实，与血管壁紧密黏着不易脱落。镜下：白色血栓主要由血小板及少量纤维蛋白构成，又称血小板血栓或析出性血栓。

2. 混合血栓（mixed thrombus）　静脉血栓在形成血栓头部后，其下游的血流变慢和形成漩涡，从而导致另一个血小板小梁的凝集堆。在血小板小梁之间，血液发生凝固，纤维蛋白形成网状结构，网眼内充满大量的红细胞。这一过程的反复交替进行，使所形成的血栓在肉眼上呈灰白色与红褐色相交替的层状结构，称为层状血栓，即混合血栓。混合血栓构成静脉血栓的体部，呈圆柱状，表面粗糙干燥，与血管壁粘连，有时肉眼可辨认出灰白色与暗褐色相间的条纹状结构，即 Zahn 线（lines of Zahn）。发生于心腔内、动脉粥样硬化溃疡处或动脉瘤内的混合血栓称为附壁血栓（mural thrombus）。发生于扩张的左心房内的血栓，在血流的冲刷作用下，混合血栓常呈球形，称为球形血栓（globular thrombus）；其随心动周期血流流动而上下移动，可突然阻塞二尖瓣口而造成猝死（图 2-7）。镜下：混合血栓主要由淡红色无结构的呈不规则分支状或珊瑚状的血小板小梁（肉眼呈灰白色）、小梁间的纤维蛋白网及网罗的大量红细胞（肉眼呈红色）所构成，在血小板小梁边缘可见中性粒细胞附着（图 2-8）。

3. 红色血栓（red thrombus）　红色血栓的形成过程与血管外凝血过程相同，主要见于静脉内，当混合血栓逐渐增大并阻塞血管腔时，血栓下游局部血流停滞，血液发生凝固，构成延续性血栓的尾部。镜下：红色血栓由纤维蛋白和红细胞构成，其细胞比例与正常血液相似，绝大多数

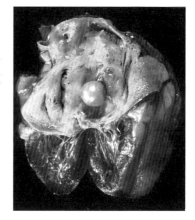

图 2-7　左心房内球形血栓

注：高度扩张的左心房内见 1 个球形血栓，表面光滑。可见由二尖瓣狭窄引起左心房扩张的病例

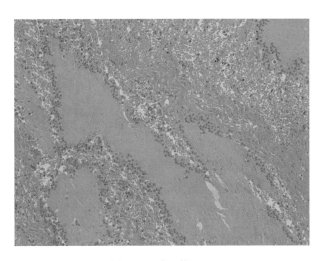

图 2-8 混合血栓(HE)

注：血小板凝集成小梁状，小梁边缘可见中性粒细胞附
着。 小梁之间血液凝固充满大量红细胞，周边可见呈丝状结
构的纤维蛋白

为红细胞和呈均匀分布的少量白细胞。 肉眼观察：呈暗红色，新鲜时湿润，有弹性，与血管壁间无粘连，与死后血凝块相似。 随着时间的推移，随着红色血栓内的水分被吸收，外观变得干燥、缺乏弹性、质脆易碎，可脱落形成栓子造成栓塞。

4. 透明血栓（hyaline thrombus） 透明血栓发生于微循环的血管内，主要在毛细血管，只能在显微镜下观察到，故又称为微血栓（microthrombus）。 透明血栓主要由均匀红染的纤维蛋白构成，又称为纤维蛋白性血栓（fibrinous thrombus），最常见于弥散性血管内凝血（disseminated intravascular coagulation，DIC）（图 2-9）。

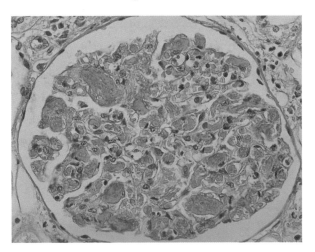

图 2-9 透明血栓(HE)

注：肾小球部分毛细血管腔内有呈嗜酸性、均质状团块，
即为纤维蛋白性血栓

另外，依据内容物不同，血栓还有其他一些名称，如血栓内含有大量细菌，被称为细

菌性血栓；如含有恶性肿瘤（癌或肉瘤）细胞，则被称为癌（瘤）血栓。

三、血栓与死后血凝块的区别

死后血凝块内的血细胞分布均匀，呈均质的暗红色。 由于各种血液成分比重不一，比重较大的红细胞沉积于血凝块的底部，血浆、纤维蛋白和白细胞浮在上层，形成肉眼呈淡黄色的鸡脂样上清（表 2-1）。

表 2-1 血栓与死后血凝块的区别

区别项目	血 栓	死后血凝块
质地	干燥粗糙、质硬易碎	湿润光滑、柔软有弹性
色泽	红白相间，分层状	均质暗红，上层呈淡黄鸡脂样
与血管壁的关系	与血管壁粘连	与血管壁无粘连

四、血栓的结局

（一）溶解、吸收

新近形成的血栓，由于血栓内纤溶酶的激活及白细胞崩解后释放溶蛋白酶，可使血栓迅速缩小甚至完全溶解。 陈旧的血栓内由于存在大量纤维蛋白多聚体，使血栓对于纤溶酶诱导的蛋白溶解作用存在较大抵抗性，造成溶解不足。 因此，临床上应用纤溶药物（如使用 t-PA 治疗急性冠脉血栓形成）通常只有在血栓形成后的数小时内才有效。

（二）机化、再通

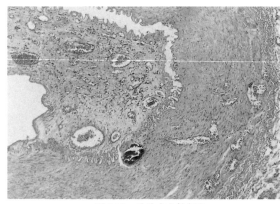

图 2-10 动脉内血栓机化

注：动脉管腔内有增生的毛细血管和纤维结缔组织，动脉管壁内有呈紫蓝色的钙化灶

若纤溶酶系统活性不足，血栓存在较久时则发生机化。 在血栓形成后的 1～2 d，肉芽组织自血管壁向血栓内生长并逐渐取代血栓，这一过程称为血栓机化（thrombus organization）（图 2-10）。 较大的血栓约 2 周可完全机化，此时血栓与血管壁紧密黏着不再脱落。 在血栓机化过程中，血栓内部新生的毛细血管可以发生融合并形成管道，使已被阻塞的血管部分重新恢复血流。 这一过程称为再通（recanalization）。

（三）钙化

若血栓未能溶解吸收又未能完全机化，可发生钙盐沉积，称为钙化（calcification）。 它可发生于静脉或动脉，形成静脉石（phlebolith）或动脉石（arteriolith）。

五、 血栓对机体的影响

血栓形成对破裂的血管起堵塞裂口和阻止出血的作用，这是对机体有利的一面。 如慢性胃溃疡、十二指肠溃疡底部和肺结核性空洞壁的血管，在病变侵蚀前若已有血栓形成，则可避免大出血的危险。 但多数情况下血栓形成对机体有不同程度的不利影响。

（一）阻塞血管

动脉管腔未完全阻塞时，可引起局部器官或组织缺血、实质细胞萎缩。 若动脉管腔完全阻塞而又不能建立有效的侧支循环时，则可引起相应器官或组织缺血性坏死（梗死）。如心脏冠状动脉血栓、脑动脉血栓可引起心肌梗死、脑梗死。 浅表静脉血栓常出现在隐静脉系统，特别是有静脉曲张的部位，引起疼痛和局部淤血水肿，使相应体表皮肤易发生继发感染和溃疡。 当下肢主要的深静脉，如腘静脉、股静脉和髂静脉有血栓形成，可有局部水肿和疼痛，如侧支循环有效建立，亦可毫无症状。

（二）脱落栓塞

当血栓与血管壁黏着不牢固时，或由于血栓部分溶解或出现碎裂，其整体或部分脱落形成栓子，随血流运行，引起栓塞。 深部静脉形成的血栓及心室、心瓣膜上形成的血栓最容易脱落成为栓子。 若栓子内含有细菌，可引起栓塞组织的败血性梗死、脓肿形成或感染性动脉瘤。 下肢深静脉血栓（deep venous thrombus，DVT），尤其是膝盖以上部分静脉血栓最易脱落形成栓子，造成肺栓塞。

（三）心瓣膜变形

风湿性心内膜炎和感染性心内膜炎时，心瓣膜上形成的血栓发生机化，可使瓣膜纤维化、增厚，瓣叶之间粘连、变形，腱索增粗、缩短，从而造成瓣膜口狭窄或瓣膜关闭不全。

（四）DIC

DIC 表现为全身微循环内广泛性透明血栓形成。 严重创伤、大面积烧伤、羊水栓塞、恶性肿瘤等原因使促凝物质释放入血，或感染、缺氧、中毒等引起广泛性内皮细胞损伤，可导致微血管内广泛性透明血栓形成，主要发生于肺、肾、脑、心、肝、肾上腺、胰腺等器官，引起相应器官组织的广泛性缺血及出血，甚至多器官功能衰竭。 在纤维蛋白凝固过程中，由于消耗了大量的凝血因子和血小板，从而造成血液的低凝状态，同时激活了纤维蛋白溶解机制，引起患者全身广泛性出血和休克。 因此，DIC 又被称为耗竭性凝血障碍病（consumption coagulopathy）。

第三节　栓　　塞

在循环血液中出现的不溶于血液的异常物质随血流运行阻塞血管腔的现象称为栓塞（embolism）。 阻塞血管腔的异常物质称为栓子（embolus）。 栓子的种类很多，最常见的栓子是血栓栓子，其他进入血流的异常物质，如脂肪滴、空气、羊水、肿瘤细胞团和寄生虫或其虫卵等亦可成为栓子引起栓塞。

一、栓子的运行途径

栓子一般随血流方向运行，最终停留在口径与其相当的血管并阻断血流。

1. 动脉栓塞　来自主动脉系统及左心的栓子，如二尖瓣或主动脉瓣的赘生物、心房或心耳内的附壁血栓及动脉粥样硬化斑块的粥样物质等，随动脉血流运行，阻塞于各器官的小动脉内，常见于下肢、脑、脾、肾等。

2. 静脉栓塞　来自右心及体循环静脉系统的栓子，随血流进入肺动脉主干及其分支，引起肺栓塞。某些体积小且富于弹性的栓子(如脂肪栓子)，可通过肺泡壁毛细血管回流入左心而进入体循环动脉系统，阻塞动脉小分支。

3. 门静脉栓塞　来自肠系膜静脉或脾静脉等门静脉系统的栓子，可引起肝内门静脉分支的栓塞。

4. 交叉性栓塞（crossed embolism）　又称反常性栓塞（paradoxical embolism），是指来自体循环静脉系统的栓子，在右心压力升高的情况下通过先天性房间隔缺损或室间隔缺损到达左心，进入体循环动脉系统，再随动脉血流栓塞相应的分支。

5. 逆行性栓塞（retrograde embolism）　罕见，指栓子由较大的静脉逆行至较小的静脉，引起栓塞，如：①源自右心和下腔静脉内的栓子，在胸、腹腔压突然升高(如剧烈咳嗽、呕吐或深呼吸)时，栓子可逆行至肝静脉、肾静脉和髂静脉分支并引起栓塞；②胸、腰和盆腔静脉的栓子在胸、腹腔压力升高时，可发生逆行，经椎静脉系统（Batson 静脉丛）到达脊髓和脑。

二、栓塞的类型及其对机体的影响

（一）血栓栓塞

血栓或血栓的一部分脱落所引起的栓塞称为血栓栓塞（thromboembolism），是栓塞中最常见的一种。其对机体的影响取决于血栓的来源、大小及栓塞的部位。

1. 肺动脉栓塞（pulmonary embolism）　造成肺动脉血栓栓塞的栓子绝大部分来自下肢深部静脉，多为来自膝盖以上的腘静脉、股静脉和髂静脉，少数源自盆腔静脉，来自右心和上肢静脉者甚为少见。

肺动脉栓塞的后果取决于血栓的大小、数量及患者有无心肺疾患：①绝大多数栓子（60%~80%）较小，临床上亦无症状，因为肺具有肺动脉和支气管动脉双重血液供应，彼此间有丰富的吻合支，侧支循环可起替代作用；随时间推移，栓子可发生溶解、部分机化和再通等变化；而如果肺内微小的终末细动脉分支发生栓塞，因缺乏有效的侧支循环易造成肺梗死。②大的血栓栓子栓塞于肺动脉主干或其大分支，较长的栓子可栓塞于左右肺动脉主干（称为骑跨性栓塞，saddle embolism），或者栓子虽小但数目多，肺动脉分支内发生广泛的多发性栓塞，如肺循环血量锐减 60% 以上，可引起肺循环高压和右心衰竭，患者可出现突发性的呼吸困难、发绀和休克等症状，甚至因急性呼吸循环衰竭而死亡（猝死）。③中等大小的栓子，由于造成血管阻塞和局部缺血，损伤血管内皮，导致肺局部出血；但因有支气管动脉供血，不至于造成组织梗死；但若在栓塞之前已有左心衰和肺淤血，肺循环压力增高，单一支气管动脉不足以克服其阻力有效供血，可造成局部肺组织缺血并发生出血性梗死。

2. 体循环动脉血栓栓塞　如前所述，动脉栓塞常见于下肢、脑、脾、肾等部位。栓子大多来自左心，如二尖瓣狭窄时左心房附壁血栓、心肌梗死区心内膜上的附壁血栓及亚急性感染性心内膜炎时心瓣膜上的赘生物。少数来源于动脉，如动脉粥样硬化斑块溃疡或动脉瘤内的附壁血栓。当栓子栓塞于较小的动脉且有有效的侧支循环建立时，常不造成严重后果。当栓子栓塞于较大的动脉又未能建立有效的侧支循环时，可引起局部组织的梗死。上肢动脉吻合支丰富，肝脏有肝动脉和门静脉双重血液供应，因此很少发生梗死。

（二）脂肪栓塞

循环血流中出现脂肪滴阻塞小血管，称为脂肪栓塞（fat embolism）。脂肪栓塞的栓子主要来源于长骨骨折、严重挫伤、烧伤及脂肪肝受猛烈挤压、撞击时，这些损伤可导致脂肪细胞或脂肪变性的肝细胞破裂并释出微小脂滴，经破裂的小静脉进入体循环引起脂肪栓塞。

脂肪栓塞常见于肺、脑等器官，其后果取决于进入血液循环的脂滴的大小及数量：①直径 >20 μm 的脂滴栓子可引起肺动脉分支、肺小动脉或毛细血管的栓塞。②直径 <20 μm 的脂滴栓子可通过肺泡壁毛细血管经肺静脉到左心进入体循环的分支，引起全身多器官的栓塞，最常见的是脑血管的栓塞，引起脑水肿和血管周围点状出血，甚至脑梗死。组织的冷冻切片脂肪染色可见小血管腔内有脂滴。在临床上，损伤后 1~3 d 患者可出现突发性的呼吸急促、呼吸困难、心动过速；由于从脂滴释放出来的游离脂肪酸损伤局部血管内皮细胞，脂滴激活血小板，使血小板发生黏附和黏集反应，导致血小板数量迅速减少，并可出现皮肤瘀斑；脑脂肪栓塞引起的神经系统症状可有烦躁不安、谵妄和昏迷等。少量脂滴进入血循环，能被巨噬细胞吞噬吸收，可不引起严重后果。若大量脂滴短期内进入肺循环，使大部分的肺循环面积受阻时，患者可因窒息和急性右心衰竭而死亡。

（三）气体栓塞

大量空气迅速进入血液循环或原来溶于血液内的气体迅速游离形成气泡，阻塞心血管所引起的栓塞称为气体栓塞（gas embolism）。前者为空气栓塞（air embolism），后者是在高气压环境急速转移到低气压环境的减压过程中发生的气体栓塞，故又称为减压病（decompression sickness）。

1. 空气栓塞　空气栓塞多由于静脉损伤破裂，外界空气由静脉缺损处进入血流所致，如：①头颈部、胸壁和肺部的手术或创伤时；②人工气胸或气腹误伤静脉时，空气可因吸气时静脉腔内负压而被吸引，由损伤处进入静脉；③分娩或流产时，由于子宫强烈收缩，亦有可能将空气挤入子宫壁破裂的静脉窦内。

空气栓塞的后果取决于空气进入血循环的速度和气体量。 少量气体入血，可溶解于血液而不至于发生气体栓塞。 若大量气体（多于 100ml）迅速进入静脉，随血循环到达右心后，因心脏搏动，可将空气与血液搅拌形成大量血气泡，使血液变成泡沫状并充满心腔，阻碍静脉血的回流及血液向肺动脉的输出，造成严重的循环障碍。 患者可出现呼吸困难、发绀，乃至猝死。 同时，进入右心的一部分气泡可直接进入肺动脉，阻塞肺动脉小分支，引起肺小动脉气体栓塞。 小气泡尚可通过肺毛细血管进入左心，造成心、脑等多器官的栓塞。

2. 减压病 减压病是气体栓塞的一种特殊类型，从事潜水、水下建筑的工人易罹患此病。 当人体从高气压环境快速进入常压或低气压环境时，原来溶解于血液、组织中的氧气、二氧化碳和氮气会迅速游离形成气泡。 氧气和二氧化碳可很快再溶于体液并被吸收，而氮气因溶解度很低，在血液和组织内形成很多微小气泡，微小气泡可融合形成大气泡，继而引起气体栓塞，因此减压病又称为氮气栓塞。 因氮气析出时气泡所在部位的不同，其临床表现也各不相同：位于皮下时引起皮下气肿；位于肌肉、肌腱、韧带内引起关节疼痛和肌肉疼痛；位于局部血管内则可引起局部缺血和梗死；四肢、肠道等末梢血管阻塞可引起痉挛性疼痛；若阻塞冠状动脉时，可引起严重血循环障碍甚至危及生命。 慢性减压病又称沉箱病（caisson disease），多见于水下建桥工人，特征性地表现为气体栓塞反复累及股骨头、胫骨头、肱骨头，造成多灶性缺血性坏死。

（四）羊水栓塞

羊水栓塞(amniotic fluid embolism)是分娩过程中的一种严重并发症，死亡率高。 在分娩过程中，子宫强烈收缩，尤其是在羊膜破裂、胎盘早期剥离又逢胎儿阻塞产道时，有可能将羊水压入子宫壁破裂的静脉窦内，经血循环进入肺动脉分支及毛细血管，造成羊水栓塞。 镜下：在肺小动脉和毛细血管内可见羊水的成分，包括角化鳞状上皮、胎毛、胎脂、胎粪和黏液；亦可在母体血液涂片中找到多种羊水的成分；少量羊水也可通过肺毛细血管到达左心，引起体循环器官的栓塞。 本病发病急，后果严重，常表现为在分娩过程中或分娩后产妇突然出现呼吸困难、发绀、休克、抽搐和昏迷，超过 80% 的病例死亡。

羊水栓塞引起猝死与下列因素有关：①羊水中胎儿代谢产物入血引起过敏性休克；②羊水栓子对肺动脉的机械性阻塞及羊水内含有的血管活性物质引起反射性血管痉挛；③羊水内 TXA_2 激活母体凝血过程，诱发 DIC。

（五）其他栓塞

如肿瘤细胞侵入血流引起的瘤细胞栓子，导致远处器官的栓塞并形成转移瘤；动脉粥样硬化斑块中的胆固醇结晶脱落可引起动脉系统的栓塞；寄生在门静脉的血吸虫及其虫卵可栓塞肝内门静脉小分支；其他异物如子弹偶可进入血循环引起栓塞。

第四节　梗　　死

器官或局部组织由于血流中断导致的缺血性坏死称为梗死（infarction）。梗死多由于动脉阻塞引起，但静脉回流中断，使局部血流停滞组织缺氧，也可引起梗死。

一、梗死形成的原因和条件

（一）梗死形成的原因

1. 血栓形成　是梗死最常见的原因，主要见于冠状动脉、脑动脉和下肢动脉的粥样硬化合并血栓形成时，可引起心、脑等器官的梗死。伴有血栓形成的动脉炎如血栓闭塞性脉管炎可引起下肢梗死。静脉内血栓形成一般只引起局部组织的淤血、水肿，但肠系膜静脉主干血栓形成而又无有效的侧支循环时可引起所属静脉引流肠段的梗死。

2. 动脉栓塞　是梗死常见的原因，多为血栓栓塞，也可以是气体、羊水、脂肪栓塞等。常引起脾、肾、肺及脑的梗死。

3. 动脉痉挛　在严重的冠状动脉粥样硬化的基础上，冠状动脉若发生强烈和持续的痉挛，可导致心肌梗死。

4. 血管受压闭塞　如血管外的肿瘤压迫血管，肠扭转、肠套叠和嵌顿性肠疝时肠系膜静脉和动脉先后受压，以及卵巢囊肿蒂扭转导致血流供应中断所引起的组织坏死。

（二）梗死形成的条件

血管阻塞是否造成梗死，主要取决于下列因素。

1. 供血血管的类型　有双重血液循环的器官，若其中一条动脉阻塞，因有另一条血管可以维持供血，该器官通常不易发生梗死。如肺有肺动脉和支气管动脉双重供血，肺动脉小分支的血栓栓塞常不致梗死。肝脏因为有肝动脉和门静脉双重供血，因此肝内门静脉阻塞一般不引起肝梗死。而肾、脾和脑等器官动脉的吻合支少，当动脉迅速发生阻塞时，由于不易建立有效的侧支循环，常导致梗死的发生。

2. 血管阻塞的速度　若阻塞发生缓慢，不易引起梗死，因为机体有时间建立侧支循环。如一支冠状动脉发生缓慢的渐进性阻塞，心脏可通过细动脉间吻合支从其他两支冠状动脉处获得血供，而不至于发生梗死。

3. 局部组织对缺血缺氧的耐受性　大脑神经细胞的耐受性最低，$3\sim4$ min 血流中断即可引起细胞死亡。心肌细胞对缺血缺氧的敏感性也很强，缺血 $20\sim30$ min 就会导致细胞死亡。骨骼肌、纤维结缔组织对缺血耐受性最强。

4. 血的氧含量　严重贫血、失血或心功能不全时，血中氧含量降低，心、脑等对缺氧耐受性低的组织也会造成梗死。

二、梗死的病变及类型

（一）梗死的形态特征

1. 梗死灶的形状 取决于发生梗死器官的血管分布方式。 脾、肾、肺等器官的血管呈锥形分支，故梗死灶也呈锥形，切面上呈现为扇形或三角形，其底部位于器官的表面，尖端位于血管阻塞处，常指向脾门、肾门和肺门（图 2-11）。 心冠状动脉由于分支不规则，故心肌梗死灶的形状也不规则，呈地图状。 肠系膜血管呈扇形分支支配某一肠段，故肠梗死灶呈节段性。

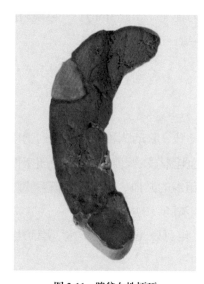

图 2-11 脾贫血性梗死

注：脾包膜下有一呈楔形的梗死灶，切面呈灰黄色，梗死灶周围可见出血带（呈黑色）

2. 梗死灶的质地 取决于坏死的类型。 心、肾、脾等实质器官的梗死多为凝固性坏死。 新鲜梗死由于组织的崩解，局部胶体渗透压升高而吸收水分，故局部肿胀，表面和切面均略微隆起。 梗死灶若靠近浆膜面，则浆膜表面常覆盖有一层纤维蛋白性渗出物。 陈旧性梗死因含水分较少而略干燥，表面下陷，质地变硬。 脑梗死为液化性坏死，新鲜时质地柔软疏松，随时间推移组织脱失，逐渐液化成囊状。

3. 梗死灶的颜色 取决于梗死灶内的含血量，含血量少时颜色灰白，称为贫血性梗死（anemic infarct）或白色梗死（white infarct）。 梗死灶内血量多时，颜色暗红，称为出血性梗死（hemorrhagic infarct）或红色梗死（red infarct）。

（二）梗死的类型

根据梗死灶内含血量的多少，可将梗死分为以下两种类型。

1. 贫血性梗死 发生于组织结构较致密且侧支循环不丰富的实质器官，如脾、肾、心等。 当梗死形成时，从邻近侧支血管进入梗死灶的血液很少，梗死灶呈灰白色，故称为贫血性梗死。 发生于脾、肾的梗死灶呈锥形，颜色灰白，尖端指向血管阻塞的部位，底部位于脏器表面，浆膜面常有纤维蛋白性渗出物被覆。 发生于心肌的梗死灶呈不规则地图状。梗死的早期，在梗死灶边缘因炎症反应常可见一充血出血带围绕，数日后因血红蛋白分解转变为含铁血黄素而变成一棕黄色带。 陈旧性梗死灶由于机化和瘢痕收缩，病灶表面下陷，质地变坚实，充血出血带消失。 显微镜下整个梗死灶大致可分为 3 个部分：①中央区，坏死最为明显，细胞核完全溶解消失，胞质呈嗜伊红颗粒状，组织结构轮廓尚能分辨，如在肾贫血性梗死中仍能辨认肾小球、肾小管和血管的轮廓。 ②梗死灶边缘，组织坏死常不彻底，常见细胞核固缩、核碎裂。 可见炎症反应，有较多中性粒细胞和巨噬细胞浸润。 晚期，梗死灶边缘有肉芽组织长入及瘢痕组织形成。 ③最外层，毛细血管扩张充血和出血，构成充血出血带。

脑梗死一般为贫血性梗死，坏死的脑组织变软、液化，而后形成软化灶，或被胶质细胞及其纤维所代替，最后形成胶质瘢痕。

2. 出血性梗死 常见于肺、肠等具有双重血液供应且组织结构疏松的器官。肺有肺动脉和支气管动脉双重血供，肠系膜上动脉和肠系膜下动脉之间有丰富的吻合支，因此单纯的动脉阻塞不致引起上述脏器的严重缺血。出血性梗死的形成，除了动脉阻塞外，尚需有下列条件：①严重淤血，如肺淤血是肺梗死形成的重要先决条件，因为严重的肺淤血，如风湿性二尖瓣病变导致左心衰，使肺静脉和毛细血管内压增高，阻碍了肺动脉分支受阻后支气管动脉和肺动脉间有效侧支循环的建立，导致肺出血性梗死的发生。②组织疏松，肺、肠等器官组织结构疏松，淤积在梗死区中的血液发生蓄积，因此梗死灶为出血性。若因炎症而有肺实变时，所发生的肺梗死一般为贫血性梗死。当梗死发生后血流恢复对梗死灶供血也会导致出血性梗死的表现。

（1）肺出血性梗死：梗死灶常位于肺下叶，大小不等，呈锥形或楔形，尖端指向肺门，底部紧靠肺膜，肺膜表面可见纤维蛋白性渗出物（图2-12）。梗死灶质实，暗红色，并略隆起于表面。梗死形成时间久后由于红细胞崩解及肉芽组织长入逐渐取代坏死组织，因而梗死灶变成灰白色，且由于瘢痕组织的收缩使病灶表面下陷。镜下：梗死灶呈凝固性坏死改变，肺泡轮廓仍可辨认，肺泡腔、小支气管腔及肺间质中充满红细胞。48 h 内红细胞轮廓尚保存，随后红细胞崩解。梗死灶边缘与正常肺组织交界处为充血出血带，可见肺组织充血、水肿及出血。患者可出现胸痛、咳嗽及咯血、发热及白细胞计数总数升高等临床表现。

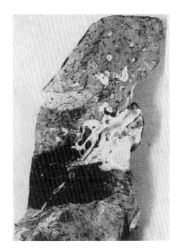

图2-12 肺出血性梗死

注：肺组织中有一梗死灶，境界清楚。于新鲜标本梗死灶呈暗红色，在甲醛固定的标本上呈黑色

（2）肠出血性梗死：多发生于肠系膜动脉栓塞和静脉血栓形成，以及肠套叠、肠扭转、嵌顿性肠疝、肿瘤压迫等情况。肠梗死灶呈节段性，暗红色，肠壁因淤血、水肿和出血呈明显增厚，随之肠壁坏死可致肠破裂，肠浆膜面可有纤维蛋白性渗出物被覆。镜下：梗死初期肠壁各层结构尚可辨认，血管明显扩张充血并见水肿、出血，梗死后期则肠壁各层结构不清，常伴有细菌感染。临床上可出现剧烈腹痛、呕吐、肠梗阻、肠穿孔及腹膜炎等，后果严重。

此外，尚可根据梗死灶有无合并细菌感染而将梗死分为单纯性梗死和败血性梗死。若在梗死灶内有大量细菌生长繁殖，引起急性炎症反应，称为败血性梗死（septic infarct）。主要由含有细菌的栓子阻塞血管或体内细菌播散至梗死灶所致，常见于急性感染性心内膜炎时含细菌的赘生物从心内膜脱落，随血流运行至相应器官的动脉造成栓塞。此时梗死灶内可见细菌团和大量炎症细胞，若有化脓菌感染时，则可有脓肿形成。

三、 梗死的结局及对机体的影响

梗死形成时，早期在梗死灶周围发生炎症反应，血管扩张充血，中性粒细胞和巨噬细胞渗出。 在梗死发生 24～48 h 后，肉芽组织开始从梗死灶周围长入梗死灶内，小的梗死灶可被肉芽组织完全机化予以取代，肉芽组织最终演变为瘢痕组织。 大的梗死灶不能被完全机化，由肉芽组织及其转变的瘢痕组织加以包裹，在梗死灶内可发生钙化。 脑梗死灶常液化成囊腔，周围有增生的胶质瘢痕。

梗死对机体的影响取决于发生梗死的器官、梗死灶的大小及是否合并细菌感染等因素。 梗死若发生在重要器官可导致严重后果，如心肌梗死可影响心功能，范围大者可导致心功能不全；脑梗死则可引起相应部位的功能障碍，梗死灶大者也可导致死亡；脾、肾的梗死对机体的影响较小，仅引起局部症状；如肾梗死可出现腰痛和血尿，不影响肾功能；肺梗死有胸痛和咯血等临床表现；肠梗死常出现剧烈腹痛、便血和腹膜炎症状。 肺、肠、四肢的梗死可继发细菌感染而引起坏疽，后果严重。 败血性梗死可在梗死灶内形成脓肿。

第五节 出 血

血液从心脏或血管逸出称为出血（hemorrhage）。 逸出的血液进入组织和器官或体腔内称为内出血，血液流出体外称为外出血。

一、病因

出血可分为破裂性出血和漏出性出血。

（一）破裂性出血

破裂性出血通常发生于心脏或较大的血管壁破裂，出血量常较多。 其原因如下。

1. 血管机械性损伤 如割伤、刺伤、弹伤等。

2. 血管壁或心脏的病变 如心肌梗死后形成的室壁瘤、主动脉瘤或动脉粥样硬化斑块破裂等。

3. 管壁周围的病变侵蚀 如消化性溃疡、结核性空洞、恶性肿瘤等侵蚀破坏血管壁。

4. 静脉破裂 如肝硬化时食管下段静脉曲张的破裂出血。

5. 毛细血管破裂 多发生于局部软组织的损伤。

（二）漏出性出血

由于毛细血管和毛细血管后微静脉通透性增高，血液经由扩大的内皮细胞间隙和受损的基底膜漏出血管外，称为漏出性出血。 常见原因如下。

1. 血管壁受损 是常见的出血原因，见于严重感染（如鼠疫、炭疽、流行脑脊髓膜炎、流行性出血热、埃博拉病毒感染）、变态反应（如链球菌感染、过敏性紫癜）、毒物中毒（蛇毒、有机磷、苯中毒等）及缺氧、维生素 C 缺乏等。

2. 血小板计数减少或功能障碍　如再生障碍性贫血、白血病、骨髓内广泛性肿瘤转移等均可使血小板生成减少；血小板减少性紫癜、DIC、脾功能亢进、细菌毒素等使血小板破坏或消耗过多。　在血小板数计数 $<5\times10^9$／L 时，即可有出血倾向。

3. 凝血因子缺乏　如先天性缺乏凝血因子 IV、V、VII、VIII（血友病 A）、IX（血友病 B）、X、XI 及纤维蛋白原、凝血酶原等；肝实质性病变（如肝炎、肝硬化、肝癌）时，凝血因子VII、IX、X 合成减少；DIC 时凝血因子消耗过多等。

二、出血的病变及对机体的影响

出血可见于身体的任何部位。　发生在皮肤、黏膜和浆膜面针尖大小的出血点称为瘀点（petechiae）；稍大的出血（3～5 mm）称为紫癜（purpuras）；直径＞1～2 cm 的皮下出血灶称为瘀斑（ecchymoses）。　血液积聚于体腔内称为体腔积血，如心包积血、胸腔积血、腹腔积血和关节腔积血。　在组织内有局限性的大量出血，称为血肿（hematoma），如皮下血肿、腹膜后血肿等。　少量出血时仅可在显微镜下看到组织内有多少不等的红细胞或含铁血黄素存在。

鼻黏膜出血，排出体外称鼻出血（鼻衄）；肺或支气管出血，经口咳出者称为咯血；胃出血经口呕出称为呕血，随粪便排出称便血；泌尿道出血经尿排出称为尿血。

新鲜的出血呈红色，而后随红细胞的降解形成含铁血黄素而呈棕黄色。　镜下，组织的血管外见红细胞和巨噬细胞，巨噬细胞的胞质内可见棕黄色的含铁血黄素或吞噬的红细胞，组织内也可见游离的含铁血黄素。　较大的血肿常因吸收不全而发生机化或纤维包裹。

出血对机体的影响取决于出血的类型、出血量、出血速度和出血部位。　人体具有止血的功能，缓慢而少量的出血，由于局部受损血管发生反射性收缩，或血管受损处血小板黏集经凝血过程形成血凝块，多可自行止血。　局部组织或体腔内的血液，可通过吸收、机化或纤维包裹而阻止继续出血。

破裂性出血若较迅速，在短时间内出血量超过循环血量的 20％ 时，可发生失血性休克。　若为广泛性漏出性出血，如肝硬化时因门静脉高压发生广泛性胃肠道黏膜出血，亦可导致失血性休克。　发生在重要器官的出血，如心脏破裂引起心包积血、脑出血，尤其是脑干出血，即使出血量不多，亦常危及生命。　少量慢性反复出血可引起缺铁性贫血。

（刘　晔）

第三章　炎　　症

第一节　概　　述

一、炎症的概念

炎症(inflammation)是指具有血管系统的活体组织对损伤因子所发生的防御反应。虽然生物界的植物、原生动物、低级多细胞动物和血管系统尚未发育的无脊椎动物，一旦受到内、外环境的各种损伤因子的刺激，会通过各种方式对有害因子发生种种抵抗反应，但均不能称为炎症。在生物进化过程，只有当机体内形成了血管系统，在神经体液等因素的参与下，出现以血管反应为中心环节，尤以炎性渗出和炎细胞浸润为主要病理变化的过程才称为炎症。炎症既能局限和消除致病因子，清除局部坏死组织，同时也可为组织修复，恢复受损组织的形态和功能奠定基础。但在有些情况下，炎症可引起正常组织的损伤，又是潜在有害的。炎症反应是一些疾病的发病基础，如病毒性肝炎。此外，特殊部位或器官的炎症可造成严重后果，如脑组织的炎症可压迫生命中枢；喉炎可导致窒息；严重的心肌炎可以影响心脏功能等。炎症是损伤和抗损伤的统一过程。深入了解炎症的发生、发展规律及其特点，对于防治炎症性疾病有着重要的意义。

炎症的过程中组织和细胞可出现组织损伤、渗出和增生等一些基本病理变化。炎症局部组织细胞受致炎因子直接作用，或由血液循环障碍和炎症反应产物的间接作用，常引起局部细胞变性或坏死。损伤的严重程度既取决于致炎因子的性质和强度，又和机体的反应有关。炎症局部组织血管内的液体和细胞成分通过血管壁进入组织、体腔、体表和黏膜表面的过程称为渗出。以血管反应为中心的渗出病变是炎症最具特征性的变化。增生是炎症的修复过程。炎症时既有实质细胞的增生，又有间质细胞的增生。炎症增生与生长因子的刺激有关，是一种重要的防御反应，具有限制炎症扩散和弥漫，使受损组织得以再生修复的作用。一般病变的早期以组织损伤和（或）渗出为主，病变后期或慢性炎症以增生为主。组织损伤、渗出和增生性病变可同时存在，并相互影响。通常，组织损伤是损伤性过程，而渗出和增生是抗损伤和修复的过程。

炎症依其临床病程可分为两大类：急性炎症(acute inflammation)和慢性炎症(chronic inflammation)。急性炎症起病急骤，持续时间短，常常仅几天，一般不超过 1 个月。急性炎症以渗出性病变为主，浸润的炎症细胞主要为中性粒细胞。慢性炎症则持续时间较长，从数月到数年。慢性炎症以增殖性病变为主，浸润的炎症细胞主要为淋巴细胞和单核-巨噬细胞。

二、炎症的原因

凡是能引起组织和细胞损伤的因子都可成为炎症的原因，即致炎因子（inflammatory agent）。致炎因子种类繁多，根据其性质可分为以下几类。

（一）生物性因子

如细菌、病毒、立克次体、原虫、真菌、螺旋体和寄生虫等，是引起炎症最常见也是最重要的原因。它们所引起的炎症称为感染（infection）。不同病原体导致炎症的机制各不相同：细菌主要通过释放内毒素、外毒素或分泌的酶激发炎症；病毒在机体细胞内生长并破坏寄生细胞的正常代谢，导致细胞死亡引发炎症；病原体还可通过其抗原性诱发变态反应性炎症，如寄生虫感染和结核菌感染等。部分病原微生物经一定传播途径，在相应易感人群中引起同类炎症疾病，这类疾病称为传染病。

（二）物理和化学性因子

物理性因子有高温、低温、机械性创伤、紫外线和放射线等。化学性因子包括外源性和内源性化学物质。外源性化学物质如强酸、强碱和强氧化剂等。内源性化学物质有坏死组织的分解产物及在某些病理条件下堆积于体内的代谢产物，如尿素、尿酸等。

（三）组织坏死和异物

缺血或缺氧等原因可引起组织坏死（如心肌梗死），在新鲜梗死灶边缘所出现的充血出血带和炎性细胞的浸润即是炎症的表现，坏死组织是潜在的致炎因子。通过各种途径进入人体的异物，如各种碎屑、尘埃颗粒及手术缝线等，也可引起不同程度的炎症反应。

（四）免疫反应

当机体免疫反应状态异常时，可造成组织和细胞损伤而导致炎症。常见于各种类型的超敏反应，如过敏性鼻炎、肾小球肾炎等。另外，某些自身免疫性疾病也表现为炎性反应，如淋巴细胞性甲状腺炎、溃疡性结肠炎、结节性动脉炎等。

三、炎症的临床局部表现和全身反应

（一）炎症的局部表现

以体表炎症时最为显著，表现为红、肿、热、痛和功能障碍。红、热是由于炎症局部血管扩张、血流加快所致；肿是由局部炎症性充血、血液成分渗出引起，或与组织和细胞的增生有关；疼痛可由渗出物积聚造成组织肿胀，张力增高，压迫神经末梢有关；另外一些炎症介质如前列腺素、缓激肽等直接作用于神经末梢也可引起疼痛。不同部位、性质和严重程度的炎症还会引起不同程度的功能障碍，如炎性渗出物聚集造成机械性阻塞、压迫等，肺炎影响气血交换引起缺氧和呼吸困难等，疼痛也可影响肢体的活动功能。

（二）炎症的全身反应

在损伤刺激较为强烈、组织损伤较为严重的情况下，机体常出现不同程度的全身反应。常见的炎症全身反应有发热、外周血白细胞计数变化和单核-巨噬细胞系统细胞增生等。 发热在感染性炎症，特别是当病原体蔓延入血时表现最为突出。 外周血白细胞计数增加是炎症反应常见表现，尤其是对于细菌感染引起的炎症。 白细胞计数若升高大于 $50 \times 10^9 / L$，称为类白血病反应。 在炎症引起外周血白细胞计数增多时，若相对不成熟的杆状核中性粒细胞所占比例增加，称为"核左移"。 此外，在多数病毒、立克次体、原虫、部分细菌（如伤寒杆菌）和自身免疫性疾病（如系统性红斑狼疮）炎症中则引起末梢血白细胞计数减少。

第二节 急 性 炎 症

急性炎症是指机体对致炎因子的快速反应。 对于各种不同的损伤因子，急性炎症反应的表现较一致，以炎症局部的血管反应和白细胞反应为特点。 急性炎症过程中，机体通过这些改变将抗炎症因子的抗体和中性粒细胞、巨噬细胞等白细胞运送到炎症局部。

一、急性炎症中的血管反应

（一）血流动力学变化

当组织损伤发生后，局部血管很快出现血流动力学变化，血流量和血管口径发生改变。 血流动力学变化所经历的时间取决于致炎因子的种类和刺激的严重程度。 轻度刺激经 $15 \sim 30$ min 可见到血流停滞，而严重损伤仅需几分钟就可出现。 血流动力学变化一般按如下顺序发生(图 3-1)。

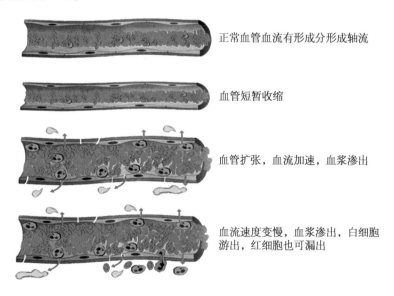

正常血管血流有形成分形成轴流

血管短暂收缩

血管扩张，血流加速，血浆渗出

血流速度变慢，血浆渗出，白细胞游出，红细胞也可漏出

图 3-1 急性炎症的血管改变图

1. 细动脉短暂收缩 通常在损伤发生后即刻出现细动脉短暂收缩，持续几秒钟至几分

钟，与神经调节和一些化学介质有关。

2. 血管扩张和血流加速 先发生于细动脉，接着炎症区更多的毛细血管床开放，局部血流加快，血容量增加，局部出现发红、发热和代谢增强，持续数分钟至数小时不等。 血管扩张的发生机制与神经和体液因素均有关，神经因素即轴突反射，化学介质所代表的体液因素，如组胺、一氧化氮、缓激肽和前列腺素等，作用于血管平滑肌而引起血管扩张。

3. 血流速度减慢 在炎症介质的作用下，血管通透性升高，血管内富含蛋白质的液体向血管外渗出，导致血液浓缩、黏稠度增加、血流变缓。 在组织切片上，可见在扩张的小血管内充满大量红细胞，称为血流停滞(stasis)。 血流停滞有利于白细胞黏附于血管内皮并渗出到血管外。

（二）血管通透性变化和液体渗出

1. 血管壁通透性升高 炎症灶内微静脉和静脉端毛细血管壁通透性增高是炎症最重要的反应，也是液体渗出和白细胞游出的主要环节，尤以炎症早期最为明显。 血管壁通透性升高的机制十分复杂，主要与下列因素有关。

（1）内皮细胞收缩：内皮细胞收缩导致内皮间隙增大（宽 $0.5\sim1.0\,\mu m$），是造成血管壁通透性升高的最常见的原因。 通常发生在直径为 $20\sim60\,\mu m$ 的细静脉，不累及毛细血管和细动脉。 炎症时产生一些化学介质，如组胺、缓激肽、白细胞三烯等，通过与内皮细胞膜上述化学介质的受体相结合，引起内皮细胞收缩和增大内皮细胞间的缝隙。 由于这些炎症化学介质半衰期短，作用时间短，因而被称为速发短暂反应（immediate transient response）。 而由白细胞介素 1(IL-1)、肿瘤坏死因子(TNF)和干扰素-γ 等引起的内皮细胞骨架结构的改变是引起内皮细胞缓慢和持久收缩的原因。 这种反应在接受刺激后 $4\sim6\,h$ 发生，持续 $24\,h$ 以上。

（2）内皮细胞损伤：严重烧伤和化脓菌感染时可直接损伤内皮细胞，血管通透性增加迅速发生，其高通透性可持续几小时到几天，直至血栓形成或内皮细胞再生修复为止，这种损伤可累及所有微循环血管，包括毛细血管、细静脉和细动脉。 轻度或中等度热损伤或某些物理因素，如 X 线和紫外线照射或某些细菌毒素所引起的血管通透性增加则发生较晚，常在 $2\sim12\,h$ 之后，但可持续几小时到几天，主要累及毛细血管和细静脉。 内皮细胞损伤还可由白细胞黏附聚集所致。 白细胞可释放具有活性的炎性介质，引起内皮细胞的损伤和脱落。

（3）穿胞作用(transcytosis)增强：内皮细胞间的连接处附近有一些胞质的囊泡相互连接，形成穿胞通道。 通过穿胞通道，富含蛋白质的液体溢出，这是血管通透性增加的另一种机制。 研究表明，血管内皮生长因子（vascular endothelial growth factor, VEGF）与内皮细胞穿胞作用增强有关。 组胺、缓激肽、白细胞三烯和 P 物质等均有类似作用。

（4）新生毛细血管壁的高通透性：在炎症修复过程中新生的毛细血管，其内皮细胞的细胞间连接不健全，并有较多的化学介质受体，因此具有高通透性。 因此，修复阶段的炎症也有液体外渗表现。

2. 微循环内流体静脉压升高 由于静脉淤血，微循环内流体静脉压明显升高，压力差增大，使血管内液体和小分子蛋白易通过血管壁进入组织间隙。

3. 有效胶体渗透压下降 由于淤血，小分子白蛋白渗出，使血浆胶体渗透压下降；炎症时，局部组织变性坏死，使局部组织中许多大分子物质分解为小分子物质，分子浓度增加，因而组织胶体渗透压升高。这两者的作用导致有效胶体渗透压下降，引起毛细血管动脉端滤出增多，而静脉端减少。由于晶体物质能够自由通过毛细血管壁，故晶体渗透压对液体的渗出影响不大。

一般来说，液体的渗出常常是上述 3 方面共同作用的结果。

4. 液体渗出的意义 大量的液体渗出能稀释毒素，减轻毒素对局部的损伤作用；渗出液里含有大量的抗体和补体，有利于杀灭病原微生物；渗出物中的纤维蛋白原所形成的纤维蛋白交织成网，不仅可限制病原微生物的扩散，还有利于白细胞的吞噬，以消灭病原体，在炎症的后期纤维蛋白网架可成为修复的支架，有利于成纤维细胞产生胶原纤维；渗出物中的病原微生物和毒素随淋巴液被带到局部淋巴结，有利于产生细胞和体液免疫。

但渗出液过多也会造成不良的后果，如严重的喉头水肿可引起窒息；肺泡内堆积渗出液可影响换气功能；渗出物中的纤维蛋白如吸收不良可发生机化；肺炎肺泡内纤维蛋白渗出可引起肺肉质变；胸腔或关节腔表面纤维蛋白渗出可引起浆膜粘连，甚至浆膜腔闭锁。这些都会给机体带来不利影响。

二、急性炎症中的白细胞反应

炎症过程中不仅有液体的渗出，还有白细胞的渗出、在损伤部位的聚集和激活。白细胞是炎症中的主要防御因子，能够吞噬和降解各种病原微生物、免疫复合物和组织碎片等。但白细胞在破坏病原微生物的同时，也可导致正常组织的损伤。白细胞的渗出是炎症反应最重要的特征，是一个复杂的连续过程，包括白细胞边集、滚动和黏附、游出和趋化、吞噬和降解等阶段。

（一）白细胞边集、滚动和黏附

随着炎症局部血管淤血和液体渗出，导致血液浓缩、血流缓慢，甚至血流停滞。血液内的白细胞离开血管中心的轴流，到达血管的边缘部，称为白细胞边集（leukocyte margination）。随后白细胞开始沿着内皮细胞表面滚动，并不时黏附在内皮细胞表面，这种现象称为白细胞滚动（leukocyte rolling），是由选择素（selectin）介导的。随后白细胞与血管内皮表面牢固结合，介导此过程的是整合素（integrin）。而在炎症中介导白细胞滚动和黏附的机制包括黏附分子的再分布、诱导黏附分子的合成和增强黏附分子的亲和性。

选择素是细胞黏附分子（cell adhesion molecule）中的一员，目前已知有 3 种选择素：E 选择素，表达于内皮细胞；P 选择素，表达于内皮细胞小板；L 选择素，表达于白细胞。正常情况下内皮细胞的选择素表达很低，但炎症时可通过促进内皮细胞和白细胞表达新的黏附因子，增加黏附因子的数目，增强黏附分子之间的亲和性等多方面的作用来增强内皮细胞与白细胞之间的黏附。 例如，内皮细胞的 P 选择素正常情况下存在于胞质内。 炎症早期在组胺、凝血酶和血小板激活因子（platelet-activating factor，PAF）等化学介质的刺激下，P 选择素很快由内皮细胞内再分布至细胞表面，并能和血管内的白细胞表面相应受体黏附。 又如 E 选择素在正常内皮细胞不表达，但在 IL-1 和 TNF 等炎症介质的诱导下表达于内皮细胞。

白细胞黏附于内皮是由内皮细胞黏附分子（免疫球蛋白超家族成员）和白细胞表面黏附分子（整合素）介导的。 免疫球蛋白超家族成员主要有两种：细胞间黏附分子 1（vascular cell adhesion molecule 1，ICAM-1）和血管黏附分子 1（vascular cell adhesion moleculel，VCAM-1）。 这两种黏附分子炎症时表达水平增加，都可与白细胞表面的整合素受体起作用。 另一方面，炎症时趋化因子激活白细胞（如中性粒细胞、单核细胞、淋巴细胞）上的整合素 LFA-1，使 LFA-1 由低亲和性转换成高亲和性，易与内皮细胞上的黏附分子黏着。 所以，细胞间黏附分子的作用是白细胞和内皮细胞相互黏着的重要发生机制，并为白细胞随后游出血管创造了条件。

（二）白细胞游出和趋化作用

白细胞穿过血管壁，进入邻近的组织间隙的过程称为白细胞游出（leucocyte emigration）。 电子显微镜下：白细胞可分泌胶原酶，降解血管基膜。 各种白细胞均以阿米巴运动的方式游出血管，从内皮细胞缝隙中经基膜逸出到血管周围。 随后，内皮细胞间隙闭合，基膜即恢复原状（图 3-2）。 此过程为主动耗能过程。

在不同的炎症和炎症的不同阶段中，游出的白细胞种类有所不同。 急性炎症的早期和化脓性炎症以中性粒细胞游出为主；急性炎症后期及某些特殊病原体感染（结核分枝杆菌、伤寒杆菌等）则以单核细胞为主，其原因在于：①中性粒细胞游出速度最快，每分钟可以

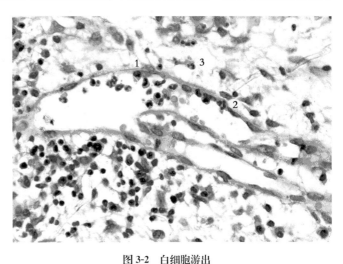

图 3-2 白细胞游出

注：1. 附壁；2. 跨壁；3. 游出

移行 20 μm，故在炎症灶内最先出现，单核细胞次之。 ②中性粒细胞寿命短，经过 24～48 h 后崩解消失，尤其是在酸性环境下更易死亡，而单核细胞在组织中寿命长，可生存数周到数月，在酸性环境下也能很好地发挥其吞噬功能。 ③中性粒细胞停止游出后，单核细胞可继续游出。 ④所激活的化学趋化因子不同，中性粒细胞能释放单核细胞趋化因子，因此中性粒细胞游出后必然引起单核细胞游出。 病毒、梅毒螺旋体等感染以淋巴细胞浸润为主；在一些过敏反应或寄生虫感染则以嗜酸性粒细胞为主。

趋化作用(chemotaxis)是指白细胞向化学刺激物做定向移动的现象。 白细胞移动的速度为每分钟 5~20 μm。 能够诱导白细胞做定向游走的化学物质称为趋化因子。 趋化因子具有特异性,有些趋化因子只吸引中性粒细胞,而另一些趋化因子则吸引单核细胞或嗜酸性粒细胞。 不同的炎症细胞对趋化因子的反应不同,粒细胞和单核细胞对趋化因子的反应较明显,而淋巴细胞对趋化因子的反应则较弱。 白细胞的细胞膜表面有趋化因子受体,趋化因子与白细胞表面的特异性 G 蛋白偶联受体结合而发挥作用。 白细胞通过丝状伪足(pseudopod)而拉动细胞向前运动。

（三） 白细胞的吞噬和降解作用

白细胞表面表达不同的对病原微生物或坏死细胞产物敏感的受体,包括 TLR(toll-like receptor),G 蛋白偶联受体和调理素受体等。 与相应刺激物结合后,白细胞被激活,可产生一系列的变化:吞噬作用,在炎症早期清除有害因子;分泌溶菌酶,活性氧和活性氮等生物活性物质。 白细胞杀伤病原微生物和其他致炎物质最重要的反应是吞噬作用(phagocytosis)和降解作用。

1. 吞噬作用

(1) 吞噬细胞的种类:在白细胞中,吞噬细胞主要有两种类型:中性粒细胞和巨噬细胞。 两者吞噬过程基本相同,但吞噬能力有差异。

1) 中性粒细胞,又称小吞噬细胞。 细胞质内富含酸性水解酶、中性蛋白酶、髓过氧化物酶、溶菌酶、乳铁蛋白及碱性磷酸酶等。 中性粒细胞通过这些酶及氧化代谢产物对病原微生物进行直接或间接杀灭。 在非酸性环境中,中性粒细胞能吞噬绝大多数病原微生物和组织崩解产物。 中性粒细胞常见于炎症的早期、急性炎症和化脓性炎症。

2) 巨噬细胞,又称大吞噬细胞。 90%来源于血液中的单核细胞。 巨噬细胞可弥散分布在结缔组织或成簇分布在肝(库普弗细胞)、脾和淋巴结(窦组织细胞)及肺(肺泡巨噬细胞)。巨噬细胞吞噬能力强,能吞噬某些中性粒细胞不能吞噬的病原体,如结核分枝杆菌、伤害杆菌、寄生虫及其虫卵、较大的异物、组织碎片等。 巨噬细胞的功能主要有 3 个方面:吞噬、杀灭、消化病原菌、异物或组织碎片,甚至肿瘤细胞;分泌参与炎症反应的生物活性介质,如溶酶体酶、干扰素、前列腺素、白细胞介素-1(IL-1)等;摄取并处理呈递抗原,参与特异性免疫反应。 巨噬细胞常见于急性炎症后期、慢性炎症,尤其是肉芽肿性炎症。

其他白细胞包括淋巴细胞、浆细胞、嗜酸性粒细胞、嗜碱性细胞和肥大细胞等吞噬能力较弱或无吞噬能力（图 3-3 ）。

(2) 吞噬过程:包括 3 个连续步骤,即识别及附着、吞入、杀伤和降解,具体过程如下。

1) 识别(recognition)和附着(attachment):吞噬细胞对病原微生物的识别和附着是依靠其表面的各种调理素受体来完成的。 所谓调理素(opsonin),是指一类存在于血清中的能增强吞噬细胞吞噬功能的蛋白质,包括特异性免疫球蛋白 Fc 段、补体 C3b(或 C3bi)等。吞噬细胞通过其表面的 Fc 受体(Fc γ R)和 C3b(或 C3bi)受体识别被相应的抗体或补体包被

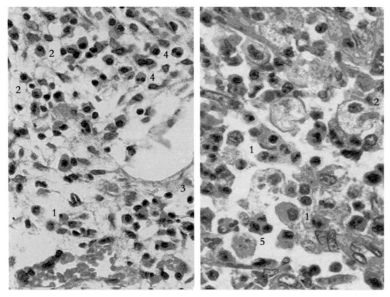

图 3-3 炎症细胞的种类

注：1. 中性粒细胞；2. 浆细胞；3. 淋巴细胞；4. 嗜酸性粒细胞；5. 吞噬细胞碎片的巨噬细胞

的颗粒状物（如细菌），并特异性结合，将细菌黏着在吞噬细胞的表面。 另外，个别整合素受体也可直接识别细菌的脂多糖，无须借助抗体或补体，这属于非调理素化的识别、附着过程。

2）吞入（engulfment）和杀伤（killing）：吞噬细胞捕捉到附着于调理素化的细菌等颗粒状物体后，伸出伪足。 随着伪足的延伸和相互融合，吞噬细胞的细胞膜逐渐包围吞噬物，形成泡状小体，称为吞噬体（phagosome）。 随后吞噬体脱离细胞膜进入细胞内部，并与初级溶酶体融合，形成吞噬溶酶体（phagolysosome），细菌在溶酶体内容物的作用下被杀伤降解。

2. 降解作用 目前已知的吞噬细胞杀菌降解（degradation）机制主要有两种，即依赖氧机制和不依赖氧机制。 赖氧机制中，吞噬溶酶体内的细菌主要被具有活性的氧代谢产物杀伤。 吞噬过程使白细胞的耗氧量激增，达正常的 $2 \sim 20$ 倍，并激活白细胞氧化酶（NADH 氧化酶和 NADPH 氧化酶），使还原型辅酶Ⅰ（NADH）和还原型辅酶Ⅱ（NADPH）氧化而产生超氧负离子 O_2^-，大多数超氧负离子经自发性歧化作用转变为 H_2O_2。 在中性粒细胞胞质内的嗜天青颗粒中含有髓过氧化物酶（MPO）。 MPO 能催化 H_2O_2 和 Cl^- 生成次氯酸（$HOCl^-$）。 $HOCl^-$ 是强氧化剂和杀菌因子，它是通过卤化或氧化细胞成分或蛋白和脂质而破坏病原体的。 H_2O_2-MPO-卤素体系是中性粒细胞最有效的杀菌系统，其杀菌效应比单独的 H_2O_2 强 50 倍，不仅能够杀灭细菌，而且对真菌、病毒、支原体也均有效。

赖氧杀菌机制涉及的化学过程如下：

$$2O_2 + NADPH \xrightarrow[\text{(NADH 氧化酶)}]{\text{NADPH 氧化酶}} 2O_2^- + NADP^+ + H^+$$

$$2O_2 + 2H^+ \longrightarrow H_2O_2 + O_2$$

$$H_2O_2 \xrightarrow{MPO} O_2 + 2H^+$$

$$H_2O_2 + Cl^- + H^+ \xrightarrow{MPO} HOCl + H_2O$$

不依赖氧的杀伤机制主要依赖吞噬细胞内的溶酶体酶的作用，无须氧的参加。 在白细胞的溶酶体颗粒中含有多种不依赖氧的杀菌物质，如有一种细菌增加通透性蛋白 (bactericidal permeability increasing protein, BPI)可激活磷脂酶而降解磷脂，使细菌的外膜通透性增加；又如，溶菌酶能溶解细菌糖肽外衣，引起细菌崩解；阳离子蛋白能与细菌内某些酸基结合，干扰细菌生长。 这些都属于不依赖氧杀伤机制。

通过吞噬细胞一系列的作用，大多数病原微生物可被杀伤，但有一些细菌，如结核分枝杆菌、麻风杆菌等，仍然能在吞噬细胞内存活、繁殖，并可随吞噬细胞游走而造成细菌在机体内的繁殖和播散。 寄生于吞噬细胞内的细菌具有耐受抗菌药物和机体防御机制的作用，故很难在机体内消失。

（四）白细胞介导的组织损伤作用

白细胞在化学趋化、激活和吞噬过程中不仅可向吞噬溶酶体内释放产物，而且还可将产物释放到细胞外间质中。 中性粒细胞释放的产物包括溶酶体酶、活性氧自由基、前列腺素和白细胞三烯。 这些产物也可引起内皮细胞和组织损伤，加重最初致炎因子的损伤作用。 单核-巨噬细胞也可产生组织损伤的因子。 这些都可造成组织一定范围的溶解和破坏。 如在类风湿关节炎中就有白细胞介导的组织损伤。

三、炎症介质在炎症过程中的作用

在炎症过程中由细胞释放或在体液中产生的参与或引起炎症反应的化学物质称为炎症介质(inflammatory mediator)。 大多数炎症反应中血管扩张、通透性增加和白细胞游出的发生机制主要是通过一系列炎症介质的介导来实现的。 炎症介质种类繁多，可分为外源性（细菌及其代谢产物）和内源性两大类。 内源性炎症介质在炎症发生、发展过程中起主导作用，又可分为细胞源性和体液源性。 细胞源性炎症介质以细胞内颗粒的形式储存于细胞内，在需要时释放到细胞外；或在某些致炎因子的刺激下重新合成。 体液源性炎症介质来自血浆，以前体形式存在，经蛋白酶裂解才能激活。

（一）细胞释放的炎症介质

1. 血管活性胺　主要包括组胺（histamine）和 5-羟色胺（5-hydrooxytryptamine, 5-HT）。 组胺主要存在于肥大细胞和嗜碱性粒细胞的颗粒中，血小板也可产生。 多种致炎因子的作用，尤其是免疫反应，可刺激细胞脱颗粒，释放组胺，并对嗜酸性粒细胞有趋化作用。 5-HT 主要存在于肥大细胞、血小板和胃肠道上皮嗜铬细胞及脑组织中。 组胺在炎症中的作用与 5-HT 相似，均可引起细动脉扩张，细静脉通透性增加。

2. 花生四烯酸代谢产物 包括前列腺素（prostaglandin，PG）、白细胞三烯（leukotriene，LT）和脂质素（lipoxins，LX）。 花生四烯酸（arachidonic acid，AA）是细胞膜磷脂内二十碳不饱和脂肪酸。 在多种炎症刺激和炎症介质的作用下，中性粒细胞、巨噬细胞、肥大细胞及体内各种组织细胞膜上的磷脂被裂解释放出 AA。 AA 经环氧化酶（cyclooxygenase）途径代谢形成前列腺素（如 PGD_2、PGE_2、PGF_{2a} 等）；经脂质氧化酶（lipoxygenase）途径代谢形成白细胞三烯（如 LTB4、LTC4、LTD4、LTE4 等）。 前列腺素的主要作用是促使微血管扩张，增加血管壁的通透性，对中性粒细胞有微弱的趋化作用；前列腺素还可引起发热和疼痛。 LTB4、LTC4、LTD4、LTE4 可使血管收缩、支气管痉挛、使血管通透性增加的作用更强，是速发型变态反应的重要炎症介质。 LT 对中性粒细胞、巨噬细胞、嗜酸性粒细胞等有趋化作用。 临床上采用的抗炎症药物，如阿司匹林、吲哚美辛（消炎痛）和类固醇激素等，有抑制产生花生四烯酸代谢的作用，从而达到减轻炎症反应的目的。 LX 是一种新的花生四烯酸活性代谢产物，是炎症的抑制因子。 主要抑制白细胞聚集和抑制炎症细胞反应，抑制中性粒细胞的化学趋化作用及黏附作用，还可能与炎症的消散有关。

3. 白细胞产物 主要为活化的中性粒细胞和巨噬细胞释放的活性氧和溶酶体酶。 活性氧代谢产物，如超氧阴离子、过氧化氢和羟自由基。 超氧阴离子在细胞内可与一氧化氮（NO）结合，形成活性氮中间产物。 在细胞外，少量的这些物质具有增加 IL-8、其他细胞因子及内皮细胞白细胞黏附因子表达的作用，从而影响炎症反应。 这些物质若大量存在，则有损伤内皮细胞、实质细胞和红细胞的作用。 溶酶体颗粒含有多种酶，如酸性蛋白酶、中性蛋白酶等。 中性蛋白酶可降解各种细胞外成分，如胶原纤维、基膜、纤维蛋白、弹力蛋白及软骨等；还可直接降解 C3 和 C5 而产生 C3a、C5a，促进激肽原转化为缓激肽样多肽；另外它们都还具有增加血管通透性和化学趋化性的作用。

4. 细胞因子（cytokine）和化学趋化因子（chemokine） 细胞因子由激活的淋巴细胞、巨噬细胞、内皮细胞、上皮细胞和结缔组织细胞等产生，是能够调节炎症和免疫反应的一种小分子多肽。 在急性炎症中比较重要的细胞因子有肿瘤坏死因子（tumor necrosis，TNF）和白细胞介素 1（interleukin-1，IL-1），而干扰素 γ（interteron-γ，IFN-γ）和白细胞介素 12（interleukin-12，IL-12）是慢性炎症中重要的细胞因子。 TNF 和 IL-1 主要在细菌内毒素、免疫复合物和 T 细胞产物的刺激下产生，可刺激内皮细胞黏附分子的表达，增强白细胞的黏附和聚集，以及趋化因子的产生。 TNF 和 IL-1 还可进入血液循环，引起急性炎症的全身表现，如发热、嗜睡、急性期蛋白合成增加、恶病质等。

化学趋化因子则是一组小分子蛋白质（分子量 8 000～10 000），主要功能是刺激白细胞的聚集和吸引细胞在组织中的迁移。 趋化因子也可激活白细胞，增强白细胞整合素与内皮细胞相应受体的亲和力。 例如，趋化因子 CXC 亚家族分子可作用于中性粒细胞，IL-8 是这一组的代表，主要在细菌的代谢产物和其他细胞因子 TNF 和 IL-1 的刺激下产生。

5. 血小板激活因子（platelet activating factor，PAF） PAF 主要来源于活化的嗜碱性细

胞、肥大细胞、中性粒细胞、单核-巨噬细胞、血管内皮细胞及血小板自身。 它作用于血小板，使之激活、聚集影响血流动力学改变；增加血管通透性，促使白细胞与内皮细胞黏着，以及影响趋化作用和促使白细胞脱颗粒；PAF 还有刺激白细胞和其他细胞合成前列腺素和白细胞三烯的作用。

6. 一氧化氮（NO） 主要是由内皮细胞、巨噬细胞和某些神经细胞在一氧化氮合酶（NOS)作用下生成的。 NO 在炎症中有双重作用：一方面作用于血管平滑肌，使平滑肌细胞松弛和小血管扩张；另一方面抑制血小板黏着和聚集、抑制肥大细胞引起的炎症反应，召唤白细胞向炎症灶的集中。 NO 可杀伤病原微生物，但也可造成组织细胞的损伤。

7. 神经肽 是一类小分子蛋白，如 P 物质，在肺和胃肠道由神经纤维分泌产生，有传递疼痛信号、调节血压和刺激免疫细胞、内分泌细胞分泌的作用。 P 物质也是增加血管通透性的有效介质。

（二）体液中的炎症介质

血浆中存在着 3 种相互关联的系统：激肽、补体和凝血系统，它们都是重要的炎症介质，又称为血浆源性炎症介质。

1. 激肽系统（kinin system） 激肽系统激活的终产物是缓激肽（bradykinin），缓激肽可引起小动脉扩张及内皮细胞的微管、微丝收缩，使内皮细胞间隙增宽，血管通透性显著增加；缓激肽能增强痛觉感受器的兴奋性，具有致痛作用，若缓激肽与组胺、前列腺联合作用，其致痛作用明显增强；缓激肽还能激活因子Ⅻ，促进成纤维细胞合成胶原纤维。 缓激肽的作用十分短暂，易被激肽酶灭活。

2. 补体系统（complement system） 补体系统是由存在于血浆中的一组具有酶活性的 20 多种糖蛋白构成。 补体在血浆中是以非激活形式存在。 补体的激活有 3 种途径，即经典途径（抗原抗体免疫复合物）、替代途径（内毒素或脂多糖等微生物表面分子）和凝集素途径，其中 C3 激活是最重要的一步。 补体系统具有血管通透性增加、化学趋化作用和调理素化作用，是抵抗病原微生物的重要因子。 C3 和 C5 的裂解片段 C3a 和 C5a 通过刺激肥大细胞释放组胺，引起血管扩张、血管通透性增加。 C5a 能激活花生四烯酸代谢的脂质氧化酶途径，促使中性粒细胞和单核细胞进一步释放炎症介质。 C5a 还可增强中性粒细胞与血管内皮细胞黏着，并且是中性粒细胞、嗜酸性粒细胞、嗜碱性粒细胞和单核细胞的趋化因子。 中性粒细胞和单核细胞的表面有 C3b 受体，C3b 结合在细菌壁上，可通过调理素作用增强中性粒细胞和单核细胞的吞噬活性。

3. 凝血系统（clotting system)和纤维蛋白溶解系统（fibrinolytic system） 因子Ⅻ接触到胶原或基膜，或者由于内皮受损而激活血小板，此时因子Ⅻ被激活并形成因子Ⅻa 而启动一系列凝血过程和纤维蛋白溶解过程。 凝血系统主要是两类物质：①凝血酶原转变成凝血酶，增强白细胞黏着和成纤维细胞增生。 凝血酶还可使纤维蛋白原形成纤维蛋白，同时释放出纤维蛋白多肽(fibrinopeptide)，使血管通透性增高和趋化白细胞。 ②因子 X 形成因子 Xa，这种因子结合于效应细胞的蛋白酶受体 1，作为炎症介质可增加血管通透性和促进白细胞渗出。 纤维蛋白溶解系统的激活是和激肽系统的激活密切关联的。 激肽释放酶使纤溶酶原转变成纤溶酶。 纤溶酶有两方面作用：一方面可溶解纤维蛋白，形成纤维蛋白降解产物，它们具有增加血管通透性的作用；另一方面纤溶酶还有使 C3 降解，形成 C3a 的作用。

炎症介质的作用有两点值得注意：第一，不同介质系统相互之间有着密切的联系，如补体、激肽、凝血和纤维蛋白溶解系统炎症介质的产生及其作用是相互交织、互为影响的；第二，几乎所有炎症介质均处于灵敏的调控和平衡体系中。 在细胞内处于严密隔离状态的介质或在血浆和组织内处于前体状态的介质都必须经过许多步骤才能被激活。 在其转化过程中，限速机制控制着产生介质的生化反应速度。 炎症介质一旦被激活和被释放，又将迅速被破坏或被灭活。 机体通过复杂而有序的调控体系使体内的炎症介质处于动态平衡。

四、急性炎症的组织学类型

急性炎症的形态学表现与炎症的病因、严重程度和发生的组织器官等因素均有关。 急性炎症按渗出物成分的不同，一般可分为浆液性炎、纤维蛋白性炎、化脓性炎和出血性炎。

（一）浆液性炎

浆液性炎(serous inflammation)以浆液渗出为其特征，渗出物以血浆成分为主，仅含有 3%～5% 的小分子蛋白质，主要为白蛋白，同时混有少量中性粒细胞和纤维蛋白。 浆液性炎常发生于皮肤、黏膜、浆膜和疏松结缔组织。 浆液性渗出物弥漫浸润组织，局部出现炎性水肿，如毒蛇咬伤的局部炎性水肿；皮肤 II 度烧伤时渗出物在表皮内和表皮下形成水疱。 浆膜的浆液性炎可引起体腔积液，关节的浆液性炎可引起关节腔积液。 黏膜的浆液性炎又称浆液性卡他性炎。 卡他(catarrh)是指渗出物和分泌物(此时腺体分泌亢进)沿黏膜表面顺势下流的意思，常见于感冒初期的鼻炎。 黏膜或浆膜的浆液性炎，间皮或上皮细胞可发生变性、坏死和脱落。

浆液性炎一般较轻，易于消退。 渗出的少量浆液容易通过血管、淋巴管吸收，不留痕迹。 但过多浆液渗出物也可给机体带来不利影响，如喉头浆液性炎造成的喉头水肿可引起呼吸困难或窒息；胸膜和心包腔大量浆液渗出可压迫心、肺影响其功能。

（二）纤维蛋白性炎

纤维蛋白性炎(fibrinous inflammation)一般是损伤比较严重的结果，常有严重的血管通透性增加，造成大分子纤维蛋白原的渗出，继而转变为纤维蛋白，即纤维素。 在 HE 切片中纤维蛋白呈红染交织的网状、条状或颗粒状，并混有中性粒细胞和坏死细胞的碎片。 多由某些细菌毒素(如白喉杆菌、痢疾杆菌和肺炎链球菌的毒素)、各种内源性和外源性毒物(如尿毒症的尿素和汞中毒的汞)所致。 纤维蛋白性炎易发生于黏膜、浆膜和肺组织。 发生于黏膜面的纤维蛋白性炎症又称假膜性炎（pseudomembranous inflammation）。 渗出的纤维蛋白、中性粒细胞、局部脱落坏死的黏膜上皮及病原微生物等共同构成假膜，呈灰白色膜状物覆盖在黏膜表面（图 3-4）。 假膜性炎症常见于细菌性痢疾和白喉。 白喉杆菌通过外毒素的作用可引起咽喉及气管黏膜的假膜性炎，若发生于喉部，所形成的假膜与深部组织结合较紧密，不易脱落称为固膜性炎；若发生于气管，假膜较易脱落称为浮膜性炎，假膜脱落可吸入阻塞支气管引起窒息。 结核性胸膜炎和风湿性心脏病常引起胸膜和心外膜的纤维蛋白性炎，随呼吸运动或心脏搏动，壁层、脏层两层浆膜互相摩擦并牵拉，形成纤维蛋白性胸膜炎或纤维蛋白性心外膜炎。 后者在肉眼观察时，心外膜表面因大量渗出的纤维蛋白附着，形成粗糙的表现，又称"绒毛心"（图3-5），机化后可引起粘连。 此外，肺组织也可发生纤维蛋白性炎，如大叶性肺炎灰色实变期，病变肺泡内有大量渗出的纤维蛋白，并伴有大量中性粒细胞。

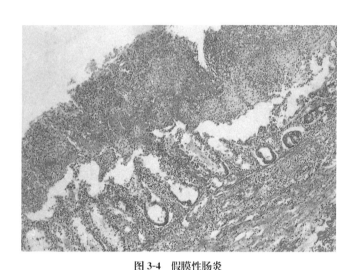

图3-4 假膜性肠炎

注：细菌性痢疾低倍视野下可见结肠黏膜表面附着的一层假膜

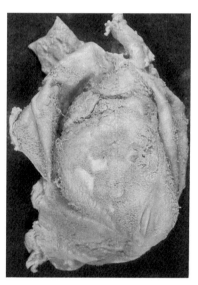

图3-5 绒毛心

注：心外膜表面覆盖一层纤维蛋白性渗出物，呈绒毛状

少量的纤维蛋白渗出可被吞噬细胞搬运清除，或被中性粒细胞及坏死组织崩解所释放的蛋白溶解酶溶解、液化，并通过脉管吸收或通过自然管道排出，使病变组织得以愈合。若纤维蛋白渗出过多，中性粒细胞渗出过少，或组织内抗胰蛋白酶过多可致纤维蛋白吸收不良，发生机化、粘连，可给机体带来不利影响，如浆膜的纤维性增厚、粘连，甚至闭锁，大叶性肺炎肉质变等，严重影响有关器官的功能。

（三）化脓性炎

化脓性炎（suppurative or purulent inflammation）以中性粒细胞渗出为主，并伴有不同程度的组织坏死和脓液形成。 化脓性炎多由化脓菌（如葡萄球菌、链球菌、脑膜炎双球菌、大肠埃希菌）感染所致，亦可由组织坏死继发感染产生。 化脓是指中性粒细胞和坏死组织崩解，释放的溶蛋白酶使坏死组织溶解、液化成液状物的过程。 所形成的脓性渗出物称为脓液（pus），脓液内含有大量变性、坏死的和少量存活的中性粒细胞、病原微生物、坏死组织碎片和少量浆液。 变性、坏死的中性粒细胞又称为脓细胞。 脓液的性状随感染的病原菌不同而有差异，由葡萄球菌引起的脓液较为浓稠，由链球菌引起的脓液较为稀薄。

化脓性炎依病因和发生部位的不同，可分为脓肿、蜂窝织炎、表面化脓和积脓。

1. 脓肿（abscess） 脓肿为组织内的局限性化脓性炎症，可伴有脓腔形成（图 3-6），主要由金黄色葡萄球菌引起。 这些细菌一方面可产生毒素使局部组织坏死，继而大量中性粒细胞浸润，后者崩解释放出蛋白溶解酶，使坏死组织液化形成含有脓液的空腔，周边有肉芽组织生长包绕，形成脓膜；另一方面，金黄色葡萄球菌能产生血浆凝固酶，使渗出的纤维蛋白原转变成纤维蛋白，阻抑病原菌的蔓延，病变因而较局限。 金黄色葡萄球菌具有层粘连蛋白受体，使其容易附着并通过血管壁而进入血中，在远处产生迁徙性脓肿。

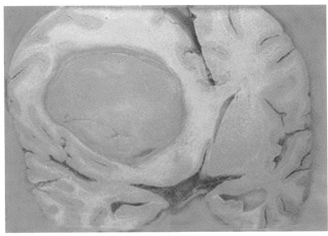

图 3-6 脑脓肿

注：大脑一侧见一境界清楚的圆形脓肿，边缘有一层致密的脓肿膜，病变侧脑组织肿胀

脓肿常发生于皮肤和内脏。 疖和痈为典型的皮肤脓肿。 疖是毛囊、皮脂腺及其周围组织的脓肿，好发于面部和颈部。 痈是多个疖相互融合，并在皮下脂肪和筋膜组织等较深部位中形成许多相互沟通的脓腔，必须及时切开排脓。 发生于内脏实质器官的有肺脓肿、肝脓肿、肾脓肿和脑脓肿等，可为单发性或多发性。 小脓肿可以吸收消散，较大脓肿由于脓液过多，吸收困难需要切开排脓或穿刺抽脓。 脓腔局部常由肉芽组织替代修复。

发生于皮肤和黏膜的浅表性脓肿可向表面溃破，形成较薄的缺损称为溃疡（ulcer）。 深部脓肿向体表或体腔穿破，形成一个一端为盲端的排脓管道，称为窦道（sinus）。 深部脓肿一端向自然管道穿破，另一端向体表、体腔或另一自然管道穿破，形成两个或两个以上开口的排脓管道，称为瘘管（fistula），常见的有肛瘘、直肠膀胱瘘、食管气管瘘和肠瘘等。 内脏器官脓肿若与自然管道相通，脓液经自然管道排出，形成的空腔，称为空洞（cavity）。

2. 蜂窝织炎（phlegmonous inflammation） 是疏松结缔组织的弥漫性化脓性炎。 蜂窝织炎主要由溶血性链球菌引起。 链球菌能分泌透明质酸酶，降解疏松结缔组织基质中的透明质酸。 链球菌还能分泌链激酶，溶解纤维蛋白，因此细菌易于通过组织间隙和淋巴管扩散。 蜂窝织炎常发生于皮肤、肌肉和阑尾，炎症灶高度水肿，大量中性粒细胞弥漫性浸润，与正常组织分界不清，局部组织的坏死不明显。

3. 表面化脓和积脓 是指发生在黏膜和浆膜的化脓性炎。 黏膜的化脓性炎又称脓性卡他性炎，此时中性粒细胞向黏膜表面渗出，深部组织的中性粒细胞浸润不明显。 例如，化脓性尿道炎或化脓性支气管炎时，渗出的脓液可沿尿道或支气管排出体外。 当化脓性炎发生于浆膜、胆囊和输卵管时，脓液则在浆膜腔、胆囊和输卵管腔内积存，称为积脓（empyema）。

（四）出血性炎

出血性炎（hemorrhagic inflammation）是指在毒性很强的病原微生物感染时，小血管壁受到严重损伤，造成血管坏死和破裂，使局部炎症渗出物中含有大量红细胞。 常见于流行性出血热、钩端螺旋体病和鼠疫等急性传染病。 出血性炎症往往与其他类型的炎症混合存在，如浆液性出血性炎、纤维蛋白性出血性炎、化脓性出血性炎等。

上述各型炎症可单独发生，亦可合并存在，如浆液性纤维蛋白性炎、纤维蛋白性化脓性炎等。 在炎症的发展过程中一种炎症可转变成另一种炎症，如浆液性炎可转变成纤维蛋白性炎或化脓性炎。

第三节 慢 性 炎 症

慢性炎症通常由急性炎症转变而来，亦可一开始即呈慢性经过，或者在急性炎症反复发作的间期。 临床症状不明显，病程持续数月至数年。 与急性炎症相比，慢性炎症具有以下特点：①炎症反应以巨噬细胞、淋巴细胞和浆细胞等单个核细胞浸润为主；②组织损伤主要由致炎因子或炎症细胞引起的；③可见组织修复的过程，包括新生血管的形成和间质纤维化。

慢性炎症发生的原因在于：①病原微生物（包括结核分枝杆菌、梅毒螺旋体、某些真菌）的持续存在，这些病原微生物毒力弱常可激发免疫反应，特别是迟发性超敏反应，有时可表现为特异性肉芽肿性炎；②长期暴露于内源性或外源性毒性因子环境中，如硅沉着病是由于长期暴露于二氧化硅的结果；③对自身组织产生免疫反应，如类风湿关节炎和系统性红斑狼疮等。

慢性炎症包括一般慢性非特异性炎和特异性的肉芽肿性炎两大类。

（一）慢性非特异性炎症

慢性非特异性炎症（non-specific chronic inflammation）病变主要表现为成纤维细胞、血管内皮细胞和组织细胞增生，伴有慢性炎细胞（淋巴细胞、单核细胞和浆细胞等）浸润，同时局部被覆上皮、腺上皮和实质细胞也可增生。 随着炎症的发展，胶原纤维大量产生，最后融合形成瘢痕，有时可造成管道性脏器的狭窄。 有时黏膜上皮、腺上皮和间质成分增生，形成底部带蒂并向表面突起的肉样肿块，称为炎性息肉（inflammatory polyp），常见于鼻黏膜和子宫颈。 若炎性增生组织形成一个境界清楚的肿瘤样团块，肉眼观形态与 X 线征象的肿瘤难以鉴别，称为炎性假瘤（inflammatory psuedotumor），它实质上是一种由多种细胞成分增生伴纤维化的炎性肿块，多见于肺和眼眶。 当伴有活动性炎症时，组织破坏和炎症修复反应同时出现，表现为血管改变、炎性水肿和中性粒细胞浸润等。

单核-巨噬细胞系统的激活是慢性炎症的一个重要特征。 急性炎症开始 48 h 后，单核-

巨噬细胞逐渐成为炎症灶局部最主要的炎症细胞，这主要与以下 3 方面的因素有关：①由于炎症灶不断产生吸引单核细胞的趋化因子，如 C5a、纤维蛋白多肽、某些生长因子、阳离子蛋白质、胶原和纤连蛋白的分解产物，因此从血液循环渗出的单核细胞不断地来到局部，是巨噬细胞最重要的来源；②游出的巨噬细胞在局部发生增殖；③炎症灶里的巨噬细胞寿命较长，同时在某些细胞因子，如巨噬细胞移动抑制因子的作用下，使单核细胞停留在炎症灶。

淋巴细胞是慢性炎症中浸润的另一种主要的炎症细胞。 淋巴细胞运动到炎症灶，主要是通过淋巴细胞化学趋化因子介导的。 淋巴细胞接触到抗原后可被激活，发挥细胞和体液免疫作用，同时亦可产生针对自身抗原的自身抗体。 激活的淋巴细胞可产生淋巴因子，IFN-γ 是其中之一。 IFN-γ 是激活单核-巨噬细胞的主要因子。 被激活的单核-巨噬细胞所产生细胞因子反过来又可激活淋巴细胞，造成炎症反应，周而复始，呈慢性经过。

肥大细胞在结缔组织中广泛分布，其表面存在免疫球蛋白 IgE 的 Fc 受体，在人体对食物、昆虫叮咬、药物过敏反应及对寄生虫的炎症反应中起重要作用。 在 IgE 介导的炎症反应和寄生虫引起的炎症中，嗜酸性粒细胞浸润是其重要特点。 嗜酸性粒细胞的化学趋化因子介导其浸润到靶器官。 嗜酸性颗粒中含有主要碱性蛋白（major basic protein），是一种阳离子蛋白，对寄生虫有独特的毒性，也能引起哺乳类上皮细胞的溶解，以及在免疫反应中损伤组织。

（二）肉芽肿性炎

肉芽肿性炎（granulomatous inflammation）是以肉芽肿形成为基本特点的特殊类型的炎症。 肉芽肿（granuloma）是由巨噬细胞及其衍生细胞局部浸润和增生所形成的境界清楚的结节状病灶，病灶较小，直径一般在 0.5～2 mm。 不同的病因可引起形态不同的肉芽肿，因此在一定程度上可根据肉芽肿形态特点作出病因诊断。 如见到典型的结核结节，即可诊断结核病。 肉芽肿性炎多见于慢性炎症，但也可发生在急性炎症中，如肠伤寒。 对肉芽肿形态不典型者还可辅以特殊检查，如抗酸染色、细菌培养、血清学检查和聚合酶链反应（PCR）检测。 肉芽肿性炎常见的病因有：①细菌感染，如结核分枝杆菌、麻风杆菌、伤寒杆菌等；②螺旋体感染，如梅毒螺旋体；③真菌和寄生虫感染，如组织胞浆菌病和血吸虫病；④异物，如手术缝线、石棉、滑石粉和隆乳术的填充物；⑤原因不明，如结节病。

肉芽肿可分为异物性肉芽肿和感染性肉芽肿。 异物性肉芽肿是由于异物不易被消化，刺激长期存在导致慢性炎症。 感染性肉芽肿除了与某些病原微生物不易被消化有关外，主要与机体的免疫反应，特别是细胞免疫反应有关，巨噬细胞吞噬病原微生物后将抗原呈递给 T 细胞，并使其激活产生 IL-2 进一步激活 T 淋巴细胞，产生 IFN-γ，使巨噬细胞转变成上皮样细胞和多核巨细胞。

肉芽肿的主要细胞成分是上皮样细胞和多核巨细胞。 上皮样细胞胞质界限不清，呈淡红色，胞核呈圆形或长圆形，染色浅淡，核内可有 1～2 个小核仁。 电镜下见胞核内常染色质增多，核仁增大并靠近核膜，线粒体、粗面内质网和滑面内质网、溶酶体增多，核蛋白体和高尔基器增多，细胞膜的 Fc 和 C3b 受体明显减少。 上皮样细胞具有细胞外分泌的功能，而吞噬功能大大减少。多核巨细胞是由多个上皮样细胞互相融合而来，其细胞体积大，胞质丰富，细胞核数目可达几十个，甚至几百个。若细胞核排列于细胞的周边呈花环状，或集聚在细胞的一端呈马蹄形，如在结核结节中可见到，称为朗汉斯巨细胞（Langhans giant cell）。若细胞核杂乱无章地分布于细胞内，胞质内有异物、缝线或胆固醇结晶等存在，则称为异物巨细胞（foreign body-type giant cell），多见于异物引起的慢性肉芽肿性炎症。

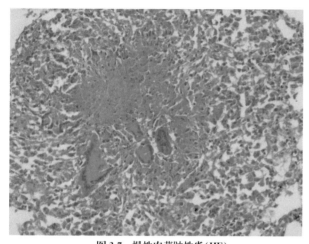

图 3-7　慢性肉芽肿性炎（HE）

注：肺组织中见一结节状病灶，中央为干酪样坏死，周围围绕朗汉斯巨细胞、上皮样细胞和淋巴细胞

某些特殊感染，如结核分枝杆菌引起的肉芽肿性炎，由于缺氧和自由基的损伤导致肉芽肿中央的坏死，肉眼观似乳酪状，称为干酪样坏死（caseous necrosis）。HE 染色下为嗜酸性无结构物，内含颗粒状的细胞碎片。典型的结核肉芽肿中央为干酪样坏死，周围围绕较多类上皮细胞和朗汉斯巨细胞，外围有淋巴细胞和单核细胞浸润（图 3-7）。较陈旧的肉芽肿边缘常可见成纤维细胞和增生的结缔组织，最终肉芽肿可被纤维化并引起所在组织器官的广泛纤维化。

第四节　炎症的结局

致炎因子作用于机体是否会引起炎症，以及炎症反应的性质与强弱程度不仅与致炎因子有关，还与机体的内因即抵抗力、免疫力、耐受性、组织特性等有关。例如，老年人免疫功能低下，易患肺炎，病情也较为严重；接受预防疫苗注射的儿童，对相应的细菌表现不感受性；对结核分枝杆菌的免疫力和变态反应的强弱影响着结核病的基本病变和发展过程等。因此，炎症反应的发生和发展应综合考虑致炎因子和机体两方面的因素。大多数急性炎症能够痊愈，少数迁延为慢性炎症，极少数可蔓延扩散到全身。

（一）痊愈

在炎症过程中病因被清除，若少量的炎症渗出物和坏死组织被溶解吸收或经自然管道和体表排出，组织缺损通过周围健在的细胞的再生修复，可以完全恢复原来组织的结构和功能，称为完全愈复。若坏死范围较大，则由肉芽组织增生替代或通过包裹钙化的方式将坏死组织或病原体与周围组织隔离，使炎症平息，称为不完全愈复。

（二）迁延为慢性炎症

如果致炎因子不能在短期清除，在机体内持续其作用，不断地损伤组织，造成炎症迁延不愈，使急性炎症转变成慢性炎症，间或有急性发作。

（三）蔓延扩散

在机体抵抗力低下，或病原微生物毒力强、数量多的情况下，病原微生物可不断繁殖，并沿组织间隙或脉管系统向周围和全身组织和器官扩散。

1. 局部蔓延 炎症局部的病原微生物，可通过组织间隙或自然管道向周围组织和器官扩散蔓延，使病灶扩大。 如肾结核病变恶化时，结核分枝杆菌可经泌尿道引起输尿管结核、膀胱结核，甚至蔓延到对侧输尿管和肾实质。 炎症局部蔓延可形成糜烂、溃疡、瘘管和窦道。

2. 淋巴道蔓延 病原微生物经组织间隙侵入淋巴管，随淋巴液进入局部淋巴结，引起局部淋巴管炎和淋巴结炎。 如上肢感染引起腋窝淋巴结炎；足部感染时腹股沟淋巴结可肿大，在足部感染灶和肿大的腹股沟淋巴结之间可有淋巴管炎。

3. 血行蔓延 炎症灶中的病原微生物可直接或通过淋巴道侵入血循环，病原微生物的毒性产物也可回流入血，分别引起菌血症、毒血症、败血症和脓毒败血症。

（1）菌血症（bacteremia）：细菌由局部病灶或经淋巴道、血管入血，全身无中毒症状，但从血液中可查到细菌，称为菌血症。 一些炎症性疾患的早期就有菌血症，如大叶性肺炎和流行性脑脊髓膜炎等。 在菌血症阶段，肝、脾和骨髓的吞噬细胞可组成一道防线，以清除细菌。 此时行血培养或瘀点涂片，可找到细菌。

（2）毒血症（toxemia）：细菌的毒性产物或毒素被吸收入血，引起全身中毒症状者，称为毒血症。 临床上出现寒战、发热，甚至中毒性休克，同时伴有心、肝、肾等实质细胞的变性或坏死，但血培养找不到细菌。

（3）败血症（septicemia）：细菌由局部病灶入血后，不仅没有被清除，而且还大量繁殖，并产生毒素，引起全身中毒症状和病理变化，称为败血症。 败血症除有毒血症的临床表现外，还常出现皮肤和黏膜的多发性出血斑点，以及脾脏和淋巴结肿大等，还可出现休克和弥散性血管内凝血等表现。 此时血液中常可培养出病原菌。

败血症患者常出现脾脏体积轻至中度肿大，质地变软。 切面组织结构模糊，脾组织因坏死而粗糙不平，有暗红半流体状物流出。 镜下：脾窦和脾索内除大量淋巴细胞增生伴充血外，有大量单核细胞和中性粒细胞分布，称为"败血脾"。

（4）脓毒败血症（pyemia）：化脓菌所引起的败血症可进一步发展成为脓毒败血症。 此时除了有败血症的表现外，可在全身一些脏器如肺、肝、肾、脑等处出现多发性细菌栓塞性脓肿（embolic abscess），或称迁徙性脓肿（metastatic abscess）。 脓肿灶通常较小，且多接近器官表面，周围有出血充血带。 镜下：小脓肿中央的小血管或毛细血管中可见细菌菌落，并有大量中性粒细胞局限性浸润，出现局部组织的化脓性溶解破坏。

（朱 荣）

第四章　修　　复

　　微生物与创伤引起的炎症反应不但可清除有害因子，更为修复过程提供了基础。人体的组织或细胞遭受损伤后，可通过损伤组织周围正常细胞，对受损组织在结构和功能上进行恢复，这一过程称修复(repair)。机体多数组织的修复过程可表现为：①实质细胞再生；②纤维组织增生取代损伤组织，称纤维性修复。修复过程得以实现与细胞的再生能力、细胞因子的调节及细胞外基质合成等多种因素作用密切相关。

第一节　细胞与组织再生

　　损伤细胞周围的正常细胞增殖、分化，以补充、替代坏死细胞的过程称再生(regeneration)，是修复的基础。生命过程中，机体常有某些细胞死亡，又被同类细胞再生取代，如皮肤鳞状上皮脱落后由基底细胞增生、补充；血细胞的更新；月经期子宫内膜脱落又被新生内膜替代。这种在生理情况下的再生称为生理性再生。而在病理情况下的细胞再生则称为病理性再生，又分为完全性再生和不完全性再生。完全性再生指再生的组织结构和功能与原有组织完全相同，如一些上皮组织的局限性细胞损伤，尤其是基底膜完好者。不完全性再生是指一些组织损伤严重，或再生能力弱的细胞死亡，不能由结构和功能完全相同的原组织来修补，而是由纤维结缔组织增生，最后以瘢痕形成来代替者，这种再生虽能恢复组织的完整性，却不能恢复其原有的结构和功能。

一、细胞增殖的调控

　　受损细胞周围残余的正常细胞、血管内皮细胞、成纤维细胞等多种细胞参与修复过程。这些细胞的增殖过程受生长因子的调节。生长因子与细胞对其反应是修复过程中的决定性因素。

　　细胞数目的恒定依赖于细胞的增殖、细胞凋亡与干细胞产生的新分化细胞之间的平衡关系。其中的增殖过程最重要的步骤是 DNA 的复制与有丝分裂。控制 DNA 复制与有丝分裂的一系列事件称为细胞周期(cell cycle)。细胞静止时，它们脱离细胞周期(G0 期)或在 G1 期停滞，而生长因子可以影响周期蛋白的合成，进而影响细胞周期依赖性蛋白激酶的功能，使细胞从 G0 期进入 G1 期，再进入 S 期、G2 期，最终进行有丝分裂。

二、细胞的再生能力

组织进行自我修复的能力在相当大的程度上决定于其细胞的再生潜能。 人体细胞的再生潜能因生长周期不同可分为 3 种类型（图 4-1）。

1. 不稳定细胞（labile cell） 在生理情况下，它们能及时由干细胞分化或成熟细胞分裂增殖，产生新的细胞来替代衰老或脱落的同类细胞。 此类细胞包括皮肤及黏膜的被覆上皮、外分泌腺导管上皮以及淋巴造血细胞。 病理情况下这些细胞受损后其再生能力也极强。

2. 稳定细胞（stable cell） 它们在正常情况下处于静止状态很少增殖，但一旦同类细胞受损死亡，则表现出再生潜能。 这类细胞包括各种腺上皮，如肝、胰、内分泌腺、肾小管上皮、皮肤和腺体上皮等实质成分及成纤维细胞、血管内皮细胞、平滑肌细胞、软骨及骨等间叶组织成分。 稳定细胞的增殖潜能通常是有限的。

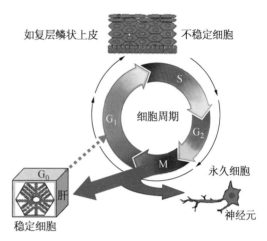

图 4-1 细胞再生能力与细胞生长周期的关系

3. 固定细胞（permanent cell） 这些细胞在组织成熟后即离开细胞周期，不能进行有丝分裂，如哺乳类动物的神经元、横纹肌及心肌细胞。 受损后一般不能通过同类细胞增生而修复，只能由纤维结缔组织取代作纤维性修复。 虽然现在有证据表明上述组织中的成体干细胞会进行自我更新与分化，并在受损后做出反应，提示该类组织细胞可能具有一定的再生潜能，但仍不足以进行伤后组织细胞的再生。

除了少数只由固定细胞构成的组织（如心肌、神经）以外，大部分成熟组织中包含全部 3 种细胞，即不稳定细胞、稳定细胞与固定细胞。

三、干细胞

此外，新近的研究显示人类骨髓及器官中还有一些干细胞（stem cells）也属于不稳定细胞。 但与上述各组织和细胞不同，干细胞是一类具有自我复制能力的多潜能细胞，具有无限分裂能力和非对称复制的生物学特点，即分裂的子细胞一个可继续保持自我更新能力，使得干细胞能够在相当长的时间内保持干细胞的数量，使其能够发挥功能；另一个则可在特定条件下分化成多种功能细胞。 它们不仅有很强的增生能力，而且可以分化发育，变成其他各种类型的细胞。 近年来，对于干细胞在组织修复和细胞再生中作用的研究取得了很多积极的进展。

干细胞可大致分为两大类。

1. 胚胎干细胞(embryonic stem cells, ES cells)　是最为幼稚的干细胞。 它们存在于胚囊内细胞团中，具有强大的自我更新能力。 因此，它们可以培养很长时间而不进行分化。 在合适的培养环境下，胚胎干细胞可被诱导成为任意的 3 个胚层中的具有专一功能的细胞，包括神经元、心肌细胞、肝细胞与胰岛细胞等。

2. 成体干细胞(adult stem cell)　又叫做组织干细胞，其幼稚程度低于胚胎干细胞，存在于器官或组织的已分化细胞之中。 虽然他们与胚胎干细胞一样具有自我更新能力，但这个能力已经在相当程度上被限制了。 此外，它们的分化潜能也被限制于他们所存在的组织或器官的部分或全部细胞。

干细胞的确认与提取已经催生出再生医学的全新领域。 该学科致力于通过胚胎或组织干细胞来修复受到损伤的器官。 但是，由于胚胎干细胞来源于胚囊，其子代细胞携带有捐赠者的精子与卵细胞的组织特异性抗原分子，它们可能会像器官移植一样引起宿主的免疫排斥反应。 所以，人们又开始从患者的自体组织中寻找胚胎干细胞。 为了实现这一目标，人们研究了胚胎干细胞与成熟细胞之间基因表达的差别，并发现了一系列对维持干细胞去分化具有关键作用的基因。 在完全分化的细胞如成纤维细胞中导入这些关键基因后将导致体细胞核重编码，并使细胞获得许多干细胞特性。 这些细胞称为诱导多能干细胞(induced pluripotent stem cells, iPS cells)。 iPS 细胞可以从患者自身获得，因此它们的子代细胞就可以避免移植的免疫反应而修复受损的器官或替代功能缺陷的细胞。 尽管 iPS 细胞有着相当大的应用前景，但目前仍有很多问题需要科学家们继续深入研究解决。

四、生长因子

生长因子是一种促进靶细胞生存、增殖、转移和分化的蛋白质。 它们与特定的受体结合影响靶细胞核内基因的表达进而发挥功能，包括促进细胞进入细胞周期，下调细胞周期的抑制因素，阻碍凋亡，为有丝分裂进行蛋白合成的准备等。

（一）再生相关的生长因子

已知的生长因子数量庞大并在不断增长，此处仅列举与再生修复过程密切相关的生长因子（表 4-1）。 生长因子由炎症反应中聚集的巨噬细胞与淋巴细胞分泌而来，也可由实质细胞或基质细胞分泌，属于组织对损伤的反应。

表 4-1　参与再生修复的生长因子

生长因子	来　源	功　能
表皮生长因子(epidermal growth factor, EGF)	激活的巨噬细胞、唾液腺、角化细胞等	角化细胞与成纤维细胞的丝裂原；刺激角化细胞与成纤维细胞迁移；促进肉芽组织形成
转化生长因子（transforming growth factor-α, TGF-α）	激活的巨噬细胞、角化细胞等	刺激肝细胞及大量其他上皮细胞的增殖
肝细胞生长因子（hepatocyte growth factor, HGF）	成纤维细胞、肝内间质细胞、内皮细胞	促进肝细胞及大量其他上皮细胞的增殖；增强细胞运动

生长因子	来 源	功 能
血管内皮生长因子（vascular endothelial growth factor, VEGF）	间充质细胞	刺激内皮细胞增殖；增加血管通透性
血小板源性生长因子（platelet derived growth factor, PDGF）	血小板、巨噬细胞、内皮细胞、平滑肌细胞、角化细胞	中性粒细胞、巨噬细胞、成纤维细胞和平滑肌细胞的趋化因子；激活并引起成纤维细胞和内皮细胞的增生；激活细胞外基质（ECM）蛋白合成酶
成纤维细胞生长因子（fibroblast growth factors, FGFs）	巨噬细胞、肥大细胞、内皮细胞等	成纤维细胞的趋化因子和丝裂原；刺激血管生成；激活 ECM 蛋白合成酶
转化生长因子（transforming growth factor-β, TGF-β）	血小板、T 细胞、巨噬细胞、内皮细胞、角化细胞等	粒细胞和成纤维细胞趋化因子；激活 ECM 蛋白合成酶；抑制急性炎症反应
角化细胞生长因子（keratinocyte growth factor, KGF）	成纤维细胞	刺激角化细胞迁移、增殖与分化

（二）生长因子受体的信号转导机制

大部分生长因子通过与细胞表面特定的受体结合从而将信号传导给靶细胞。 受体大部分都位于细胞表面，但也可在胞内。 根据信号转导机制的不同，膜受体可分为以下 3 类。

1. 受体型酪氨酸激酶（receptors with intrinsic kinase activity） 当配体与膜上受体结合时，受体的胞质部分发生二聚与磷酸化，进一步激活胞内其他蛋白与下游信号，促进细胞增殖。 EGF、VEGF、FGF 与 HGF 采用这种机制进行信号转导。

2. G 蛋白偶联受体（G protein-coupled receptors） 该类受体包含 7 个跨膜的 α-螺旋区域，当配体与受体结合后，受体进一步与 G 蛋白结合，使 G 蛋白原结合的 GDP 变为 GTP，此为 G 蛋白的功能状态，可以激活环磷酸腺苷（cAMP）、1,4,5-三磷肌醇酸（IP3）等第二信使。 生长因子受体中，这种类型是最多的。 大量的炎症介质、激素及所有的趋化因子均采用这种机制进行信号转导。

3. 无酶活性受体（receptors without intrinsic enzymatic activity） 此类受体通常为跨膜单体分子。 与配体结合后，受体构象改变，并与胞内的 Janus 激酶相互作用，导致 Janus 激酶的磷酸化，进而激活胞质内的转录因子 STATs。 STATs 可以进入核内，诱导靶基因的转录。 干扰素、生长激素、集落刺激因子等多种细胞因子采用这种机制进行信号转导。

五、 细胞外基质的作用

组织修复不仅依赖生长因子的激活，还与细胞和细胞外基质之间的相互作用密切相关。

细胞外基质（extracellular matrix, ECM）由细胞生成、分泌，在局部形成网状，围绕细胞，是组织的重要组成部分。 ECM 功能众多，除能保持组织内水、电解质外，还是生长因子的储存库；为细胞黏着、移行和增生提供基础，甚而直接影响细胞的形态和功能。ECM 处于不断地改建中，其产生与降解与形态发生、创伤修复、慢性炎症、肿瘤侵袭转移等密切相关。

（一）细胞外基质的组成

细胞外基质的基本组分：①提供张力与弹性的纤维性的结构蛋白，如胶原和弹性纤维；②提供韧性与润滑的含水凝胶，如蛋白多糖和透明质酸盐；③连接 ECM 中各组分及连接细胞与 ECM 的粘连糖蛋白。

1. 胶原（collagen） 胶原基本结构单位是由 3 股 α 肽链形成三重螺旋。 已知至少有 30 种型别，其中有一些型别具有组织特异性。 一些胶原型别（如Ⅰ、Ⅱ、Ⅲ、Ⅴ型）是由三重螺旋结构侧向交联形成的。 这些纤维性胶原创伤愈合及瘢痕形成中形成的结缔组织的主要成分。 它们的张力强度由他们的交联程度决定，而交联的化学本质是在赖氨酸氧化酶催化下的共价键形成，这一过程依赖维生素 C。 因此，缺乏维生素 C 会因为血管基底膜薄弱和不良修复导致骨骼畸形和频繁出血。 这些胶原的基因缺陷则导致成骨不全、Ehlers-Danlos 综合征等疾病。 其余型别则为非纤维型，存在于基底膜（Ⅳ）和其他结构之中（如Ⅸ存在于椎间盘）。

2. 弹性蛋白（elastin） 弹性蛋白赋予组织在受到压力后发生回弹，并回复原有形状的能力。 这种能力在血管壁、子宫、皮肤和韧带中都是极其重要的。 弹性纤维在形态学上由以弹性蛋白为中心围绕着纤维糖蛋白的网状结构组成。 弹性纤维的缺失将导致骨骼异常和大动脉血管薄弱（如马方综合征）。

3. 蛋白聚糖（proteoglycans）与透明质酸盐（hyaluronan） 蛋白聚糖形成可压缩的含水凝胶状物，赋予组织韧性与润滑度（如关节中的软骨）。 它们由氨基聚糖与核心蛋白质共价结合而成。 透明质酸盐是一种不包含蛋白质的黏多糖，它的糖链非常长，对 ECM 的形成也非常重要，因为它可以储存水分，形成黏性的、凝胶状的基质。 除了为组织提供可压缩性以外，蛋白聚糖也为进入 ECM 的生长因子提供了受体。 有些蛋白聚糖已被整合进入细胞膜之中，在细胞的增殖、转移和黏附中发挥重要作用，如它们可以与生长因子、趋化因子结合，使这些因子的局部浓度升高。

4. 黏着糖蛋白（adhesive glycoproteins）与黏着受体（adhesion receptors） 是指胞间、细胞与细胞外基质间、基质各组分间连接中的多种形态不同的分子。 黏性糖蛋白包括纤连蛋白（间质 ECM 的组要成分）与层粘连蛋白（基底膜的组要成分）等。 黏着受体也叫细胞黏附分子（CAMs），可以分为 4 个家族，即免疫球蛋白、钙黏素、凝集素与整合素。 此处，仅讨论整合素。

（1）纤连蛋白（fibronectin, FN）：是一种大型的糖蛋白，可将细胞连接到细胞外基质上，FN 由多种细胞分泌，包括成纤维细胞、单核细胞和内皮细胞。 纤连蛋白有特殊的结构域可与 ECM 的多种组分（如胶原、纤维蛋白、肝素、糖蛋白等）相结合；同时，也可通过 RGD 序列（Arg-Gly-Asp）与细胞表面整合素受体相结合。 在创伤修复中，组织中的纤粘连蛋白可以在创伤部位形成纤维聚合物；血浆中的纤粘连蛋白则与伤口处形成的血凝块中的纤维蛋白结合，为 ECM 的沉积与表皮再次形成提供底物。

（2）层粘连蛋白（laminin）：是基底膜上最常见的糖蛋白。 它可以将细胞固定到其下方的基底膜组分上（如Ⅳ型胶原、硫酸乙酰肝素）。 除此以外，层粘连蛋白在细胞的增殖、分化与运动中，都发挥作用。

（3）整合素（integrins）：整合素家族是一类跨膜的糖蛋白分子。 它们既可促使白细胞黏附血管内皮，也是 ECM 组分的主要细胞受体，如纤粘连蛋白和层粘连蛋白。 在炎症章节，我们已讨论过整合素在其中的重要作用。 除了红细胞以外，整合素存在于大部分细胞膜上。 它们通过 RGD 模体与 ECM 多种组分结合，启动可以影响细胞运动、增殖和分化的级联反应。 他们的胞内结构域与肌动蛋白微丝相连，由此影响细胞的形状与运动能力。

（二）细胞外基质的主要作用

1. 细胞生长的支架　如果缺乏黏附的基质，大多数细胞会发生死亡。

2. 决定细胞的极性　使上皮细胞形成顶部和底部，这对许多上皮细胞的功能是很重要的，如胃肠道细胞从顶部吸收营养物质，胰腺细胞向胰管内释放消化酶。

3. 控制细胞增殖　ECM 可以结合局部浓聚生长因子及通过整合素家族传递信号控制细胞增殖。

4. 影响细胞分化　不同 ECM 蛋白成分对细胞生长和分化有不同的作用。 另外，根据细胞-基质相互作用的能力不同，有时同一种 ECM 成分对不同细胞也会有不同的分化诱导作用。 这一作用依然主要通过细胞表面的整合素家族实现。

5. 组织重建的框架　大多数组织都有动态的结构重建，而保持正常组织结构需要 ECM 的框架。 基底膜和实质细胞基质网架完整性是影响实质细胞再生的关键因素，如完整性被破坏，即使不稳定细胞和稳定细胞具有再生的潜能，再生也无法进行，最终形成瘢痕。

6. 细胞生长的微环境　如基膜可以作为上皮细胞与细胞下结缔组织之间的分界，以及在肾脏形成滤过膜的组成成分

六、 再生在修复中的作用

再生在修复中发挥的作用与组织类型和损伤的严重程度有关。

在大量不稳定细胞组成的组织，如肠道与皮肤上皮中，只要基底膜没有受损，受损的细胞就能迅速被增殖的残存细胞和分化的干细胞所替代。 血细胞的缺失也会导致骨髓和其他组织中的造血祖细胞在集落刺激因子（CSFs）作用下进行增殖。

组织再生在实质器官中也可发生。 但是除了肝脏以外，大部分再生都是有限制的。胰腺、肾上腺、甲状腺和肺具有一定程度的再生能力。 例如，切除一侧肾会引起对侧近端小管细胞的肥大与增生。

外科手术切除肝组织能够引起肝脏独特的再生反应。 在肝移植手术中，40％～60％的肝脏会被移除，并引发肝细胞参与的增殖反应。 研究发现，这一过程由细胞因子（TNF、IL-6）启动的，并依赖生长因子的激活。

值得指出的是，大范围的再生或补偿性的增生只有在残存的结缔组织骨架完好无损，比如外科手术的情况下才能发生。相反，如果整个组织受到感染或者炎症的破坏，那么再生则不能完全并最终产生瘢痕。例如，当肝脓肿发生时，网状内皮系统遭到大面积的破坏，即使残存的肝细胞具有再生的能力，也无法对病灶进行再生修复。

第二节　纤维性修复

如果损伤较为严重或迁延为慢性，并导致实质细胞、表皮和结缔组织的损伤或者固定细胞形成的组织受到损害，那么修复则不能通过再生单独完成，此时，机体这些较大的组织损伤将由肉芽组织增生、填补，并逐渐转化为瘢痕组织的过程来修复，称为纤维性修复。

一、肉芽组织

肉芽组织（granulation tissue）是由新生毛细血管和大量增生的成纤维细胞组成，并可伴有炎症细胞浸润，故又可称为炎性肉芽组织。修复过程始于炎症早期，有时在损伤发生后的24 h内即启动，成纤维细胞和血管内皮细胞开始增生，逐渐形成具有肉红色、颗粒状、鲜嫩、柔韧外观的肉芽组织，镜下见大量新生扩张的毛细血管，接近创面的血管常呈垂直方向生长，近伤口表面时血管互相吻合，形成弓状突起，故表面呈颗粒状。血管周围的间质中弥散分布增生的成纤维细胞及炎症细胞（图4-2）。肉芽组织初期无神经纤维。肉芽组织在组织损伤修复过程中起着重要的作用：①抗感染去异物保护创面；②机化血凝块、坏死组织和其他异物；③填补创伤缺损，肉芽组织最后转化为纤维结缔组织，完成修复，即为纤维性修复。

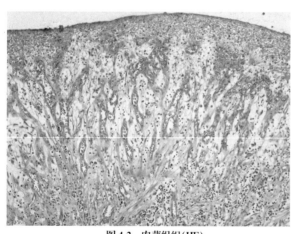

图4-2　肉芽组织(HE)

注：镜下显示肉芽组织由增生的毛细血管及成纤维细胞组成，且伴有多量炎症细胞

二、纤维性修复的4个阶段

1. 新血管形成　新血管形成是以血管生芽方式进行的。组织受损后，首先是血管壁基膜在蛋白酶的作用下发生降解、松化，接着内皮细胞再生，并向着细胞受损部位移行，增生成实心的内皮细胞团块幼芽，其中心松弛，继而在血流冲击下出现管腔，形成新的毛细血管，进而按功能需要，部分关闭、消失，部分血管内皮外围细胞增生，形成小血管的周细胞和较大血管的平滑肌细胞，改建为小动脉或小静脉。新生的毛细血管基底膜尚不完

整，水分易漏入基质，因此基质常呈疏松水肿状。

2. 成纤维细胞移行、增生　在损伤及细胞因子刺激下，成纤维细胞迅速活化再生，并向损伤区移行，与增生的毛细血管形成新鲜肉芽组织。幼稚的成纤维细胞来自静止状态的纤维细胞或未分化的间叶细胞。细胞体积较大，两端常有细胞突起或呈星芒状，胞质略嗜碱性，胞核大，染色浅，有核仁。电镜下成纤维细胞胞质内有丰富的内质网及核蛋白体，表明合成蛋白功能活跃。

来自炎区的受损细胞、血管内皮细胞及浸润的炎症细胞所释放的多种生长因子和细胞因子TGF-β、PDGF、EGF、FGF及IL-1、TNF-α等都可刺激成纤维细胞移行和增生。血管外有血浆蛋白（包括FN、纤维蛋白原）沉积，为成纤维细胞和内皮细胞增生提供了物质基础。

3. ECM 沉积　随着修复进展，肉芽组织内内皮细胞和成纤维细胞增生逐渐减少，成纤维细胞开始合成并分泌胶原蛋白等ECM成分，在细胞周围形成胶原纤维，它能增强愈合区的张力。成纤维细胞合成和分泌胶原的现象始于损伤的3～5d内，其持续时间则视损伤部位的大小而定，长者可达数周。刺激成纤维细胞移行和增生的多种因子（如PDGF、FGF和TGF-β等）也同样能刺激ECM合成。此外，组织中的各种蛋白酶活性这时也因相关组织抑制因子的作用而被抑制，使胶原蛋白降解减少。

4. 组织重建　随着纤维增多，肉芽组织逐渐成熟，梭形纤维细胞增多，使之转变为纤维结缔组织，之后进一步大量胶原沉积、玻璃变而转化为瘢痕组织，这个过程系组织重建。主要是在包括降解基质金属蛋白酶和其他多种蛋白酶的作用下，对损伤修复区中的ECM成分根据功能需要做适当的调整。瘢痕组织中的胶原纤维被逐渐降解。与此同时，多数间质细胞又能产生金属蛋白酶组织型抑制剂（TIMPs）而防止降解过量。这些正反的调节对于损伤区恰当的修复和重建是十分必要的。

第三节　影响修复的因素

组织修复可以被很多因素影响，可以是外部施加的，也可能来自内部。其中最为常见的是感染和糖尿病。

1. 感染因素　是愈合延缓的最重要的局部因素。感染能延长炎症，加重局部损伤。此时应首先控制感染，必要时需进行外科清创手术，去除坏死组织或其他异物。

2. 营养　营养对修复有重要的影响，缺乏蛋白或者维生素C会抑制胶原的合成并延缓愈合。

3. 糖皮质激素　糖皮质激素有着确切的抗炎作用，可以通过抗转化生长因子 β（TGF-β）及减少纤维化导致瘢痕薄弱。但是，在某些情况下，糖皮质激素的抗炎作用却是有益的。例如，在角膜感染中，糖皮质激素能够减少瘢痕的形成，降低因为胶原沉积引起角膜浑浊的风险。

4. 机械因素 如加压或扭曲会使创缘分离或创口裂开。

5. 血液灌注差 不论是动脉粥样硬化和糖尿病引起的动脉血供应不足还是静脉曲张引起的静脉回流不畅都能影响愈合。

6. 异物 如断线、钢片、玻璃屑、死骨片等，长期存在也不利于愈合。

7. 受损组织的类型 完全的再生修复只能发生在由稳定细胞和不稳定细胞组成的组织中；由固定细胞组成的组织损伤后必然会形成瘢痕，如心肌梗死后的愈合。

8. 其他 即使修复过程最初正常，细胞的增殖和 ECM 蛋白的沉积也可能发生偏差。例如，胶原沉积过多会导致隆起的肥大瘢痕，称瘢痕疙瘩（keloid）。 瘢痕疙瘩的形成可能有遗传倾向，易发生在非洲裔美国人中。 修复中的伤口也可能产生大量高出皮肤表面的肉芽组织，不利于上皮覆盖，必须进行腐蚀或外科切除才能使伤口愈合。

第四节 创 伤 愈 合

创伤愈合（wound healing）是指组织遭受创伤后进行修补恢复的过程，它的基础包括细胞再生和纤维性修复。 本节以常见的皮肤创伤为例，叙述其愈合过程。 根据创面大小及形成特点，可将皮肤创伤愈合分为一期愈合和二期愈合两种（图 4-3）。

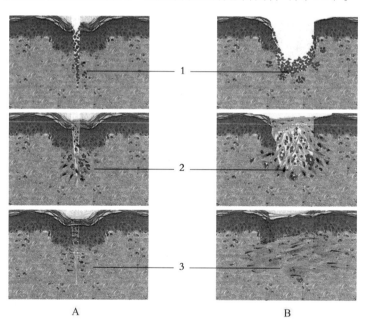

图 4-3 一期愈合和二期愈合示意图

A. 一期愈合； B. 二期愈合； 1. 新鲜伤口表面血液及渗出物； 2. 肉芽组织； 3. 瘢痕组织

一、一期愈合

一期愈合(healing by first intention 或 primary union)是最简单的创伤愈合，见于组织破坏范围小、创面细窄而整齐、出血和渗出少、无感染的伤口。 这类伤口只会引起点灶性的基底膜断裂和附近少量的上皮和结缔组织细胞死亡。 一期愈合的主要机制是表皮的再生，虽然也会形成较小的瘢痕，但是几乎没有瘢痕的挛缩。 外科手术缝合伤口即为典型的一期愈合。 伤口缝合后，血液及渗出物先将伤口黏着，继而发生充血水肿等急性炎症反应。 第1天，肉芽组织开始从伤口两边长入。 第2天，表皮再生覆盖创面，伤口逐渐收缩变小；同时上皮细胞突由边缘迅速向下生长并分泌合成基膜。 第3天，急性炎症渐消退，巨噬细胞取代中性粒细胞，清除伤口内的坏死组织、纤维蛋白碎片等；肉芽组织进一步增多，出现垂直方向的胶原，上皮逐渐增厚。 第4~5天，手术切口为富有新生血管的肉芽组织充填，胶原纤维更丰富。 第1周末，表皮恢复至正常厚度并出现角化（皮肤附件不能再生），肉芽组织中胶原更多，此时可拆除缝线。 第2周内最早生长的肉芽组织开始成熟，炎性反应消退，仅有少量巨噬细胞和淋巴细胞，成纤维细胞继续增多，胶原进一步积聚。 此时肉芽内因血管尚多故仍为鲜红色，张力较差。 2~3个月可吸收愈合成白色线性瘢痕。

二、二期愈合

二期愈合(healing by second intention 或 second union)见于组织损伤缺损较大、创缘不齐或伴有明显的细菌感染的伤口，是皮肤大创面的愈合，亦见于梗死、炎性溃疡、脓肿等病灶的修复。 此时愈合过程较为复杂，需要细胞再生与瘢痕形成的共同参与。 这种伤口首先需要控制感染、清除异物。 又因伤口较大，愈合时两边无法直接结合，而是由伤口底部和两侧产生丰富的肉芽组织将缺损逐渐填补。 与此同时，表皮自伤口边缘增生覆盖肉芽组织表面。 ECM 蛋白大量产生与沉积，最后形成瘢痕，创面完全愈合。 二期愈合的时间比一期愈合时间要长，形成的瘢痕也较大。 二期愈合常常伴随着创面的挛缩。 由于成纤维细胞及其衍生的肌纤维母细胞的收缩，以及组织中胶原酶作用，可使形成的瘢痕逐渐缩小、变软。 兔皮肤实验性大面积创伤，6周后创面可缩至原来的5%~10%，所以瘢痕形成后期，可以发生挛缩。

三、伤口张力

伤口局部组织的张力，主要由胶原纤维的量及其排列状态决定。 伤口局部的张力在伤后不久就开始增加，刚缝合好的伤口因为缝合的作用，张力为正常组织的70%。 在第1周末刚拆线时，张力仅达到正常组织的10%，在修复愈合的第3~5周，由于胶原合成超过分解张力增加迅速，以后缓慢下来，至3个月左右强度达到顶点，但仍逊于正常皮肤，其强度约为正常皮肤的80%，弹性和伸展性也低于正常。

第五节　骨折愈合

　　骨折作为一种损伤，其修复愈合过程基本与上述创伤愈合相同，其基础是骨膜细胞的再生。 骨折经过良好的复位、愈合，可完全恢复正常结构和功能。 但由于骨组织结构上的特殊性和愈合后的特殊功能要求，骨折愈合又有其自身生长特点，骨折的愈合过程如图4-4所示。

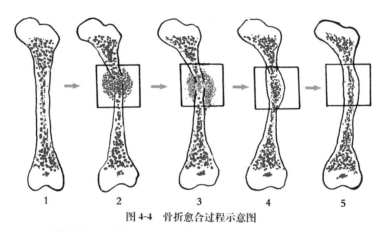

图4-4　骨折愈合过程示意图

1. 正常骨骼；2. 血肿形成；3. 纤维性骨痂；4. 骨性骨痂；5. 改建再塑

一、血肿形成

　　骨折后，骨折断端及周围组织出血并形成血肿，数小时内，血肿内血液凝集成块，出现纤维蛋白网架，后者有利于肉芽组织长入和机化；与此同时，骨折线上因骨髓腔的哈弗管折断，骨营养动脉断裂，血循环中断，常致使骨小管末端缺血，折裂的骨片发生坏死。1～2 d内坏死的骨细胞通过破骨细胞及单核-巨噬细胞进行吸收。 有时死骨也可脱落、游离而成死骨片。

二、纤维性骨痂形成

　　骨折2～3 d后，血肿开始由骨外膜长入的肉芽组织进行机化，并弥合和连接骨折的断端，局部呈梭形膨大，称纤维性骨痂或暂时性骨痂（provisional callus）。 纤维性骨痂中含大量增生的软骨母细胞和骨母细胞，它们来自骨外膜的细胞形成层、骨内膜细胞及骨髓的网织细胞，与一般肉芽组织中的成纤维细胞极相似，此时可有透明软骨形成。 纤维骨痂历经2～3周。

三、骨性骨痂

　　纤维性骨痂进一步发展，骨母细胞分泌基质，并成熟为骨细胞，形成类骨组织，后者经钙盐沉积而为骨组织，纤维性骨痂内的软骨组织也经钙盐沉积的化骨过程演变为骨组织，组成骨性骨痂（bony callus），此时的骨痂呈排列紊乱的骨小梁，结构疏松，为交织骨，其承受应力远不如正常的板层骨。

四、 骨痂的改建与重塑

骨性骨痂是临床愈合的标志，还需进一步改建成板层骨，并进一步恢复皮质骨和骨髓腔的正常关系。 此时在适当的锻炼和负重的影响下，不负重的骨小梁萎缩，由破骨细胞吸收，而负重的骨小梁则由骨母细胞产生更多的骨质，使之明显增粗，排列逐渐适应于力学方向，使骨折上下断端的骨痂按原来位置连接，最终恢复其牢固的结构和功能。 应用^{45}Ca观察骨折部位的代谢，表明这种活跃的改建过程可长达 1 年。

骨折后虽能完全再生，但若损伤过重（如粉碎性骨折）骨膜毁损过多，骨再生将发生困难；而断端对位不佳，或其间有骨组织嵌塞，或因固定不佳、断端摩擦引起出血和软组织损伤等均影响骨折愈合，故良好的复位和固定是骨折愈合的先决条件。

（李清泉）

第五章　肿　　瘤

肿瘤性疾病是危害人类健康的最严重的一类常见病。当今世界众多国家，包括中国城市人口死亡原因中，占第1位的不是肿瘤性疾病就是心脑血管病。肿瘤患者多为壮年，除严重影响患者的身体健康外，还对患者及其家属的心理造成严重的危害。半个多世纪以来，肿瘤研究已成为医学、生物学及其他学科领域的重要课题，医学界为之付出了极大的人力和物力。但由于其病因甚多、发病机制复杂、研究技术相对落后，至今对其发生发展过程仍欠了解，以致疗效欠佳，难以控制。

有关肿瘤知识内容丰富，涉及面广。本章将着重于病理形态方面介绍有关肿瘤的基本知识和常见的临床问题，包括肿瘤的概念、基本病变、生物学特征、诊断、流行病学、病因和发病，以及肿瘤与宿主的关系、肿瘤性疾病的临床问题，并简单介绍一些常见肿瘤。

第一节　肿瘤的概念

肿瘤（tumor）又称新生物（neoplasm），是细胞的非正常增生，称肿瘤性增生，属于一种病理性增生。在绝大多数情况下，肿瘤是一种由 DNA 突变而导致的基因疾病，这种突变可以是自发的，也可以是由环境因素导致的。此外，肿瘤还常伴有如 DNA 甲基化增加和组蛋白修饰改变等表观遗传学的变化。这种非正常增生与生理性增生和一般的病理性增生（如炎性增生、激素引起的增生）不同，其特点如下。

一、间变

肿瘤细胞不同于正常细胞的生长特性即为"间变"（anaplasia），指的是干细胞在分化（differentiation）过程中误入歧途，发生质变的结果。间变是肿瘤的本质，表现为细胞的分化差（undifferentiation）或去分化（dedifferentiation）。细胞的分化是由于不同基因的表达，体现表型不同，从而在形态、功能、代谢、行为等方面显示一定的特征，借此识别各种成熟细胞。间变细胞在形态方面往往显示大小、形状和排列等的不正常，加上核染色质浓集，核质比例增大，有较多的核分裂象，甚至异常核分裂象，即为肿瘤细胞。

与间变不同，但有一定联系的是细胞的异型增生（atypia, atypic proliferation），曾称为不典型增生(dysplasia),是一种由慢性炎症或其他刺激引起的病理性增生。 形态上显示细胞有上述间变细胞的若干特征,但程度较轻,且为可逆性,即去除刺激后可以恢复正常。 少数情况下异型增生细胞可发生恶变。 这种肿瘤性增生获得了以下特点:①生长信号的自给自足,从而使肿瘤细胞的生长具有自律性和不可调节性;②对控制非肿瘤性增生的增生抑制信号不敏感;③细胞对凋亡的逃避;④肿瘤细胞获得无限生长的潜能(永生化);⑤产生肿瘤血管以维持肿瘤细胞生长;⑥浸润和转移能力的获得;⑦重组特殊的代谢途径,如氧供充分时仍以糖酵解为主;⑧获得逃避免疫攻击的能力。

二、自律性

肿瘤细胞往往丧失其对正常控制的反应,具有相对无限制、失控和不协调的生长能力,即为"自律性"(autonomy)。

三、遗传性

肿瘤细胞形成后可将其间变特征"遗传"给相应的子代细胞,构成肿瘤细胞群,即为肿瘤。 这种传代的特性称为肿瘤细胞的"遗传性"(heredity)。

四、异质性

肿瘤细胞遗传过程中,由于基因表型的易变性或附加的基因突变,可能出现具有不同生长、侵袭潜能的细胞亚群,此即肿瘤细胞的"异质性"(heterogeneity)。 异质性可导致分化更差的肿瘤细胞的出现,增高肿瘤的恶性程度。

由上述表明,在肿瘤性增生中,间变是肿瘤存在的根本,自律性是肿瘤生长的动力,遗传性是瘤体形成的基础,异质性给肿瘤发展以机会。

肿瘤性增生的诸多特性与细胞的基因及其突变,肿瘤形成过程中的各种原因、多种因素都有密切关系。 因此可以说肿瘤是一种多原因、多因素、多基因、多突变、多步骤的病理性增生。

第二节 良性肿瘤和恶性肿瘤

任何肿瘤都有害于机体,但以其对人体的危害程度可将肿瘤相对区分为两大类,即良性肿瘤(benign tumor)和恶性肿瘤(malignant tumor)。 两者的鉴别尤为重要,直接关系到患者的治疗和预后。 其鉴别主要着眼于下述几方面。

一、分化

肿瘤中实质细胞,即肿瘤细胞的分化是决定肿瘤良恶性的首要依据。 一般来说,良性

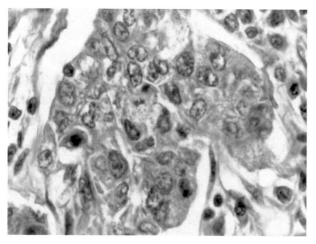

图 5-1　鳞状细胞癌，低分化型(HE)

注：癌细胞排列成巢团状，或条索状，细胞核大小不一，异形，有核分裂像

肿瘤细胞分化高，形态和功能接近于正常细胞。恶性肿瘤细胞分化低，形态怪异（图 5-1），排列失极性，通常丧失正常细胞的结构组成（如腺体）和功能（如形成角蛋白、分泌胆红素），有的甚至难以鉴别其组织来源，即为"未分化"肿瘤，代表高度恶性。

有的肿瘤，其形态与功能、行为变化并不一致，为此，肿瘤的良、恶性可以通过一些技术，如细胞核型、部分基因检测加以确定。良性肿瘤的细胞多为二倍体，恶性肿瘤细胞可表现为多倍体、非整倍体。

二、生长

肿瘤的生长方式（mode of growth）可为膨胀性或浸润性。良性肿瘤多呈膨胀性生长，压迫周围组织，分界清楚，有的还形成包膜。生长在浅表组织的良性肿瘤易被推动，手术切除效果好，不易复发。恶性肿瘤以浸润性生长为主，肿瘤细胞常侵入周围组织，界限不清，多无包膜，切面可呈现树根状。体表的恶性肿瘤多固定，推之不动。为彻底清除恶性肿瘤，必须扩大切除范围，术后尚需采取放射治疗、化学治疗等辅助手段，以防复发。

肿瘤的生长速度（speed of growth）不等。良性肿瘤更多受到血管供应、相应激素刺激等影响，但一般多呈缓慢生长，甚至停止生长，发生钙化、玻璃样变、囊性变等。恶性肿瘤生长较快，由于血液供应不足，可发生缺血、坏死和出血。凡良性肿瘤突然加速生长，则应注意其恶变的可能。

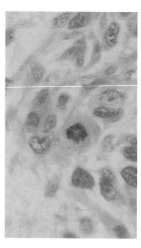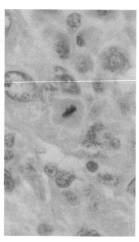

图 5-2　正常核分裂象(HE)

注：核染色质排列成花瓣状（左图）、赤道板状（右图），被称为菊花状和赤道板状分裂象。这种核分裂象可见于正常组织，但在恶性肿瘤时，其数目常明显增多

细胞的核分裂象（mitosis）多寡和形态既与细胞的生长速度、分裂速度有关，也受细胞分裂后期延长的影响。良性肿瘤核分裂象少，且为正常象（"菊花"、"赤道板"状，图 5-2）；恶性肿瘤不但核分裂象多，除正常像外易见异常象（"不对称"、"多极"、"顿

挫"等，图5-3）。 核分裂象的多少和形态，对于肿瘤良恶性的鉴别、肿瘤恶性程度的判断、患者预后的估计和治疗措施的决定都有一定的参考价值。

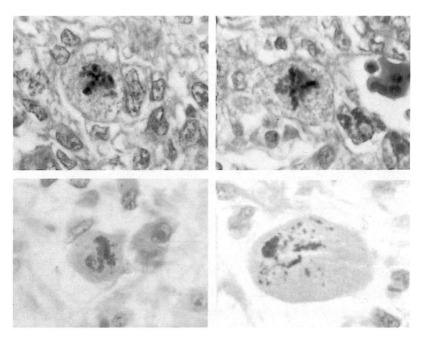

图5-3 病理性核分裂象

注：核染色质排列成3极（左上）、4极（右上）、不对称（左下）和顿挫状（右下），分别被称为多极、不对称和顿挫型核分裂象，常为恶性肿瘤细胞的重要形态特征之一

三、播散

良性肿瘤往往局限于原发部位生长。 恶性肿瘤细胞生长活跃，可向周围组织侵袭，形成浸润性生长的特征，以至肿瘤界限不清，甚至发生转移（metastasis）。 转移是恶性肿瘤的特征，是鉴别良、恶性肿瘤的重要依据。 一般来说，分化差、体积大的恶性肿瘤容易发生转移。

四、后果

良性肿瘤和恶性肿瘤对宿主的影响是不同的。 良性肿瘤主要表现在压迫、阻塞和激素的分泌，如脑组织受压、胆道或脑脊液通道受阻、垂体或胰岛激素分泌过多危害宿主等。恶性肿瘤除引起压迫、阻塞外，还可能合并出血、坏死、发热等。 不少恶性肿瘤患者可发生恶病质（cachexia）；约15％的晚期恶性肿瘤患者可由于异位激素或其他生物活性物质分泌导致肿瘤伴随综合征（paraneoplastic syndrome），表现为一系列内分泌症状和皮肤、神经、肌肉、骨骼、关节、血液、胃肠道等病变。 除肿瘤本身以外，恶性肿瘤广泛转移、患者心理障碍等都可加重其危害性。

就治疗效果而言，良性肿瘤边界清楚，有包膜，多可被完全切除且不复发。恶性肿瘤因浸润性生长，难以切尽，易于复发，且会转移，预后欠佳。为提高恶性肿瘤患者的治愈率，多主张对有条件者施以根治性手术，即切除范围包括肿瘤、肿瘤周围组织和局部淋巴结，必要时再配以放射治疗或化学治疗（表5-1）。

表5-1 良性肿瘤与恶性肿瘤的比较

区别要点	良性肿瘤	恶性肿瘤
分化	分化高	间变明显，分化低
生长		
方式	膨胀性	浸润性
速度	慢	快
核分裂象	少，正常像	多，正常像和（或）异常像
播散	局限生长	侵袭，转移
后果	危害小，可切除，不复发	危害大，复发转移，预后差

以上是区分良性肿瘤和恶性肿瘤的一般原则，但是肿瘤的形态和行为并非绝对平行，肿瘤良恶性的区别具有相对性。例如，良性的血管瘤多无包膜，界限不清，切除后较易复发；生长在颅内的良性肿瘤有可能导致极大危害。相反，恶性的皮肤基底细胞癌核分裂象多，伴局部侵袭和坏死，但生长缓慢，很少转移，且对放射线甚为敏感。必须指出，部分良性肿瘤和恶性肿瘤是可以转变的，如良性的肠腺瘤变为恶性的肠腺癌，恶性的神经母细胞瘤变为良性的节细胞性神经瘤。此外，也有些肿瘤被称为交界瘤（borderline tumor），其危害性介于良恶性之间，也可以称为低度恶性肿瘤，这些肿瘤往往具有恶性肿瘤细胞的一些潜能，但恶性程度一般比较低。

第三节　肿瘤的基本病变

一、肿瘤的形态和结构

（一）肿瘤的形态

1. 外形　肿瘤的外形决定于肿瘤性质、生长部位深浅、生长方式和周围组织状况。生长在皮肤、黏膜浅表的肿瘤可以从增厚状态到轻度隆起（如原位癌）；也可外生性生长，呈球形、结节形、蕈伞形、息肉形、菜花形、绒毛形等；瘤组织坏死崩溃后可形成溃疡（溃疡型癌或癌溃疡）。生长在深部组织的良性肿瘤可以呈球形、结节形、葫芦形或分叶形。恶性肿瘤因呈浸润性生长，外形可以不规则，切面形如树根或蟹足（图5-4）。

2. 颜色　多数肿瘤的切面呈灰白色，富于血液的血管瘤和内分泌瘤呈灰红或暗红色，黑色素瘤呈灰黑或黑色，脂肪瘤呈黄色，部分白血病的结节切面呈绿色。肾癌切面除瘤组织外多伴出血、坏死，可伴有肾盂周围的黄色脂肪，状如五彩缤纷。

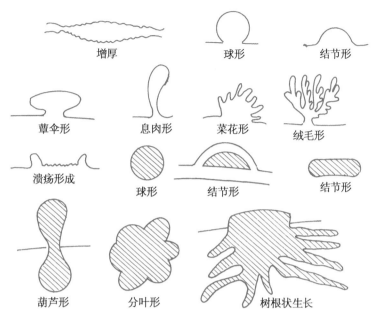

增厚　　　　　　　球形　　　　　　结节形

蕈伞形　　　　息肉形　　　　菜花形　　　　绒毛形

溃疡形成　　　　球形　　　结节形　　　　结节形

葫芦形　　　　分叶形　　　　树根状生长

图 5-4　肿瘤外形示意图

3. 大小　肿瘤大小取决于肿瘤的良恶性、生长时间、部位、对宿主的影响等，也与治疗及时与否有关。良性肿瘤的体积可长得很大，最重者＞160 kg。恶性肿瘤因危害较重较早，多不太大。

4. 数目　肿瘤大多来自单个细胞的克隆，故多为单个。偶有多个者即多发性肿瘤（multiple tumor），包含两种涵义：①同一患者同时发生不同性质的多个肿瘤，如食管鳞状细胞癌和胃腺癌并存，甲状腺腺癌和乳腺癌并存；②同一患者同时（或略有先后）显现发生于同一组织、性质相同的多个肿瘤，如子宫肌瘤、脂肪瘤、淋巴瘤、骨髓瘤（浆细胞瘤）、神经纤维瘤等，后者最多的可达 300 多个（图 5-5）。当然，确定多发性肿瘤需除外肿瘤转移。

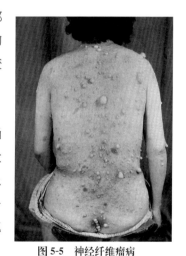

图 5-5　神经纤维瘤病

注：示患者肩背、臀部和手臂等部位有多发性肿瘤

（二）肿瘤的结构

实体瘤由实质和间质组成，两者关系密切。肿瘤的实质是肿瘤的主要成分，决定肿瘤的性质和特征，也体现肿瘤的组织来源。肿瘤的间质包括结缔组织（纤维、基质）、血管、神经等，有支持、营养和接纳排除废物的作用。结缔组织的多少关系到肿瘤的质地，故有硬癌和髓样癌之分。在肿瘤组织的周围可伴有炎症反应，有淋巴细胞、单核细胞的浸润，这可能体现了患者的免疫反应。肿瘤周围有较完整的胶原纤维包裹者，患者预后较好。

二、 肿瘤的分类和命名

（一） 肿瘤的分类

常用的肿瘤分类（classification of tumor）是依据肿瘤的部位，组织来源或组织相似性，以及生物学行为（良、恶性）所作的综合分类，如背部皮下脂肪瘤、（右）胫骨纤维肉瘤、（左）乳房腺癌、食管鳞状细胞癌等。

（二） 肿瘤的命名

肿瘤根据其实质细胞命名（nomenclature of tumor），良性肿瘤和恶性肿瘤命名方式不同。

1. 良性肿瘤的命名 原则上任何组织的良性肿瘤称为瘤，即组织来源＋瘤，英文中以"-oma"结尾，如血管瘤（hemagioma）、骨瘤（osteoma）等。 有时加若干形容名词，如囊性（cystic）、乳头状（papillary）等。 但也有一些病变惯称为瘤，实际并非肿瘤，如atheroma（粥样瘤）、hematoma（血肿），应避免混淆。

2. 恶性肿瘤的命名

（1）癌（carcinoma）：上皮来源的恶性肿瘤称为癌，可以分为鳞状细胞癌、腺癌、移行细胞癌和基底细胞癌。 形态结构难以归入上述各类者，为低分化癌或未分化癌。

（2）肉瘤（sarcoma）：来自间叶组织的恶性肿瘤称为肉瘤。 间叶组织包括非淋巴造血组织（纤维、脂肪、平滑肌、横纹肌、软骨、骨、血管、淋巴管等）和淋巴造血组织。

癌与肉瘤的区别如表 5-2 所示。

表 5-2 癌与肉瘤的区别

区别要点	癌	肉 瘤
组织来源	上皮组织	间叶组织
好发年龄	多＞45 岁	较年轻
组织形态	癌细胞多排成片状、巢状或小梁状，围以间质。 间质量不等，有硬癌、髓样癌之别	富于细胞，细胞弥散排列。 间质少而分散，围绕细胞，质较软，血管丰富，分布均匀。 肿瘤切面如鱼肉
生长情况	浸润明显，切面如树根或蟹足	肉眼观察界限清楚，镜下肿瘤浸润较早
转移特点	多循淋巴管	多循血管

3. 肿瘤的其他命名

（1）癌肉瘤（carcinosarcoma）：肿瘤内有癌和肉瘤两种成分，且两者关系密切。

（2）母细胞瘤（blastoma）：来自胚胎组织。 上皮性的神经母细胞瘤、髓母细胞瘤、肾母细胞瘤、肝母细胞瘤、视网膜母细胞瘤属恶性。 间叶性的肌母细胞瘤、软骨母细胞瘤、骨母细胞瘤为良性。 部分母细胞瘤也称"成……细胞瘤"，如成肌细胞瘤、成骨细胞瘤等。

（3）含多种组织成分的肿瘤：其中来自单一胚层的良性肿瘤为多形性腺瘤（混合瘤），恶性者为恶性多形性腺瘤（恶性混合瘤）；来自两个以上胚层的良性肿瘤为畸胎瘤,恶性者为恶性畸胎瘤。

（4）来自不确定胚层的肿瘤：如间皮瘤、恶性间皮瘤、脑膜瘤、恶性脑膜瘤。

（5）传统习惯名称：如白血病（leukemia）、霍奇金（Hodgkin）淋巴瘤、尤因（Ewing）瘤、Wilms 瘤（肾母细胞瘤）、黑色素瘤、精原细胞瘤等。

三、肿瘤的分级和分期

（一）肿瘤的分级

肿瘤的分级（grading of tumor）是按肿瘤细胞的分化程度和核分裂象多少对于其恶性程度的估计。1922 年,Broders 首先对皮肤鳞状细胞癌进行分级,依据细胞分化程度,将肿瘤中 75％以上癌细胞属完全分化者定为 Ⅰ 级,50％～75％为 Ⅱ 级,25％～50％为 Ⅲ 级,0％～25％为Ⅳ级。以后这种方法被推广应用于其他肿瘤。1975 年,Fisher 按组织结构、细胞形态及核分裂象多少对乳腺癌进行分级,丰富了肿瘤分级的知识。而后,Stout 提出依据肿瘤细胞分化的高低将其分为"分化良好"、"分化中等"、"未分化"3 级。在实际应用中,这些分级方法都为临床处理提供参考。

（二）肿瘤的分期

肿瘤的分期（staging of tumor）取决于肿瘤的大小、范围和播散,包含病理和临床（影像、手术）各方面的依据,为治疗方案和预后判断提供参考。常用的肿瘤分期方法包括国际抗癌联盟（International Union Against Cancer,Union Internationale Contre le Cancer,UICC）的 TNM 系统,即根据肿瘤的范围（$T_1 \sim T_4$）、淋巴结有无转移及转移情况（$N_1 \sim N_3$）,以及远处有无转移（$M_0 \sim M_1$）而确定。尚有美国癌肿分期联合委员会（American Joint Committee on Cancer Staging,AJC）的肿瘤分期法,即根据肿瘤波及的范围（原位、器官内、器官外、侵入临近器官、远处转移）将肿瘤分为 5 期（0～Ⅳ）,在临床上更为实用。

应当指出,任何分级分期方法都非完美无缺,将肿瘤分级分期应用于临床时必须综合考虑患者的实际情况,包括患者的体质、化验资料以及肿瘤组织中的间质反应（如淋巴细胞浸润）等。

第四节　肿瘤的生物学特性

一、肿瘤细胞的生物学特性

（一）形态特征

1. HE 染色光镜检查　多数恶性肿瘤细胞显示细胞形态怪异（bizzare）,包括体积大、大小形状不一;细胞排列乱,失极性;细胞嗜碱性强（可能与合成多量 RNA 有关）;胞核大,大小、形态不规则,核质体积比例增大（从正常的 1：5 变至 1：1）,有时出现双核、多核或畸形核；核失极性明显；核染色质丰富，粗颗粒状，浓集于核膜下；核内 DNA 多，染色深；核仁大且明显，甚至显示多个核仁；核分裂象多，出现异常核分裂象。

尚有一种小细胞癌，细胞体积小，胞质少，胞核相对较大，核仁更明显。 其分化程度可能更差。 常见的如小细胞性肺癌（燕麦细胞癌），属未分化癌。 有的肿瘤细胞由于胞质内含糖原或脂肪，成为透明细胞，如肾透明细胞癌。 也有的肿瘤细胞体积大、核多，为瘤巨细胞，如骨巨细胞瘤（破骨细胞瘤）。

2. 电子显微镜检查　迄今未发现恶性肿瘤细胞有特征性的超微结构变化。 一般来说，肿瘤细胞分化越低，结构越简单，包括粗面内质网结构单纯化、核糖体增多、线粒体大小不均等。 电子显微镜检查对于识别肿瘤的组织来源甚有帮助，包括上皮细胞间的桥粒和胞质内的张力原纤维，肝细胞的毛细胆管，腺细胞、内分泌细胞或黑色素细胞的胞质内特殊颗粒，肌细胞或肌上皮细胞的肌原纤维，淋巴细胞的核大、切迹深、胞质少、细胞器少，但核糖体集中分布等特点。

3. 染色体检测　恶性肿瘤细胞的染色体组型（核型）多表现为多倍体（multiploid）和非整倍体（aneuploid）。 在形态结构上，可显示染色体断裂、切迹、缺失和环状体形成等。 有些肿瘤细胞有较特征性的染色体片段移位，像 90% 以上的慢性粒细胞白血病患者可有第 22 对长臂与第 9 对长臂移位，构成"费城染色体（Philadelphia chromosome）"，即 Ph 小体；90% Burkitt 淋巴瘤患者可有第 8 对与第 14 对长臂移位；部分急性粒细胞性白血病患者有第 8 对与第 21 对长臂移位；部分 B 细胞淋巴瘤患者则有第 14 对与第 18 对长臂移位等。 此外，有的肿瘤由于基因扩增导致染色体变化，形成均染区（homogeneousely staining regions，HSR）和双微体（double minutes，DM）等。

4. 组织化学　可用组织化学技术显示肿瘤细胞胞质中增多的 RNA、胞核中增多的 DNA。 有的肿瘤细胞有特殊成分（如脂肪），特殊的酶反应（如 γ-谷氨酰胺转肽酶，即 γ-GT）或含特殊的酶导致某些物质（如二羟基苯丙氨酸，即 DOPA）反应。 有的已被用于诊断。

5. 免疫组织化学和原位分子杂交　免疫组织化学是根据抗原抗体特异结合的免疫学原理以特异抗体显示组织细胞中的特异性抗原的技术，原位分子杂交是根据核酸分子碱基配对互补的原理，应用预先整合有已知标记核苷酸碱基的重组 DNA 或 RNA 片段探针，在组织细胞原位显示相应未知 DNA 或 RNA 片段的技术。 两者均可用显色、荧光等标记进行观察和记录，在肿瘤诊断和研究领域，可定位定量检测抗原酶、肿瘤标记物及癌基因及其蛋白产物、病毒核苷酸序列等。

（二）生理特征

肿瘤形成后，在合适的环境和营养条件下肿瘤细胞不断分裂增生，部分细胞也会衰老死亡，包括坏死和细胞凋亡。 肿瘤生长的速度和大小决定于肿瘤细胞生长、消亡之间的平衡，符合细胞动力学原理。

一般来说，肿瘤细胞分化越高其生理功能保存也越多，如胰岛细胞瘤分泌胰岛素；分化高的肝细胞癌分泌胆红素；肌细胞瘤具肌原纤维而有收缩功能等。 分化差的恶性肿瘤多丧失其相应正常细胞的生理功能。

有些肿瘤细胞会产生一些异常物质，如多发性骨髓瘤瘤细胞分泌 Bence-Jones 蛋白。有些肿瘤能产生异位激素，包括促肾上腺皮质素、甲状旁腺素和胰岛素等。

正常细胞具有接触抑制（contact inhibition）特性，即通过接触点细胞膜间的信号传导彼此抑制，不致堆积生长。 肿瘤细胞往往丧失这种功能，导致"失接触抑制"，细胞无限制地分裂、生长，集聚成团。

大部分的恶性肿瘤细胞能在合适的培养基中培养生长，形成细胞株，连续传代。 正常细胞除成纤维细胞和某些胚胎细胞外，体外培养甚为困难。

恶性肿瘤细胞有可能在免疫缺陷的动物（如裸鼠、经放射或免疫抑制剂处理的小动物）中接种生长，形成转移瘤。 接种正常细胞不能生长。

近年来的研究指出肿瘤中存在肿瘤干细胞，肿瘤干细胞具有很强的增生能力，但一般处于静止状态，而且多表达多药耐药基因（MDR-1），所以对化疗不敏感，可能是肿瘤化疗失败的关键。

（三）生化代谢

肿瘤细胞表面负电荷增加，钙离子减少，细胞黏性降低。 这些变化与肿瘤细胞脱落、侵袭有一定关系。

肿瘤细胞膜之间糖、多肽及其他物质的输送增强，细胞间隙连接异常。 这与失接触抑制有关。

肿瘤细胞不论是在有氧还是无氧条件下，糖酵解过程均占优势，产生大量乳酸。 且酵解的强度与恶性程度成正比。 这种在有氧条件下的糖酵解称为 Crabtree 效应，即反 Pasteur 效应。 现知肿瘤的这种特征可能与线粒体功能障碍、细胞膜钠泵活性升高有关。

肿瘤细胞蛋白质的合成和分解代谢都增强，合成代谢又常超过分解代谢，故而细胞得以不断增生。 肿瘤组织核酸更新较正常为快，RNA 和 DNA 的含量都有所增加，这是肿瘤迅速增生的物质基础。

肿瘤细胞膜受体改变表现为伴刀豆球蛋白 A（Con A）等外源性凝集素受体增多，使肿瘤细胞凝集度较正常细胞者高。

迄今未发现特异性肿瘤酶谱。 有的肿瘤组织失去原来相应组织的特殊酶（如细胞色素氧化酶和琥珀酸脱氢酶）活性或增加某些酶（如蛋白合成酶）活性，但大多数肿瘤组织各种酶含量无明显变化。 个别肿瘤显示某些酶活性明显升高，如前列腺癌中的酸性磷酸酶（ACP），骨肉瘤和肝细胞癌中的碱性磷酸酶（AKP）等。 某些肿瘤可以分泌胚胎性同工酶，如醛缩酶等。

（四）免疫特征

肿瘤细胞起源于自体的正常细胞，但现代肿瘤免疫学认为，肿瘤细胞已经不完全是自体细胞,是能激发免疫反应的。 肿瘤免疫主要为细胞免疫。 过去曾经将肿瘤抗原分为肿瘤特异性抗原(TSA)和肿瘤相关抗原(TAA)两大类,认为其均可被细胞毒性 T 细胞,如 CD3[+] 细胞识别。 TSA 引导 T 细胞特异地破坏肿瘤细胞,TAA 不但影响肿瘤细胞,还累及相应的正常细胞。 但现在发现,所谓肿瘤特异性抗原一般经常在某种正常细胞上有表达。 现在对肿瘤细胞的抗原分类往往采用基于分子结构和来源进行分类。

肿瘤抗原来源颇多,包括 HCA 分子,部分突变的癌基因(如 *RAS*)和抑癌基因(如肿瘤蛋白 53,*TP53*)]的蛋白产物,过度表达的基因蛋白(如 ERBB2),病毒抗原(如 HPV-16 的 E7 蛋白),以及胚胎蛋白(如甲胎蛋白 AFP,癌胚抗原 CEA)、分化抗原[如前列腺特异抗原 PSA,通常型同种异体抗原(CALLA)]等。

肿瘤免疫的研究不但有临床诊断和治疗的意义,也是肿瘤病因、发病机制研究的组成部分。 近年来的研究提示肿瘤细胞可能存在"联合抗原",即复杂组合的抗原。

二、肿瘤的侵袭和转移

肿瘤的局部侵袭和远处转移组成肿瘤的播散,是恶性实体瘤的重要特征。 在被确诊为恶性实体瘤的患者中,30％已发生转移,20％有隐匿转移。

(一)侵袭性

肿瘤的侵袭(invasion)是指肿瘤细胞离开原发肿瘤向周围组织进攻的过程,包括细胞脱离、与基膜接触、降解基质和移动穿越等步骤,与细胞的增生、分离、运动和基质的酶降解有关。

肿瘤的失接触抑制导致肿瘤细胞增生堆集,压力升高,进而脱离并扩散。

肿瘤细胞膜结构变化导致黏附力下降,细胞表面的微绒毛、糖蛋白糖基化都影响细胞彼此接触。 细胞黏附分子(cell adhesion molecule,CAM)中的上皮型钙黏着蛋白(E-cadherins)通过细胞膜下的 β-连环蛋白(β-catenin)与细胞骨架连接,一旦钙黏蛋白基因突变失活或连环蛋白基因激活即影响连接,导致分离。 细胞膜钙离子含量减少也导致细胞间结合力降低而促使分离。

脱离的肿瘤细胞有更多的层连蛋白受体,使之与基膜层层粘连蛋白(LN)有高亲和性(affinity)。 肿瘤细胞表达的整合蛋白使之与众多的基质成分,包括纤连蛋白、胶原、玻连蛋白(vitronectin)接触。 肿瘤细胞分泌的蛋白水解酶,以及诱导宿主成纤维细胞、巨噬细胞分泌的酶,后者包括含丝氨酸的尿激酶型纤溶酶原激活剂(PA)、含半胱氨酸的组织蛋白酶 D(cathepsin D)和基质金属蛋白酶等,均能降解基质成分,为肿瘤细胞穿越基膜开道。

肿瘤细胞还依靠本身衍生的运动因子[如自分泌运动因子(AMF)和胸腺素 β15]移动游走,甚至阿米巴运动,突破基膜,向周围浸润(图 5-6)。

上皮性恶性肿瘤未发生侵袭,基膜完整,无血管,靠血液弥散供给营养者称为原位癌(carcinoma in situ),即 0 期癌,多见于子宫颈、皮肤、支气管、胃、乳腺、前列腺。 近年来因为原位癌一词可能会导致对患者的过度治疗，WHO 倾向于将轻、中度的异形增生（dysplasia）归为一类，称作上皮内瘤变低级别（intraepithelial neoplasm，low grade）；而将需要等同于原位癌处理的重度异形增生与原位癌归为一类，称作上皮内瘤变高级别（intraepithelial neoplasm，high grade）。肿瘤侵袭基膜，向周围组织浸润者为浸润癌（infiltrating carcinoma）。

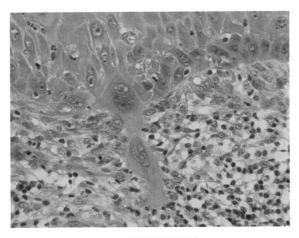

图 5-6　癌细胞浸润基膜

注：鳞状细胞癌突破基膜向真皮内浸润，图中可见癌细胞正穿越基膜

（二）转移

1. 肿瘤转移（tumor metastasis） 指肿瘤细胞脱离原发部位，侵入淋巴管、血管或其他腔道；细胞沿腔道移动至其他部位；在新的部位肿瘤细胞继续增生形成与原发瘤同样类型的肿瘤（继发瘤或转移瘤）的过程，也即脱离（detachment）、转运（transportation）和生成（formation）3 个步骤。

2. 影响因素和转移机制 肿瘤转移受肿瘤本身、周围组织环境、转移瘤生长局部因素和宿主免疫等诸多因素的影响。

肿瘤细胞本身，包括其表面特性、受体、黏度、活动度等影响转移。皮肤基底细胞癌、中枢神经系统肿瘤很少发生转移。已经发现某些肿瘤细胞群中有高转移潜能的细胞亚系的存在，其细胞表面糖蛋白（SGP）的质与量有改变，且与癌基因的活化有关。由此发现肿瘤转移相关基因和肿瘤转移抑制基因的存在，前者与 *RAS* 基因有关，后者包括 *NM23*、*WDNM*$_2$ 等。此外，高转移倾向的肿瘤细胞与其相应正常细胞或低转移肿瘤细胞相比，其组织金属蛋白酶抑制物（TIMP）的分泌要低 10～20 倍，MMP 活性增高，基质蛋白溶解，有利于肿瘤转移。

肿瘤转移与细胞外基质（extracellular matrix，ECM）密切有关。肿瘤细胞接触 ECM。包括基膜和间质结缔组织，分解 ECM 成分胶原、糖蛋白、蛋白多糖等，进而穿越淋巴管或血管壁，在腔内转运，再穿出管壁，着床于新的部位，增生形成转移瘤。在此过程中，肿瘤细胞与基质中的 LN、FN、整合素的量、分布极性有一定关系。肿瘤细胞分泌蛋白酶，也诱导宿主细胞（如成纤维细胞）释放蛋白酶，包括 MMP 和组织蛋白酶 D 分解蛋白质。加之肿瘤细胞衍生的细胞激酶（cytokines），如自分泌运动因子（AMF）促使细胞运动，基质成分中的胶原、LN 和胰岛素样生长因子 Ⅰ、Ⅱ（IGF Ⅰ、Ⅱ）对肿瘤细胞有趋化作用。间质细胞对细胞运动还产生旁分泌效应，如肝细胞生长、扩展因子（HGF/SCF）连接肿瘤细胞受体并促使后者运动。

转移瘤生长的局部环境对转移也有明显影响，包括：局部免疫因素，如自然杀伤细胞对肿瘤细胞的作用；局部血液供应（血管生成情况）；生化环境［甲状腺、胰腺、横纹肌等不利于肿瘤转移，软骨组织中有抗炎症因子（AIF）和内皮细胞生长抑制因子（EGIF）不利于肿瘤转移］；结构功能（脾脏的血窦、肌肉收缩均不利于肿瘤转移）。有些肿瘤的转移有一定的器官倾向性（见下述），可能关系到肿瘤细胞黏附分子的表达，也与化学激酶及其受体有关，化学激酶有趋化作用，直接影响白细胞的运动。

全身免疫状况也影响肿瘤的转移。广泛的肿瘤转移多发生在免疫低下的晚期肿瘤患者。肾上腺皮质激素有抑制淋巴瘤转移的作用。

3. 肿瘤转移的途径

（1）淋巴道转移：常见于各种癌。通过淋巴管内瘤栓脱落或肿瘤细胞经淋巴管壁穿透可形成局部淋巴结的转移病灶，如乳腺癌转移至同侧腋窝淋巴结；甲状腺癌转移至颈部淋巴结；阴茎癌转移至腹股沟淋巴结等。淋巴结有肿瘤转移时往往首先在其包膜下边缘窦中被发现，以后累及整个淋巴结，后者体积增大，质地变硬，切面灰白色。部分鼻咽癌患者往往以颈部淋巴结转移为最早的临床表现。

淋巴结转移灶常为肿瘤进一步发生淋巴道或血道转移的主要来源，淋巴结内的瘤细胞可以延淋巴管顺流，也可以发生逆流，以致造成附近淋巴结群的广泛转移。有时转移途径甚远，但能借以提示肿瘤的原发部位。腹部肿瘤，特别是胃癌的晚期可经胸导管转移到左锁骨上淋巴结，即魏尔啸淋巴结（Virshow lymphonodus）；胸腔肿瘤，如晚期肺癌则可发生右锁骨上淋巴结的转移。了解转移的规律性，对于采取合理的治疗措施有很大的意义。

（2）血道转移：肉瘤及未分化癌多循血道转移。血道转移多由肿瘤细胞直接侵入血管所致，也可经淋巴管再入血管。由于肝接受门静脉回流血液，肺接受体静脉回流血液，因而血道转移最常累及肝和肺。肝转移性肿瘤多来自胃肠道癌肿，肺者则多来自乳腺癌、肾癌、骨肉瘤等。有些肿瘤有较特殊的血道转移着床生长倾向，像肾癌、前列腺癌易发生骨转移，肺癌易转移到肾上腺和脑，神经母细胞瘤则多发生肝和骨的转移。这可能与靶器官内皮细胞与肿瘤细胞黏附分子配体有关，也与靶器官释放的 IGF I 、IGF II 的亲和性有关。某些蛋白酶类抑制物则有组织肿瘤细胞着床的作用。此外，甲状腺和前列腺转移到脊柱与椎旁静脉丛瘤栓栓塞有关。肿瘤一旦侵入肺静脉，则可导致全身器官，如脑、骨、肾等的广泛转移。也有些入血的瘤细胞发生逆行性栓塞转移。

血道转移形成的转移瘤呈多个、球形、边缘整齐，多见于脏器边缘部位（图 5-7）。病灶中心易发生出血、坏死及囊性变。如果靠近表面，则中央可形成"脐凹"。这些都有别于原发瘤。

（3）种植性转移：指脱落的肿瘤细胞在体腔浆膜面或其他处发生种植性生长，可分为浆膜腔转移、脑脊髓腔转移等。由于重力的缘故，胸腔及腹腔内脏的瘤细胞脱落后可种植到肋膈角、直肠膀胱陷窝、膀胱子宫陷窝等处。晚期胃癌可导致双侧卵巢表面的种植性转移，即所谓克氏瘤（Krükenberg tumor）。脑、脊髓肿瘤的瘤细胞可经脑脊髓腔种植于颅底、脊髓背侧和马尾等处。

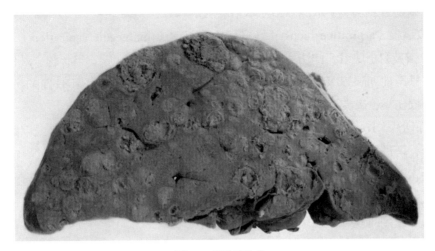

图 5-7　肝转移性癌

注：肝切面示多个呈灰白色转移性肿瘤结节，大小不等，多分布于肝包膜下边缘区

肿瘤转移至浆膜腔可能导致下列后果：①浆膜腔积液。可为浆液性或为血性，与肿瘤细胞刺激浆膜，浆膜下淋巴管、小静脉受阻及小静脉受侵破裂有关。积液沉淀涂片查找恶性细胞有助于诊断。②浆膜腔黏液积聚。多由胃、结肠、卵巢等处黏液腺癌转移造成，大量黏液积聚，称为"腹膜假黏液瘤"。③粘连。肿瘤细胞浸润使浆膜面相互融合或纤维蛋白性渗出物发生机化导致浆膜面粘连，可导致肠梗阻。

黏膜的种植性转移（如胃肠道、泌尿道等处）虽属可能，但十分罕见。偶有在外科手术时，通过黏有瘤细胞的手套、手术器械等引起肿瘤种植性转移。

第五节　肿瘤的诊断

一、肿瘤的病理诊断

病理检查除能明确肿瘤诊断以外，还可提供关于肿瘤组织来源、级别、性质和病变范围等情况，对于决定患者的治疗措施、了解肿瘤的复发及进行肿瘤研究等都十分重要。

（一）活体组织检查

1. 切除活检（resection biopsy）　经手术或内镜切取肿瘤的一部分或全部做肉眼和切片光镜检查。切除活检所含组织较多，且保留了细胞间的相互关系和肿瘤与周围正常组织的关系，便于诊断。

切取时必须取近边缘部血供较好的肿瘤组织，最好带有邻近的正常组织，以作对比。应避免采集坏死或感染的组织，防止对组织的挤压。标本应立即固定于 10% 的甲醛溶液或其他固定液中，有的要做特殊（如速冻）处理，连同病理检验申请单一起送到病理室。病理检验单所填项目应包括姓名、年龄、性别、出生地及有关经历、门诊号或住院号、主要病史和临床检查发现、手术范围和标本采取部位等。

2. 吸取活检（aspiration biopsy）　多用细针吸取（fine-needle aspiration），即以特殊空针刺入肿瘤吸取小块组织作切片或涂片检查。适用于诊断乳腺、甲状腺、淋巴结、腮腺和软组织，甚至前列腺等深部肿瘤，以及某些内脏（肝、肾、胰等）和骨髓的病变。这种方法简便，损伤小，患者痛苦少，但所取组织少，对诊断造成一定困难。

3. 冷冻切片（frozen section）　组织经恒冷箱切片机（cryostat）切片或甲醛急速加温固定后致冷，再进行冷冻切片染色观察。一般在 15 min 内可发出诊断报告。这种技术尤其适用于手术时确定肿瘤良恶性，决定手术范围。其缺点是切片较厚，需要有一定的经验才能诊断。

（二）脱落细胞学

脱落细胞学（exfoliative cytology）是指以含有脱落细胞的液体或分泌物作涂片（cytologic smear）镜检，以达到病理诊断的一种技术。所需设备简单、操作方便、不增加患者痛苦，可用于普查，并可多次重复检查以了解治疗前后病变的变化。

脱落细胞学技术广泛用于女性生殖道分泌物和刮出物、痰液、支气管洗出液、食管拉网收集液、胃液、鼻咽分泌物、尿液、胸腔积液、腹水、乳汁、前列腺分泌液及其他积液的检查。要做出正确的细胞学诊断，必须熟悉各部位的正常脱落细胞形态及其变异，以及肿瘤细胞的形态特征。

有些分泌液（如宫颈分泌液、痰液等）可以直接涂片，有些积液（如尿液、胸腔积液、腹水、关节腔积液、脑脊液）则要沉淀后涂片。每一标本应作多张涂片，稍干后即投入乙醇、乙醚各半的溶液中固定 0.5 h，再染色镜检。除 HE 染色外，可用巴氏染色法（Papanicoloau stain）。

凡在脱落细胞中发现可疑恶性细胞，须进一步复查。见到癌细胞者，也应再作活组织检查，最后确定诊断。

（三）其他病理诊断技术

1. 组织化学（histochemistry）　应用组织化学方法可检测组织中某些特殊成分以确诊或鉴别特殊肿瘤，包括：脂肪染色确定脂肪瘤；PAS 染色鉴别骨的尤因（Ewing）肉瘤（阳性）与骨髓淋巴瘤（阴性）；碱性磷酸酶反应鉴别骨肉瘤（阳性）和骨髓淋巴瘤（阴性）。

2. 免疫组织化学（immunohistochemistry）和免疫细胞学（immunocytochemistry）　应用免疫组织化学和免疫细胞学技术以单克隆或多克隆抗体显示特异性抗原，明确某些肿瘤的诊断，其中包括以角蛋白（keratin）为标记诊断上皮性肿瘤，以结蛋白（desmin）诊断肌源性肿瘤，以波形蛋白（vimentin）诊断间叶组织肿瘤，以前列腺特异抗原（PSA）明确前列腺起源的肿瘤，以甲状腺球蛋白提示甲状腺肿瘤等。此外，尚可用免疫组织化学技术检测肿瘤细胞的雌激素、孕激素、雄激素及其受体，以及众多的癌基因蛋白（如 HER-2）、胚胎抗原（如 AFP、CEA）激素等。

3. 电子显微镜（EM） 应用透射电子显微镜（TEM）可观察细胞的微细结构以利肿瘤鉴别诊断。 例如，可以通过观察上皮和间叶的特殊结构以鉴别低分化癌和肉瘤，观察黑素小体以确定黑色素瘤，观察特殊成分以确定横纹肌（含肌原纤维）、神经组织和内分泌组织的肿瘤（含特殊颗粒）。 对于细胞表面结构的观察可应用扫描电子显微镜（SME）。共聚焦激光扫描电镜（CLSM）可在立体角度观察分析细胞外形和胞核形状有助于区分肿瘤细胞的良恶性。

4. 细胞生物学 流式细胞仪（flow cytometry）可用于检测单个细胞的 DNA 量，进而进行核型分析，以确定肿瘤细胞的分化；也用于白血病和淋巴瘤的分类。 图像分析仪（imaging cytometry）在监测核型、鉴别肿瘤良恶性中更为简单和实用，并可以摄录形态，进行比较。

二、 肿瘤的生化免疫诊断

应用生物化学技术可以检测血中的肿瘤相关酶类、有关激素和其他标志物。 肿瘤的生化诊断面临解决特异性和敏感性的问题。 如测定血中前列腺特异抗原（PSA）诊断前列腺癌，但有时难与前列腺结节性增生鉴别。 应用循环激素放射免疫检测有助于诊断垂体、肾上腺、甲状腺、胰岛等内分泌肿瘤或分泌异位激素的肿瘤。

对于胚胎蛋白在诊断某些肿瘤中的评估发现，甲胎蛋白（α-fetoprotein，AFP）在肝细胞癌中的阳性率达 $60\% \sim 70\%$，其余如卵黄囊残迹肿瘤、睾丸畸胎癌和胚胎性癌，甚至胃和胰的恶性肿瘤也可呈阳性。 癌胚抗原（cancer embryonic antigen，CEA）的阳性率在结直肠癌中为 $60\% \sim 90\%$，在胰腺癌为 $50\% \sim 80\%$，在胃癌和乳腺癌为 $25\% \sim 50\%$。 晚期肿瘤患者、有广泛转移者和手术切除后复发者阳性率高。 需要注意的是，一些其他疾病患者，甚至吸烟的健康人有时也呈阳性。

三、 肿瘤的分子生物学诊断

肿瘤分子生物学诊断技术之一是以基因扩增技术显示不同成分。 聚合酶链反应（polymerase chain reaction，PCR）可以在独特的抗原受体基因重排的 T 细胞和 B 细胞中扩增检测 T 细胞受体或 B 细胞免疫球蛋白的基因，区分其单克隆性或多克隆性，前者为肿瘤性，后者为炎症反应性，从而鉴别肿瘤。 BCR-ABL 转录子的 PCR 检测可以提供慢性粒细胞性白血病的分子信号，有助于诊断和发现治疗后的残存病变。

原位杂交（in situ hybridization，ISH）是肿瘤诊断中的另一种分子生物学有效手段，可以在原位显示核酸分子及其相关物质，如应用荧光原位杂交（FISH）技术观察分析多种肿瘤（Ewing 肉瘤、白血病、淋巴瘤）的染色体移位以助诊断。

FISH 和 PCR 结合可以有效地扩增一些癌基因（如 *HER2*、*MYC*），以提供有关肿瘤（如乳腺癌、神经母细胞瘤）的预后资料。

近年来，多应用 DNA 微阵分析（DNA-microarray analysis）比较不同标本中众多基因表达的相对水平，不但用于诊断，而且可以区分出预后不同的肿瘤亚型，有助于寻找和发现针对基因靶位的抗肿瘤药物。

第六节 肿瘤的流行病学和人群易感性

一、肿瘤的发生率

据世界卫生组织统计，当今全世界每年新发现的恶性肿瘤患者超过 1 400 万，死于肿瘤者约 820 万。 2011 年，美国统计全国每年新增肿瘤患者 150 万，死亡约 60 万。 新增恶性肿瘤中前 3 位在男性为前列腺癌（28％），肺癌（15％），结、直肠癌（9％）；在女性为乳腺癌（28％），肺癌（14％），结、直肠癌（10％）。 恶性肿瘤死亡构成比的前 3 位在男性为肺癌（29％），前列腺癌（11％），结、直肠癌（9％）；在女性为肺癌（26％），乳腺癌（15％），结、直肠癌（9％）。

20 世纪后半叶，我国每年新增的恶性肿瘤患者约 200 万，死亡约 140 万。 常见的十大恶性肿瘤是胃癌，子宫颈癌，乳腺癌，食管癌，肺癌，结、直肠癌，肝癌，鼻咽癌，淋巴瘤和白血病。 其中胃癌、食管癌、肝癌、子宫颈癌尤为突出。 20 世纪末，子宫颈癌发生率明显下降，胃癌也呈下降趋势，肺癌发生率急剧上升，已占首位，肝癌保持高位，乳腺癌及结、直肠癌甚为常见，淋巴瘤、白血病也较多见。 此外，以往少见的前列腺癌、胰腺癌、肾癌等逐渐增多。

肿瘤发生率的变化涉及多种因素，包括环境、某些疾病影响，遗传以及个人行为等。以下将对肿瘤发生发展有关影响因素作简单介绍。

二、环境与肿瘤

在与恶性肿瘤发生有关的因素中，环境尤为重要。 据统计，65％的恶性肿瘤患者发病与环境有关，遗传的影响为 26％～42％。 以往中国和日本的胃癌，现在欧美各国的乳腺癌，中国、东南亚地区和部分非洲地区的肝癌等都足以说明这点。 有学者对到美国移民、本民族内部通婚的第 2 代日本人（称 Nisei）与美国白种人在主要恶性肿瘤（胃癌、肠癌、胰腺癌、肺癌、白血病）病死率方面进行比较，发现 Nisei 介于生活在日本的日本人与生活在美国的美国人之间。

环境因素包括地理环境、饮食、某些疾病，以及职业环境等。 后者中已经发现的如与金属熔炼、半导体、药物生产有关的砷及其复合物与肺癌、皮肤癌的关系；建筑和纺织行业中的石棉与肺癌和间皮瘤的关系；与干洗、黏合剂、去污剂生产有关的苯与白血病、霍奇金淋巴瘤的关系；铬、镍、氡等与肺癌的关系；镉与前列腺癌的关系；氯乙烯与肝癌、血管肉瘤的关系等。

三、年龄与肿瘤

某些肿瘤的发生有一定的年龄分布，儿童中急性白血病、淋巴瘤、视网膜母细胞瘤、髓母细胞瘤、神经母细胞瘤和肾母细胞瘤等较为多见；青年人中骨肉瘤、横纹肌肉瘤等较多见；50 岁以上的中老年人以癌为多见，患癌死亡的患者多集中于 55～75 岁。 至于老年人癌发生率高的原因可能是多方面的，包括与某些物质长期刺激有关的体细胞突变的积累，免疫功能减退及肿瘤生长需要一个较长的隐匿期等。

四、遗传与肿瘤

动物实验发现在同一外界致瘤因素刺激下，不同基因型的动物肿瘤发生率不同。 遗传因素对人类肿瘤发生的作用可有 3 种情况：①遗传性癌综合征。 与常染色体显性遗传有关，包括家族性视网膜母细胞瘤、家族性结肠腺瘤性息肉病、多发性内分泌腺肿瘤、神经纤维瘤病等。 ②家族性癌。 遗传在个体致癌中作用不明显，但有些癌显示明显的家族倾向，包括乳腺癌、卵巢癌、与结肠腺瘤性息肉病无关的结肠癌。 其中某些可能与突变基因遗传有一定关系，如 *BRCA1* 与乳腺癌、*BRCA2* 与卵巢癌。 ③常染色体隐性遗传 DNA 修复缺陷所致疾病，如在着色性干皮病、毛细血管扩张性共济失调症、Bloom 综合征、Fanconi 贫血等基础上发生的各种肿瘤。

由此可见，遗传对肿瘤发生来说应视为一种潜在倾向，遗传因素可能是环境致癌因素作用的基础，其所引起的基因变化可能有助于发生癌变。

五、癌前病变

癌前病变（preneoplastic disorders）是指一类具有癌变倾向，但不一定都会变癌的非癌良性病变。 对癌前病变的研究关系肿瘤的发生和对它的预防，因而既有理论意义也有实践价值。 癌前病变可能是肿瘤形成过程中的一个阶段，由于基因不稳定而具有潜在恶变的风险。

根据流行病学统计，常见的癌前病变包括以下几种。

1. 持续性细胞再生

（1）慢性溃疡、窦道和瘘管：皮肤溃疡等边缘的上皮细胞再生，可发展为鳞状细胞癌；约 1‰胃溃疡患者可并发胃癌，尤多见于伴弥漫性肠腺化生者。

（2）结节性肝硬化：肝细胞再生可发展为肝细胞癌。 据统计 70%以上的肝细胞癌伴结节性肝硬化，5‰～40%的结节性肝硬化患者伴发肝细胞癌。

2. 一般性增生 乳腺纤维囊性病（乳腺囊性小叶增生）多见于 30～40 岁女性，与雌激素水平较高有关。 部分病例可发展为乳腺癌。

3. 异型增生

（1）子宫内膜异型增生：部分可转变为子宫内膜癌。

（2）支气管黏膜上皮异型增生：可发展为支气管癌（肺癌），尤多见于长期吸烟者。

4. 慢性炎症

（1）慢性子宫颈炎：慢性子宫颈炎合并子宫颈癌者为正常子宫颈发生癌者的 7 倍。

（2）慢性胆囊炎合并胆石症：约 70％的胆囊癌患者伴胆石症，对照病例中胆石症发生率仅为 16％。

（3）慢性萎缩性胃炎：一半以上胃癌患者伴慢性萎缩性胃炎。

（4）慢性溃疡性结肠炎：癌变率为 3％～5％，与病变范围和病程有关。

5. 黏膜白斑　黏膜白斑为黏膜上皮局限性增生角化所致，部分患者可发展为鳞状细胞癌。一般口腔黏膜白斑约 30％癌变，50％的女阴癌发生在女阴白斑基础上。

6. 其他

（1）结肠腺瘤性息肉病：本病属常染色体显性遗传性疾病，在西方国家中，年过 50 岁的患者几乎 100％恶变为腺癌。

（2）未降睾丸：未降睾丸内肿瘤发生率为正常睾丸的 30 倍。

第七节　肿瘤的病因

一、化学致癌物质

1775 年，英国人 Pott 发现扫烟囱工人阴囊皮肤癌发生率甚高。1915 年，日本山极、市川发现用煤焦油长期涂擦兔耳可诱发皮肤癌。迄今，动物实验证明化学致癌物有 1 000 多种，与人类恶性肿瘤关系密切者有 30 多种。

（一）特点

化学致癌物质（化学致癌剂）有下列特点。

(1) 来源不一，种类多样，结构各异。

(2) 诱癌时间较短，诱发肿瘤情况与所用致癌剂剂量有关。

(3) 可分为直接致癌剂与间接致癌剂，前者无须代谢可直接致癌，后者在宿主体内经代谢由"前致癌剂"转变为活性产物"终致癌剂"。在转变过程中细胞色素氧化酶 P450 依赖的单氧酶及谷胱甘肽-S-转移酶（GST）起重要作用。

（4）所有直接致癌剂和终致癌剂都具有高亲电子性能，即含缺乏电子的原子，易与细胞 DNA、RNA 及蛋白质中富于电子的原子亲核残基结合，特别是与鸟嘌呤的第 7 位氮原子和第 8 位碳原子结合，形成共价物，影响碱基对正常配位，进一步导致核氨基酸和蛋白质的变化。

（5）众多致癌碳氢化合物活化后的产物是环氧化物，同样影响核酸代谢。

（6）某些致癌化合物需要促进因子（promotor）的作用。作为信号转导系统中关键成分蛋白激酶 C 的强力激活剂十四烷酰佛波醇乙酸酯（TPA）即是一种促进因子。TPA

也促使某些细胞分泌生长因子。 这些都加强致癌化合物的致癌作用。

（7） 化学致癌剂与 DNA 等特殊结合也与某些癌基因参与有关，部分化学致癌剂可引起 *RAS* 和 *TP53* 突变。

（8）有些化学致癌剂是肿瘤发生的促进因子。

（9）有些化学致癌剂可与其他致癌因素（病毒、射线）联合诱发肿瘤。

（二）分类

1. 直接致癌剂　如烷化剂：β-丙烯内酯、二甲基硫化物及某些抗癌药物（环磷酰胺、苯丁酸氮芥、亚硝基尿素等）；酰化剂：1-乙酰咪唑、二甲基氨甲酰氯化物。

2. 间接致癌剂

（1） 多环和异环芳香碳氢化合物：3,4-苯并芘、1,2,5,6-苯并蒽为煤焦油成分，存在于煤烟、内燃机废气、烟草烟雾中。 这些物质的吸入与肺癌的发生有关。 人工合成的类似致癌剂有 3-甲基胆蒽、7,12-二甲基苯并蒽等。

（2）芳香胺和偶氮燃料：苯胺印染厂和橡胶厂工人膀胱癌的发生主要与 2-萘胺有关，后者吸收后羟化，再在肝中被葡萄糖醛酸结合解毒，结合物经肾排至膀胱，尿中的葡萄糖醛酸酶解离葡萄糖醛酸，从而释放亲电子反应物质致癌。 此外，联苯胺、2-乙酰氨基芴（2-acetylamino-fluorene，AAF）及二甲基氨基偶氮苯（奶油黄）也是重要的致癌物质。

（3） 自然界植物和微生物产物：广泛存在于霉变的花生、玉米及谷物中的黄曲霉毒素（aflatoxin）。 其中作用最强的是黄曲霉毒素 β_1，甚易诱发大鼠，特别是雄性、幼年、膳食中缺乏胆碱的大鼠的肝癌。 这与黄曲霉毒素在细胞内质网内环氧化形成环氧化物有关。 此外，苏铁苷、黄樟素、槟榔等也可致癌。

（4） 其他：包括亚硝胺和胺类。 自然界广泛存在的亚硝酸盐和二级胺体外或体内合成的各种类型的亚硝胺是目前所知的强致癌物质。 动物实验证明其可诱发多部位肿瘤，不同结构的亚硝胺有不同的器官亲和性，这种亲和性与给药途径无关。 亚硝胺的作用是一部分分子在粗面内质网内被氧化激活，产生有活性的正碳离子，作用于 DNA 或 RNA 亲核基团，形成变异的 DNA 而致癌。 此外，氡与肺癌，氧化乙烯与白血病，氨乙烯与肝血管肉瘤，石棉与肺癌及间皮瘤发生的关系均已被肯定。 金属元素中砷、铬、镍、铍与肺癌的发生有关，镉可引起前列腺癌，钼、镁、硒缺乏可成为肿瘤发生的潜在原因。 近年来，对某些杀虫剂、抗真菌药物（如灰黄霉素）及聚氯联苯类物质（PCBs）的致癌作用也颇为关注。

二、生物致癌因素

（一）病毒

1908 年，Ellermann 和 Bang 首先证明白血病鸡的无细胞滤液接种于健康鸡中可诱发白血病，开创了病毒致癌研究的起点。 迄今，发现动物的肿瘤病毒有 600 多种，其中 150 多种可以在体外使细胞转化。 这些病毒中 2/3 为 RNA 病毒，1/3 为 DNA 病毒。 前者主要引起白血病和淋巴瘤，以及一部分小鼠乳腺癌；后者包括乳多空病毒（乳头状瘤病毒、多瘤病毒和空泡病毒）、腺病毒、疱疹病毒等，可引起多种肿瘤。 病毒侵入宿主的途径包括：垂直传播（通过生殖细胞、细胞内病毒与核酸的整合和致癌基因的作用）和水平传播（通过乳汁、食物或接触传播）。 病毒与人类肿瘤的关系除流行病学资料提供的证据外，曾于电镜下发现某些恶性肿瘤等肿瘤细胞内有病毒颗粒，有的肿瘤患者血清中有病毒特异性抗体，肿瘤细胞中有病毒基因组。 因而提出 T 细胞白血病或淋巴瘤与 Ⅰ 型人 T 细胞白血病病毒（HTLV-1），子宫颈癌与单纯疱疹 Ⅱ 型病毒及人乳头状瘤病毒，鼻咽癌、Burkitt 淋巴瘤与 EB 病毒，肝细胞癌与乙型或丙型肝炎病毒之间的可能关系。 但病毒与动物肿瘤，特别是人类肿瘤发病中的确切作用仍在研究。

1. RNA 致癌病毒 动物中 RNA 病毒（反转录病毒）转化细胞通过两种机制：①急性转化病毒。 含转化病毒基因（V-onc），如 V-SRC、V-ABL、V-MYB 等。 ②慢性转化病毒。 如小鼠乳腺癌病毒，不含 V-onc，其前病毒 DNA 片段插入细胞癌基因附近，在强有力的启动子影响下，邻近正常或突变的细胞癌基因过度表达，此过程即为插入突变（insertional mutagenesis）。 对于人类肿瘤而论，如人 T 细胞白血病病毒Ⅰ型（HTLV-1）与人 T 细胞白血病/淋巴瘤发生有关，与人类免疫缺陷病毒（HIV）相似，对 CD4$^+$ T 细胞有趋向性，后者即肿瘤转化的主要靶细胞，其发生的分子机制尚不完全清楚。 已知 HTLV-1 含 pX 基因，后者编码紫杉醇（TAX）蛋白，再激活若干宿主细胞基因，包括细胞激酶 IL-2 及其受体、GM-CSF 的基因编码转录。 此外，TAX 抑制若干控制细胞周期的抑癌基因，包括 CDKIs、CDKN2A/P16 和 TP53 的作用。 凡此均刺激 T 细胞增生，同时影响附近巨噬细胞，增加 T 细胞分裂因子，如 IL-1 的分泌。 增生的 T 细胞还进一步促使继发性转化或突变，最终导致单克隆性肿瘤性 T 细胞群的产生。

2. DNA 致癌病毒 DNA 病毒除与上述若干动物肿瘤发生有关外，与人类肿瘤有密切关系的 DNA 病毒包括乳头状瘤病毒（HPV）、EB 病毒（Epstein-Barr Virus，EBV）、人疱疹病毒 8（HHV-8）（或称 Kaposi 肉瘤疱疹病毒）及乙型肝炎病毒（HBV）等。 以下简单介绍其作用环节和机制。

（1）人乳头状瘤病毒（HPV）：已发现 HPV1、2、4、7 是人乳头状瘤的病因，HPV 也与子宫颈、肛门等处鳞状细胞癌，20％口咽癌的发生有关。 75％～100％浸润型子宫颈癌和重度异型增生、原位癌组织中存在 HPV16 和 18 的 DNA 序列，HPV6 和 11 似更多见于低度恶性的生殖道疣。 HPV 的致癌作用与其两种早期病毒基因蛋白，即 E6、E7 有关。E6、E7 与多种癌基因和抑癌基因编码的生长调节蛋白相互作用，E7 蛋白阻抑视网膜母细胞瘤蛋白并替代正常状况下由 RB 基因封闭的 E2F 转录因子，同时抑制 CDKIs CDKN1A/P21 和 P27。 来自高危险型 HPV16、18 和 31 的 E7 蛋白还影响周期素 E 和 A。 E6 蛋白也有多种作用，包括阻抑灭活 p53 蛋白介导 BCL2 家族的细胞凋亡前成员 BAX 的降解，以及激活端粒酶等。 总之，高危险型 HPV 有促使抑癌基因缺失、激活周期素、抑制细胞凋亡、对抗细胞衰老等作用。 但实验证明，HPV 本身不足以致癌，其致癌过程需要其他因素的参与。

（2）EB 病毒（EBV）：已知 EBV 与若干人类肿瘤，包括 Burkitt 淋巴瘤、移植后淋巴组织增生、获得性免疫缺陷综合征（AIDS）患者中原发性中枢神经系统淋巴瘤、AIDS 相关淋巴瘤亚系、霍奇金淋巴瘤亚系，以及鼻咽癌的发生有关。 上述肿瘤中除鼻咽癌外，均为 B 细胞肿瘤。 此外，有些 T 细胞淋巴瘤亚系和少数 NK 细胞淋巴瘤也可能与 EBV 有关。 已知 Burkitt 淋巴瘤在非洲某些地区呈流行趋势，其他地区则多散发。 流行区中所有淋巴瘤患者其瘤细胞均含 EBV 基因组。 EBV 对 B 细胞有强嗜组织性，能感染众多 B 细胞，导致其增生。 在体外，受染 EBV 会导致 B 细胞永生化，形成淋巴母细胞样细胞株，后者表达若干 EBV 基因编码的抗原。 事实上，EBV 导致 B 细胞增生是十分复杂的，有一种 EBV 编码基因，名为 LMP-1，作用如癌基因，其在转基因小鼠中的表达可诱发 B 细胞淋巴瘤。 LMP-1 通过激活信号通路启动 B 细胞增生，犹如 B 细胞经表面分子 CD-40 激活一样。 与此同时，LMP-1 通过激活 *BCL2* 阻止细胞凋亡，一种名为 *EBNA2* 的 HBV 编码基因又反向激活几种宿主基因，包括周期素 D 和 src 基因家族。 这种情况如发生在 Burkitt 淋巴瘤流行区，伴发的疟疾或其他感染可降低机体免疫力，导致 B 细胞持续增生。 由于 B 细胞不表达能为宿主 T 细胞识别的细胞表面抗原，脱离免疫调节的 B 细胞增加了获得性突变的机会，发生染色体移位，如 t（8；14），进而激发 myc 癌基因，导致生长失控。 加之此时其他基因受损，最终显现单克隆性肿瘤。 必须指出，在非流行区，80％的 Burkitt 淋巴瘤不含 EBV 基因组，但均存在特异性染色体移位。 可见尚有其他机制激活 B 细胞引起相似的突变诱发非洲外的 Burkitt 淋巴瘤。 在免疫抑制的患者，包括 HIV 感染者或器官移植受体，感染 EBV 的 B 细胞会发生多克隆增生，于体内产生对应的淋巴母细胞样细胞群，但这些 B 淋巴母细胞可表达能被 T 细胞识别的表面抗原，从而这些细胞增生能随患者免疫状态的恢复正常而抑制、缓解。 至于在我国南方较为常见的鼻咽癌，几乎在所有肿瘤中均能发现 EBV 基因组，由此看来 EBV 也是与其他因素，包括遗传（HLA 表型、染色体）、环境、食物等一并在鼻咽癌发生中发挥作用。

（3）乙型肝炎病毒（HBV）：流行病学资料和病理学研究提示慢性 HBV 感染与肝细胞癌关系密切，但在肝癌发生中病毒的作用模式并未清楚。 HBV 基因组不编码转化蛋白，在肝细胞中也无恒定的病毒整合类型。 90％ HBsAg 阳性肝癌患者有肝细胞中 HBV DNA 的整合，肿瘤克隆也与之有关。 看来 HBV 致癌作用是多方面的：一是病毒引起慢性肝细胞损伤并随之发生再生，在环境因素如食物中毒素的作用下 HBV 促使肝细胞突变；二是 HBV 编码蛋白 HBx 破坏几种生长控制基因经 NF-κB 通道转录激活的受染肝细胞的正常生长；三是细胞质信号转导通道（如 RAS-MAP 激酶）被打开，产生如上述 HTLV-1 的 TAX 蛋白作用。 *HBx* 基因在肝细胞癌变中的上述过程已由转基因小鼠实验得到证实。 至于 *HBx* 是否引起 *TP53* 灭活尚无定论。 最后，在部分患者中病毒整合可引起继发性染色体重组，包括多个隐藏的未明抑癌基因的缺失。

（二）细菌

细菌与肿瘤的关系尚待确证。 继发现幽门螺杆菌（*Helicobacter pylori*，HP）与消化性溃疡发生有关之后，其作为胃癌和胃淋巴瘤的病因也逐渐得到认可。 胃淋巴瘤全为 B 细胞来源。 鉴于淋巴滤泡在黏膜，转化的 B 细胞位于淋巴滤泡边缘带，故此类淋巴瘤又称为黏膜相关淋巴瘤或结外边缘区 B 细胞淋巴瘤（MALToma），其发生过程包括慢性胃炎胃黏膜淋巴滤泡增生，HP 感染导致 HP 反应性 T 细胞形成，转而引起多克隆 B 细胞增生，增生 B 细胞中由于生长调节基因突变积累，形成单克隆 B 细胞肿瘤。 因此，在疾病早期杀灭 HP 可除去对 T 细胞的抗原性刺激从而阻止淋巴瘤形成。 HP 与胃癌发生的关系包括慢性胃炎导致胃黏膜萎缩、细胞肠腺化生、不典型增生和癌变。 此类癌变发生于 3% 的慢性胃炎患者，历时几十年。 令人费解的是十二指肠溃疡患者却几乎完全不发生胃癌。

（三）寄生虫

中华支睾吸虫与肝内胆管上皮腺瘤样增生和胆管细胞癌的发生有密切的关系。 日本血吸虫虫卵与结肠炎症、息肉，进而癌变有一定关系。 埃及血吸虫引起膀胱炎症合并膀胱癌较为常见，肿瘤发生也经历炎症、增生、癌变等过程，但确切机制未明。

三、物理致癌因素

可能致癌的物理因素包括射线、紫外线、热辐射、异物等，其致癌机制有的与染色体损伤或修复缺陷有关；有些物理因素通过激活 RAS 基因灭活抑癌基因 *RB*，导致肿瘤发生。

（一）射线

射线来源包括 X 线、核裂变、放射线核素等。 早期 X 线工作者的皮肤癌，含放射物质的矿井中工人的肺癌发生率增高都引起人们的注意。 1945 年，日本广岛、长崎原子弹爆炸后居民白血病发生率明显升高，平均潜伏期约为 7 年。 几十年后该地区曾受辐射影响的人群的白血病发病率依然很高，且甲状腺、乳腺、结肠、肺和其他部位恶性肿瘤的死亡率也居高不下。 前苏联契尔诺贝利核电站的核泄漏同样造成周围地区人群中肿瘤的高发生率。 此外，为医疗目的所用的放射性物质也可能致癌。 已发现婴儿和儿童期头颈部接触放射（如 X 线检查）者约 9% 与以后发生的甲状腺乳头状癌有关。 射线是一种强致癌剂，离子辐射有突变效应，可导致染色体断裂、移位，甚至发生基因突变。 双股螺旋 DNA 链的分开在射线致癌过程中是最重要的。 此外也已证明非致死量射线可造成基因的不稳定性，后者有助癌变。

（二）紫外线

来自太阳的紫外线可引起皮肤鳞状细胞癌、基底细胞癌，甚至黑色素瘤，大多见于光照强烈的澳大利亚和新西兰的白种人。 紫外线致癌关系到 DNA 损伤形成嘧啶二聚体。损伤 DNA 的修复依靠作用于核苷酸切除修复的蛋白质修复系统，强烈的紫外线照射可能影响该修复系统。 部分患者体内缺乏特异性 DNA 修复酶也与肿瘤发生有关。 此外，紫外

线也会引起 *p53* 突变。

（三）其他

致癌的其他物理性因素还包括热辐射、特殊异物（片状结构、石棉纤维）等。

探索人类肿瘤的病因，已发现物理因素的重要性似不及化学因素或生物因素，可能的解释是：①一般来说物理因素致癌时间较长，有的甚至受损细胞的后代在其他环境因素的作用下积累多种基因突变后才发生癌变。②物理因素所致肿瘤其发生率相对较低，可能与其存在的局限部位或地域有关。③导致某些肿瘤发生的物理因素似较明确，防护可以及时，措施较易奏效。但应当强调：必须重视对某些职业性或灾难性致癌的物理因素的认识与防护。

由上可见，肿瘤发生的原因除机体遗传因素外，与外界环境中多种致癌因素有关，即多原因论。如吸烟引起肺癌除与烟草中存在的 3，4-苯并芘等有关外，还可能与同时吸入微量放射性核素，甚至卷烟纸燃烧产生的化学物质等有关。又如咀嚼槟榔引起的口腔癌、隐睾症患者的隐睾恶性肿瘤及男子包茎或包皮过长引起自身阴茎癌及配偶子宫颈癌也都有多种致癌因素参与。肿瘤发生的多原因论也在动物实验中得到证实。1936年，美国科学家 Bittner 将乳腺癌高发的 C_3H 株小鼠后代与低发的 C_{57} 黑小鼠后代出生后立即交换母乳喂养，结果 C_3H 小鼠后代雌鼠乳腺癌的发生率由原来的 95％下降到 7％，C_{57} 黑小鼠后代的雌鼠乳腺癌则由原来的 1％上升到 67％，动摇了小鼠乳腺癌单一遗传说。随后从乳腺癌小鼠乳汁中找到病毒，为病毒致癌说提供佐证。进一步的实验又将部分后代雌性小鼠进行卵巢切除，发现在相同情况下，与不切除卵巢的小鼠相比较，后代小鼠切除卵巢者乳腺癌发生率低。上述实验提示小鼠乳腺癌的发生至少与遗传、病毒、激素等因素有关。

第八节　肿瘤发生的分子机制

一、与肿瘤发生有关的基因

20 世纪 80 年代开始，大量发现与肿瘤发生有关的基因，可归纳为如下。

（一）正常调节基因

1. 促进生长的原癌基因（protooncogene） 经其等位基因突变等可变为癌基因（oncogene），常见的如 *RAS*、*ABL*、*MYC*、*MYB*、*JUN*、*FOS*、*BCL*、*SIS*、*SRC* 等。

2. 抑制生长的抑癌基因（tumor suppressor gene）或抗癌基因（antioncogene） 如 *RB*、*TP53*、*WT-1*、*p16*（*INK4α*）、*NF-1*、*NF-2*、*APC* 等。

3. 调节细胞凋亡（apoptosis）的基因 包括 *MYC*、*FAS*、*TP53*、*BCL2*、*BAD*、*BAX* 等。

（二）DNA 修复基因

通过影响机体修复其他基因非致死性损伤的能力间接影响细胞生存或增生。DNA 修复基因的失活会导致基因组广泛的突变和细胞转化。所以也可以被归为广义的抑癌基因。

二、肿瘤性生长的分子基础

细胞的肿瘤性生长与正常调节基因中原癌基因突变、抑癌基因失活、细胞凋亡基因受损，以及 DNA 修复基因的作用有关，需要各种条件，过程十分复杂，与信号转导表达、逃避凋亡、无限制复制，以及随后相关的肿瘤血管形成、侵袭转移能力获得过程等有关。现从几个方面表述。

（一）自身足够的生长信号

正常状态下细胞增生过程包括生长因子与细胞膜特殊受体结合，在生长因子受体短暂有限的作用下激活位于细胞膜内层若干信号转导蛋白，信号通过第二信使经细胞质转入细胞核，在细胞核调节因子诱导和激活下，启动 DNA 转录和细胞周期进程，最终促使细胞分裂。由此可见，获得自身足够的生长信号在肿瘤细胞信号转导过程和细胞周期调节中的作用。其有关因素包括以下几点。

1. 生长因子 肿瘤细胞生长需要自身足够的生长因子的刺激，突出的如血小板源性生长因子（PDGF）和转化生长因子-α（TGF-α）。不少肿瘤形成的生长因子本身基因无变化，但其他基因（如 *RAS*）可导致生长因子过度表达，细胞分泌大量生长因子，如 TGF-α，后者与表皮生长因子（EGF）关系密切。

2. 生长因子受体及部分编码生长因子受体的癌基因 已检测在若干肿瘤中有正常的生长因子受体的过度表达或结构异常，从而向细胞不断传递分裂信号。生长因子受体的过度表达能使癌细胞对正常时不能促发增生的生长因子水平有更高的反应性，最明显的如上皮细胞生长因子受体（EGFr）家族。ERBB-1（EGFr 的一种）过度表达见于 80% 的肺鳞癌，另一相关受体 HER2（ERBB2）过度表达见于 25%～30% 的乳癌和肺、卵巢及腮腺腺癌。上述肿瘤对少量生长因子的分裂效应高度敏感，乳腺癌癌细胞中有多量 HER2 蛋白者预后不良。临床上应用抗 HER2 人源化单克隆抗体封闭 HER2 对乳腺癌治疗有效，显示该受体在乳腺癌发生中的作用。

3. 信号转导蛋白 编码信号通路不同成分基因的突变是导致细胞自律性生长较为常见的机制。众多信号蛋白位于胞质膜内层，从而接受激活的生长因子-受体信号并将之转入细胞核。现以常见的 RAS 和 ABL1 基因为例加以说明。人类肿瘤中约 30% 均含 RAS 的突变型，某些肿瘤如结肠癌和胰腺癌 RAS 突变率更高。RAS 蛋白家族作为 G 蛋白连接鸟嘌呤核苷酸（三磷酸鸟苷 GTP 和二磷酸鸟苷 GDP）。RAS 蛋白在细胞信号转导状态和静止状态中有所不同，细胞静止状态 RAS 蛋白连接 GDP，当细胞受生长因子刺激，静止的 RAS 通过 GDP 转变为 GTP 而活化。活化的 RAS 激活增生调节因子，包括 RAF-MAP 信号。然而正常 RAS 蛋白活化阶段是短暂的，因为内在的三磷酸鸟苷酶（GTPase）会水解

GTP，使之成为 GDP，使 RAS 蛋白回到静止状态。　活化的 RAS 蛋白的 GTPase 活性又受GTPase 活化蛋白家族（GAPs）调节。　GAPs 作用如同分子闸，能通过将 GTP 水解为GDP，防止不受控制的 RAS 过度活跃。　由于突变的 RAS 蛋白能结合 GAPs，GTPase 不能被激活，因此突变的 RAS 被制止于与其激活的 GTP 的连接形式，GTP 不能水解，细胞继续增生。　一种 GTPase 激活蛋白，即神经纤维因子 1（NF-1）的突变即见于家族性神经纤维瘤瘤病 I 型。　RAS 原癌基因通常由点突变激活，分析其多发生于环绕密码子 12、13、61 的热点，分子基础是 RAS 蛋白的结晶结构，这些部位的突变将影响分子编码和GTP 水解，甚至 GAS 的灭活。　除 RAS 外，若干非受体相关的酪氨酸激酶在信号转导中也显示作用。　其中，ABL 在细胞癌变中的作用最为明确。　ABL 原癌基因具有酪氨酸激酶的活性，但受阴性调节位点阻抑，在慢性粒细胞性白血病和某些急性白血病中，由于 ABL随染色体移位从 9 移至 22，随即与裂点群区（BCR）部分融合，形成 BCR-ABL 杂合基因，显示酪氨酸激酶活性，能激活若干通路，包括上述 RAS-RAF。　BCR-ABL 在细胞转化中的作用已由临床慢性粒细胞性白血病患者对 ABL 激酶抑制剂［STI571，又名甲磺（酸）伊马替尼］治疗反应所证实。　此外，已知正常 ABL 蛋白位于胞核，可促使 DNA 受损的细胞发生凋亡，其作用类似于 TP53 基因。　BCR-ABL 融合基因在上述两条通路中均丧失功能，进而导致细胞自律性生长且不致凋亡。

4. 核转录因子　已知肿瘤细胞自律性生长是调节 DNA 转录的有关基因突变的结果。　癌蛋白，包括 MYC、MYB、JUN、FOS 和 REL 等癌基因的产物均位于细胞核内，其中在肿瘤中的作用最为明显。　在众多细胞中均有 MYC 原癌基因表达，当静止细胞接受分裂信号时，很快形成 MYC 蛋白，后者联结 DNA，激活若干生长相关基因，以及周期素依赖激酶（CDKs）。　CDKs 驱使细胞进入细胞周期。　正常细胞当细胞周期开始时 MYC 蛋白降至最低，与此相反在癌变过程中 MYC 呈持续性表达或过度表达，促使细胞增生。　Burkitt 淋巴瘤中染色体移位 t（8；14）导致 MYC 过度表达，乳癌、结肠癌、肺癌及其他众多肿瘤中 MYC显示扩增。　此外，相关基因 n-MYC 扩增见于神经母细胞瘤，l-MYC 见于肺小细胞癌。

5. 周期素和周期素依赖激酶　细胞癌变时驱使进入细胞周期的基因因突变或扩增而失却调节作用，细胞遂发生自律性增生。　已知在细胞周期特殊时期，会合成各种周期素（cyclin），周期素结合 CDKs 并使后者激活，本身随即降解。　如此反复，从而调节细胞生长。　细胞周期中 G1 到 S 是最重要的关卡（check point）。　细胞接受分裂信号时周期素D 家族增多，激活 CDK4 和 CDK6。　上述关卡由视网膜母细胞瘤蛋白（pRB）监管，CDKs促使 pRB 磷酸化，如此细胞越过 G1 到 S 的障碍而进入合成期。　从 S 到 G2 则由周期素 A结合 CDK2 和 CDK1 激活促进。　在 G2 早期，周期素 B 借与 CDK1 结合，促使细胞由 G2进入 M。　CDK2 活性又由两个 CDK 抑制剂（CDKIs）家族调节，其中之一含 3 种蛋白，即 CKDN1A（p21）、p27、p57，作用范围较广；另一组含 4 种蛋白，即 p15、CDKN2A（p16）、p18、p19，有时统称 INK4 蛋白，对周期素 D/CDK4 和 D/CDK6 有选择性抑制作用。　由上可见，基因突变可影响调节周期素和 CDKs 的活性，促使细胞增生。　看来在细胞转化中，影响周期素 D 或 CDK4 的表达甚为常见。 周期素 D 在众多肿瘤，包括乳腺、食管、肝的癌肿和淋巴瘤中呈高度表达。 在黑色素瘤、肉瘤和胶质母细胞瘤中显示 CDK4 扩增。 影响周期素 B、E 及其他 CDK2 者可见于某些肿瘤，但不如影响周期素 D/CDK4者常见。

6. 端粒酶 近年来有关染色体端粒（telomere）在肿瘤发生发展中的作用已引起重视。 端粒指真核细胞线性染色体末端 DNA 序列的多个重复，在人类为 6 个核苷酸序列即 5′-TTAGGG-3′ 的多次重复，作用是保护和稳定染色体末端，使细胞维持生长。 端粒的缩短或缺失将导致染色体融合和不稳定，细胞发生老化，甚至死亡。 端粒保持与端粒酶（telomerase）的存在有关，后者为核糖核蛋白酶，能以自身 RNA 为模板，用反转录方式复制端粒序列。 肿瘤发生过程中及肿瘤形成之后，与一般正常细胞（生殖细胞、骨髓细胞除外）比较，由于缺乏端粒酶及其作用，端粒得以维持，细胞可能永生化。 $85\% \sim 95\%$ 的人类恶性肿瘤中可见端粒酶重激活。

（二）对生长抑制信号不敏感

细胞对生长抑制信号的不敏感见于抑癌基因作用下细胞保持分化和不转化。 根据体细胞癌变过程基因突变的 Knudson 两次打击假说，凡有遗传倾向的癌其形成与细胞基因突变位点的纯合子化或正常基因失去杂合子有关。 抗生长信号防止细胞增生通过两个机制：一是该信号引起分裂细胞走向 G0 期；另一是细胞进入分裂后期，失去复制潜力，抗生长信号插入细胞周期 G1→S 的关卡。 以下分别讨论对生长因子抑制有关的基因和细胞周期。

1. RB 基因 *RB* 基因是最早发现的抑癌基因，以具活性的低磷酸化和无活性的高磷酸化两种方式存在，前者作用如同细胞周期 G1→S 的止闸。 细胞受生长因子激活后，Rb 蛋白因磷酸化而灭活，细胞跳过 G1→S 关卡。 进入 S 期后细胞即进一步分裂。 进入 M 期则 RB 中磷酸基团解脱，形成去磷酸化的方式。 上述止闸作用的分子基础未完全明了，G0 或 G1 静止期细胞含活跃的低磷酸化的 Rb，后者结合转录因子 E2F 家族阻止细胞复制。 当静止的细胞受到生长因子刺激时，周期素 D 和 E 浓度升高，D/CDK4，D/CDK6 和 CDK2 激活导致 Rb 磷酸化，后者释放 E2F 转录因子并促进其他若干靶基因的转录。 如若缺乏 Rb 蛋白，或其影响转录因子的能力因突变而丢失，则细胞周期的分子止闸解除，细胞轻易进入 S 期。 当然，控制 Rb 磷酸化的其他基因的突变也可以显示 Rb 缺失的后果，这就是在许多肿瘤中仍可见到正常 Rb 存在的道理。 如周期素 D 或 CDK4 突变激活可以影响 Rb 磷酸化有助于细胞增生。 CDKI2 突变灭活藉周期素和 CDKs 失调激活而促使细胞进入细胞周期。 由 CDKN2A，即激酶 4（INK4a）抑制物编码的一种抑制剂即是人类肿瘤中极普通的缺失或突变灭活的对象。 已知胚胎性 CDKN2A 突变与 25% 有黑色素瘤倾向者有关，体细胞获得性 CDKN2A 缺失或灭活见于 75% 的胰腺癌，$40\% \sim 70\%$ 的胶质母细胞瘤，50% 的食管癌，20% 的肺小细胞癌、软组织肉瘤和膀胱癌。 在大多数人类癌肿中细胞恶性转化的核心是正常细胞周期调控的丧失，其中调整细胞周期的 4 个关键基因（*CDKN2A*、周期素 *D*、*CDK4*、Rb）中至少有 1 个发生突变。 含 *CDKN2A*、周期素 *D* 或 *CDK4* 基因突变的细胞中，*RB* 即使不突变也失却功能。 若干动物肿瘤病毒和人 DNA 致瘤病毒的转化蛋白看来至少部分显示有中和 Rb 的生长抑制作用。 SV40 和多瘤病毒大 T 抗原，腺病毒 EIA 蛋白以及人乳头状瘤病毒 E7 蛋白都与高磷酸化型 Rb 联结。

2. 转化生长因子途径 迄今对细胞周期中的止闸作用及抗增生信号转入细胞仍缺乏了解。 其中最明确者为 TGFβ，此为双重生长因子包括骨形蛋白和活化素家族的一员，是众多正常上皮细胞、内皮细胞和造血细胞中潜在性增生抑制因子。 TGFβ 连结 Ⅰ、Ⅱ、Ⅲ 3 个受体调节细胞生长，其抗生长效应大多通过 Rb 途径协调。 TGFβ 通过刺激 CDKIP15 的产生和抑制 CDK2、CDK4、周期素 A 和 E 的转录使细胞停滞于 G1 期。 这些也都降低 Rb 的磷酸化和锁定细胞周期。 在不少的肿瘤中，TGFβ 途径的生长抑制效应因突变而被破坏，这些突变可能影响 TGFβ 受体或使抗增生信号经受体转向胞核 SMAD 分子。 其中 Ⅱ 型受体突变见于结肠癌、胃癌和子宫内膜癌，10 种 TGFβ 信号蛋白之一的 SMAD4 因突变而失活在胰腺癌中甚常见。 已知 100％ 的胰腺癌和 83％ 的结肠癌其 TGFβ 途径至少有 1 种成分发生突变。

3. 结肠腺瘤性息肉症（APC）β-连环蛋白（catenin）途径 APC 基因在通常情况下抗增生效果并不明显，其主要功能为细胞黏附因子类，其缺失常见于结肠癌。 这种胞质蛋白的突出功能是调节细胞内 β-连环蛋白的水平。 β-连环蛋白为连结 E-钙黏着蛋白（cadherin）的胞质部分以促进细胞间黏合，同时可转入胞核内激活细胞增生。 已知 β-连环蛋白是 WNT 信号通路的重要成分，WNT 为可溶性因子，能诱导细胞增生，通过与其受体连结和信号转导，防止 β-连环蛋白的降解，并将之转入胞核，与 T 细胞因子（TCF）结合起转录激活因子作用。 细胞静止期未暴露 WNT，胞质 β-连环蛋白被含重要成分 APC 的复合物降解。 在正常细胞中，APC 借破坏作用防止 β-连环蛋白的信号；在肿瘤细胞中 APC 丢失，β 连环蛋白不降解，WNT 信号反应继续激活，导致生长促进基因如周期素 D1 和 myc 的转录。 出生时带有一个突变的等位基因者在 20 岁之前其结肠可发生成百上千的腺瘤性息肉，其中一个或几个息肉发生恶变。 往往于肿瘤发生前 APC 基因拷贝丢失，并有其他基因突变致癌。 70％～80％ 的自发性结肠癌有 APC 突变。 含正常 APC 基因的结肠肿瘤有 β 连环蛋白的激活突变，后者有阻止 APC 降解的作用。

4. *TP53* 基因—起基因组稳定监护作用 *TP53* 抑癌基因突变在人类肿瘤中最为常见，既抑制细胞增生，更能调节细胞凋亡。 各种不同刺激，包括缺氧、癌基因表达不当、DNA 完整性受损等都能启动 p53 反应途径。 在静态细胞中 p53 半衰期仅约 20 min，这与 MDM2 蛋白破坏有关。 细胞受到刺激，如 DNA 受损，p53 即进行转录后调节作用，使之与 MDM2 分离，并延长半衰期。 不受 MDM2 束缚的 p53 如同转录因子而变得活跃。 以下分述 p53 的作用过程：p53 主要影响细胞周期中的 G1 后期，由 CDKI、CDKNIA（p21）的 p53 依赖转录所致，CDKNIA 抑制周期素/CDR 复合物，阻止细胞进入 G1 期的 RB 磷酸化，如此间歇有利于细胞休整以修补 DNA 的损伤。 p53 也诱导某些蛋白，如 GADD45（意即生长停止与 DNA 损伤蛋白），以助 DNA 修复，一旦这种修复成功，p53 即上调

MDM2 转录，后者又下调 p53，解除细胞周期的束缚；反之，如果 DNA 损伤不能修复，正常的 p53 则通过凋亡诱导基因如 *BAX* 等表达以诱导细胞凋亡。 作为基因组的监护，p53 结合子缺失，DNA 损伤即不能修复，突变即固存于分裂细胞中，后者就可能发生恶性转化。 已经发现在人类肿瘤中 70％以上有 p53 缺损，其余也显示 p53 上游或下游基因的缺损。 p53 纯合性缺失几乎见于所有人类癌肿。 此外，如 Rb 蛋白，正常 p53 蛋白也可能被某些 DNA 病毒影响而致无效，致癌病毒如 HPV、HBV 及 EBV 等都能连接正常 p53 蛋白使之丧失保护功能，导致癌肿发生。

近年的研究发现，microRNAs 在肿瘤的发生发展中起着重要的作用。 microRNAs 是一类约为 22 个碱基的微小 RNAs，能与同源序列的靶 mRNA 结合从而抑制其蛋白质翻译作用或直接将其降解。 不同的 microRNAs 能抑制不同 mRNA 的翻译，如阻断癌基因的翻译则起着类似抑癌基因的作用；反之如抑制抑癌基因的翻译，则起着类癌基因的作用。 由于 microRNAs 分子量小，在血液和组织中稳定性较好，可望成为一类新的肿瘤标志物。

肿瘤中很多抑癌基因处于高甲基化状态，抑癌基因表达下降，也在癌症的发生、发展中发挥重要作用。

第九节　肿瘤与宿主的关系

肿瘤与宿主的关系包括宿主在肿瘤形成中的作用与反应，以及肿瘤对宿主的影响。

一、宿主在肿瘤形成中的作用与反应

（一）基因组不稳定是细胞恶变的潜在因素

已知恶性肿瘤发生与 DNA 修复缺陷有关，凡带有 DNA 的修复蛋白发生遗传突变者可增加患癌的危险性。 现举例说明。

1. 遗传性非息肉性结肠癌（HNPCC）综合征　与基因缺损 DNA 错配修复有关，现至少发现有 5 个错配修复基因，而这些 DNA 修配基因如同抑癌基因。 此外，TGFβⅡr 和 *BAX* 也发生突变。

2. 着色性干皮病　也为缺损 DNA 修复障碍的遗传性疾病，在此基础上容易发生皮肤癌。 由于紫外线引起嘧啶残基的交互连结阻止了正常 DNA 的复制。 DNA 损伤靠核苷酸切除修配系统，后者需要若干蛋白和基因。 一旦这些蛋白、基因遗传缺失，即可导致着色干皮病和在此基础上发生的皮肤癌。

3. 常染色体隐性遗传性疾病和 Bloom 综合征　毛细血管扩张性共济失调和 Fanconi 贫血等对射线、化学物质均甚敏感，其表型甚为复杂，除与肿瘤发生有关外，尚在上述不同疾病中显示多种症状（发育障碍、神经症状、贫血等）。 看来毛细血管扩张性共济失调基因管辖若干过程，包括 TP53 功能，前述 ATM 对觉察 DNA 损伤和激活 TP53 也不可缺。

4. 家族性乳腺癌 与基因突变密切相关。 80％的病例有两大基因，即 *BRCA1* 和 *BRCA2* 突变。 除乳腺癌外，*BRCA1* 突变还与女性卵巢上皮癌和男性前列腺癌有关；*BRCA2* 突变增加男女性乳腺癌，以及卵巢、前列腺、胰腺、胆管、胃和黑色素细胞的恶变。 这些基因都与调节 DNA 修复有关，凡细胞缺乏此类基因则可使染色体断裂和重度非整倍体化。 在 DNA 修复通道上，BRCA1 与若干蛋白，包括 ATM 有关，同时也是染色体双股裂开修复中的蛋白复合物的一部分。 在肿瘤发生中，*BRCA1* 和 *BRCA2* 必定要灭活。 应当指出 BRCA1 和 BRCA2 不同于 *APC*、*TP53* 等其他抑癌基因，其在自发性乳腺癌中很少灭活。

（二）宿主对肿瘤的免疫反应

1. 免疫监视 肿瘤发生与抗原或细胞逃避机体免疫监视有关。 已知先天性免疫缺损者中5％患肿瘤，概率为正常人群的 200 倍；用免疫抑制剂的移植受体和 AIDS 患者中肿瘤患者多，且多为淋巴瘤。 肿瘤逃避机体免疫可能通过下列途径：①抗原阴性者或免疫性弱者逃避监视，不引起免疫反应。 ②组织相容性抗原（Ⅰ类 HLA）消失或减少表达。 ③缺乏复合刺激。 T 细胞致敏需要两种信号，即 MHC 提供的外来肽和复合刺激分子。 有些肿瘤细胞能表达 Ⅰ 类肽类抗原，但不能表达复合刺激分子，如 B7-1，不激发免疫反应。 ④免疫抑制：致癌物质（化学物质、射线）可抑制免疫，TGFβ 也具免疫抑制性，因而肿瘤细胞得以逃逸免疫。

2. 肿瘤抗原 肿瘤抗原包括特异性抗原和非特异相关抗原。 对肿瘤抗原的研究有助于了解肿瘤发生发展和肿瘤诊断。 肿瘤抗原包括：①癌的基因家族抗原。 如黑色素瘤抗原基因（MAGE）家族的 MAGE1，在 37％的黑色素瘤中表达，也见于肺、肝、肾和食管肿瘤。 ②组织特异性抗原。 包括黑色素细胞特异性抗原蛋白——MART1、gp100、酪氨酸酶等，在黑色素细胞和黑色素瘤中表达。 细胞毒性 T 细胞能对之反应，并摧毁含此等抗原的细胞。 ③蛋白基因突变形成抗原。 如来自 β-catenin、ras、tp53、CDK4 等产物，存在于不同肿瘤中。 ④过度表达抗原。 如 HER-2（neu）蛋白，过度表达见于30％乳腺癌、卵巢癌。 ⑤病毒抗原。 $CD8^+$ T 细胞可识别针对 HPV、EBV 等抗原。 ⑥其他肿瘤抗原。 如 MUC-1 抗原，见于胰腺、卵巢、乳腺等肿瘤组织的黏液中。 ⑦癌胚抗原。 又称"胚胎抗原"，如 CEA、AFP 等。 ⑧特异性分化抗原。 CD10、PSA 等。

3. 肿瘤的细胞免疫 肿瘤的细胞免疫在肿瘤免疫中甚为重要，包括：①细胞毒性 T 细胞。 动物实验证实其抗肿瘤的特异效应，人类中对与病毒有关的肿瘤（Burkitt 淋巴瘤、乳头状瘤等）似有预防作用。 人类肿瘤中 MHC 限制性 $CD8^+$ T 细胞似有较广的免疫效应，其可由树突细胞反复免疫形成。 ②自然杀伤细胞（NK 细胞）。 可由 IL-2 激活，对较广范围的人类肿瘤均有影响。 ③巨噬细胞。 T 细胞和 NK 细胞分泌的 γ 干扰素可激活巨噬细胞，进而通过吞噬作用或 TNF 等杀伤肿瘤细胞。 ④体液机制对肿瘤细胞免疫的作用。 可通过体液机制激活补体，以及通过 NK 细胞抗体依赖性细胞毒作用等进一步发挥机体对肿瘤的细胞免疫。

（三）促激素与肿瘤

某些肿瘤的发生发展与宿主的促激素有密切关系，已经证明有些肿瘤细胞有特异的激素受体存在，一些内分泌腺和性腺的肿瘤都在相应的促激素作用下加速生长。卵巢功能性肿瘤（颗粒细胞癌、卵泡膜细胞瘤）分泌过多的雌激素可能促进子宫肌瘤、子宫内膜癌，甚至阴道癌的发生、发展。前列腺与雄激素有一定关系，可以用雌激素抑制其生长。乳腺癌在年轻和妊娠妇女中发展迅速，雌激素受体阳性的较阴性的对雌激素更为敏感，这可以作为治疗和估计预后的参考。

（四）多步性肿瘤发生及其基础

动物实验和细胞转化的分子生物学研究已经证实，肿瘤的发生是一个多步骤的过程，将经过激发、促发和演进阶段。

细胞的转化和恶变需要特殊的刺激和宿主的反应性，该阶段称为激发（始动）阶段（initiating stage），刺激因素称为激发因子（initiator）或致癌因子（carcinogen），主要引起DNA突变。细胞基因突变在一定条件下发展为肿瘤的阶段称为促发阶段（promoting stage），需要的条件称为启动子（promotor）或辅助致癌因子（co-carcinogen），其中有蛋白激酶C的激活剂组织型纤溶酶原激活物（TPA），以及蛋白磷酸酶的强烈抑制剂等，都能影响细胞的信号转导。内源性激素、胆盐有时也构成肿瘤促发因子。细胞经过激发和促发，即由转化状态进入恶性阶段，形成肿瘤细胞。肿瘤细胞形成后，进入演进阶段（progressing stage），这是基因损伤积累的结果，使肿瘤表现为过度增生、侵袭和转移。这些都反映肿瘤细胞内积累的多种基因突变和不同表型特征的子代克隆形成和相互竞争，最终形成肿瘤并体现肿瘤细胞的"异质性"（heterogeneity）。

多步性肿瘤发生有其基础，期间表现为众多致癌基因的突变和抑癌基因的失活。现对大肠癌发生发展的形态、分子变化作一简单示意（图5-8）。

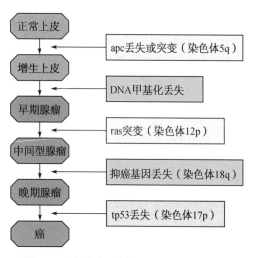

图5-8　大肠癌发生发展的形态、分子变化示意图

（五）肿瘤血管形成

肿瘤血管形成体现了宿主对于肿瘤的反应。一般认为，实体瘤长至直径1～2 mm以上，必须得到血管供应，不然缺氧会诱导激活TP53，致肿瘤细胞凋亡。肿瘤组织内血管形成保证了肿瘤的血液和营养供应；而且新形成的内皮细胞可以分泌胰岛素样生长因子、血小板源性生长因子（PDGF）、GM-CSF及IL-1等刺激肿瘤细胞生长，与肿瘤细胞的不断增生、侵袭、转移有关。实验证明肿瘤细胞和周围一些炎症细胞能分泌血管生成因子，如血管内皮细胞生长因子（VEGF）和碱性成纤维细胞生长因子（bFGF）等。在这些因子的作用下，肿瘤周围的血管内皮细胞增生，毛细血管发芽，形成新的血管并穿入肿瘤组织之中。 近期也发现一些肿瘤细胞产生和诱导生成血管生成抑制因子，前者如血小板反应蛋白 1（thrombospondin l），后者如由纤维蛋白酶原、胶原等蛋白裂解产物生成的血管抑素（angiostatin）、内皮细胞抑素（endostatin）和脉管抑素（vasculostatin）。 在肿瘤血管生成中，血管生成因子和抗血管生成因子经常保持动态平衡。 此外，也已证明野生型 *p53* 由于能诱导血小板反应蛋白 1 的合成而抑制肿瘤血管形成，随着 *p53* 等位基因突变灭活。血小板反应蛋白 1 急剧下降，又促使血管生成因子升高。

缺氧导致肿瘤血管生成是依靠释放缺氧诱导因子 1（HIF1）。 HIF1 控制 VEGF 转录，VEGF 转录也受 *RAS* 控制，*RAS* 激活上调 VEGF 生成。 此外，在血管生成及其对抗因子平衡调节中，蛋白酶也起作用。 不少蛋白酶能释放储存于细胞外间质中的 bFGF，相反纤维蛋白酶原分解产生血管抑素。 上述关于肿瘤血管生成的实验研究正引向有关治疗。

二、 肿瘤对宿主的影响

（一） 肿瘤性疾病的一般临床表现

（1） 不论是良性肿瘤或是恶性肿瘤，都可能压迫周围组织，阻塞腔道，影响器官功能，引起疼痛。 像颅内肿瘤压迫脑组织，食管癌引起阻塞，子宫平滑肌瘤影响妊娠与分娩等。 有时还伴有出血、感染等并发症。 生长在外露部位的肿瘤影响容貌。

（2） 良性肿瘤还由于分化好，可能分泌激素，像垂体促生长激素、胰岛素等，危害宿主。 较大的有蒂的良性肿瘤可发生扭转梗死。 良性肿瘤还可能发生恶变。

（3） 恶性肿瘤常发生侵袭和转移。 部分恶性肿瘤（像肝细胞癌）可引起非感染性发热，合并瘤栓，造成严重后果。 大部分晚期恶性肿瘤患者可发生"恶病质"。 小部分（约 15%）晚期恶性肿瘤患者可表现"肿瘤伴随综合征"。 此外，肿瘤复发及患者精神上的负担也是恶性肿瘤对宿主造成的影响。

（二） 癌性恶病质

恶病质（cachexia）是指机体由于恶性肿瘤或其他慢性消耗性疾病导致氧化过程减弱、代谢物质堆积，造成体重减轻、消瘦、贫血、体弱、明显衰竭的状态。 由肿瘤引起的恶病质称癌性恶病质，肿瘤越大，播散越广者恶病质的发生越多，程度也更为严重。 其确切机制未明，可能是恶性肿瘤分解产物的作用，再加上营养不良、失眠、感染、疼痛、出血等多种因素引起的一组综合表现，已发现肿瘤坏死因子-α（TNF-α）抑制食欲，并有抑制脂蛋白脂酶的活性，阻止游离脂肪酸从脂蛋白分解的作用。 此外，蛋白运动因子泛醌蛋白小体通道破坏骨骼肌蛋白，并有脂肪溶解作用。

（三） 肿瘤伴随综合征

肿瘤伴随综合征（paraneoplastic syndrome）是指部分肿瘤产生异位激素或其他生物活性物质，同时伴有免疫损伤、中毒等原因，导致患者表现出一系列内分泌（库欣综合征、高血钙、低血糖、甲状腺功能亢进、红细胞增多症、肢端肥大症）、皮肤（黑棘皮症、皮肌炎）、神经肌肉（肌无力症、中枢及周围神经障碍）、骨关节（杵状指趾、肥大性骨关节病）、血管和血液（静脉血栓形成、消耗性心内膜炎、贫血、红细胞增多症）及免疫功能异常等病变和症状。 症状可因肿瘤的缓解而减轻，也随肿瘤的复发而加剧，严重者可致死。 凡有肿瘤伴随综合征的肿瘤称为功能性肿瘤，包括：①产生异位激素的肿瘤，又分胺前体摄取和脱羧酶（APUD）系细胞肿瘤和非 APUD 系细胞肿瘤。 前者包括胃肠道类癌、肺小细胞癌、甲状腺髓样癌等，可产生促肾上腺皮质激素（ACTH）、抗利尿激素（ADH）、血管加压素、缩宫素、胰岛素等。 后者包括肺大细胞未分化癌、皮肤鳞状细胞癌、肝细胞癌、胃腺癌、肾腺癌等，可产生人绒毛膜促性腺激素（hCG）、甲状旁腺素（PTH）、甲状旁腺激素相关蛋白（PTHrP）、生长素等。 ②产生其他生物活性物质的肿瘤。 其产生的物质包括促红细胞生成素、集落刺激因子、生长调节素、碱性磷酸酶（AKP）、乳酸脱氢酶（LDH）、甲胎蛋白（AFP）、癌胚抗原（CEA），以及前列腺素、破骨细胞激活因子等。

（四）肿瘤的逆转

肿瘤逆转是指恶性肿瘤在体内分化诱导剂等作用下，重新趋向正常分化的过程，体外实验证明，在分化诱导剂作用下，恶性细胞的部分或全部恶性特征都可能逆转，如以 cAMP 处理体外培养的癌细胞，后者形态向正常分化，接触抑制部分恢复，细胞活动性降低，对植物凝集素反应降低。 常用的分化诱导剂包括视黄酸（retinoid acid）、亚硒酸钠等。部分恶性肿瘤自行消退或转变为良性肿瘤，如黑色素瘤、绒毛膜细胞癌的消退，神经母细胞瘤变为节细胞性神经瘤的过程可能与恶性细胞逆转有关。

第十节　常见肿瘤介绍

当前我国常见的十大肿瘤包括肺癌、肝癌、乳腺癌、胃癌、大肠癌、食管癌、子宫颈癌、鼻咽癌、淋巴瘤和白血病，这些将在后述章节中专门介绍。 本节主要从肿瘤的组织来源、好发部位、形态及生长特征等方面归类介绍一些常见肿瘤的共同特点。

有关肿瘤的分类如表 5-3。

表 5-3　肿瘤分类表

组织来源	良性肿瘤	恶性肿瘤
上皮组织	乳头状瘤	鳞状细胞癌、基底细胞癌、移行细胞癌
	腺瘤	腺癌
	纤维瘤	纤维肉瘤
非淋巴造血间叶组织	脂肪瘤	脂肪肉瘤
	黏液瘤	黏液肉瘤

组织来源	良性肿瘤	恶性肿瘤
	平滑肌瘤	平滑肌肉瘤
	横纹肌瘤(极少见)	横纹肌肉瘤
	滑膜瘤	滑膜肉瘤
	软骨瘤	软骨肉瘤
	骨瘤	骨肉瘤
	骨巨细胞瘤Ⅰ级	骨巨细胞瘤Ⅲ级
	血管瘤	血管内皮(肉)瘤、血管外皮(肉)瘤
	淋巴管瘤	淋巴管肉瘤
淋巴造血组织	无	淋巴瘤
		朗格汉斯细胞性组织细胞增生症
		白血病
		多发性骨髓瘤
神经组织	星形胶质细胞瘤Ⅰ、Ⅱ级	星形胶质细胞瘤Ⅲ级
		星形胶质细胞瘤Ⅳ级(多形成胶质母细胞瘤)
	少突胶质细胞瘤	少突胶质母细胞瘤
	室管膜细胞瘤	室管膜母细胞瘤
	无	髓母细胞瘤
	节细胞性神经瘤	神经母细胞瘤
	神经鞘瘤	无
	神经纤维瘤	恶性神经鞘瘤(神经源性肉瘤)
	无	视网膜母细胞瘤
	脑膜瘤	恶性脑膜瘤
	无	脊索瘤
杂类	黑痣	(恶性)黑色素瘤
	水泡状胎块	恶性水泡状胎块、绒毛膜上皮癌
	多形性腺瘤(混合瘤)	恶性多形性腺瘤(恶性混合瘤)
	间皮瘤	恶性间皮瘤
	畸胎瘤	恶性畸胎瘤
	无	肾母细胞瘤(Wilms 瘤)
		肝母细胞瘤
	无	精原细胞瘤、无性细胞瘤
		胚胎性癌

一、上皮组织肿瘤

(一)良性肿瘤

1. 乳头状瘤(papilloma)　指被覆上皮(鳞状上皮、柱形上皮、立方上皮、移行上皮)突出表面呈乳头状增生者。乳头的中央为结缔组织和血管等。肿瘤细胞分化好,肿瘤底部边界清楚,无浸润。常发生于皮肤、口腔黏膜、鼻、鼻旁窦、喉、外耳道、膀胱、阴茎等处。手术切除后一般不复发。

2. 腺瘤（adenoma） 腺瘤来自腺上皮，包括柱状或立方上皮，形成腺管，管外有基膜，腺管间有结缔组织。 分化好的腺瘤与正常腺体无多大差异，但多数表现为腺管增多，大小不一，形态不规则，缺乏典型的小叶和导管，腺上皮细胞也有一定程度的异形。 有时腺管极度扩张形成囊肿，即囊腺瘤；如同时伴上皮乳头状增生，则称为乳头状囊腺瘤。

腺瘤多发生于乳腺、甲状腺、胃肠道、唾腺、卵巢，也见于汗腺、皮脂腺、垂体、肾上腺皮质、甲状旁腺、肾等。 现将常见者举例如下。

（1）乳腺纤维腺瘤（fibroadenoma of breast）：常为单个，发生于20～35岁妇女，多与内分泌失调（滤泡素过多）有关。 肿瘤呈球形或分叶状，边界清楚，质坚无粘连，能被推动。 切面瘤结节灰白半透明状，有时见纤维组织形成条索状将瘤组织分隔为许多小叶。镜下显示腺管与周围纤维结缔组织呈不同程度的增生。

（2）甲状腺腺瘤（adenoma of thyroid）：常为单个，多见于女性，肿瘤呈结节状，大小不一，随吞咽上下移动。 由于该腺瘤的组织形态不同，故可将其区分为滤泡型、胎儿型、胚胎型。 甲状腺腺瘤有时与甲状腺滤泡状癌不易区别，仔细检查包膜是否受累对其鉴别甚为重要。 所谓甲状腺多发性腺瘤几乎全为结节状增生。

（3）结肠腺瘤（adenoma of colon）：多为肠腺癌的癌前病变，一般肠腺瘤直径大于2 cm者恶变率可达50%，有一种多发性肠腺瘤又称结肠腺瘤性息肉症，是一种家族遗传性疾病，表现为结肠黏膜表面多个腺瘤结节，有时造成肠腔阻塞。 个别腺瘤可能早期恶变为腺癌，镜下显示腺腔丰富，大小不等，部分腺上皮细胞有核分裂象。

（4）卵巢囊腺瘤（cystadenoma of ovary）：发生于成年妇女，以单侧者为多。 肿瘤呈结节状，形成囊肿，大者可达30～40 kg。 可分为：①浆液性囊腺瘤，腺上皮分泌浆液，有的呈乳头状生长，容易发生恶变；②黏液性囊腺瘤，常呈多房性，腺上皮分泌黏液，囊壁光滑，少有乳头生长。

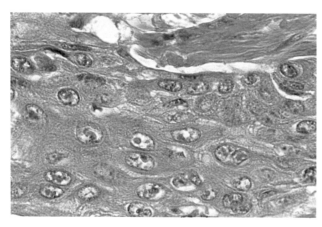

图 5-9 鳞状细胞癌（细胞间桥，HE）

注：癌细胞间有一狭窄的空隙区，其间可见丝状连结结构，呈嗜酸性，相互间呈平行排列

（二）癌

癌为恶性肿瘤中最常见的一种，其种类也甚多。

1. 鳞状细胞癌（squamous cell carcinoma） 多发生于有复层鳞状上皮的皮肤、口腔、鼻咽、喉、食管、阴茎、阴道、子宫颈等处，也可由支气管、胆囊、子宫体等处的柱状上皮化生为鳞状上皮癌变而来。 分化好的鳞状上皮癌癌细胞常有细胞间桥（图5-9）、角化等，癌巢中央常有角化珠（癌珠）存在（图5-10），周围围以鳞状细胞和基底细胞。 分化差者无细胞间桥或角化，癌细胞呈多角形、甚至梭形，核分裂象多，恶性程度较高（图 5-11）。

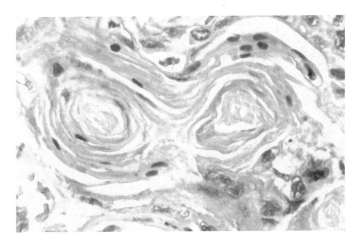

图 5-10　鳞状细胞癌（角化珠，HE）

注：角化珠是由分层状角化上皮细胞和角化物构成，呈强嗜酸性

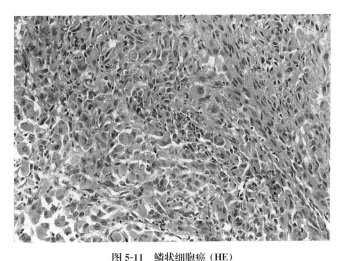

图 5-11　鳞状细胞癌（HE）

注：癌细胞呈多角形，胞质呈嗜酸性，核异形，染色质深染，有核分裂象

2. 基底细胞癌（basal cell carcinoma）　来自皮肤及其附件（汗腺、毛囊）的基底细胞，多发生在光照部位，如面部皮肤，可形成溃疡。　镜下：癌细胞体积大，染色深，癌巢中心部分细胞呈梭形，周围呈柱形，偶尔形成腺腔结构，核分裂象甚多。　有些肿瘤产生黑色素，称为色素性基底细胞癌。　有时部分癌细胞发生角化，称为鳞状基底细胞癌。　本肿瘤的特点是形态上恶性程度虽高，局部坏死溃疡明显，但生长缓慢，很少发生转移，且对放射线很敏感，早期治疗预后好。

3. 移行细胞癌（transitional cell carcinoma）　多见于膀胱和肾盂，常呈多发性乳头状生长，可发生早期浸润和转移。

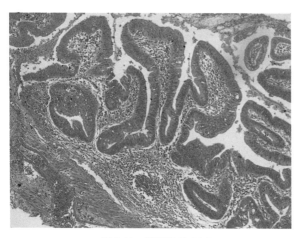

图5-12 结肠腺癌（HE）

注：癌细胞排列呈腺管状，细胞层次增加，核深染，异形，可见核分裂象

4. 腺癌（adenocarcinoma） 分化好的腺癌与腺瘤的形态相似，有的尚具分泌功能。 分化差的腺体大小不一，腺上皮细胞增生明显，细胞核大、深染、失极性，可见核分裂象（图5-12）。 根据肿瘤的形态，可以区别为单纯腺癌、囊腺癌、乳头状囊腺癌等。 凡有多量黏液分泌者称黏液腺癌（mucoid adenocarcinoma）又称胶样癌。

5. 未分化癌（undifferentiated carcinoma） 指一组分化极差、难于鉴别其组织来源的恶性肿瘤。 此种癌多见于肺，也可发生于胃、食管、鼻咽、子宫颈等。 癌细胞呈弥散排列，少有形成巢状或索状者，细胞体积较小，核大染色深，核分裂象多见。这种结构有时难与肉瘤鉴别，作网状纤维染色有助诊断，网状纤维在未分化癌往往围绕细胞巢，在肉瘤多围绕单个细胞。 未分化癌恶性程度高，常发生血道转移，但对放射线和某些化疗药物较敏感。

6. 类癌（carcinoid） 又称嗜银细胞癌（argentaffin carcinoma）。 起源于神经嵴的嗜银细胞，好发于胃肠道与支气管，胃肠道类癌半数位于阑尾。 本癌生长慢，病程长，凡直径＜2 cm者很少转移。 大体标本上肿瘤边界不清，切面黄色。 镜下：癌细胞多呈巢状或索状排列，细胞小，多边形，大小形态较为一致；核圆而核分裂象少见；胞质少，嗜银染色。 该肿瘤能分泌5-HT、组胺等物质，会引起颜面潮红、腹泻、右心房内膜肥厚和肺动脉狭窄等，构成类癌综合征。

二、非淋巴造血间叶组织肿瘤

该组肿瘤来源广泛，发病年龄比上皮性肿瘤者为轻，良恶性的相对性更为突出。 间叶组织相互转变的特性也反映到本组肿瘤中来，造成形态变化多端，成分复杂多样。 此外，本组各种肿瘤的特点不但取决于组织发生，也随其生长部位而异。

（一）纤维组织的肿瘤

1. 纤维瘤（fibroma） 十分常见，可发生于不同部位，尤多见于皮肤、筋膜、肌肉间，也可位于卵巢、胃肠道等处。 肿瘤多呈球形或椭圆形，大小不等，边界清楚，多无明显包膜。 切面显示灰白色纤维条索纵横交叉，质地不等，多较坚实。 镜下显示成分为成熟的纤维细胞，梭形，细胞周围有多量胶原纤维，后者在VG染色中显示红色。 网状纤维染色可以显示肿瘤细胞周围有网状纤维。 该肿瘤手术切除效果好，但位于腹直肌的硬纤维瘤，或称带状瘤略呈 浸润性生长，切除后易复发，甚至恶变，故手术时必须连同其周围的部分腹直肌一并切除。

2. 纤维肉瘤（fibrosarcoma） 是一种常见的恶性肿瘤，发生部位除同上述纤维瘤外，也见于后腹膜、长骨等处。 肿瘤呈灰色或灰红色，质均匀，有时伴出血坏死。 镜下瘤细胞呈短梭形或圆形、胞质丰富、核大小不一、分裂象多。 该肿瘤恶性程度不等，既与分化有关，也与生长部位有关，体表者恶性程度较低。

（二）脂肪组织的肿瘤

1. 脂肪瘤（lipoma） 十分常见，女性好发。 可发生在任何脂肪组织，尤多见于体表皮下。 肿瘤大小不一，单个或多发，质软，有薄的包膜，切面黄色似正常脂肪组织，其中有纤维间隔，使之呈分叶状。 镜下细胞分化良好，似正常脂肪细胞，偶有大小不一、排列不整齐形态。

2. 脂肪肉瘤（liposarcoma） 较少见，多发生在 40 岁以上的成年人。 可位于大腿、腘窝、臀部等软组织深部及腹膜后，偶呈多发性。 镜下结构随分化高低而异，分化高者甚似正常脂肪，分化差者仅见大小密集的多形性细胞，胞质内脂肪空泡甚少，需用组织化学方法才能证实，且有瘤巨细胞及较多核分裂像。 脂肪肉瘤较为特征性的变化是含有抗消化酶的过碘酸 Schiff 反应（PAS）阳性物质。 该瘤多数对放射线敏感。

（三）肌肉组织的肿瘤

1. 平滑肌瘤（leiomyoma） 多见于子宫及肠壁。 肿瘤多呈球形，边界清楚，质较坚，切面灰白色，有纵横交错的纤维索，偶见坏死和钙化。 镜下：瘤细胞与正常平滑肌细胞十分相似，可有体积较大、排列紧密的改变。 胞核常排成栅状，核分裂象甚少。 可用特殊染色（如 Masson 三色法）以鉴别平滑肌细胞和纤维细胞。 子宫平滑肌瘤在成年女性十分常见，可多发，瘤结节大小不等。 按其部位可分为黏膜下、肌壁间及浆膜下，可导致阴道出血或不育，偶尔可恶变。

2. 平滑肌肉瘤（1eiomyosarcoma） 多见于子宫、阔韧带、肠道等处。 肿瘤切面均匀，呈鱼肉状。 镜下肿瘤细胞呈索状排列，有时不甚规则，高倍镜下核分裂象多见。

3. 横纹肌肉瘤（rhabdomyosarcoma） 较为常见，多发生于四肢深部的横纹肌，生长迅速。 肿瘤质地柔软，切面紫红色或浅红色，伴出血坏死。 镜下：瘤细胞形态、大小极不一致，呈圆锥形、三角形、球拍形、蝌蚪形、带状等。 胞质红染，内有纵纹及横纹，可用磷钨酸苏木素染色法（PTAH）显示。 该肿瘤恶性程度极高，常发生早期血道转移。

（四）脉管组织肿瘤

1. 血管瘤（hemagioma） 多发生在头颈部皮肤及肝、脾等器官。 体表者在出生后不久即可见到。 儿童时期肿瘤生长快，以后逐渐停止生长。 肿瘤多呈紫红色，有时突出皮肤表面，无包膜，与周围组织界限不清。 镜下：皮肤的血管瘤多为毛细血管型，内皮细胞增生为实体团，管腔狭小。 内脏的血管瘤多为海绵型，即血管管腔大，形成血窦，其间有薄间隔，呈海绵状，常为多发性。 此外，尚有混合型。

2. 淋巴管瘤（1ymphangioma） 又称水瘤或淋巴水囊肿，多见于儿童，好发于颈部、腹股沟、腋下或舌、口腔等处。肿瘤由大小不等的淋巴管构成。

（五）骨及软骨组织肿瘤

1. 骨软骨瘤（osteochondroma）及骨瘤（osteoma）　多见于儿童及青年，以长骨，如股骨下端、胫骨上端等处为多见。肿瘤向外生长，大小不一，底部有蒂与长骨相连。骨软骨瘤表面多盖以软骨，中心为骨组织。待软骨成分全部骨化后即为骨瘤。

骨软骨瘤与先天性外生性骨疣在形态上极为相似，后者特点为多发性，并有明显家族发病倾向。

2. 软骨瘤（chondroma）　可区分为发生在小骨的软骨瘤和发生在长骨及扁骨的软骨瘤两大类型。发生在小骨的软骨瘤多位于指、趾骨的中心部位，表面分叶状，切面灰白色半透明。镜下：细胞丰富，但分化良好。切除后一般不复发。发生长骨（如股骨、胫骨）及扁骨（如盆骨、胸骨、脊椎骨）等的软骨瘤也位于其中央部，分化尚好，但手术后极易复发，可显示浸润。凡软骨瘤直径＞10 cm 者，应当作软骨肉瘤处理。

3. 骨肉瘤（osteosarcoma）　常见，患者以青年人为多，男性略多于女性，常有局部外伤史。肿瘤多自长骨的干骺端开始发展，股骨下端、胫骨上端和肱骨上端为常见部位。瘤组织既向骨髓腔生长；也向外生长于骨膜下形成肿块，有时可突破骨膜侵入软组织，形成新骨，在 X 线片中呈白色放射状，易引起病理性骨折。肿瘤形态随细胞的分化而异。分

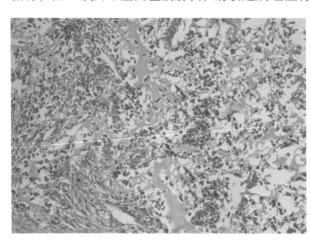

图 5-13　骨肉瘤（HE）

注：肿瘤细胞弥漫分布，细胞异型性明显，大小不一，核分裂象多，组织中有不规则小梁状骨基质

化好者有多量排列紊乱的骨样组织或骨组织，质坚色灰白；分化差者有明显出血坏死，质脆而软，生长迅速，镜下显示瘤细胞丰富，梭形或多边形，大小不一，可形成瘤巨细胞，核分裂象多，有多少不等骨基质或骨样组织分布（图 5-13）。组织化学方法证实瘤细胞内有多量碱性磷酸酶的存在。瘤细胞形态大小的差异以及骨样组织和骨组织量的多少与肿瘤分化程度有密切关系。骨肉瘤恶性程度极高，发展迅速，早期可发生血道转移，严重威胁生命。

4. 巨细胞瘤（giant cell tumor）　又称破骨细胞瘤（osteoclastoma）。多发生在长骨骨骺部，尤以股骨下端、胫骨上端及桡骨上端为多见。肿瘤呈膨胀性生长，骨皮质常受压变薄如蛋壳。切面瘤组织呈紫红色，质软。伴出血及囊肿形成，X 线片显示病灶呈"肥皂泡"状。镜下：瘤组织由单核基质细胞及多核巨细胞构成。此瘤分 3 级：Ⅰ级之基质细胞分化好，巨细胞多而大、核多，属良性；Ⅲ级之基质细胞分化差，具有明显的异型性，核分裂象多，巨细胞少而小、核少，属恶性；Ⅱ级分化中等，具潜在恶性。

三、淋巴造血组织肿瘤

该组肿瘤几乎全为恶性。 患者年龄分布范围广，儿童青少年患者并不少见。 肿瘤呈多发性，对放射线甚敏感。 常见的如淋巴瘤和白血病，前者可分为非霍奇金（non-Hodgkin）淋巴瘤和霍奇金（Hodgkin）淋巴瘤；后者又有粒性、淋巴细胞性，急性、慢性白血病之分（详见第十一章）。

四、神经组织肿瘤

神经组织肿瘤种类繁多，包括发生于中枢神经和周围神经系统者，发生于神经组织本身（脑、脊髓、神经）和其他有关组织（脑膜、神经鞘膜）者。

中枢神经肿瘤包括来自脑及脊髓的肿瘤，最常见者为胶质细胞瘤和脑（脊）膜瘤。 脑肿瘤中50％为胶质细胞瘤，其中星形胶质细胞瘤占绝大多数。 肿瘤占据颅腔，除压迫和破坏周围组织外，并会使静脉回流受阻，并发脑水肿，引起颅内压升高。 因此，颅内良性肿瘤也会导致严重后果。 脑瘤在成人以胶质细胞瘤为多，多位于大脑；儿童以胶质细胞瘤和髓母细胞瘤为多，多见于小脑。

五、杂类肿瘤

（一）黑痣和黑色素瘤

1. 黑痣（pigmental nevus） 黑痣为一种先天性畸形，并非真性肿瘤。 由于近半数病例的黑色素瘤由黑痣恶变而来，故应予重视。 黑痣大小不等，凸度各异，可附有毛发。 儿童黑痣多生长活跃，成人期则逐渐静止。 黑痣由皮内黑色素母细胞及皮神经鞘膜细胞共同增生而来。 痣细胞形状不一，排列成巢，由结缔组织分隔，胞质中有不等量的黑色素。黑痣可分为几个类型：①表皮内痣，痣细胞位于表皮内；②真皮内痣，又称皮内痣，痣细胞位于真皮内，往往凸出表面，成人的黑痣多为此型；③交界痣，痣细胞位于表皮与真皮交界处，多见于儿童； ④复合痣，交界痣和真皮内痣同时存在。 黑色素瘤大多来自交界痣的恶变。 凡在皮肤黏膜边缘、手心、足底、颈部，以及肘关节与膝关节以远部位的黑痣，特别是表面平坦无毛者，要注意检查是否为交界痣。 对于黑痣，切忌给予各种刺激（抓、挤压、刺烫、切开等）。 凡原有黑痣迅速增大，色素加深，溃烂出血者应予警惕，切除后需作切片检查。

2. 黑色素瘤（melanoma） 为所有恶性肿瘤中恶性程度最高者，可发生于头、颈、下肢皮肤、外阴、肛周、眼内和脑膜等处。 大体标本上肿瘤边缘不规则，棕黑色，常伴坏死溃疡。 镜下瘤细胞大小较一致，呈多角形、圆锥形，排列成巢状、索状甚至腺样，胞核形态及大小各异，染色深，核仁明显，有核分裂象。 胞质内有不等量、分布不均的黑色素。可有无色素者，称为无色素性黑色素瘤。 这种瘤细胞由于含有二羟基苯丙氨酸氧化酶，能将二羟基苯丙氨酸（DOPA）转变为一种黑色物质，故可以DOPA反应阳性作为黑色素瘤的诊断依据。 现在可用免疫组化方法检测黑色素瘤抗体 HMB-45 加以诊断。 黑色素瘤生长迅速，早期可经淋巴道转移至局部淋巴结，或经血道转移至肝、肺和脑等。 此瘤对放射线不敏感，顶后极差。

（二）多形性腺瘤

多形性腺瘤（pleomorphic adenoma）又称混合瘤。 好发于唾腺，其发生频率依次为腮腺、颌下腺、舌下腺。 患者年龄多为 40 岁左右，女性多于男性。 肿瘤来源于唾腺润管上皮，呈结节状或分叶状、大小不等、质地不一，表面有纤维包膜，切面灰白色半透明，呈胶冻状，有时伴软骨存在或囊肿形成。 镜下肿瘤成分多样，包括腺体、鳞状上皮巢、黏液、软骨等，故名多形性腺瘤。 瘤细胞大小、形态、染色均尚一致，核分裂象少。 巨大的腺瘤可合并出血、坏死或囊肿形成。 该瘤手术复发率较高，多次复发可以癌变。 手术切除宜广泛彻底。

（三）畸胎瘤

畸胎瘤（teratoma）含有多胚层的组织，多发生于性腺（卵巢、睾丸）和躯干正中线及上下两端（颅 底、骶尾部、前纵隔、腹膜后）。 骶尾部、腹膜后和颅底的畸胎瘤常在婴儿出生后即出现。 卵巢、睾丸和前纵隔的畸胎瘤则多见于青年和中年。

畸胎瘤有良恶性之区别。 良性畸胎瘤由分化成熟的多种组织，如皮肤、骨、软骨、纤维、 呼吸道和消化道黏膜、神经等组成，但各组织排列混乱；恶性畸胎瘤由未成熟的胚胎组织组成，部分也可由良性畸胎瘤的某些成分恶变而来，上皮成分恶变可称为畸胎癌。

卵巢畸胎瘤甚为常见，属良性。 可如拳头大小，囊内常有皮肤、毛发、皮脂、牙齿（又称之为皮样囊肿），也可有胃肠黏膜、气管、软骨、骨、平滑肌、甲状腺、神经组织等。凡夹杂有多量神经组织者应提防其恶变可能。 前纵隔畸胎瘤多为良性囊性结构。 骶尾部畸胎瘤多为良性，也可有囊肿形成，其中包含多种分化组织，但也有部分显示腺体及鳞状上皮恶变。 睾丸畸胎瘤多为实性，由分化较差的胚胎组织组成，倾向于恶性。

畸胎瘤的来源迄今未有结论，多认为其来自一种具有全能分化的细胞，后者可向 3 种不同的胚层组织分化。 部分畸胎瘤则可能与患者系孪生关系。

（朱虹光）

第六章　心血管系统疾病

心血管系统由心脏、动脉、毛细血管及静脉组成。它是维持血液循环、血液与组织液间物质交换和体液信息传递的结构基础。心血管疾病是危害人类健康最严重的一类疾病。目前，世界上心血管疾病的病死率居第 1 位，尤其是高血压、脑血管疾病和冠状动脉粥样硬化性心脏病的发病率和病死率呈不断增长趋势。在我国，心血管疾病的病死率已经高于恶性肿瘤，居第 1 位。心血管疾病种类很多，基本上可分为先天性和后天性两大类。大多数心血管疾病属后天性疾病，如动脉粥样硬化、高血压病、风湿病、感染性心内膜炎、心瓣膜病、心肌炎、心肌病等。本章重点介绍后天性心血管系统疾病。

第一节　动脉粥样硬化

动脉硬化（arteriosclerosis）是以动脉壁增厚和弹性减退为特征的一类疾病，包括以下 3 种类型：①动脉粥样硬化(atherosclerosis，AS)，是最常见的和最具有危害性的疾病，是本节叙述的重点；②动脉中层钙化（medial calcification），较少见，好发于老年人，表现为肌型动脉的中层可见钙盐沉积；③细动脉硬化症（arteriolosclerosis），主要见于高血压病。

AS 是一种与脂质代谢有关的疾病，主要累及大、中动脉，基本病变是动脉内膜的脂质沉积、粥样斑块形成及内膜纤维化，致管壁变硬、管腔狭窄，并引起一系列继发性病变，特别是发生在心、脑、肾等器官，引起缺血性改变。近年来，尸检发现，在 40～49 岁的人群中，冠状动脉和主动脉粥样硬化的检出率可分别达 60% 和 90% 左右。

【病因和发病机制】

1. 危险因素　AS 的病因尚未完全阐明。大量流行病学研究表明，AS 的发生与许多危险因素（risk factor）有关。目前，文献陆续报道的危险因素多达 300 多个。一般公认的主要危险因素为血脂异常、高血压、吸烟和糖尿病等，较次要的如年龄与性别、遗传因素、肥胖、缺乏运动、心理社会因素等。

（1）血脂异常：血浆脂质多为脂蛋白（lipoprotein，LP），而 AS 病变中的脂质来源于血浆脂蛋白。高脂血症（hyperlipidemia）通常是指成人空腹 12～14 h 血胆固醇＞6.76 mmol/L(260 mg/dl)，三酰甘油＞1.76 mmol/L(160 mg/dl)。大量动物实验证明，高脂饮食可引起高胆固醇血症，诱发实验性 AS 模型。血脂异常包括已确认为独立危险因素的高低密度脂蛋白胆固醇（low density lipoprotein- cholesterol，LDL-C）血症、高脂蛋白 a [lipoprotein(a)，Lp(a)]血症、高三酰甘油（triglyceride，TG）血症及低高密度脂蛋白胆固醇（high density lipoprotein- holesterol，HDL-C）血症。

高 LDL-C 血症可使血管内皮细胞受损，触发炎症级联反应，随之进入内皮下的单核-巨噬细胞过量吞噬被氧化修饰富含胆固醇的 LDL，形成泡沫细胞，同时进一步引起细胞间相互作用和细胞因子的分泌，促进平滑肌细胞（SMC）迁移增殖和细胞外基质分泌增多，最终形成 AS 病灶。 氧化 LDL（oxLDL）有较强的单核细胞趋化作用，是损伤内皮细胞和 SMC 的主要因子，在 AS 的始发和进一步发展过程中均起关键作用。 大规模的临床试验证明，LDL 是降胆固醇治疗的主要靶标，纠正高 LDL-C 血症可明显减低冠心病的发生率和病死率。 LDL 颗粒大小也影响其致病作用，小颗粒 LDL（small low density lipoprotein，sLDL）被认为是一个独立的危险因素，可能与其更易被氧化修饰有关。

高 Lp(a)血症是冠心病的又一个独立的危险因素。 Lp(a)脂质成分和 LDL 极为相似，其致病作用来源于它的脂质成分和糖蛋白 apo(a)，前者可增加胆固醇在动脉壁的沉积和 LDL 胆固醇的氧化易感性，后者则因与纤溶酶原具有结构同源性，可通过竞争性抑制作用干预纤维蛋白溶解，从而加速血栓形成。 Lp(a)血浆水平主要由遗传所决定，在不同的人种中变化较大，但不受年龄、性别及饮食等因素的影响。 一般认为 Lp（a）浓度＞0.78 mmol/L(30 mg/dl)可作为冠心病发病的危险阈值。

高 TG 血症也是冠心病的一个独立的危险因素。 在 3.9～10.4 mmol/L(150～400 mg/dl)范围内，TG 水平与罹患冠心病的危险性增加呈正比，尤其是在低 HDL-C 时更是如此。空腹血清 TG 水平往往与 HDL-C 呈逆相关，高 TG 或低 HDL 又常与胰岛素抵抗、高血压和中心性肥胖相关联。 富含 TG 的脂蛋白，如中间密度脂蛋白（intermediate density lipoprotein，IDL）、极低密度脂蛋白（very low density lipoprotein，VLDL）或乳糜微粒残体可直接触发 AS 病变的发生，或者间接通过改变其他脂蛋白，如 LDL、HDL 的成分而导致 AS。

血浆 HDL-C 水平的意义与 LDL-C 相反，是一种具有拮抗 AS 的保护性因素。 HDL 作为胆固醇逆向转运的载体，可通过胆固醇逆向转运机制清除动脉壁的胆固醇，防止 AS 的发生。 此外，HDL 还具有抗氧化作用，防止 LDL 的氧化，可竞争性抑制 LDL 与内皮细胞的受体结合而减少其摄取。 正常人 HDL-C 水平＞0.9 mmol/L（35 mg/dl），如果低于此值则属于低 HDL-C，这是冠心病的一个独立的危险因素。

（2）高血压：是 AS 的主要危险因素之一。 据统计，高血压患者与同年龄同性别的无高血压者相比，高血压患者 AS 的发病较早、病变较重。 45～62 岁男性，血压在169/95 mmHg（22.5/13.2 kPa）以上者，较 140/90 mmHg（18.6/12 kPa）以下者冠心病的发病率高 5 倍。高血压时，由于血流对血管壁的机械性压力和冲击作用，可引起血管内皮的损伤和功能障碍，易导致脂质蛋白渗入内膜，单核细胞黏附并迁入内膜，血小板黏附，中膜 SMC 迁入内膜，促进 AS 的发生。 抗高血压治疗可减少脑卒中和冠心病的发生。

（3）吸烟：是 AS 的主要危险因素之一。 吸烟时所产生的尼古丁和 CO 等有害物质被吸入机体后的主要影响包括：①刺激交感神经，促使儿茶酚胺和加压素分泌增加，可引起心率加快、血压升高和心律失常；②可促进血浆纤维蛋白原含量增加，血小板黏附和聚集能力增强，从而导致凝血系统功能紊乱；③能增加白细胞数量，使小血管堵塞，血流特性改变，或者损害内皮细胞；④CO 易与血红蛋白结合，形成碳氧血红蛋白，所引起的缺氧和尼古丁的直接作用能损伤血管内皮细胞，使血管壁通透性增加，血脂侵入动脉壁；⑤可轻度升高血浆 LDL-C 和降低 HDL-C，并且可使血中 LDL 易于氧化，氧化 LDL 可促进血液单核细胞迁入内膜及转为泡沫细胞；⑥烟内含有一种糖蛋白，可激活凝血因子Ⅷ及某些致突变物质，后者可使血管 SMC 增生。 以上机制均可促进 AS 的发生。

（4）糖尿病：是最早被公认的 AS 的重要危险因素之一。 糖尿病患者的 AS 发生率比非糖尿病患者高 2～4 倍，而且发病年龄提前，病情也较重。 糖尿病引起 AS 发生的危险性增高的原因有很多，包括血脂异常、高血压、肾病、胰岛素抵抗、凝血和纤溶系统异常和高血糖本身（高度糖基化终产物形成所致）等。 糖尿病患者血中 HDL 水平较低，而 TG、VLDL 水平明显升高。 高血糖可导致 LDL 糖基化和高 TG 血症，此时 LDL 易氧化、oxLDL 促进血液单核细胞迁入内膜及转变为泡沫细胞。 高胰岛素水平可促进动脉壁平滑肌增生，胆固醇合成增高，TG 水平升高。

（5）年龄与性别：AS 的发生随年龄的增长而增加，冠状动脉粥样硬化一般直到中晚年才会有明显的临床表现，40～60 岁之间的心肌梗死发生率增加 5 倍。 男性比女性更易患冠状动脉粥样硬化，且后果也严重，但并非完全呈正相关。 女性在绝经期前其发病率低于同年龄组男性，而 HDL 水平高于男性、LDL 水平低于男性。 所以，男性发病率高于女性，原因是由于雌激素具有改善血管内皮的功能、降低血胆固醇水平的作用。

（6）遗传因素：AS 易感性有明显的家族倾向。 家族性高胆固醇血症（familial hypercholesterolemia）和家族性高三酰甘油血症（familial hypertriglyceridemia）患者由于细胞的 LDL 受体基因突变以致其功能缺陷，导致血浆 LDL 水平极度升高。 因此，冠心病的家族聚集现象提示遗传因素是 AS 发病的危险因素。 另外，某些已知基因可能对脂质的摄取、代谢和排泄产生影响，是导致高脂血症的最常见原因。

（7）其他因素：

1）肥胖：肥胖与 AS 具有明显相关性，冠心病发生率随着体质指数增加而递增。 肥胖者易患高脂血症、高血压和糖尿病，所以，可间接促进 AS 的发生。

2）体力活动：大量证据证明，体力活动与冠心病危险性呈逆相关。 常活动而体态合适者发生冠心病比较少活动的肥胖者为少，或发生较迟、较轻，特别是心肌梗死和心脏性猝死的发生率明显减少。 体育锻炼降低 LDL-C、TG、sLDL 的浓度，而增加 HDL 浓度。体力活动也能稳定粥样斑块和冠状动脉内皮细胞功能，从而减少冠状动脉事件的发生率。

3）感染因素：病原体感染在引发 AS 中的作用已引起广泛重视，其中报道较多的有肺炎衣原体、疱疹病毒、巨细胞病毒等，主要通过触发炎症反应促成 AS 发生。

4）心理社会因素：除躯体因素外，心理社会因素对 AS 的发生也有肯定影响。 如 A 型性格者冠心病和复发性心肌梗死的危险性均成倍增加；过度敌意常使循环儿茶酚胺水平增高，迷走神经对心脏功能的调节作用减弱，心率和血压对心理负担等刺激的反应性增高，日常的动态血压偏高，从而使心血管系统易受损伤；抑郁常可引起高皮质醇血症、血小板功能异常和迷走神经功能减弱，倾向于促进 AS 和心血管疾病的发生；工作压力与 AS 和冠状动脉疾病的发生发展存在密切关系等。

近年来，还发现了一些新的危险因素，如高同型半胱氨酸血症、血浆纤溶酶原激活因子抑制物、炎症及其标记物（如 C 反应蛋白）。

2. 发病机制　关于 AS 的发病机制有多种学说，如损伤应答学说、血栓形成学说、炎症学说、脂质浸润学说、单克隆学说、受体缺失学说、氧化学说、同型半胱氨酸学说、精氨酸学说、剪切应力学说等，其任何一种学说均不能单独地、全面地解释 AS 的发病机制。 现将有关机制归纳如下。

（1）慢性或反复的内皮损伤：这是粥样斑块形成的首要条件。 机械、感染、免疫、吸烟、高胆固醇血症、同型半胱氨酸等均可损伤血管内皮细胞，触发炎症性级联反应。 动脉内皮损伤，轻者虽无明显形态学改变，但可表现出内皮细胞功能障碍或活化，通透性增加，白细胞黏附性增加，黏附分子（ICAM-1，VCAM-1）表达增高；重者细胞坏死脱落，促进血小板黏附、形成血栓的能力增强和脂质进入内膜；同时，内皮损伤处被暴露的胶原等激活，释放出多种血管活性物质和生长因子，促进 SMC 增生及分泌基质等；血流动力学因素异常出现层流剪切应力不均匀，动脉分叉处和转弯处可出现紊乱的血流方式，对于病变的定位可能更为重要。

（2）血脂沉积及其氧化作用：各种血脂异常是 AS 发生的物质基础，特别是高胆固醇血症本身可损害内皮功能，增加氧自由基，使内皮依赖性舒张因子（EDRF）即 NO 失活，并刺激内皮细胞合成生物活性分子。 氧自由基可氧化修饰 LDL 为 oxLDL，后者又促进下述过程：①巨噬细胞通过"清道夫"受体摄入脂质形成泡沫细胞；②吸引循环中的单核细胞；③通过内皮细胞黏附分子，增加单核细胞的黏附；④刺激各种生长因子和细胞因子的释放；⑤对内皮细胞和 SMC 的细胞毒性作用；⑥诱导内皮细胞功能失调。 NO 失活则失去或减少其保护血管和抗 AS 作用。

（3）炎症反应：①单核细胞在 AS 中起关键作用。 血单核细胞经上述途径进入内膜，吞噬脂质，转化为泡沫细胞。 病灶内的巨噬细胞可产生 IL-1 和 TNF，增加白细胞的黏附，进一步促进白细胞进入斑块。 ②T 细胞被招募到血管内膜，与巨噬细胞接触后也可产生一系列细胞因子。 ③慢性炎症造成白细胞活化，血管壁释放出生长因子，促进 SMC 增殖和 ECM 的合成。

总之，AS 是动脉壁内皮损伤的慢性炎症反应，病程进展和脂蛋白改变、巨噬细胞、T 细胞及血管壁细胞成分相互作用相关。 发病包括：①内皮损伤；②脂蛋白，特别是 oxLDL 聚集在血管壁上；③血小板黏附；④单核细胞黏附于内皮，迁移至内膜，分化成巨噬细胞及泡沫细胞；⑤巨噬细胞吞噬脂质释放炎症因子；⑥各种炎症因子导致 SMC 迁移、增生，及 ECM 合成增加。

【病理变化】

1. 基本病变

（1）脂斑或脂纹（fatty streak）：是 AS 最早期病变。肉眼观，动脉内膜表面及分支的开口处，有多量大头针大小的淡黄色斑点或长短不一条纹，宽 1～2 mm，长 1～5 cm，平坦或微隆起于内膜表面。病灶经油红染色呈鲜红色。镜下，病灶处的内膜下由体积大、圆形或椭圆性、胞质内含有大量脂质的泡沫细胞组成。由于在制片过程中，细胞内脂质被溶解，呈现大量的小空泡（图 6-1）。脂纹中的泡沫细胞有两种来源：一种是巨噬细胞吞噬脂质后形成的巨噬细胞源性泡沫细胞；另一种是迁移和增生的 SMC 吞噬脂质后形成的肌源性泡沫细胞。

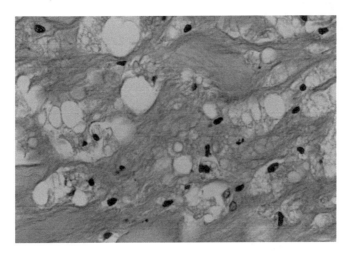

图 6-1　动脉粥样硬化脂斑(HE)

注：粥样斑块病灶处的内膜下有大量泡沫细胞聚集

脂纹最早可出现于儿童期，是一种可逆性变化，并非所有脂纹必然发展为纤维斑块。但是，当大量 ox-LDL 被巨噬细胞或 SMC 摄取超出其清除能力时，增生的 SMC 产生胶原弹性蛋白及蛋白多糖，可使病变演变为纤维斑块。

（2）纤维斑块（fibrous plaque）：由脂纹发展而来。肉眼观，内膜表面散在不规则形状隆起的斑块，初为灰黄色或黄色，随着斑块表层胶原纤维的增多及玻璃样变，脂质被埋于深层，斑块逐渐变为瓷白色，其大小为 0.3～1.6 cm 不等，并可融合。镜下，病灶表层是由大量胶原纤维、增生的 SMC 及其分泌的细胞外基质（蛋白聚糖等）组成的厚薄不一的纤维帽，胶原纤维可发生玻璃样变性，脂质逐渐被埋藏在深层。纤维帽之下可见多少不等的泡沫细胞、SMC、巨噬细胞、少量淋巴细胞和细胞外基质和脂质。

（3）粥样斑块（atheromatous plaque）：亦称粥瘤（atheroma）。随着病变的加重，纤维斑块深层细胞发生坏死，发展为粥样斑块。肉眼观察：粥样斑块为隆起于内膜表面的灰黄色斑块（图 6-2），切面斑块的管腔面为瓷白色的纤维帽，深部为黄色或黄白色质软的

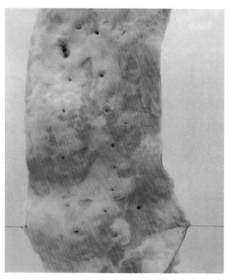

图 6-2　主动脉粥样硬化粥样斑块

注：主动脉内膜表面有多个灰白色不规则形状隆起的斑块，部分融合呈一片，较多分布在小血管分支开口周围

粥糜样物质。　镜下：纤维帽不断老化，胶原纤维逐渐玻璃样变，深部含有大量红色无定形的坏死崩解产物、胆固醇结晶（HE 切片为针状空隙）和钙盐沉积，斑块底部和边缘出现肉芽组织（图 6-3），少量淋巴细胞和泡沫细胞，中膜因斑块压迫、SMC 受压、萎缩、弹力纤维破坏而变薄。

（4）复合性病变（complicated lesions）：

1）斑块内出血：斑块内新生的血管壁薄，易于破裂出血、形成血肿，致斑块扩大隆起，甚至使管径较小的动脉腔完全闭塞，导致急性供血中断。部分血肿可被机化。

2）斑块破裂：由于斑块表面的纤维帽过薄或钙化或斑块内出血等，易使斑块破裂，粥样物自裂口逸入血流，形成粥瘤样溃疡。　溃疡局部可进一步形成附壁血栓，斑块内坏死物和脂质进入血流，成

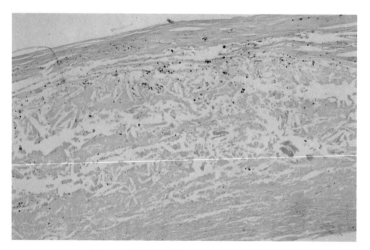

图 6-3　主动脉粥样硬化(粥样斑块)(HE)

注：主动脉内膜面胶原纤维增生伴玻璃样变，内膜下层可见呈空隙状或针样脂质沉积（透亮区），内有少量淋巴细胞浸润

为胆固醇栓子，可导致栓塞。　斑块破裂常见于腹主动脉下段、髂动脉和股动脉。

3）血栓形成：常继发于斑块破裂、斑块出血、斑块溃疡。　内膜损伤使胶原暴露，引起血小板聚集而形成血栓。　血栓形成可致血管部分或完全阻塞，导致梗死。　血栓机化，使粥样硬化斑块增大、增厚，成为加重斑块发展的一个因素。　血栓脱落则可引起血栓栓塞。

4）钙化：粥样斑块发展时几乎都出现钙化。　钙盐沉积在粥样灶及玻璃样变的纤维组织内，使血管壁进一步变硬，失去弹性。　钙化的斑块质地变硬，脆如蛋壳。

5）动脉瘤形成：严重病例因粥样斑块底部的中膜平滑肌不同程度的萎缩、变薄，弹

性下降，在血管内压力的作用下，动脉壁局限性扩张，形成动脉瘤（aneurysm）。 动脉瘤破裂可致大出血。

6）主动脉夹层：粥样硬化易引起的动脉壁中膜平滑肌结构损伤，血液可从内膜溃疡处侵入主动脉中膜，或中膜内血管破裂，使动脉壁的中膜层与外膜层分开，并在管壁内形成血肿，称为主动脉夹层，又称夹层动脉瘤（dissecting aneurysm）。 多发生于 50 岁左右患者，伴有高血压可促进其发展。 也可发生于主动脉结构已有缺陷的年轻人（如马方综合征等）。 病理改变可见 3 种类型：Ⅰ型者最多见，其夹层起源于升主动脉，后血肿可扩展至主动脉弓、降主动脉，甚至腹主动脉；Ⅱ型者，其夹层仅局限于升主动脉；Ⅲ型者，其夹层起源于降主动脉、锁骨下动脉开口远端，可扩展至腹主动脉。 若主动脉夹层发生管壁破裂，可分别引起心包填塞、胸腔或腹腔内出血，引起心力衰竭、脑缺血等严重症状。

2. 重要器官的动脉粥样硬化

（1）主动脉粥样硬化：AS 病变好发于主动脉后壁及其分支开口处，以腹主动脉病变最为严重，其次为胸主动脉、主动脉弓和升主动脉。 病变的主动脉内膜广泛受累，布满脂纹及粥样硬化斑块，内膜表面可凸凹不平，管壁变硬，失去弹性，管腔也因之变形。 由于主动脉管腔大，虽有严重粥样硬化，并不引起明显的症状。 但病变严重者，因中膜萎缩及弹力板断裂使管壁变得薄弱，受血压作用形成动脉瘤。 动脉瘤破裂可发生致命性大出血。

（2）冠状动脉粥样硬化及冠状动脉粥样硬化性心脏病：详见本章第二节。

（3）颈动脉及脑动脉粥样硬化：病变最常见于颈内动脉起始部、基底动脉、大脑中动脉和 Willis 环（图 6-4）。 病变呈不同程度的管腔狭窄、斑块内出血、溃疡和附壁血栓形成。 由于脑动脉管腔狭窄，脑组织长期供血不足而发生脑萎缩，严重脑萎缩者智力减退。 斑块处常继发血栓形成而阻塞管腔，引起脑梗死（脑软化）。 由于严重的 AS 多发生于大脑中动脉，故脑软化灶多见于颞叶、内囊、尾状核、豆状核和视丘等部位。 脑 AS 病变常可形成动脉瘤，特别是 Willis 环部的动脉瘤，患者可因血压突然升高而导致小动脉瘤破裂，引起脑出血。

（4）肾动脉粥样硬化：病变最常累及肾动脉开口处及主动脉近侧端，亦可累及叶间动脉和弓形动脉。 由于动脉管腔狭窄，引起相应肾组织缺血，肾实质萎缩和间质纤维组织增生。 如斑块合并血栓形成可致肾组织梗死，梗死灶机化后遗留较大凹陷瘢痕，多个瘢痕可使肾脏缩小，称为AS 性固缩肾。 由于病变常只累及一部分肾组织，故一般不引起肾功能不全。 然而，肾组织缺血可诱发或加重高血压，与 AS 形成恶性循环。

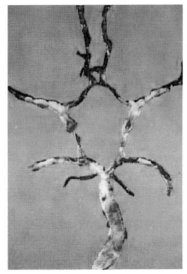

图 6-4 脑动脉粥样硬化

注：脑底动脉 Willis 环及其分支部分血管管壁明显增厚，色变白（粥样斑块）

（5）四肢动脉粥样硬化：下肢 AS 较上肢多见且严重，常发生在髂动脉、股动脉及前后胫动脉。 当较大的动脉管腔狭窄时，可引起下肢缺血，下肢疼痛而不能行走，但休息后好转，即所谓间歇性跛行（claudication）；当肢体长期慢性缺血时，可引起萎缩，当管腔完全阻塞，侧支循环又不能代偿时，可导致缺血部位的肢体干性坏疽。

（6）肠系膜动脉粥样硬化：肠系膜动脉的管腔狭窄，甚至阻塞时，患者有剧烈腹痛、腹胀和发热等症状，可导致肠梗死、麻痹性肠梗阻及休克等严重后果。

第二节　冠状动脉粥样硬化性心脏病

冠状动脉性心脏病（coronary heart disease，CHD）简称冠心病，是因冠状动脉狭窄引起急性或慢性心肌血供不足而致心脏结构异常、功能紊乱所造成的缺血性心脏病（ischemic heart disease，IHD）。 90％的冠心病由冠状动脉粥样硬化引起，其他原因尚有冠状动脉口狭窄、风湿性动脉炎、血栓闭塞性脉管炎、先天性冠状动脉畸形等。

冠心病的发生率及病死率在欧美国家占心血管疾病之首位。 我国冠心病的发生率远较欧美为低，然而调查表明，20 世纪 70 年代以来有增高趋势。 至 80 年代，冠心病的病死率在京、沪两地分别达 62／10 万和 37／10 万。 据我国尸检材料分析，同样程度的冠状动脉粥样硬化，中国人比欧美人晚发生 15～20 年，男性 50 岁以上、女性 60 岁以上者冠状动脉病变发展迅速。 女性在绝经期后，发病率逐渐和男性接近。

冠状动脉粥样硬化症（coronary atherosclerosis）在青年人即已出现，随年龄的增长而加重，但一般较主动脉硬化病晚几年。 据国内外统计，冠状动脉狭窄在 35～55 岁发展较快，60 岁之前，男性显著高于女性，60 岁之后，男、女检出率相近。

【病理变化】

根据尸体解剖及冠状动脉造影研究显示，动脉硬化及狭窄在冠状动脉左前降支（尤以近端 1／3 处为甚）发生率最高，其次为右冠状动脉，再次为左旋支及左总干。 正常人中 67％的窦房结动脉及 93％的房室结动脉发自右冠状动脉，故右冠状动脉发生严重病变时，可发生传导功能障碍。 冠状动脉粥样硬化病变为多发性，呈节段状分布。 局部斑块往往偏向一侧，另一侧病变较轻。 横切面上，斑块呈半月形凸入管腔。 血流动力学因素对病变的发生起明显作用，动脉分支处、"人"字形分叉处及近乎直角的转弯处，粥样硬化病变往往更为严重。 动脉粥样硬化斑块的大小及病变严重程度各例不一，分布也不均匀。 严重时管腔呈裂隙状、偏位，或呈细孔状。 根据管腔狭窄的程度分为 4 级：Ⅰ 级≤25％；Ⅱ 级26％～50％；Ⅲ 级 51％～75％；Ⅳ 级≥76％（图 6-5A）。 由于动脉内病灶的发生和发展是渐进性的，可以在相当长的时期内无临床症状。 管腔狭窄明显者可仅在运动或激动时出现症状。 当粥样硬化斑块出现破裂、出血、血栓形成（图 6-5B）等变化或血管痉挛时，可使管腔突然阻塞，引起心肌严重缺血，从而出现冠心病的各种表现，严重者可致死。

【类型】

冠心病的危害是心肌缺血（供血不足或需求增高，或两者兼有），而缺血及其后果的严重性取决于冠状动脉粥样硬化病变部位、血管狭窄程度、阻塞发生的速度及侧支循环建立是否充分等。其表现有4个不同的类型，即心绞痛、心肌梗死、慢性冠心病和冠状动脉性猝死。

1. 心绞痛（angina pectoris）　是由于冠状动脉供血相对不足引起的心肌急性暂时性缺血、缺氧所造成的一种常见的临床综合征。临床表现为心前区疼痛、压迫感或紧缩感，并向左肩、左臂放射。情绪激动、寒冷、活动量增加等因素可引起疾病的发生。休息和用硝酸酯制剂可使症状缓解或消失。心绞痛的发生是由于心肌缺血、缺氧而发生的代谢产物的堆积，此类物质刺激心脏局部的神经末梢，信号经第1～5胸交感神经节和相应脊髓段传至大脑，产生痛觉。所以，心绞痛是心肌缺血所引起的反射性症状。国际上习惯将心绞痛分为如下几种。

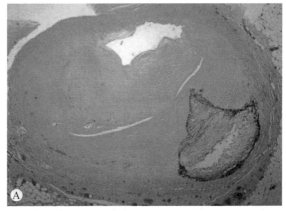
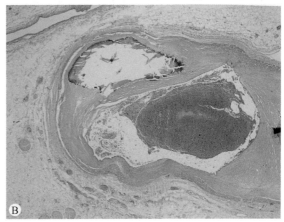

图 6-5　冠状动脉粥样硬化（HE）

A. 冠状动脉管壁增厚，管腔高度狭窄（Ⅳ级）；B. 冠状动脉腔内有混合血栓形成

（1）稳定性心绞痛（stable angina pectoris）：一般静息时不发作。多在体力活动过度，心肌耗氧量增多时因冠脉狭窄（≥75%），心肌供氧不足而发作，休息后可缓解。

（2）不稳定性心绞痛（instable angina pectoris）：临床上颇不稳定，在运动负荷时、休息时均可发作。此型是一种进行性加重的心绞痛，多因斑块破裂或在此基础上形成新的血栓。

（3）变异性心绞痛（variant angina pectoris）：又称 Prinzmetal 心绞痛，多无明显诱因，在休息时发作，症状常较重，可伴严重心律失常。患者冠状动脉明显狭窄，再合并发作性痉挛而引起。

2. 心肌梗死（myocardial infarction，MI）　是冠状动脉供血中断，致供血部位的心肌发生严重而持续的缺血、缺氧所导致的较大范围的心肌坏死，是一种贫血性梗死。临床表现为剧烈而持久的胸骨后疼痛，休息和用硝酸酯制剂不能完全缓解。心肌梗死可分为两个主要类型：心内膜下心肌梗死和透壁性心肌梗死。

（1）心内膜下心肌梗死（subendocardial myocardial infarction）：是较为常见的心肌梗死类型，指梗死区位于心室壁内层 1/3 的心肌，并波及肉柱和乳头肌。常表现为多个大小不定的灶状坏死。 病变分布常不限于某支冠状动脉的供血范围，而是不规则地分布于左心室四周，严重时病灶扩大融合累及整个心内膜下心肌，呈环状梗死。 患者的三大冠状动脉通常呈严重的粥样硬化性狭窄，但绝大多数无血栓形成和粥瘤样阻塞。 三大支冠状动脉的严重狭窄，当伴有休克、心动过速或过度体力活动等诱因时加重冠状动脉供血不足，可造成各支冠状动脉最远端区域缺血、缺氧，发展为区域性心肌梗死。

（2）透壁性心肌梗死（transmural myocardial infarction）：是典型心肌梗死的类型，也称为区域性心肌梗死（regional myocardial infarction）。 其特点是梗死累及心壁各层，形成大块的、境界清楚的心肌组织坏死，最大直径在 2.5 cm 以上。 此型心肌梗死最常见的部位是左前降支的供血区，即靠近心尖部的左心室前壁及室间隔前壁 2/3，约占全部心肌梗死的 50%。 约 25% 的心肌梗死发生于右冠状动脉供血区的左心室后壁、室间隔后 1/3 及右心室。 单独的右心室心肌梗死极少见。

心肌梗死多属贫血性梗死。 梗死灶一般于梗死 6 h 后肉眼才能辨认，梗死灶呈苍白色，8～9 h 后成土黄色，形状不规则，失去光泽。 镜下：心肌纤维早期凝固性坏死，核碎裂、消失；胞质均质红染或呈不规则粗颗粒状，间质水肿；心肌细胞呈波浪状，变长、变细，肌纤维间隙增宽，少量中性粒细胞浸润。 4 d 后，梗死灶外围出现充血出血带，伴大量炎症细胞浸润。 7 d 至 2 周，梗死边缘区开始出现肉芽组织（图 6-6），或肉芽组织向梗死灶内长入，呈红色。 3 周后肉芽组织开始机化，6 周后逐渐形成瘢痕组织。

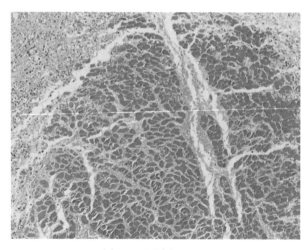

图 6-6　心肌梗死（HE）

注：心肌呈典型的凝固性坏死，细胞核均已消失不见，但其细胞轮廓依然保存。 梗死灶周围（左上角）有炎症细胞浸润和肉芽组织形成

一般心肌细胞梗死后 30 min 内，血和尿中肌红蛋白（Mb）升高。 心肌细胞梗死后心肌细胞内的谷氨酸-草酰乙酸转氨酶（GOT）、谷氨酸-丙酮酸转氨酶（GPT）、肌酸磷酸激酶（CPK）和乳酸脱氢酶（LDH）透过损伤的细胞膜释放入血。 其中测 CPK 值对心肌梗死具有临床诊断意义。 此外，还可以检测到血清心肌型肌酸激酶（CK-MB）的改变。近年来发现检测肌钙蛋白 T 和 I 也是很特异的心肌梗死标志物。

透壁性心肌梗死常见的并发症有以下几种。

1）心脏破裂：是急性透壁性心肌梗死的严重并发症，为心肌梗死致死之病例的 3％～13％，多见于梗死初期 1～3 d 或 2 周内。 好发部位是左心室下 1/3 处、室间隔和左心室乳头肌。 发生于左心室前壁者，破裂后血液涌入心包腔造成急性心包填塞而迅速死亡。 室间隔破裂后，左心室血液流入右心室，导致急性右心室功能不全。 破裂原因是由于梗死灶失去弹性，坏死的心肌细胞，尤其是坏死的中性粒细胞和单核细胞释放大量蛋白水解酶的作用，使梗死灶发生溶解所致。

2）室壁瘤（ventricular aneurysm）：10％～30％的心肌梗死合并室壁瘤，常见于心肌梗死的愈合期，由于梗死区坏死组织或瘢痕组织难以承受心室内压力，心室壁局限性向外膨隆（图 6-7）。 多发生于左心室前壁近心尖处，引起心功能不全或继发血栓形成。

3）心力衰竭：梗死的心肌收缩力丧失，可致左心、右心或全心衰竭，是患者死亡的最常见原因。

4）附壁血栓形成：心肌梗死波及心内膜使之粗糙，或室壁瘤形成处血流形成涡流等原因，可致局部附壁血栓。 多见于左心室。

5）心源性休克：左心室心肌梗死面积＞40％时，心肌收缩力极度减弱，心脏输出量显著下降，即可发生心源性休克而死亡。

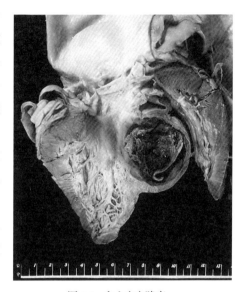

图 6-7　左心室室壁瘤

注：左心室心肌梗死灶被瘢痕修复，后扩张成室壁瘤

6）急性心包炎：梗死波及心外膜，可致纤维蛋白性心包炎。 常在心肌梗死后 2～4 d 发生。

7）心律失常：心肌梗死累及传导系统，引起传导紊乱，严重者可导致心脏骤停、猝死。

3. 慢性冠心病（chronic coronary heart disease）　或称慢性缺血性心脏病，通常为缺血性心肌损伤所致进行性心力衰竭的表现，即心肌梗死后，非梗死区由代偿而转为失代偿；有的病例为严重的冠状动脉阻塞引起弥漫性心肌功能不全，但无急性或愈合性梗死。 肉眼观察：冠状动脉病变广泛，管腔呈中度至重度狭窄，甚至阻塞；心脏体积增大，重量增加，所有心腔扩张，以左心室明显，切面可见散在分布的片块状、灰白色瘢痕。 镜下：心肌肥大及新旧不一的坏死病灶，小动脉周围心肌小灶性纤维化使原有心肌间隔增宽。 本病病程可长达数年，最后出现顽固性心力衰竭；若瘢痕累及心传导系统，可发生多种心律失常。 常见死因为心律失常或并发新的心肌梗死。

4. 冠状动脉性猝死（sudden coronary death）　是心脏性猝死中最常见的一种。 多见于壮年，男性比女性多3.9倍。 半数患者生前无症状，尸检时发现80%～90%的患者冠状动脉有不同程度的狭窄，有的可伴有血栓形成。 冠状动脉性猝死前有的患者有情绪波动、过劳、饮酒、吸烟等诱因，有的则在夜间睡眠中死亡。 冠状动脉性猝死多发生在冠状动脉粥样硬化的基础上，由于冠状动脉重度粥样硬化、斑块内出血，致冠状动脉狭窄或微循环血栓致栓塞，导致心肌急性缺血，造成局部电生理紊乱，引起心室纤颤等严重心律失常。

第三节 高血压病

高血压病（hypertension）是我国最常见的心血管疾病之一，亦是动脉粥样硬化、脑卒中及心、肾衰竭的重要发病因素。 高血压可分为原发性高血压（primary hypertension）和继发性高血压（secondary hypertension）两大类。 原发性高血压是一种原因未明的、以体循环动脉血压升高［收缩压 ≥140 mmHg（18.4 kPa）和（或）舒张压 ≥90 mmHg（12.0 kPa）］为主要表现的独立性全身性疾病。 原发性高血压多见于中、老年人。 多数病程较长，症状起伏不定，不易坚持治疗。 主要病变是以细小动脉硬化为基本病变的全身性疾病，晚期发生左心室肥大、两肾弥漫性颗粒性萎缩和脑内出血等严重并发症。

继发性高血压，亦称症状性高血压（symptomatic hypertension），占高血压病的5%～10%，是指患有某些疾病时出现的高血压，如肾动脉狭窄、慢性肾小球肾炎、肾盂肾炎所引起的肾性高血压；嗜铬细胞瘤和肾上腺肿瘤所引起的内分泌性高血压。

我国高血压病的发病率呈上升趋势。 在地理分布上，东北、华北平均高于西南、东南地区，东部高于西部地区。 男、女患病率无明显差异。

【病因和发病机制】

原发性高血压的病因和发病机制复杂，近年虽有较大研究进展，但尚未完全阐明。

1.诱发因素

（1）遗传因素：众多调查结果证实，高血压患者有家族聚集现象，特别是双亲患有高血压者，其子代患高血压者较多。 双亲有高血压病史的高血压患病率比无高血压家族史高2～3倍，单亲有高血压病史的比无高血压家族史的患病率高1.5倍。 新近研究结果表明，某些基因的变异和突变或遗传缺陷与高血压发生有密切关系，如肾素-血管紧张素系统和 Na^+，K^+-ATP 酶活性等的调控基因。

（2）环境因素：包括高盐饮食、肥胖、大量饮酒、吸烟、反复的精神紧张和刺激及神经内分泌因素等，都被列为高血压的促发因素。 食盐摄入量与高血压的发生呈正相关，但并非所有人都对钠敏感。 精神长期或反复处于紧张状态的职业、工作压力大等内外环境的不良刺激，其高血压患病率比对照组要高。 缩血管神经递质（去甲肾上腺素、神经肽 Y 等）和舒血管神经递质（降钙素基因相关肽、P 物质等）的调节功能失平衡，致细动脉的交感神经纤维兴奋性增强是高血压病发病的主要神经因素。

2. 发病机制

(1) 各种机制引起的 Na^+ 潴留：因 Na^+ 在体内过多，引起水潴留，使细胞外液增加，致心输出量增加，血压升高。 摄入的盐过多，主要通过钠、水潴留的途径引起血压升高。遗传缺陷亦可引起，如肾素-血管紧张素系统基因多种缺陷或上皮 Na^+ 通道蛋白单基因突变等，均可导致肾性钠、水潴留，发生高血压。 另外，某些基因异常可使动脉平滑肌细胞膜和内质网的功能缺陷，细胞膜 Ca^{2+} 通道增加，Ca^{2+} 内流，内质网 Ca^{2+} 释放，胞质内 Ca^{2+}增加，平滑肌细胞过度收缩，导致外周阻力增加，使血压相应升高。

(2) 外周血管功能和结构异常或功能性外周血管变化：凡是能引起外周血管收缩物质（肾素、儿茶酚胺、内皮缩血管肽等）增多的因素都可以通过缩血管作用使血管口径缩小，从而使外周阻力增加，导致血压升高。 如交感神经兴奋可通过分泌大量的去甲肾上腺素（儿茶酚胺类），作用于细小动脉平滑肌受体，引起细小动脉收缩或痉挛，使血压升高。 交感神经兴奋的缩血管作用可导致肾缺血，刺激球旁器的颗粒细胞分泌肾素，肾素入血流，使血管紧张素原转变为血管紧张素 I，后者随血经过肺、肾组织时，在血管紧张素活化酶的作用下形成血管紧张素 II，可直接引起细小动脉强烈收缩，使血压升高。 血管紧张素 II 还能刺激肾上腺皮质分泌醛固酮，进而引起钠、水潴留，增加血容量，使血压升高。

此外，由于外周血管壁中膜平滑肌细胞的增生和肥大，使血管壁增厚、管腔缩小，外周阻力增加，血压升高。 血管紧张素 II 亦可引起血管平滑肌的肥大、增生和基质的沉积，从而使血管壁增厚，使血压升高。

【病理变化】

原发性高血压可分为良性高血压和恶性高血压两类。

1. 良性高血压（benign hypertension） 又称慢性高血压（chronic hypertension），约占原发性高血压的 95%，起病隐匿，病程经过漫长，早期可无症状。 按病变发展过程分为 3 期。

(1) 功能障碍期(第 1 期)：为高血压的早期阶段。 主要表现为全身细动脉、小动脉痉挛，呈间断性，血压亦处于波动状态，血管痉挛时血压升高，痉挛缓解后，血压恢复到正常水平。 此期血管及脏器尚未出现器质性病理改变。

(2) 动脉病变期(第 2 期)：主要累及细动脉和小动脉。 由于细动脉、小动脉长期痉挛和血压升高使全身细动脉和小动脉发生器质性病变。

1) 细动脉硬化（hyaline arteriolosclerosis）：这是良性高血压的基本病变，主要表现为细动脉壁玻璃样变。 由于血管壁的持续性痉挛，血管内压持续升高，血管内皮细胞对长期的高血压刺激，内皮细胞及基底膜受损，内皮细胞间隙扩大，通透性增强，血浆蛋白渗入到内膜下，继而凝固成为均质的玻璃样物质；同时内皮细胞及中膜部分 SMC 分泌大量细胞外基质，SMC 因缺氧而变性、坏死，遂使血管壁逐渐由血浆蛋白、细胞外基质和坏死的平滑肌细胞产生的修复性胶原纤维及蛋白多糖所代替，结构消失，逐渐凝固成红染无结构均质的玻璃样物质，致细动脉壁增厚，管腔缩小，甚至闭塞。 玻璃样细动脉硬化最常发生于全身各器官的细动脉(直径<1 mm、中膜仅有 1～2 层 SMC 的最小动脉)，如视网膜动脉、脾小中央动脉

及肾小球入球动脉。 镜下：细动脉管壁呈均质红染，管壁增厚，管腔变小。

2）肌型小动脉硬化：主要累及肾弓形动脉、小叶间动脉及脑的小动脉等。 由于肌型小动脉长期处于高压状态，其内膜亦有血浆蛋白渗入，内膜胶原纤维及弹力纤维增生，内弹力膜分裂成层状；中膜 SMC 增生肥大，胶原纤维及弹力纤维增生，血管壁增厚、变硬，导致管腔不同程度狭窄。

3）弹力肌型和弹力型动脉硬化：如主动脉及其主要分支，由于管内压力增高的因素，可伴 AS 性病变。

（3）器官病变期(第 3 期)：随着细动脉、小动脉的硬化，高血压进一步加重，某些器官发生继发性改变，其中最重要的是心、脑、肾、视网膜等改变。

1）心脏病变：由于外周循环阻力增大，血压持续升高，心肌负荷增加，左心室代偿性肥大。 心脏重量增加，可达 400 g 以上。 肉眼观察：肥大的左心室腔不扩张，左心室壁增厚，可达 1.5～2.0 cm（正常 1.0 cm 以内），乳头肌和肉柱明显增粗，称为向心性肥大。 镜下：心肌纤维增粗，核大而深染，圆形或椭圆形。 晚期当左心室代偿失调，心肌收缩力降低，逐渐出现心腔扩张，称为离心性肥大，严重时可发生心力衰竭。

2）肾脏病变：高血压病时，肾小球入球动脉呈明显的玻璃样变，管壁增厚、管腔缩小，相应的肾小球缺血而逐步纤维化、玻璃样变，继而所属肾小管也因缺血而萎缩，局部间质纤维化、淋巴细胞浸润。 受累的肾单位纤维化、萎缩，未受累的肾小球和肾小管发生代偿性肥大和扩张，萎缩的和代偿性扩张的肾单位交互存在。 肉眼观察：双侧肾脏对称性缩小，质地变硬，肾表面凹凸不平，呈均匀的细颗粒状、色较暗红，被膜不易撕下。 切面皮髓质界限模糊，皮质变薄，叶间动脉和弓形动脉管壁明显增厚、管腔哆开，肾盂和肾周围脂肪组织增多。 有时与慢性肾小球性肾炎的颗粒性固缩肾颇为相似，必须结合显微镜下的改变才能鉴别。 最终可因大量肾单位萎缩，肾血流量减少，肾小球滤过率降低而发生肾衰竭。

3）脑病变：高血压的脑病变也有几种不同的表现。

高血压脑病（hypertensive encephalopathy）：因脑内细小动脉硬化和痉挛，脑组织严重缺血，毛细血管通透性增加，发生脑水肿。 患者出现头痛、头晕、目眩、呕吐及视力障碍等症状。 严重者可出现高血压危象（hypertensive crisis）症状，即出现剧烈头痛、意识障碍和抽搐等症状。

脑软化（softening of the brain）：由于脑的细小动脉硬化和痉挛，供血区脑组织缺血而发生多数小坏死灶，即微梗死灶（microinfarct），亦称脑腔隙状梗死（cerbral lacunar infarct）。 镜下：梗死灶组织液化坏死，形成质地疏松的筛网状病灶，周围有胶质细胞增生和少量的炎性细胞浸润。

脑出血（cerebral hemorrhage）：好发于基底节、内囊，其次为大脑白质、脑桥和小脑，是高血压最严重的并发症，亦是致命性的并发症。 基底节区域好发是因为供应该区域的豆纹动脉从大脑中动脉呈直角分支，直接受到大脑中动脉的压力较高的血流冲击和牵引，致豆纹动脉易破裂出血。 出血常为大片状的，其区域脑组织完全破坏，形成充满血液和坏死脑组织的囊性病灶。 当出血范围扩大时，可破入侧脑室（图6-8）。 临床表现：脑出血的临床症状取决于出血部位和出血量，如内囊出血者可引起对侧肢体偏瘫和感觉消失；出血破入侧脑室时，患者发生昏迷，甚至死亡；左侧脑出血常引起失语；脑桥出血可引起同侧面神经及对侧上下肢瘫痪。 脑出血可因血肿占位及脑水肿，引起颅内高压，并引起脑疝。

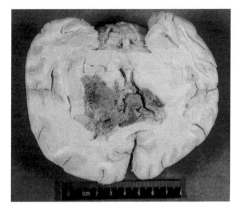

图6-8 脑出血

注：侧脑室内充满呈暗红色的凝血块

脑微动脉瘤形成：亦是造成脑出血的重要原因。 脑血管的细动脉、小动脉硬化使血管壁变脆，当血压突然升高时引起破裂状出血，亦可由于血管壁弹性下降，局部膨出形成小动脉瘤和微小动脉瘤，当血压突然升高时，致小动脉瘤和微小动脉瘤破裂出血。

4）视网膜病变：视网膜中央动脉硬化，眼底检查可见血管迂曲，反光增强，动静脉交叉处出现压痕。 严重者视盘水肿，视网膜渗出和出血，患者视力减退。

2. 恶性高血压（malignant hypertension） 又称为急进型高血压（accelerated hypertension），占原发性高血压的1%～5%，舒张期血压＞120mmHg（16.0kPa），病情急剧，进展迅速，若不加以控制，1～2年内可发生高血压脑病或出现肾衰竭，最终导致死亡。 由于有效的高血压治疗药物的不断发展，此型高血压已较少见。 其病理变化主要有以下几种。

（1）细小动脉纤维蛋白样坏死。 血浆成分渗入内膜和中膜，管壁极度增厚，结构破坏，发生纤维蛋白样坏死。 HE染色管壁伊红深染，周围有单核细胞及中性粒细胞浸润。免疫组化检查见血管壁含大量纤维蛋白，免疫球蛋白和补体成分。

（2）增生性小动脉硬化（hyperplastic arteriolosclerosis）。 动脉内膜显著增厚，伴有平滑肌细胞增生，胶原纤维增多，致血管壁呈层状洋葱皮样增厚，管腔高度狭窄。 此病变多见于肾、脑和胰腺，以肾的入球小动脉最常受累，病变可波及肾小球，使肾小球毛细血管丛发生节段性坏死。 在大脑，常引起局部脑组织缺血，微梗死形成和脑出血。

第四节 风 湿 病

风湿病（rheumatism）是一种与A组β溶血性链球菌感染有关的变态反应性疾病。本病与类风湿关节炎、硬皮病、皮肌炎、结节性多动脉炎及系统性红斑狼疮等同属于结缔组织病或胶原病。

病变主要累及全身结缔组织，最常侵犯心脏、关节和血管等处，以心脏病变最为严重。 风湿病的急性期有发热、心脏和关节损害、环形红斑、皮下小结、舞蹈病等症状和体征。 血液检查示抗链球菌溶血素 "O" 滴度升高，红细胞沉降率（血沉）加快，白细胞计数增多；心电图检查示 P-R 间期延长等表现，也称风湿热（rheumatic fever）。 风湿病多发于 5～15 岁，以 6～9 岁为发病高峰，男女患病率无差别。 出现心瓣膜变形常在 20～40 岁。 风湿热常反复发作，常造成轻重不等的心脏病变，特别是心瓣膜的器质性变化，形成慢性心瓣膜病，可带来严重后果。

【病因和发病机制】

风湿病多发生于寒冷、潮湿地区，与链球菌感染盛行的冬、春季节及咽部链球菌感染好发的寒冷、湿冷地区一致。 风湿病在发病前患者常有咽峡炎、扁桃体炎等上呼吸道链球菌等感染的病史，一般发生在感染后的 10～15 d，血清检查见抗链球菌抗体滴度明显升高。 抗生素广泛使用之后，不但能预防和治疗咽峡炎、扁桃体炎，而且也明显地减少风湿病的发生和复发。

关于风湿病的发病机制尚不十分清楚。 有学者研究证实，多数风湿病患者具有抗心内膜、心外膜、心肌和血管平滑肌等起反应的自身抗体，链球菌感染可能激发患者对自身抗原的自身免疫反应，引起相应病变。 抗链球菌壁的 M 蛋白抗体与存在于心脏、关节及其他组织中的糖蛋白亦发生交叉反应，导致组织损伤。

【病理变化】

风湿病主要侵犯全身结缔组织，特别是风湿性全心炎最为重要。 依病变发展过程大致可分为以下 3 期。

1. 坏死渗出期（necrotic and exudative phase） 是风湿病的早期改变。 病变起初表现为结缔组织基质的黏液样变性，继而胶原纤维肿胀、断裂、崩解为无结构的细颗粒状物质，即纤维蛋白样坏死。 与此同时还伴有浆液纤维蛋白渗出和少量淋巴细胞、浆细胞、单核细胞浸润。

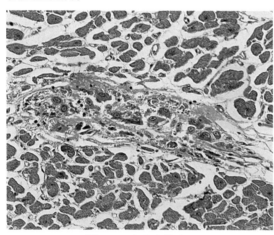

图 6-9 风湿性肉芽肿(HE)

注：心肌间质内有一堆风湿细胞（Aschoff cell），呈多角形或梭形，胞质呈嗜碱性，核可为巨核、双核（枭眼细胞），核仁变大、清晰，状如刺毛虫

2. 增生期或肉芽肿期（proliferative phase or granulomatous phase） 此期病变特点是风湿性小体（rheumatic body）或风湿小结（rheumatic nodule）的形成，亦称 Aschoff 小体（Aschoff body），是风湿病中特征性的肉芽肿性病变，具有病理诊断意义。 该小体多发生于心肌间质的小血管旁，在心肌间质、心内膜下和皮下结缔组织中，在坏死渗出（特别是在胶原纤维之间水肿，基质内蛋白聚糖增多，纤维蛋白样坏死）的基础上，出现巨噬细胞的增生、聚集，并吞噬纤维蛋白样坏死物质后形成（图 6-9）。 典型的风湿小体呈梭

形，在纤维蛋白样坏死周围有成堆的风湿细胞，亦称 Aschoff 细胞。 Aschoff 细胞体积大，呈圆形，胞质丰富，嗜碱性。 核大，圆形或椭圆形，核膜清晰，染色质集中于中央，核的横切面似枭眼状，纵切面呈毛虫状。 病变周围还可见少量的淋巴细胞浸润。 此期病变可持续 2～3 个月。

3. 瘢痕期或愈合期（fibrous phase or healed phase） Aschoff 小体中的坏死物质逐渐被吸收，间质中成纤维细胞增生，并逐渐纤维化，最后形成梭形小瘢痕。 此期病变可持续 2～3 个月。

上述整个病程为 4～6 个月。 由于风湿病病变具有反复发作的性质，在受累的器官和组织中常可见到新旧病变同时并存现象。

【器官和组织病变】

1. 风湿性心脏病 风湿病可累及心脏的各层，亦可以某一层病变为主。

（1）风湿性心内膜炎（rheumatic endocarditis）：主要侵犯心瓣膜，以二尖瓣受累最常见，其次为二尖瓣和主动脉瓣同时受累。 单独主动脉瓣、三尖瓣和肺动脉瓣受累者极少见，主要表现为疣状心内膜炎（verrucous endocarditis）。

病变早期，瓣膜内出现黏液样变性和纤维蛋白样坏死，浆液渗出和炎细胞浸润，致受累瓣膜肿胀增厚。 瓣膜闭锁缘因经常受到摩擦和血流的冲击，在闭锁缘形成多个呈单行排列、直径为 1～2 mm 的灰白色半透明状疣状赘生物（verrucous vegetation）。 这种赘生物常见于二尖瓣心房面及主动脉瓣心室面的闭锁缘上，附着牢固，不易脱落。 赘生物多时，可呈片状累及腱索及邻近内膜。 镜下：赘生物是由血小板和纤维蛋白构成的白色血栓。瓣膜胶原纤维发生纤维蛋白样坏死，其周围可出现少量的 Aschoff 细胞和炎性细胞。

病变后期，由于病变反复发作，心内膜下病灶和疣状赘生物逐渐机化，导致瓣膜增厚、变硬、失去弹性，瓣叶之间粘连或瓣膜短缩，出现瓣膜开放狭窄或关闭不全。 当炎症病变累及房、室内膜时可引起内膜灶状增厚及附壁血栓形成。 由于病变所致瓣膜口狭窄或关闭不全，室壁受血流反流冲击较重，可引起内膜灶状增厚，尤以左心房后壁最为显著，称为 McCallum 斑。

（2）风湿性心肌炎（rheumatic myocarditis）：主要累及心肌间质结缔组织。 心肌间质水肿，在间质血管附近可见 Aschoff 小体和少量的淋巴细胞浸润。 Aschoff 小体呈梭形，大小不一，弥漫性或局灶性分布。 病变反复发作，Aschoff 小体机化形成小瘢痕。 病变常见于左心室后壁、室间隔、左心房及左心耳等处。

风湿性心肌炎在儿童可发生急性充血性心力衰竭；累及传导系统时，可出现传导阻滞。

（3）风湿性心外膜炎（rheumatic pericarditis）：主要累及心外膜脏层。 大多数风湿性心外膜炎均伴有风湿性全心炎。 病变呈浆液性或纤维蛋白性炎症。 心包腔内有大量浆液渗出，则形成心包积液。 当渗出以纤维蛋白为主时，覆盖于心外膜表面的纤维蛋白可因心脏的不停搏动和牵拉而形成绒毛状，称为绒毛心（corvillosum）（见图 3-5）。 渗出的大量纤维蛋白如不能被溶解吸收，则发生机化，使心外膜脏层和壁层互相粘连，形成缩窄性心外膜炎（constrictive pericarditis）。湿性心外膜炎，患者可诉胸闷不适，听诊心音弱而遥远。干性心外膜炎，患者心前区疼痛，听诊可闻及心包摩擦音。

2. 风湿性关节炎（rheumatic arthritis） 最常侵犯膝、踝、肩、腕、肘等大关节，呈游走性、反复发作性关节局部出现红、肿、热、痛和功能障碍。关节腔内有浆液及纤维蛋白渗出，病变滑膜充血肿胀，邻近软组织内可见不典型的 Aschoff 小体。渗出浆液易被完全吸收，一般不留后遗症。

3. 皮肤病变

（1）环形红斑（erythema annulare）：多见于躯干和四肢皮肤，为淡红色环状红晕，中央皮肤色泽正常。镜下：红斑处真皮浅层血管充血，血管周围水肿及淋巴细胞和单核细胞浸润。

（2）皮下结节（subcutaneous nodules）：多见于肘、腕、膝、踝关节附近的伸侧面皮下结缔组织，结节呈圆形或椭圆形，质硬、无压痛，直径 0.5～2 cm。镜下：结节中心为大片状纤维蛋白样坏死物，周围呈放射状排列的 Aschoff 细胞和成纤维细胞，伴有淋巴细胞浸润。

4. 风湿性动脉炎（rheumatic arteritis） 可发生于冠状动脉、肾动脉、肠系膜动脉、脑动脉及肺动脉等，以小动脉受累较为常见。急性期，血管壁发生黏液样变性，纤维蛋白样坏死和淋巴细胞浸润，并伴有 Aschoff 小体形成。病变后期，血管壁纤维化而增厚，管腔狭窄，并发血栓形成。

5. 风湿性脑病 主要病变为脑的风湿性动脉炎和皮质下脑炎。后者主要累及大脑皮质、基底节、丘脑及小脑皮质。镜下：神经细胞变性，胶质细胞增生及胶质结节形成。当锥体外系受累时，患儿出现肢体的不自主运动，称为小舞蹈病（chorea minor）。多见于5～12岁儿童，女孩较多。

第五节　感染性心内膜炎

感染性心内膜炎（infectious endocarditis）是指由病原微生物直接侵袭心内膜，特别是以在心瓣膜局部形成感染性赘生物为特征的炎症性疾病，常伴有败血症及栓塞现象。引起感染的病原微生物有细菌、病毒、立克次体和真菌等，但以细菌引起者最多见，故又称细菌性心内膜炎（bacterial endocarditis）。按致病菌种类、临床经过及病理变化的不同，本病可分为急性和亚急性两类，其中后者远较前者多见。

一、亚急性感染性心内膜炎

亚急性感染性（细菌性）心内膜炎（subacute bacterial endocarditis，SBE）多见于青壮

年，近年来由于抗生素的广泛应用，本病的治愈率较高。病程经过 6 周以上，可迁延数月，甚至 1~2 年。

【病因和发病机制】

亚急性心内膜炎的病原菌主要为毒力较弱的草绿色链球菌，其次是肠球菌、肺炎链球菌和淋球菌，真菌也可致病。病原菌，特别是草绿色链球菌从体内感染灶（如扁桃体炎、齿龈炎等）进入血液，或外科手术和器械检查（如膀胱镜检查等）及心脏换瓣术、心导管检查等均可造成菌血症，并侵犯心内膜。由于致病菌毒力较弱、侵袭力低，正常心瓣膜不易受累，但在已有病变的心瓣膜上，如慢性心瓣膜疾病（慢性风湿性心脏病、退化性钙化性主动脉狭窄及二尖瓣脱垂）和一些先天性心脏病，则可引起损伤，并发亚急性感染性心内膜炎。细菌入血后直接感染瓣膜，或附着在瓣膜上先形成的无菌性血小板血栓上，再引起感染。典型的感染性心内膜炎，病变多位于受累及的瓣膜血流冲击面，如二尖瓣瓣膜的心房面、主动脉瓣的心室面。

【病理变化】

1. 心脏病变 主要发生与心脏瓣膜，尤其是主动脉瓣和二尖瓣，且两瓣常同时受累，三尖瓣和肺动脉瓣累及较少见。肉眼观察：常在原有病变的瓣膜上形成赘生物，质松软，易脱落引起栓塞；病变可延及邻近瓣叶、腱索和乳头肌。严重时瓣叶发生坏死、溃疡与穿孔，腱索断裂引起瓣膜急性关闭不全。赘生物可以单发或多发，呈息肉状。镜下：显示赘生物内有大量的病原菌、纤维蛋白、血小板和少量中性粒细胞。细菌菌团常位于赘生物的深部，被纤维蛋白包裹。基底部有不同程度机化，可见肉芽组织及炎细胞浸润，也可发生钙化。最终，瓣膜增厚，瓣叶缩短、变形，导致瓣膜口狭窄和（或）关闭不全，体检时可听到相应部位杂音，但杂音的性质和强弱常发生变化，与赘生物体积变化（破碎或脱落）有关。

2. 心外器官病变 动脉栓塞是本病的重要表现之一。因赘生物内是低侵袭力的病原菌，且常被纤维蛋白包裹，所以栓塞一般引起非感染性梗死，最常见于脑、肾、脾和心肌。败血性脾大、贫血、广泛性血管炎是亚急性感染性心内膜炎伴败血症全身各脏器的表现。2/3 的病例并发局灶性肾小球肾炎，目前认为本病是一种免疫复合物性肾炎。

二、急性感染性心内膜炎

急性感染性（细菌性）心内膜炎（acute bacterial endocarditis, ABE）主要由高侵袭力的化脓菌所致，如金黄色葡萄球菌、溶血性链球菌、肺炎双球菌。一般是病原菌先在机体某局部引起化脓性炎症（急性化脓性骨髓炎、痈、产褥热等），当机体抵抗力降低时，病原菌则侵入血流，引起败血症并侵犯心内膜。本病病势凶险，进展迅速，病死率高。但现今由于抗生素的广泛应用，病死率明显下降，病程也有所延长。

与亚急性感染性心内膜炎相比，典型的急性感染性心内膜炎具有以下病理形态特点：①受累的多为正常瓣膜，无原有病变基础，且以主动脉瓣多见。②病变以化脓性炎为主，局部发生坏死化脓，较常并发瓣膜溃疡、穿孔，可累及心内膜和腱索。 ③赘生物粗大，色灰红或灰黄，底部极少或没有肉芽组织。 赘生物易脱落形成栓子，栓子内含有大量细菌，栓塞后引起脓毒性梗死或脓肿。 治愈后的瓣膜，因赘生物机化和瘢痕形成，可转为慢性心瓣膜病。 ④常伴全身化脓性炎和脓毒血症。

第六节 心 瓣 膜 病

心瓣膜病（valvularvitium of the heart）可为先天性病变，但以后天性病变为常见。后天性病变大多来自风湿性心内膜炎的结局、感染性心内膜炎、瓣膜退行性变等。 心瓣膜病是指心瓣膜受各种原因损伤后或先天性发育异常所造成的器质性病变，表现为瓣膜口狭窄和（或）关闭不全，最后导致心功能不全，引起全身血液循环障碍。

瓣膜口狭窄（valvular stenosis）的原因是相邻瓣膜互相粘连、瓣膜增厚，其弹性减弱或丧失，瓣膜环硬化和缩窄。 瓣膜开放时不能完全张开导致血流通过障碍。 瓣膜关闭不全（valvular insufficiency）是由于瓣膜增厚、变硬、卷曲、缩短或瓣膜的破裂和穿孔，亦可因腱索增粗、缩短、粘连或断裂使心瓣膜关闭时瓣膜口不能完全闭合，使部分血液发生反流。 瓣膜关闭不全和狭窄可单独存在，亦可合并存在，后者称为联合瓣膜病。

一、二尖瓣病变

1. 二尖瓣狭窄（mitral stenosis）

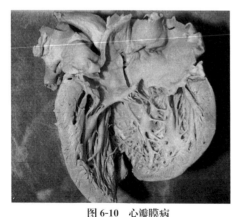

图6-10　心瓣膜病

注：二尖瓣变短、增厚，瓣膜口狭窄，左心房扩张

正常成人二尖瓣开放时，其面积为5 cm²，可通过两个手指，因瓣膜病变，瓣膜口狭窄可缩小到1.0～2.0 cm²，严重时可达0.5 cm²。 二尖瓣狭窄多由风湿性心内膜炎反复发作所致，少数由感染性心内膜炎引起。 正常二尖瓣口病变早期瓣膜轻度增厚，呈隔膜状；后期瓣叶增厚、硬化、腱索缩短，使瓣膜呈鱼口状。 腱索及乳头肌明显粘连短缩，常合并关闭不全（图6-10）。

根据狭窄的形状分为：①隔膜型，瓣膜轻度增厚，瓣膜口轻度狭窄，瓣叶轻度粘连，瓣膜仍有弹性。 ②增厚型，瓣膜弥漫性增厚，弹性慢性减弱，瓣膜口慢性狭窄，瓣叶间明显粘连。 ③漏斗型，瓣膜极度增厚，完全失去弹性，瓣膜口明显缩小呈鱼口状。 瓣叶广泛粘连。

血流动力学和心脏形态的改变：由于二尖瓣口狭窄，舒张期时血液由左心房流入左心室的血流受阻，舒张期末期仍有部分血液滞留于左心房内，使左心房代偿性扩张肥大。 当左心房代偿失调，左心房内血液淤积，肺静脉回流受阻，引起肺淤血、肺水肿或漏出性出血。当肺静脉压升高（＞25 mmHg），通过神经反射引起肺内小动脉收缩，肺动脉高压。长期肺动脉压升高，可导致右心室代偿性肥大，继而失代偿，右心室扩张，三尖瓣因而相对关闭不全，最终引起右心房淤血及体循环静脉淤血。

临床表现：呼吸困难、发绀、咳嗽和咳出带血的泡沫状痰等左心衰竭症状。颈静脉怒张，肝淤血肿大，下肢水肿及浆膜腔积液等右心衰竭表现。听诊心尖区可闻及舒张期隆隆样杂音。二尖瓣狭窄引起的心脏改变主要是左、右心房及右心室肥大扩张，而左心室无明显改变或相对萎缩，X线检查显示为梨形心。

2. 二尖瓣关闭不全（mitral insufficiency）　常与二尖瓣狭窄同时存在。二尖瓣关闭不全时，收缩期，左心室部分血液反流到左心房内，加之接纳肺静脉的血液，导致左心房血容量较正常增多，久之出现左心房代偿性肥大。舒张期，大量血液涌入左心室，使左心室代偿性肥大和扩张。久之，左心房和左心室均可发生失代偿，依次出现肺淤血、肺动脉高压、右心室、右心房代偿性肥大，右心衰竭和体循环淤血。临床表现有听诊心尖区可闻及收缩期吹风样杂音。与二尖瓣狭窄相比，左心室一开始参与代偿，且代偿能力强，因此代偿期较二尖瓣狭窄要长。左心室失代偿后，4个心腔扩张、肥大，X线检查呈球形心。

二、主动脉病变

1. 主动脉瓣狭窄（aortic stenosis）　主动脉瓣狭窄比较少见，多由慢性风湿性主动脉炎引起，常与风湿性二尖瓣狭窄并存。主动脉瓣狭窄后左心室排血受阻，左心室发生代偿性肥大，室壁增厚，向心性肥大。后期左心代偿性失调，出现左心衰竭，进而引起肺淤血、右心衰竭和体循环淤血。临床表现有听诊主动脉瓣区可闻及粗糙、喷射性收缩期杂音。由于心输出量减少，导致冠状动脉灌流不足、心肌缺血，患者出现心绞痛、脉压减小等症状。

2. 主动脉瓣关闭不全（aortic insufficiency）　主要由风湿性主动脉炎引起，亦可由感染性心内膜炎、主动脉粥样硬化、梅毒性主动脉炎引起。另外，类风湿性主动脉炎及马方（Marfan）综合征也可使主动脉环扩大而造成主动脉关闭不全。主动脉瓣关闭不全时，心舒张期主动脉内部分血液反流至左心室，使左心室血容量增加，发生代偿性肥大。失代偿后，左心室扩张，相继引起肺淤血、肺动脉高压、右心肥大、右心衰竭及体循环淤血。临床表现有听诊主动脉区可闻及舒张期吹风样杂音，X线检查显示左心室明显扩张、肥大，心脏呈靴形。患者脉压增大，可出现颈动脉搏动、水冲脉、血管枪击音及毛细血管搏动现象。

第七节　心　肌　炎

心肌炎（myocarditis）是指由生物、化学、物理等多种原因引起的心肌炎性疾病。心脏肌层的炎性浸润过程可导致心肌细胞损伤。因此，炎症反应在心肌损伤中起重要作用。

病毒感染是心肌炎最常见的病因，引起心肌炎的病毒以柯萨奇 A 组、B 组病毒最多见，其次为其他的一些肠道病毒。 有报道称，腺病毒也是心肌炎的常见致病病毒，其他的有巨细胞病毒、人类免疫缺陷病毒等。 对心肌细胞的损害是病毒的直接作用，还是由病毒引起的交叉免疫反应所致，目前尚不清楚。 化脓菌和白喉棒状杆菌会引起细菌性心肌炎。其他引起心肌炎的感染因素还包括克氏锥虫、弓形虫等。 非感染性因素引起的心肌炎包括全身性疾病，如系统性红斑狼疮、多发性肌炎。 药物超敏反应也会引起心肌炎。

【病理变化】

肉眼观察：心肌炎活动期心脏正常或稍增大，心室壁相对较薄，质地软。 心肌层松弛、发白，还可见小范围的出血。 切面心肌晦暗、失去光泽、纹理不清、色灰红，呈斑驳样外观。 镜下：心肌间质充血、水肿，弥漫性淋巴细胞和单核细胞浸润，伴灶性心肌细胞坏死、崩解。 炎症可累及心外膜和心内膜，其中心外膜的炎症易于吸收、消散，而心内膜炎症偶有附壁血栓形成。 心脏传导系统也可受累，浦肯野纤维可发生凝固性坏死。 在心肌炎的晚期，心肌炎很难与特发性扩张型心肌病区别开来。

淋巴细胞性心肌炎最常见，如果患者度过心肌炎的急性期，炎症将消散，心肌完全恢复或发生纤维化。 超敏性心肌炎在间质或血管周围有淋巴细胞、巨噬细胞和嗜酸性粒细胞浸润。 巨细胞性心肌炎指浸润的炎细胞中有巨噬细胞融合成的巨细胞，还有淋巴细胞、嗜酸性粒细胞和浆细胞。 巨细胞性心肌炎常有局灶或广泛的心肌坏死，预后较差。 Chagas 心肌炎是指心肌细胞间散在锥虫，并有浸润的中性粒细胞、淋巴细胞、巨噬细胞，偶有嗜酸性粒细胞。

【临床病理联系】

心肌炎的临床表现轻重不一，大多数病例无症状或症状轻微，部分病例有心前区隐痛，常出现不同程度的心律失常，一般预后较好。 但严重者可出现充血性心力衰竭，或因致死性室性心律失常，发生猝死。 某些病例可发生扩张性心肌病。

第八节　心　肌　病

心肌病（cardiomyopathy）的含义至今尚未统一，一般是指那些病因不清、性质不能肯定的非炎性心肌疾病，故又称原发性（或特发性）心肌病。 它不包括已知原因、已知疾病相关的特异性心肌病，如缺血性心肌病、高血压性心脏病、肺心病、先天性心脏病、心瓣膜病和心脏炎性疾病等。 根据临床和病理特点，心肌病可分为扩张型（充血性）心肌病、肥厚性心肌病、限制性（闭塞性）心肌病 3 种类型。

一、扩张型心肌病

扩张型心肌病（dilated cardiomyopathy，DCM）是原发性心肌病最常见的类型（约占

90%），以心腔扩张、收缩障碍（充血性心力衰竭）为特征，通常伴有心肌肥大。 本病病因和发病机制不明，25%～50%的扩张性心肌病具有遗传倾向。 其他危险因素可能包括病毒感染、大量酗酒及中毒等。

本病主要表现为心脏重量增加为正常心脏的2～3倍，各心腔明显扩张，以左心室最明显。 心脏的扩大和心肌收缩力下降，使血液淤滞在心腔内，形成易碎的附壁血栓和继发栓塞。 心脏高度扩张，引起房室瓣功能性的关闭不全。 镜下：心肌细胞普遍肥大、核增大、形状奇异；心内膜下及心肌实质区有小片的瘢痕形成；间质及血管周围有纤维化，可见数量不等的淋巴细胞、单核细胞浸润。

本病以成年人为多，男性高于女性。 临床表现为不明原因的左心衰竭，继而发展为右心衰竭。 主要死亡原因是严重且难治的充血性心力衰竭或室性心律失常。

二、肥厚性心肌病

肥厚性心肌病（hypertrophic cardiomyopathy，HCM）是一种较为独特的心肌病，其特点是左心室普遍或局限性心肌肥厚，左心室腔狭小，肥厚的心肌顺应性下降，致使心室充盈阻力增加。 某些肥厚性心肌病病例还伴有左心室流出道梗阻。

本病呈家族性，1/2以上的病例具有常染色体显性遗传特征，目前已发现12种肌纤维基因上有100种突变与本疾病密切相关。 其中70%～80%的肥厚性心肌病患者存在 β-肌球蛋白重链、肌球结合蛋白C和肌钙蛋白T3个基因的突变。

肥厚性心肌病的病变，主要表现为心脏重量明显增加，男性可达600～1 000 g，女性550 g以上。 心室普遍肥厚，在大多数病例中，室间隔比左心室侧壁还要厚，故称为室间隔非对称性肥厚。 纵切面可见左心室内腔变窄，丧失了原有的圆形或卵圆形，而呈"香蕉形"。 主动脉瓣下区域肥厚最明显，可造成左心室流出道狭窄。 光镜下：肌纤维增粗，直径可达60～90 μm（正常约15 μm），排列紊乱，走向各异，或呈漩涡状，间质常有不同程度纤维化及灶性瘢痕。 电镜下显示纤维内有异常排列的肌丝，从一个肌原纤维的Z线插入邻近肌原纤维的Z线，肌节增宽，肌丝增多，线粒体和核糖体数目亦增多。

临床上可无症状，或在劳累后出现气急、胸痛、心悸和昏厥等类似主动脉狭窄的症状。 心脏听诊可闻及较粗糙的喷射性收缩期杂音。 心电图检查显示左心室肥大及心肌劳损。

三、限制性心肌病

限制性心肌病（restrictive cardiomyopathy，RCM）的特点是原发性心室顺应性下降，导致舒张期心室充盈受限。 其发生可能与放射性纤维化、淀粉样变、结节病、转移性肿瘤等有关，可经心肌活检加以鉴别；有的限制性心肌病则原因不明，表现为心脏外形正常或略大，心室不扩张、心肌较硬、两心房常扩张，镜下显示斑块状或弥漫性纤维化。

此外，可引起心腔限制的尚有两种情况：①心内膜心肌纤维化病，多见于非洲、拉丁美洲国家，以 10～30 岁发病为多，其病因不明。　主要病变为心内膜及膜下不规则大片纤维组织增生，心尖部病变最为严重，使心室容量下降，顺应性降低，常有附壁血栓形成，致室壁僵硬和部分心腔阻塞。　②心内膜弹力纤维增生症，多在出生后 2 岁内发病，成人极少患病，病因不明。　主要病变为心内膜呈珠白色弥漫增厚，可达数毫米。　增厚的心内膜由大量胶原纤维和弹力纤维组成。　通常左心室内膜受累严重，二尖瓣也可受累。　病变局限者对心功能影响不明显，但病变弥漫无边际者，因内膜增厚限制了舒张期的顺应性，并常阻塞心尖部室腔。　表现为快速进行性心脏失代偿，多数患儿死于急性或慢性心力衰竭。

　　该病的症状包括疲劳、乏力、劳力性呼吸困难和胸痛。　此外还常出现心律失常和房室传导阻滞，晚期心肌收缩力下降，导致充血性心力衰竭的发生。

第九节　先天性心脏病

　　先天性心脏病（congenital heart disease）是指出生时就存在心血管结构和功能的异常，是由于胎儿时期心血管系统发育异常或发育障碍及出生后应当退化的组织未能退化所造成，也称为先天性心脏畸形（congenital heart deformity）。　这是新生儿和儿童时期最常见的心脏病。

　　先天性心脏病的病因和发病机制尚未完全阐明。　在母体妊娠早期（5～8 周），即胚胎的心脏大血管形成期间，母体患病毒性疾病，宫内缺氧，服用有致畸作用的药物或母体患有糖尿病、系统性红斑狼疮、饮酒、接受放射线辐射等，影响了心脏的正常发育，均可导致胎儿心脏血管发生畸形。　另外，先天性心脏病有明显的遗传倾向，不少单基因或多基因遗传性疾病常伴有心血管畸形。

　　先天性心脏病的类型较多，临床上按早期是否出现发绀等分为非发绀型（动脉导管未闭、房间隔缺损、室间隔缺损）、发绀型（法洛四联症、大动脉移位）和阻塞型（主动脉缩窄）三大类。

一、房间隔缺损

　　房间隔缺损（atrial septal defect，ASD）是先天性心脏病中常见的类型之一，其发病率占小儿先天性心脏病的第 2 位。　因小儿时期症状较轻，心脏杂音不明显，不少患者到成人才被发现。　ASD 根据解剖部位的不同可分为卵圆孔未闭、中央型缺损、静脉窦型、冠状静脉窦型及原发孔缺损等类型。　ASD 产生的左向右分流的大小取决于左、右心室的顺应性，肺循环和体循环的相对阻力。　ASD 时，虽然左右两心房压力接近，左房的血流在左心室舒张时通过缺损向右心房、右心室分流，由于右心血流增加，导致右心舒张期负荷加重，右房右室扩大，肺动脉扩张，肺血流增多，促使右心室衰竭。　X 线检查显示：心脏扩大，以右心房、右心室最明显；肺动脉段突出，主动脉结缩小。　ECG 检查提示：电轴右偏，不完全右束支传导阻滞。

临床上，单纯房间隔缺损在儿童期大多无症状，随年龄增长症状逐渐显现，劳力性呼吸困难为主要表现，随后可发生室上性心律失常。 有些患者可因右心室慢性容量负荷过重而发生右心衰竭。 晚期约15％的患者因重度肺动脉高压出现右向左分流而又青紫，形成Eisenmenger综合征，最典型的体征为肺动脉瓣区第2心音亢进分裂，可闻及Ⅱ～Ⅲ级收缩期喷射性杂音。

二、室间隔缺损

室间隔缺损(ventricular septal defect，VSD)是临床上最常见的重要先天性心内畸形，可以单独存在或合并其他心脏畸形。 室间隔缺损主要发生在室间隔膜样部，最常见者为高位膜部缺损。

临床上，由于左心室内压力高于右心室，血流通过缺损部位从左向右分流。 缺损较小时，患者不出现发绀。 如缺损较大时，左心室向右心室分流量大，左心室负荷增加，可产生肺动脉高压及肺小血管病变。 如肺循环压力超过体循环压力，可引起右心室向左心室分流，临床上可出现发绀（晚期发绀）。 室间隔缺损可进行手术修复。

三、法络四联症

法络四联症(tetralogy of Fallot)是Fallot首先描述的，是成人最常见的发绀型先天性心脏病，占先天性心脏病的10％～15％。 该病4个典型特征是：室间隔缺损；右心室流出道梗阻（肺动脉口狭窄）；主动脉骑跨；右心室肥厚。 其中室间隔缺损和肺动脉口狭窄为基本病变。 Fallot四联症也是存活婴儿中发病率最高的青紫型心脏病，即发绀是主要体征。 出生时仅有轻度发绀，随着年龄增长，由于左心室漏斗部肥厚的进展而加重。 ECG检查提示右心室压力超负荷引起的右心室肥厚。 X线检查提示心脏大小一般正常，肺动脉相对偏小，呈“靴型心”。

四、动脉导管未闭

动脉导管未闭(patent ductus arteriosus，PDA)占先天性心脏病发病总数的15％～20％，女性多于男性。 动脉导管由胚胎第6对动脉弓的左侧演变而来，为降主动脉的下段与左肺动脉之间的一根导管。 正常者，在胎儿期大部分肺动脉血液经此导管流入主动脉。婴儿出生后，呼吸功能建立，肺内血管扩张，血液进入肺内，动脉导管失去作用，于出生后3个月至1年内关闭。 若出生后此导管始终保持不闭锁的异常状态，称为动脉导管未闭。

临床上，早期因主动脉内压高于肺动脉，故主动脉血流经此管进入肺内，患儿临床无发绀，为非发绀型。 当肺循环血量增多，回流入左心的血液也增多，可引起左心室肥厚。明显体征为胸骨左缘第2肋间及左锁骨下方可闻及连续性机械样杂音，伴有震颤。 中等分流量者常有乏力、劳累后心悸、气喘胸闷等症状。 分流量大的常伴有继发性严重肺动脉高压，致右向左分流。 患者多有青紫，临床症状严重。

五、 马方综合征

马方综合征是一种先天性结缔组织病变，表现为患者体型细长，四肢及指（趾）细长，称为蜘蛛指（趾），伴有高颧弓、眼晶体脱位、关节松弛及一系列心脏病和大血管病变。 马方综合征的最大危害是心血管病变，主要侵犯主动脉、主动脉瓣和二尖瓣。

本病呈常染色体显性遗传，由 15 号染色体长臂上 *FBN1* 的突变所致。 导致硫酸软骨素 A 或 C 等黏多糖在人体很多组织如心内膜、心瓣膜、大血管、骨骼等处堆积，从而影响弹力纤维和其他结缔组织纤维的结构和功能，使相应的器官发育不良及出现功能异常。

心脏的病变主要有二尖瓣异常，如二尖瓣脱垂，由于二尖瓣黏液样变性，使瓣叶变薄、过长或腱索伸长致二尖瓣脱垂。 严重者并发二尖瓣关闭不全。 可导致心脏明显增大。 其他先天性心血管畸形，如房间隔缺损、室间隔缺损、动脉导管未闭、肺动脉狭窄及扩张等均可发生。 心脏病变可引起心律失常、心力衰竭。 主动脉病变按其发生率依次为主动脉根部扩张伴主动脉瓣闭锁不全、升主动脉瘤、主动脉夹层等。 死亡的主要原因绝大多数是心血管病变造成的。 最常见的是主动脉瘤破裂、心包填塞，或主动脉瓣关闭不全和二尖瓣脱垂而致的心力衰竭。

（李建明）

第七章　呼吸系统疾病

呼吸系统由鼻、咽、喉、气管、支气管和肺组成，其中鼻、咽、喉常被称为上呼吸道；气管、支气管和肺则称为下呼吸道；二级支气管分支所属的肺组织相当于肺大叶；三、四级支气管范围相当于肺段；小支气管或终末细支气管所属者称为肺小叶。　肺是呼吸系统最主要的器官，因为只有通过由肺泡上皮细胞、基膜和毛细血管内皮细胞组成的呼吸膜（气血屏障）才能执行呼吸系统的主要功能，即从血液中排出 CO_2 又从空气中吸进新鲜 O_2，从而维持人体的生命活动。

人体通过呼吸系统每天吸入大量空气，环境中的生物病原体、有害气体、粉尘及某些致敏原等均可随空气而被吸入。　然而，在正常生理情况下，呼吸系统各级支气管上皮细胞、杯状细胞和腺体共同构成纤毛-黏液排送系统，并通过咳嗽反射达到呼吸道的自净作用；呼吸道分泌物中的 IgA、补体、干扰素、溶菌酶及支气管黏膜和肺泡壁中的巨噬细胞等能抵抗或清除病原的入侵。　只有当其防御机制受到侵害时，才会引起呼吸系统疾病。

呼吸系统疾病的种类很多，最常见的是感染。　上呼吸道感染（俗称上感）的发生率极高，然而在多数情况下，常可自愈或被治愈。　但是，下呼吸道，即气管、支气管和肺部的某些炎症以及因此而造成的肺气肿、肺纤维化和肺源性心脏病等常可导致严重的心肺功能障碍，给机体生命造成威胁。　呼吸系统的常见肿瘤，尤其是肺癌在我国的发生率很高，近年来仍呈不断上升的趋势。　肺具有双重血循环，故肺又是感染性疾病全身播散和恶性肿瘤晚期转移的好发部位。　本章将重点介绍肺炎、成人呼吸窘迫综合征、慢性阻塞性肺部疾病、肺硅沉着病（硅肺）、鼻咽癌和肺癌。

第一节　肺　　炎

肺炎（pneumonia）是指由生物性病原体引起的肺部感染，常成为人类重要的致死原因。　肺炎种类繁多，包括急性细菌性肺炎、非典型性肺炎、慢性肺炎、肺脓肿及限于发生在粒细胞缺乏或免疫抑制患者的机会性肺部感染（详见第十章第三节）。　本节仅介绍较为常见的急性细菌性肺炎（大叶性肺炎和小叶性肺炎）、间质性肺炎（支原体肺炎和病毒性肺炎）（图 7-1）。

一、大叶性肺炎

大叶性肺炎（lobar pneumonia）是肺组织的急性渗出性炎症，病变从肺泡开始，迅速

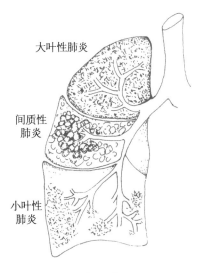

大叶性肺炎

间质性
肺炎

小叶性
肺炎

图 7-1　肺炎病变分布示意图

扩散到一个肺段乃至整个大叶，有时还可能波及 2～3 个大叶。 临床起病急骤，以寒战、高热开始，继而有胸痛、咳嗽、咯铁锈色痰、呼吸困难等症状，常伴有严重的全身反应，如白细胞计数升高等，一般病程 7～8 d。

【病因和发病机制】

大叶性肺炎绝大多数（90％以上）由肺炎双球菌引起，其中主要是 Ⅰ、Ⅱ、Ⅲ、Ⅶ型。 少数亦可由金黄色葡萄球菌、肺炎杆菌、溶血性链球菌和流感杆菌，甚至由支原体引起。

鼻咽部带有肺炎球菌的正常人是本病的主要传染源。 正常健康者因有健全的呼吸道自净和防御机制，甚少发病，但当患者因呼吸道病毒感染或突然受寒、过度疲劳、胸部外伤、乙醚麻醉、酒醉等因素，就会降低局部或全身抵抗力，均可成为大叶性肺炎发病的诱因。

【病理变化及临床联系】

大叶性肺炎是以肺泡腔内急性渗出，特别是较多纤维蛋白和中性粒细胞渗出为特征的疾病，常累及两肺下叶或右肺中叶。 其病变典型的自然发展过程可分为 4 期。

1. 充血水肿期　发生于病变开始的 1～2 d 内。 此时，镜下可见肺泡壁毛细血管扩张充血，肺泡腔内有水肿液、少量红细胞、中性粒细胞和脱落的肺泡上皮细胞。 渗出的浆液是良好的培养基，大量细菌得以迅速生长繁殖，并随着浆液流动，经肺泡间孔（Kohn 孔）或细支气管侵入邻近的肺泡，使病变迅速蔓延扩散，从而波及整个肺段或大叶。 肉眼观察见病变肺叶肿大，重量增加，呈暗红色。 切开时有血性浆液流出。 在渗出液中可检出肺炎双球菌。

临床听诊可闻及捻发音或湿啰音，X 线检查显示呈大叶分布的淡薄而均匀的阴影。

2. 红色肝变期（实变早期）　发病 2～3 d 后进入此期。 此时，镜下可见肺泡壁毛细血管仍有扩张充血，肺泡腔中充满红细胞、中性粒细胞、纤维蛋白和少量肺泡巨噬细胞。 在渗出物中能检出多量肺炎双球菌。 肉眼观察可见肺叶肿大，重量增加，暗红色，质实如肝，切面呈粗糙颗粒状，故称红色肝变（red hepatization），在胸膜面常有纤维蛋白性或纤维蛋白脓性渗出。

临床检查可发现一系列肺实化体征，X 线检查可见大片致密阴影。 患者能咳出铁锈色的痰，此为肺泡腔内红细胞崩解，被巨噬细胞吞噬形成的含铁血黄素并随痰咳出所致。 病变范围较广时，由于肺泡换气功能下降，患者可出现发绀等缺氧症状。 如果病变累及胸膜，患者可有胸痛，并随呼吸或咳嗽加重。

3. 灰色肝变期（实变晚期）　发病 4～6 d 后进入此期。 此时，镜下可见肺泡内继续有中性粒细胞和纤维蛋白的渗出，并占据整个肺泡腔，而红细胞几乎完全消失，因腔内压力明显增加，致使肺泡壁毛细血管受压，病变部分的肺组织呈贫血状。 此期体内开始产生特异性抗体起调理素作用，纤维蛋白网也有利于白细胞接触、捕捉和吞噬肺炎双球菌，此时渗出物中肺炎双球菌不易检出。 肉眼观察：肺脏仍肿大，重量增加，质实如肝，切面干燥呈颗粒状，色泽灰白，故称作灰色肝变（gray hepatization）。 胸膜表面有渗出物覆盖。

临床体征和X线表现与红色肝变期相同，但缺氧状况有所好转，此时患者常咳出黄脓痰。

4. 溶解消散期 发病1周后白细胞吞噬作用明显加强，致使病原被吞噬消灭，而且渗出的中性粒细胞变性坏死和崩解，释放出大量蛋白溶解酶，肺泡腔内的纤维蛋白被溶解。部分溶解物被咳出，有的则被吞噬细胞吞噬，或经淋巴管吸收。 由于肺泡壁结构未被破坏，故一旦渗出物被吸收消散，肺组织可完全恢复正常。 病变的肺叶体积缩小，质地变软。 切面的颗粒状外观消失，胸膜的渗出物可完全吸收，亦可遗留纤维增厚或粘连。 此期需1~3周。

临床上实化体征消失，又可闻及湿啰音，肺X线显示病变区阴影密度逐渐减轻，以至消失。

上述各期病变的发展是一个连续过程，彼此之间并无绝对界限。 特别是在抗生素广泛应用的今天，大叶性肺炎的病理改变多不典型。 及时妥善的治疗，能减轻病情，缩短病程。

大叶性肺炎的病变在肺内的蔓延扩散是迅速的，但毕竟有一个过程，因此，就一个大叶而言，其病变往往不完全一致，如当病变起始部已处于灰色肝变期，病灶周围及边缘部分尚可分别处于红色肝变期或充血水肿期。

患有大叶性肺炎的患者，其他脏器也有病变，如脾脏充血、肿大，网状内皮细胞增生，心、肝、肾等脏器实质细胞变性等。

【转归】

由于抗生素的临床应用，目前大多数大叶性肺炎可被治愈，并发症也较少见，较为常见者如下。

1. 肺肉化（carnification） 如肺炎病灶中白细胞反应轻微，蛋白溶解酶分泌不足，肺泡腔内的纤维蛋白渗出物不能及时被完全溶解消散，就会被肉芽组织替代，发生机化。 肉眼观察发现肺呈红褐色，质韧，似肌肉，故称肉化，其多呈局灶性分布。

2. 肺脓肿及脓胸 多见于毒力较强的Ⅲ型肺炎双球菌或金黄色葡萄球菌感染。 此时，病变肺组织内中性粒细胞浸润明显并发生坏死、液化而形成脓肿；如病变扩散至胸膜则可引起纤维蛋白性化脓性胸膜炎，甚至脓胸。

3. 败血症 严重感染时，肺炎双球菌可侵入血液，引起急性细菌性心内膜炎、化脓性脑膜炎、肺炎双球菌性关节炎及急性脾炎等。

4. 中毒性肺炎 较常见于重症大叶性肺炎的早期。 由于严重的毒血症引起中毒症状和休克，故称为中毒性肺炎。 病变以肺重度淤血、水肿为主，伴有一定量的中性粒细胞、红细胞和纤维蛋白渗出。

二、小叶性肺炎

小叶性肺炎（lobular pneumonia）亦称支气管性肺炎（broncho-pneumonia），病变多从支气管、细支气管炎开始，向纵深扩展累及所属肺泡，或者向细支气管周围发展，先引起支气管周围炎，后波及邻近肺泡，引起肺组织炎症。病变局限于小叶或小叶的一部分。病变性质多为化脓性炎症。

【病因和发病机制】

小叶性肺炎大多数由细菌引起，常见的有毒力较弱的肺炎双球菌（Ⅳ、Ⅵ、Ⅹ型）、葡萄球菌、流感杆菌、变形杆菌及大肠埃希菌等。此外，真菌（白色念珠菌、曲菌和毛霉菌等）也可引起小叶性肺炎。

小叶性肺炎可为原发性疾病，但更多则继发于其他疾病。老年人、慢性消耗性疾病和长期接受免疫抑制剂治疗者，儿童患百日咳、麻疹后，成人患流感、气管炎及酒醉后，心力衰竭伴有肺淤血及长期应用抗生素等均可造成机体抵抗力和呼吸道的防御机制下降，此时常驻上呼吸道毒力并不强的病原菌往往乘虚而入，引起小叶性肺炎。

昏迷、反复呕吐、手术麻醉和咳嗽反射受到抑制的患者，可能吸入呕吐物，其中胃酸的刺激合并细菌繁殖可引起严重的吸入性肺炎。此外，麻疹后肺炎、坠积性肺炎等实际上是由不同诱因所引起的小叶性肺炎。在败血症时，偶尔病原菌也可经血道侵入肺组织，引起小叶性肺炎。继发于其他疾病基础上的小叶性肺炎常成为患者的直接死亡原因，故又称为终末性肺炎。

【病理变化及临床联系】

病变多数累及两肺下叶的背部，也可同时累及两肺各叶。肺切面显示多发性、灶状分布的实化病变。病灶大小形状不一，多数直径约 1 cm（相当于小叶），呈梅花瓣状（见图 7-1），它们可互相融合成更大的病灶，直径可达 3～4 cm，甚至呈大叶分布，即融合性小叶性肺炎。

病灶早期呈深红色，以后转为灰黄色，边缘不规则，略隆起于切面，质实，周围肺组织充血、水肿。附近支气管黏膜充血、附着黏性渗出物，未累及的肺组织可保持正常。如果病灶多、范围大，且靠近胸膜，则胸膜表面可见脓性、纤维蛋白性渗出物。镜下：病变区的肺泡腔内充满中性粒细胞和浆液、纤维蛋白、少量红细胞及脱落的肺泡上皮细胞。病灶中央或周边部细支气管壁充血、水肿和中性粒细胞浸润，腔内有大量中性粒细胞及脱落崩解的上皮细胞（图 7-2）。经血路播散的小叶性肺炎，细支气管壁炎症不明显。病灶附近的肺组织充血，肺泡常呈代偿性气肿。

临床起病较隐匿，有咳嗽及黏液性痰。实化体征多不明显，听诊可闻及湿啰音。X线检查可见灶性阴影。

【转归】

与大叶性肺炎比较，小叶性肺炎的并发症较多见，常见的有呼吸功能不全、心功能不全、毒血症、肺脓肿及脓胸等。儿童小叶性肺炎支气管受损严重者有可能导致支气管扩张症。

如患者能得到及时诊断和治疗，多数可获治愈。但发生在婴幼儿、老年人和久病体质虚弱者，则预后较差，常成为患者死亡的直接原因。

三、间质性肺炎

间质性肺炎（interstitial pneumonia）以肺间质单个核细胞浸润为主要特征，临床和病理均与典型的细菌性肺炎明显不同，故又称原

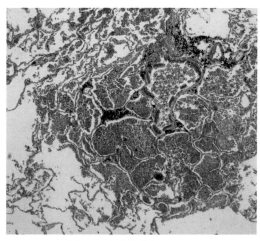

图 7-2　小叶性肺炎（HE）

注：支气管分支（终末细支气管）腔内充满着中性粒细胞，伴有脱落的支气管粘膜上皮。其周围肺组织的肺泡腔内有中性粒细胞浸润，病变以支气管为中心呈小灶性分布

发性非典型性肺炎（primary atypical pneumonia）。本病在临床上有一些共同的特征，即常合并上呼吸道感染，包括卡他性鼻炎、咽喉炎。还可有支气管炎，但痰量不多、无肺实变体征、白细胞计数仅为中等度升高、痰细菌培养阴性。

【病因和发病机制】

引起间质性肺炎的病原体以肺炎支原体最为多见，其他还有病毒、衣原体、立克次体等。病原体先侵袭上呼吸道上皮，引起细胞坏死和炎细胞浸润，从而表现为上呼吸道炎症。随着病变进展则可累及肺泡，引起间质性肺炎。呼吸道黏膜上皮的损伤和脱落，破坏了黏膜上皮的自净机制，从而易于细菌的继发性感染。

支原体肺炎常好发于儿童和青年，散发或局部地区（如学校、兵营、监狱等）流行；病毒性肺炎可发生于任何年龄患者，成年人多为流感病毒 A 和流感病毒 B，其次为副流感病毒。呼吸道合胞病毒的感染常见于幼儿和儿童；其他，如腺病毒、麻疹病毒、水痘病毒等也均可引起间质性肺炎。

【病理变化及临床病理联系】

间质性肺炎的病变程度在不同的人群中有极大的不同，可从轻度到重度，后者往往发生在婴幼儿、老年人、营养不良者、酒精中毒和免疫抑制剂使用者。

由不同病原体引起的间质性肺炎中，其肺部的病理变化大致相似。病灶多呈斑片状，累及一侧或两侧的整叶。肉眼观察：病灶呈红黄色、充血和具有捻发音，肺重量中等度增加，切肺时甚少渗出物流出或仅有少量红色泡沫状液体。光镜检查显示：炎症反应集中于肺泡壁，表现为肺泡壁增宽、水肿，且常有多量单个核细胞浸润，如淋巴细胞、巨噬细胞，偶有浆细胞。在急性病例中，也可见中性粒细胞。肺泡腔内常无炎细胞渗出，仅见

少量蛋白性液体及偶然出现的单个核细胞。在严重的病例中，肺泡壁弥漫性损伤，肺泡腔中可有较多炎性渗出，并可伴有肺泡壁透明膜和肺泡毛细血管腔内纤维蛋白性血栓形成。病毒性肺炎时常可在肺泡上皮细胞胞质或胞核内出现病毒包涵体。合并细菌性肺炎时，病变则为混合性改变。

间质性肺炎的临床表现，在不同个体和不同病原体引起的患者中有极大差异，典型病例多表现为急性起病，伴有发热、头痛、乏力等非特异性症状，X 线片检查常显示肺部有短暂的、边界不清的阴影，尤以肺下叶为多见，肺部体征常为阴性。在免疫功能遭受抑制的患者中，也可因病变严重而在几天内致死。对本病病原体的确定特别困难，血浆抗体滴定度的升高有利于确诊，但往往出现在患者的恢复期。

【转归】

大多数间质性肺炎的预后良好，自然病程约 2 周。因流感病毒引起的严重感染，在年老体弱患者中常合并细菌感染，且可导致严重后果。

四、严重急性呼吸综合征

2001 年 11 月，我国广东发现第 1 例"非典型性肺炎"，并在短时间内流行到我国香港、北京、台湾地区及全世界 30 余个国家和地区。世界卫生组织将其命名为严重急性呼吸综合征(severe acute respiratory syndrome，SARS)。其病因被认为是一种新型冠状病毒感染。其属单股正链 RNA 病毒，基因组全长为 29 206～29 727 个核苷酸，编码膜蛋白(M)、突起蛋白(S)、核衣壳蛋白(N)等结构蛋白。电镜下：病毒颗粒直径 80～140 nm，周围有鼓槌状冠状突起。急性期患者是主要传染源，近距离飞沫传播是本病的主要传播途径。SARS 的发病机制不明。较为一致的尸检报道的病理变化有急性弥漫性肺泡结构的损伤和透明膜形成，稍后出现肺泡内机化、间质纤维化和蜂窝肺改变。此外，淋巴组织可出现大片状坏死，淋巴结结构消失。临床起病急，以发热(常＞38℃)为首发症状，伴有头痛、肌肉酸痛、全身乏力等症状，数天后出现干咳、气促和呼吸困难，X 线检查示肺部斑片状或网状阴影，外周血淋巴细胞减少，恢复期血清学检测 SARS 病毒特异性抗体阳性。本病为自限性疾病，经及时有效的综合性治疗，大多数患者可被治愈，严重患者可因呼吸衰竭而死亡。

第二节　肺　不　张

肺不张（atelectasis），是指含气肺组织容量或含气量减少，甚至消失，从而导致肺萎陷的症状。可分为先天性或后天获得性二类。本节主要论述后天获得性肺不张。

【类型】

根据肺泡萎陷的发生机制或分布部位可分为以下几种。

1. 吸收性肺不张（resorption atelectasis）　多因气道阻塞而阻碍气体进入远端肺组织，造成肺内残留气体逐渐被吸收。　鉴于气道阻塞部位的不同，肺不张的范围不一，可累及整个肺、一叶或一段。　造成气道阻塞最常见的原因是气道内黏液栓或黏脓栓，多发生于术后，也可合并哮喘、支扩症和急、慢性支气管炎。　其他原因还有儿童患者常见的异物吸入、口腔手术或麻醉时血块、支气管肿瘤、支气管旁结核性淋巴结肿大等，偶然也可见于动脉瘤。

2. 压迫性肺不张（compression atelectasis）　常见于胸腔积液、积血或气胸等。　两肺底部的肺不张常可因横膈抬高所致，可发生于长期卧床、腹水或术后患者。

3. 微小肺不张（microatelectasis）　也称为散在肺不张（patchy atelectasis），其常累及两肺，呈弥漫性肺不张，其发生常为肺泡表面活性物质减少所致，如见于成年人或新生儿的呼吸窘迫综合征、伴有肺间质炎症的几种肺部疾病，它也被认为是术后肺不张的重要组织部分。

4. 缩窄性肺不张（constraction atelectasis）　常因肺或胸膜局部或弥漫性纤维化病灶而阻碍肺膨胀及吸气后肺弹性回缩力增加所致。

【病理变化】

不张的肺体积缩小，气胸引起的肺不张可使整个肺萎陷，而胸腔积液或横膈抬高引起的压迫性肺不张常发生于两侧肺底。　萎陷的肺组织呈紫色，质如橡皮，胸膜皱缩。　镜下：萎陷肺泡紧密排列如裂隙状。　肺泡隔血管扩张、充血，肺泡腔内常有水肿液，后期可出现泡沫状巨噬细胞。　未累及的肺组织则发生代偿性过度膨胀。　持久的肺不张则可发生肺纤维化。

【转归】

除缩窄性肺不张外，其余肺不张常是可逆的。　不张肺组织气流与血液灌流的不平衡可以造成短路效应，受累面积大时临床上可有低氧血症。　为预防萎陷肺组织的继发感染，必须予以积极治疗。

第三节　阻塞性肺部疾病

阻塞性肺部疾病（obstructive lung diseases）属于弥漫性肺部疾病。　其特点是不同节段的气道阻力增加，用力肺活量（FVC）正常或轻度减少。　但是，呼气流量的检测指标 1s 用力呼气容积（FEV_1）却显著下降，以至于 FEV_1 与 FVC 的比值呈现特征性地下降。　因慢性或反复发作性肺内气道阻塞，这组疾病的主要临床表现为呼气性呼吸困难。　除肿瘤和异物吸入外，这组疾病主要包括哮喘、慢性支气管炎、肺气肿和支气管扩张症。　呼气困难的机制在于支气管腔狭窄（哮喘）、小气道管腔内阻塞（慢性支气管炎、支气管扩张症）或肺泡回缩力下降（肺气肿）。　小气道是指内径＜2 mm 的细支气管或终末细支气管，其解剖学特点是腔窄、壁薄、平滑肌较厚、软骨片缺乏和纤毛上皮细胞减少，故易因平滑肌痉挛、分泌物或渗出物阻塞而导致呼气困难，故肺阻塞性疾病又称小气道病。

一、哮喘

哮喘（asthma）是指气管、支气管及其分支对各种刺激发生过敏反应，出现发作性、可逆性支气管痉挛。临床表现以呼吸困难、咳嗽和喘鸣为特征。哮喘是一种常见病，可累及 5% 的成年人和 7%～10% 的儿童。本病的发病机制尚不清楚，但大量的事实提示支气管持续性炎症在哮喘发病中起着重要作用。

【病因和发病机制】

哮喘的发生是过敏原或刺激物（如花粉、蜱螨、羽毛、真菌孢子、某些食物、药物等）与机体遗传性哮喘体质共同起作用的结果。根据发病机制大致可分为两大类：一是外源性哮喘，多发生于青少年，是由外来抗原引起的、IgE 参与的 I 型变态反应；二是内源性哮喘，多见于成年人，刺激因子为非免疫性的，但也可引起支气管痉挛，常见的有阿司匹林、肺部病毒感染、寒冷、精神紧张和吸入 SO_2 等。此外，部分患者则是在慢支病变基础上发生的，常称为哮喘性支气管炎。

【病理变化】

哮喘发作是因支气管和血管平滑肌间歇性收缩所致。肉眼观察：肺过度膨胀，气管和支气管腔内形成浓稠的黏液栓，部分肺则呈萎陷状态。镜下：黏液栓内含有脱落上皮形成的螺旋物（Curschmann 螺旋物）、大量嗜酸性粒细胞和夏科-莱登晶体（Charcot-Leyden 晶体），后者为嗜酸性粒细胞蛋白聚集成的结晶。其他组织学改变还包括：①上皮细胞片状坏死、脱落；②支气管基膜下纤维组织增生、玻璃样变；③支气管壁水肿和炎细胞浸润，尤以嗜酸性粒细胞为多见，还可伴有肥大细胞、嗜碱性粒细胞、巨噬细胞、淋巴细胞、浆细胞及少量中性粒细胞浸润；④黏膜下黏液腺或上皮层杯状细胞增多；⑤大中型支气管壁平滑肌增生和肥大。

【临床病理联系】

哮喘发作主要表现为严重的呼吸困难和喘鸣，尤其是呼气障碍，但发作期间有间歇期。每次发作持续 1 至几个小时，用药可使其缓解；严重者发作时间可持续几天到几周（哮喘持续状态，status asthmaticus），可因高碳酸血症、酸中毒和严重缺氧而致患者死亡。反复的哮喘发作可导致弥漫性肺气肿。

二、慢性阻塞性肺部疾病

慢性阻塞性肺部疾病（chronic obstructive pulmonary diseases，COPD）主要是指慢性支气管炎和肺气肿。

（一）慢性支气管炎

慢性支气管炎（chronic bronchitis）简称慢支，是一种常见病，多发生于中老年人，我国北方地区，尤其是冬春季更为常见。临床特征为反复发作的咳、痰、喘等症状。如患者每年发作时间超过 3 个月，并连续 2 年以上者可诊断为慢性支气管炎。

【病因和发病机制】

慢支的发病是外界环境因素的侵袭和机体呼吸道防御机制受损的结果。常见的外界环境因素包括如下几点。

1. 物理和化学因素　如吸烟、寒冷、潮湿、空气污染（包括 SO_2、NO_2、Cl_2 等）。这些因素均可直接或通过神经、体液作用，引起支气管黏液腺体增生、肥大、分泌亢进及上皮杯状细胞增生，造成黏液分泌增多和潴留而影响支气管，尤其是小气道的通气。同时，上述刺激因子皆可损伤支气管黏膜上皮细胞及其纤毛运动，为病原体的入侵创造了条件。

2. 感染因素　感冒与慢支的发生关系密切。据统计，约半数以上慢支患者通常因经常感冒所致，而且它的发作也与感冒有关。凡能引起感冒的各种病毒，尤其是黏病毒包括流感病毒、副流感病毒和鼻病毒等都能引起慢支的发作。因感冒导致呼吸道抵抗力降低，常居菌群，如流感杆菌、肺炎双球菌、甲型链球菌、奈瑟菌等乘虚而入引起支气管炎，如此反复，而发展为慢支。

【病理变化】

肉眼观察：支气管黏膜粗糙、充血、水肿，表面有小孔状扩张的腺管开口，管腔内有黏性或脓性分泌物。镜下变化包括如下几点。

1. 黏膜上皮的损伤　慢支时首先受损的是纤毛柱状上皮细胞，表现为纤毛变短而参差不齐，稀疏倒伏，互相粘连，部分可完全脱失。电镜观察发现纤毛上皮细胞的胞质内供应纤毛运动能量的线粒体明显肿大、变性，致使纤毛运动能力减退。病情缓解时，黏膜上皮尚可进行修复。病情严重时，上皮发生坏死和崩解脱落而形成溃疡，并有肉芽组织形成，甚至出现鳞状上皮化生。上述病变不但可以削弱、破坏纤毛上皮细胞运送黏液的能力，还可使 IgA 的合成受到严重的障碍。

2. 支气管腺体和杯状细胞增生　慢支最明显的病变是支气管壁腺体的变化，表现为腺体肥大、增生、浆液腺转化为黏液腺。由于分泌功能亢进，黏液过多并潴留在管腔中，而使导管扩张。黏液腺肥大的定量测试常用 Reid 指数，即以腺体厚度（G）与支气管壁厚度（W）的比值来表示。正常人 G/W 的比值在 0.36 以下，慢支时的 G/W 比值在 0.55～0.79 以上。同时黏膜上皮细胞中的杯状细胞也出现区域性增多，黏液分泌也亢进，从而增加了黏液含量。黏液的过度分泌使纤毛负荷加重。慢支的腺体分泌物中，酸性黏多糖和去氧核糖核酸的含量增多，使其黏性增加，不易咳出。黏液潴留于支气管腔内，造成阻塞或不完全性阻塞，不但影响通气功能，而且还有利于细菌的滋生。

3. 支气管壁炎性病变　慢支的各级支气管壁有大量淋巴细胞和少量巨噬细胞浸润。急性发作时，则出现充血、水肿和中性粒细胞浸润。值得注意的是本病长期反复发作，病变由上到下，可逐渐波及小气道，导致细支气管壁增厚、管腔狭窄和黏液栓的形成，从而发生小气道阻塞性病变。其结果可并发广泛性细支气管炎及其周围炎或小叶中央型肺气肿。 有些病例尚可累及其伴行的血管，引起血管炎或血管周围炎。 最严重时，支气管管壁甚至可以因纤维化增厚而完全闭塞，称为闭塞性的细支气管炎。 因此，慢性支气管炎常和肺气肿并发。

4. 软骨的病变 慢支时，各级支气管特别是中、小型支气管中的软骨片可发生不同程度的萎缩、变性，基质染色不匀，透明软骨变为纤维性软骨，软骨细胞固缩或消失。 这些病变可使管壁变薄，支持力减弱，小支气管容易发生塌陷或折叠，也是形成慢性肺气肿的原因之一。

【临床病理联系】

本病的主要症状为咳嗽、咳痰。 咳嗽由支气管的炎症刺激引起，痰多因腺体分泌功能的亢进所致。 痰为白色，黏稠不易咳出。 并发细菌感染时，常为脓性痰。 在肺背底部出现干、湿啰音。 有喘息者两肺可闻及哮鸣音，细小支气管壁平滑肌痉挛而呈哮喘样发作，呼吸急促不能平卧。 轻型患者，肺功能正常。 病变严重时，可出现通气功能障碍而发生呼吸困难。

若能积极预防感冒，及时控制感染，化痰止咳，戒除吸烟，避免慢支的反复发作，可阻止病变的发展，促进受损组织的修复而获痊愈。 若病变反复发作，则可并发广泛性细支气管炎、小叶性肺炎、肺气肿、肺不张和支气管扩张症等，甚至可发展成肺源性心脏病。据国内统计，约有 80% 的肺源性心脏病是由慢支引起。

（二）肺气肿

肺气肿（emphysema）是指肺腺泡（即末梢呼吸道），包括呼吸性细支气管、肺泡道、肺泡囊和肺泡壁受损、管腔永久性膨大和含气量增多，但不伴有明显的纤维化。 没有管壁损伤的肺腺泡含气量增多称为过度充气。 肺气肿的发病率很高，其发生与吸烟有明显的关系。

【发病机制】

肺气肿的发生机制仍不清，但为多数学者所接受的说法有下列两种。

1. 细支气管不完全性阻塞或狭窄 慢支或细支气管炎时炎性渗出物或黏稠的黏液常在管腔内积聚，形成不完全性阻塞的活瓣，导致呼气不畅；反复发作的细支气管黏膜炎症，不仅使管壁增厚，管腔狭窄，还可累及周围肺组织，引起肺纤维化和瘢痕收缩，从而压迫或牵拉细支气管，加重其管腔狭窄；支气管平滑肌受炎症刺激而发生痉挛，也可使管腔狭窄。 鉴于吸气动作时，支气管腔主动扩张，气体进入相对容易，而呼气时，支气管腔变小，气体呼出较为困难，若上述病变反复发作则可使肺泡内残余气体越积越多，导致肺气肿。

2. 肺泡壁薄弱或受损 造成这种病变的原因甚多，其中最主要的是蛋白酶（弹力蛋白酶）和抗蛋白酶（ α_1-抗胰蛋白酶）系统的不平衡，如先天性 α_1-抗胰蛋白酶缺乏，当肺部炎症病灶中中性粒细胞、巨噬细胞和细菌释放的蛋白水解酶不能及时被由肝分泌的 α_1-抗胰蛋白酶所水解，肺组织中的弹力纤维便被上述蛋白水解酶降解破坏，从而降低了肺泡弹性回缩力和增加了肺泡腔残存气体。 吸烟者肺部常有多量的中性粒细胞和巨噬细胞,而且经研究证明,吸烟能增强巨噬细胞弹力蛋白酶的活性和促进中性粒细胞弹力蛋白酶的释放,纸烟中的氧化物和中性粒细胞生成的氧自由基也可抑制 α_1-抗胰蛋白酶活性。 故吸烟者易引起肺气肿。 此外,因细支气管炎累及血管引起血管炎或血栓形成,肺泡过度膨胀、腔内压力增高压迫毛细血管,在缺氧的基础上引起的细动脉收缩等均可造成肺泡壁血供障碍,导致肺泡壁损伤而失去弹性。 老年人肺气肿发生率高,则可能与肺泡壁弹力纤维发生退行性变或萎缩有关。 总之,各种原因引起肺泡壁弹力纤维的破坏,降低了肺泡的弹性,阻碍肺泡腔内气体的排出而引起肺气肿。

【病理变化】

肺气肿可按其在腺泡和小叶的分布而进一步分类。 前者是指终止于终末细支气管的肺远端部分;后者则由 3~5 个肺腺泡构成,故肺气肿在肉眼形态上常可分为腺泡中央型、全腺泡型和腺泡远端型(图 7-3)。

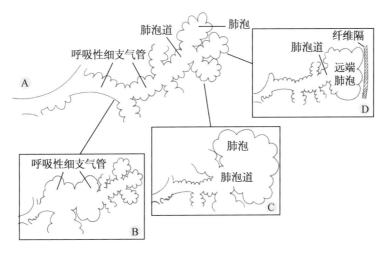

图 7-3　肺气肿示意图

注:A. 正常终末细支气管及腺泡结构; B. 腺泡中央型肺气肿; C. 全腺泡型肺气肿; D. 肺泡远端型肺气肿

1. 腺泡中央(小叶中央)型(centriacinar type) 此型多见于吸烟者,与慢支关系密切,两者往往同时存在。 病变以两肺上叶,特别是肺尖段更常见和严重。 病变累及小叶由呼吸细支气管构成的腺泡中央或近端部分,而腺泡远端不受累及,故气肿以呼吸细支气管扩张为最明显。 但在病变严重的病例,肺腺泡远端也可累及。 肉眼观察显示肺体积略增大,深红色,肺气肿的腔隙较大,有多量炭末沉积而呈黑色,此因呼吸细支气管扩张而影响管周淋巴回流,炭末不易清除所致。

2. 全腺泡(全小叶)型(panacinar type) 此型多因肺泡壁缺血损害和遗传性 α_1-抗胰蛋白酶缺乏所致,以两肺下叶更为常见。 从呼吸细支气管至肺泡道、肺泡囊和肺泡呈均匀增大。 肉眼观察:两肺体积增大,尸检时发现肿大的肺掩盖心脏,色泽苍白,切面呈海绵状。

3. 腺泡远端（隔旁）型（distal acinar type）　此型肺气肿累及腺泡的远端，特别靠近小叶纤维间隔及其边缘部的胸膜下，可出现在纤维化、瘢痕或肺不张附近区，而以肺的上叶更为严重。典型的表现是形成多个相邻气肿区，直径可<0.5 mm 或>2 mm，有时形成囊样结构，进而形成肺大泡（bullae of lung，直径>2 cm 的大囊泡，常为单个孤立位于脏层胸膜下）。此型肺气肿常导致青年人的自发性气胸，但确切的病因还不清楚。

气肿的肺在镜下显示肺泡壁变薄和破坏，在严重的病例，邻近的肺泡相互融合形成更大的气肿腔隙。终末和呼吸细支气管可因肺泡隔的破坏而变形扭曲，肺泡弹力纤维的破坏降低了肺泡组织对小气道壁的牵引力，故呼气时它们更趋塌陷，此为严重肺气肿时慢性气流阻塞的一个重要原因。除了肺泡数减少外，肺泡毛细血管床受压、闭塞，数目明显减少。气管和支气管炎症改变仍可发现。

此外，在外伤或肺泡内压急剧升高时肺泡壁或细支气管壁可发生破裂，气体进入肺间质，称为间质性肺气肿。此时在胸膜可见沿小叶间隔分布的小气泡，严重者气体可进入纵隔，甚至颈部皮下。间质性肺气肿由于其并无呼吸道的扩张，故其不属于本章介绍的肺气肿范畴。

【临床病理联系及转归】

肺气肿的病程缓慢，早期可无症状，仅在体力活动增强时出现气急。弥漫性肺气肿对机体影响较大，肺泡面积减少，肺活量降低，残气量增多；肺泡壁毛细血管受压，影响肺泡与血液间的气体交换，从而导致血液氧分压降低和二氧化碳潴留，产生呼吸困难和酸中毒。严重者因肺长期处于膨胀状态，表现为肋骨抬高，胸骨前突，胸腔前后径增大形成桶状胸。肺气肿时因毛细血管受压，血管床减少而发生肺血管阻力增加以及缺氧引起的肺动脉痉挛，可导致肺动脉高压和右心肥大与扩张，即肺源性心脏病。肺泡破裂可导致自发性气胸，致肺萎陷和纵隔移位等严重后果。

三、支气管扩张症

支气管扩张症（bronchiectasis）简称支扩症，是指因支气管和小支气管慢性坏死性感染，引起管壁平滑肌和弹性支持组织破坏而导致管腔持久性扩张。该病的诊断主要依靠病史和影像学检查结果，咳嗽、大量脓痰、咯血和胸痛是其主要临床症状。本病多见于成年人，但起病多在儿童或青少年期。

【病因和发病机制】

支扩症不是一种原发性疾病，而是继发于各种原因所引起的支气管持续感染和阻塞，其中最常见的诱因如下。

1. 支气管阻塞　常见的原因有黏液栓、肿瘤和异物等。在我国，以起源于慢支者居多，反复发作的炎症不仅破坏了管壁结构，降低了排出分泌物或渗出物的能力，使其常潴留于管腔内，有利于继发性细菌感染，而且管壁薄弱，不能承受因咳嗽、吸气等动作对管腔的压力，导致支气管扩张。

2. 先天性或遗传性疾病　如因全身性外分泌腺缺陷引起的肺囊性纤维化、免疫球蛋白缺陷引起的对细菌感染的易感性、支气管分支和管壁发育不全、常染色体隐性遗传的卡他格内（Kartagener）综合征，后者可伴有气道纤毛结构异常而损伤黏液排泄系统的正常功能。

3. 坏死或化脓性肺炎　毒力强的致病菌感染，如金黄色葡萄球菌或肺炎克雷白杆菌都容易导致患者发生支气管扩张，结核感染仍旧是与流行区支气管扩张发病率密切相关的因素。此外，儿童期麻疹、百日咳、流感后并发肺炎等均可导致支气管壁的薄弱进而扩张。

支气管扩张的发病机制中有两个重要的互相交织的因素：阻塞和慢性持续性的感染，两者可任一为先。一旦阻塞妨碍了呼吸道正常自净清除机制的进行，继发性感染就会接踵而至。相反，经久不愈的慢性感染破坏了支气管管壁，使得管壁支撑结构削弱，继而扩张。阻塞在先的情况，如原发性肺癌或异物造成的阻塞损伤了气管清除分泌物的能力，潴留的分泌物为叠加感染提供了有利条件，由此而致的支气管壁的炎性损伤和渗出物的积聚会进一步扩张气道，导致不可逆的变化。另一种情况，感染在先，支气管或细支气管内持续的坏死性感染会带来大量引起阻塞的分泌物和累及支气管壁全层的炎症（致支气管周纤维化和牵拉管壁）。继而，阻塞和感染如上所述，互为因果交错进行，最终导致支气管扩张。

【病理变化】

支气管扩张通常累及双侧下叶，尤其是那些分支走行陡直的气道。如果是肿瘤或吸入异物引起的，病变常局限于单个肺段。一般而言，远端气管和细支气管的病变更为严重。气道的管径可扩张至原来的 4 倍，病变的范围可扩展至胸膜。而正常情况下，常规大体检查，胸膜以内 2～3 cm 的肺野带内是看不到细支气管的。组织学检查的结果可因病变的活动度和持续的时间而异。在典型的活动期病例，支气管和细支气管壁内可见大量的急慢性炎症渗出和气管上皮的鳞化，溃疡灶广泛形成。细菌培养的结果常显示为包括葡萄球菌、链球菌、肺炎双球菌，肠道微生物，厌氧菌和微需氧菌在内的混合感染；若是儿童，流感嗜血杆菌和铜绿假单胞菌感染则更为多见。虽然，当病程进入愈复期时，气管上皮可以完全再生，但这并不能改变之前因过多过重的病变破坏所致的气管异常扩张和瘢痕形成。气管和细支气管壁纤维化及细支气管周的纤维化病变多见于慢性病例。有时候，支气管或细支气管壁的坏死性变化还可导致伴真菌感染的脓肿腔形成。

肉眼观察：扩张的支气管可呈圆柱形和囊形两种形态（图 7-4），以前者居多。扩张的支气管可达近胸膜的肺外周 1/3 带。囊形扩张多发生于扩张支气管的远端。上述两种形态可同时并存，但在少数病例中，两肺仅表现为严重的囊形扩张。切面显示扩张支气管的黏膜呈深红色，部分呈细颗粒状或乳头状，常称黏膜肥厚形；另一种则表现为支气管壁较薄，上皮无增生，黏膜表面呈网状皱褶则称黏膜萎缩型。扩张的支气管腔内常潴留大量异臭的脓性渗出物。周围肺组织常伴有炎症、纤维化、肺气肿或肺萎陷等病理改变。有时肺组织呈蜂窝状，可能因肺发育不全造成。

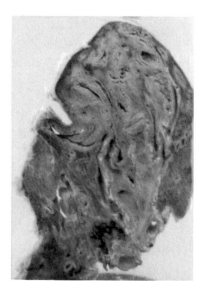

图 7-4　支气管扩张症

注：肺下叶剖面可见无数个腔隙大小不等的支气管管腔，部分已达肺之表面，管腔明显扩大

镜下：病变可因病程长短、感染轻重而明显不同。黏膜肥厚型表现为支气管壁增厚，黏膜上皮增生，有乳头状突起形成。黏膜下各层毛细血管扩张、充血、出血和炎细胞浸润，以单个核细胞为主，可伴有数量不等的中性粒细胞。管壁的弹力纤维和软骨常因炎症而遭破坏。黏膜急性炎症常可致上皮坏死脱落和溃疡形成，细菌也可通过溃疡的血管入血，引起败血性血栓或栓塞，甚至合并脑脓肿。萎缩型常发生于病程较长者，管壁变薄，黏膜面仅见一层扁平上皮。黏膜下层萎缩伴纤维化，肌纤维也可完全消失。

【临床病理联系】

患者常有严重持续的咳嗽及咳黏液脓性痰，有时痰可带恶臭。痰中也可带血，严重者，可出现咯血。咳嗽和脓痰主要由于慢性炎性刺激、扩张的支气管分泌亢进和继发感染所致。咯血是由于小血管遭受炎性破坏和咳嗽所引起。患者症状常不定期地发作，并因上呼吸道感染或合并其他致病因素而加重。患者可有杵状指，病情严重者伴阻塞性通气障碍，可出现缺氧、高碳酸血症、肺动脉高压和肺源性心脏病（少见）。此外，其他不多见的并发症有转移性脑脓肿和反应性淀粉样变。反复的继发感染还可导致发热、盗汗、食欲缺乏和消瘦等全身性中毒症状。

第四节　限制性肺部疾病

限制性肺部疾病（restrictive lung diseases）亦属于弥漫性肺部疾病。其特点是肺的膨胀能力下降，肺的总容积减少，肺功能检查表现为用力肺活量（FVC）减少而呼气流量（FEV_1）正常或相应成比例地减少，所以，FEV_1 与 FVC 的比值接近正常。限制性肺部疾病主要见于下列两种情况：①胸廓病变但肺脏正常，如极度肥胖、胸膜疾病及影响呼吸肌的诸如 Guillain-Barre 综合征等的神经肌肉疾病；②急慢性间质性肺病。典型的急性限制性肺部疾病就是成人型呼吸窘迫综合征（ARDS），而慢性限制性肺部疾病包括尘肺、不明原因的间质纤维化和大部分浸润性疾病，如肉状瘤病。

一、成人型呼吸窘迫综合征

成人型呼吸窘迫综合征（adult respiratory distress syndrome，ARDS）是一种由弥漫性肺泡毛细血管损伤所引起的临床综合征。表现为急性呼吸极度窘迫，同时伴有发绀、低氧血症、肺顺应性下降和 X 线检查示非左心衰竭性弥漫性肺浸润阴影，有的可以发展为多系统脏器衰竭。 其基本病理特征为弥漫性肺泡毛细血管内皮细胞、基膜和肺泡上皮细胞的损伤，常伴有肺水肿和肺透明膜形成。 弥漫性肺泡损伤可继发于肺外和肺内的多种疾病：肺外者，如休克、败血症、中毒、DIC、胰腺炎、尿毒症等；肺内者，如肺栓塞、氧中毒、刺激性气体和化学品吸入、弥漫性肺部感染等。

【发病机制】

从发病机制而言，ARDS 和新生儿的呼吸窘迫综合征（neonatal respiratory distress syndrome，NRDS）截然不同，后者主要是由于肺发育不全、缺乏肺表面活性物质所致。尽管引发 ARDS 的病因各异，但是 ARDS 的病理生理和临床过程基本上不依赖于特定病因，其共同的基础是肺泡-毛细血管的急性损伤。 肺损伤可以是直接的，如胃酸或毒气的吸入、胸部创伤等导致的内皮或上皮细胞物理化学性损伤。 而更多见的则是因全身炎症反应所致的间接性肺损伤。 呼吸屏障完整性的破坏可由肺泡壁毛细血管内皮细胞或肺泡上皮细胞受损所致，但更常见的是两者共同受累。 肺泡毛细血管损伤的急性结果是管壁通透性增高，肺泡内及间质水肿和纤维素大量渗出。 而肺泡上皮，尤其是 II 型上皮受损后，导致肺泡表面活性物质缺失，肺泡表面透明膜形成及肺萎陷。

虽然，ARDS 发病的确切细胞和分子机制尚未阐明，但现有的研究表明，促炎介质和抗炎介质的平衡失调在 ARDS 肺损伤中发挥了重要作用。 例如，早在致病因素刺激下的 30 min 内，肺内巨噬细胞合成白细胞介素 8（interleukin 8，IL-8）的水平就明显升高，而 IL-8 对中性粒细胞具有强烈的趋化和活化效应。 IL-8 和其他促炎介质，如 IL-1、TNF 的大量释放，使肺毛细血管中的中性粒细胞滞留并和内皮细胞一起被激活。 中性粒细胞被认为在 ARDS 的发病机制中扮演了关键角色。 因为，组织学检查显示，在 ARDS 病程演进的早期，肺血管、肺间质及肺泡腔内的中性粒细胞数量就显著增加。 一方面，激活了的中性粒细胞能够释放大量促炎介质（如氧自由基、蛋白酶、血小板活化因子、白细胞三烯）促发肺泡上皮和内皮细胞的损伤，导致持续不断的血管渗漏和肺表面活性物质丧失，使得肺腺泡无法扩张。 另一方面，促炎介质反过来又会上调抗炎介质，如内源性抗蛋白酶，抗氧化剂和抗炎因子的水平，以拮抗由中性粒细胞主导的促炎介质的破坏作用。 最终，促炎和抗炎两方的平衡结果决定了 ARDS 的组织损伤和临床病情的严重程度。

总之，上述介质参与反应的共同结果是细胞坏死、肺基质降解和肺水肿形成。 尽管病变早期，全身广泛性血栓形成并不突出，但病程超过 72 h，此过程将越加明显，从而使 ARDS 的病变更趋复杂。

【病理变化】

不同原因引起的 ARDS，其病理变化大致相同。 对病理变化的发生发展而言，肺泡损伤的持续时间比损伤的原因更重要。 从病理形态学观察的角度，ARDS 可以分为 3 个连续而又重叠的时期：水肿和出血期、机化和修复期及纤维化期，第 1 期又称为渗出期，后两期可合称为纤维增生期。

1. 水肿和出血期 病程的 1～7 d 为水肿和出血期。 表现为肺泡毛细血管扩张淤血、间质水肿、肺泡腔内浆液及纤维蛋白渗出、出血、肺泡毛细血管内皮及肺泡上皮细胞坏死。 肺泡导管扩张，肺泡萎陷，后者可能因肺泡上皮细胞合成肺表面活性物质减少而使肺泡表面张力增加导致微小肺不张所致。 严重者小血管管腔内可有纤维蛋白性微血栓形成，有的病例毛细血管腔内可以有中性粒细胞聚集现象，这在败血症和创伤所致的急性肺损伤时较为明显。 然而最特征的是肺透明膜形成，尤多见于扩张的肺泡导管内（图 7-5）。 透明膜主要由富有纤维蛋白的水肿液和坏死的上皮细胞残片构成。 肉眼观察：早期肺呈暗红色，质韧，含气量少，酷似肝，体积增大，重量增加。 切面肺质实而湿润，有多量稀薄暗红色液体流出。

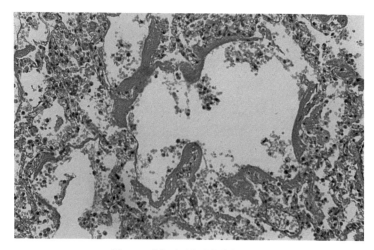

图 7-5　成人呼吸窘迫综合征(HE)

注：透明膜（呈伊红色）常紧贴肺泡壁排列，主要由富含蛋白的水肿液和坏死的上皮细胞形成

2. 机化和修复期 此期为病程 3～10 d。 其病理形态学标志是 II 型上皮细胞和间质纤维组织增生，后者表现为肺泡壁内的成纤维细胞/成肌纤维细胞及毛细血管（肉芽组织）增生，通过肺泡基膜的断裂处伸入肺泡腔，机化肺泡腔内的渗出物，并逐渐演变为肺纤维化。 这种肺泡内纤维化过程在肺泡道最为突出，可以引起肺泡腔明显变形。 在部分病例中还可见肺泡萎陷和肺泡毛细血管床关闭；而在另一些病例中则有肺泡导管和肺泡腔扩张。 在肉眼上，由于新生的结缔组织，肺实质切面呈灰红色，并带有光泽。 无空气的实性肺组织与扩张的气道(直径 1～2 mm)相间存在。

3. 纤维化期 发病 10 d 后肺泡内胶原纤维迅速增加，细胞数量减少，而进入纤维化期。 此期持续 3～4 周的时间。 镜下：肺泡间隔纤维组织增生，增生的胶原呈束状或星状瘢痕位于扭曲、扩张的肺泡道壁上。 最终肺组织广泛纤维性改建，不再能区分肺泡内纤维化和间质纤维化。 由于纤维组织的增生，肉眼观察：两肺脏层胸膜呈粗结节状，切面肺实质呈弥漫性纤维化或不规则瘢痕，其中相间有 1 mm 大小的微囊。 周围支气管扩张，并异常地伸达脏层胸膜，有"蜂窝肺"（honeycomb lung）之称。

158

【转归】

ARDS 的临床发展迅速，85%的患者在致病因素作用的 72 h 内就出现急性肺损伤的症状，并呈进行性加重。 尽管近 10 年来由于支持疗法的不断改善，ARDS 的病死率从原先的 60%降至 40%，但是仍有近半的患者死于急性期。 常见的死亡原因是因缺氧引起的多系统衰竭（特别是心、肾和肝衰竭）和合并继发感染。 晚期肺因弥漫性纤维化而影响肺功能，预后亦差。 然而渡过急性期的大多数患者可以在 6～12 个月内恢复正常的呼吸功能，而并不进入纤维化期。

二、 特发性肺纤维化

特发性肺纤维化（idiopathic pulmonary fibrosis，IPF）是指一种不明原因的肺间质纤维化。 它以病变斑片状分布但渐进性发展的双侧肺纤维化病变为特征，晚期患者可有严重的低氧血症和发绀。 近年来，此病的发病率有明显的增加。 由于其纤维化的起始靶位在肺泡腔内，而非肺间质，故又称为隐源性纤维性肺泡炎（cryptogenic fibrosing alveolitis，CFA）。 患者以男性居多，且 2/3 的患者发病年龄>60 岁。 在影像学和组织学上，IPF 的纤维化分布方式被称为普通型间质性肺炎（usual interstitial pneumonia，UIP），这也是 IPF 诊断所必需的。 值得一提的是，IPF 肺内的病理改变同样也可以出现在如石棉肺、胶原血管病等一些病因明确的其他疾病中。 因此，要冠以特发性的称呼，必须先排除这些已知病因的情况。

【发病机制】

目前认为，IPF 是因一些不明因素所致的反复循环的肺泡上皮活化/损伤。 病理组织学特征有炎症、TH2 型 T 细胞反应、伴嗜酸性粒细胞、肥大细胞，IL-4 和 IL-13 共同参与。 肺纤维化患者中以“旁路激活的巨噬细胞”为主，这一颇有意思的观点可能可用以解释 IPF 的主要发病机制。 损伤和炎症部位的异常上皮修复可引发成纤维细胞或肌成纤维细胞的过度增生，从而导致特征性的纤维化病灶。 虽然目前这种异常修复的机制还未完全阐明，但是，新近研究显示，受损的 I 型肺泡上皮细胞所释放的 $TGF-\beta_1$，是促使成纤维细胞向肌成纤维细胞转变，从而持续不断地过量分泌胶原和细胞外基质（ECM）的罪魁祸首。 一些家族性 IPF 患者的端粒会突变变短，肺泡上皮细胞的衰老和凋亡过程就会加快。小凹蛋白（caveolin-1）是一种内源性的肺纤维化抑制剂，而 $TGF-\beta_1$ 会下调成纤维细胞表达此蛋白。

【病理变化】

肉眼观察：肺脏胸膜表面呈现鹅卵石样的外观，这是由沿小叶间隔分布的瘢痕收缩所致。 切面上，纤维化病灶主要见于双下肺的胸膜下区域和沿小叶间隔内分布。 IPF 的这种纤维化分布方式被称为普通型间质性肺炎（UIP）。 镜下：UIP 的特点就是斑片状分布的不同程度的间质纤维化，并随病程加重。 IPF 最早期的损伤以灶性分布的纤维化出现，病灶内可见大量增殖的成纤维细胞。 随着病变发展，晚期病灶内的细胞成分逐步褪去，取而代之的是大量的胶原纤维。 而这两种新老病变并存的时间异质性现象在 IPF 十分普遍。广泛的纤维化病变使得肺泡结构紊乱，形成了大小不等的衬以增生的肺泡 II 型上皮细胞或细支气管上皮的囊性改变（蜂窝状纤维化）。 间质炎症通常是斑片状存在，表现为肺泡隔内主要以淋巴细胞，偶尔伴浆细胞，肥大细胞和嗜酸性粒细胞浸润。 肺动脉常会伴发内膜纤维化和以中膜增厚为主的继发性肺动脉高压的病理改变。

【转归】

IPF 的临床症状隐匿，通常表现为逐渐起病的干咳和渐进性的气急。 体检可发现，大部分患者吸气时听诊有特征性的干啰音或 Velcro 样啰音。 晚期患者常有发绀、肺源性心脏病和外周水肿。 临床特征和影像学表现具有诊断意义，特殊情况下还需要辅以外科肺活检。 糟糕的是，除了肺移植外，目前尚缺乏能有效阻止 IPF 进展的可行治疗。 因此，患者的平均生存期为 3 年，甚至更少。

三、肺硅沉着症

肺硅沉着症（silicosis）又称硅肺，是因长期吸入二氧化硅（SiO_2）结晶体所致的一种以肺广泛纤维化为特征的肺部疾病。 由于化学成分为 SiO_2 的石英是一种极常见的矿物，因此本病多发生于从事开凿岩石的矿工及为制造玻璃、搪瓷、耐火材料等而对石英进行加工的工人。 硅肺是多种尘肺（包括煤尘肺、石棉肺、铍肺等）中最常见、最严重的一种职业病。 病变常呈慢性进行性，即使患者在得病后即脱离现场或工地，肺部纤维化过程仍在进展之中，严重硅肺者终因肺功能受损或合并结核病而致死。

【病因和发病机制】

硅肺的病因是二氧化硅粉尘，后者在自然界有 2 种存在形式，即结晶和非结晶质。 石英是一种最常见的结晶质硅尘。 一般认为，直径＜5 μm 的石英颗粒可通过吸气而进入肺的末端气道，其中直径为 1 μm 的颗粒最易停留在肺泡导管和肺泡中，并引起肺纤维化。

进入肺泡的 SiO_2 颗粒，大多数可被呼吸道分泌的黏液黏住，并通过纤毛黏液排泄系统清除，而少数颗粒则嵌顿于肺泡道的分叉处，并被巨噬细胞吞噬。 SiO_2 在体内与水作用生成硅酸，后者与上皮细胞和巨噬细胞膜蛋白和磷脂作用，造成膜蛋白变性，脂质膜破裂。 硅尘也可激活巨噬细胞，使其释放若干能引起组织损害、炎细胞浸润、促进成纤维细胞增生以及胶原沉积的产物，其中包括：①氧自由基和蛋白酶；②吸引白细胞的趋化物质白细胞三烯 B_4（LTB_4）和 IL-8；③参与纤维化过程的一些重要的细胞因子，如 IL-1、TNF-α、血小板源性生长因子（PDGF）、IGF-1 和纤维连接蛋白。 由于同时还有一些颗粒可被表面细胞摄取或穿过上皮细胞直接作用于成纤维细胞和间质巨噬细胞，一些颗粒则通过淋巴引流或由巨噬细胞吞噬后随之迁移入淋巴管，从而机体对颗粒或经颗粒作用后产生的某些自身蛋白质发生免疫反应，后者则能加重上述局部反应，从而引起肺弥漫性和结节性纤维化。 病变的程度和进展速度与患者接触硅尘的浓度和时间长短密切相关，硅尘浓度高、吸入量多则发病快、病变重。

【病理变化】

硅肺的基本病变为硅结节及间质（包括胸膜）弥漫性纤维组织增生，两者往往同时存在：

1. 硅结节形成　硅尘进入肺组织后被巨噬细胞吞噬，循淋巴管回流到肺门淋巴结，或因淋巴管阻塞而在回流途中停留下来，并破坏淋巴管，在局部巨噬细胞相聚成团，形成细胞性结节，其常以伴行的小血管为中心。随后巨噬细胞集团周围有成纤维细胞增生，并逐渐胶原化和玻璃样变，即为硅结节。典型的单个硅结节呈灰白色，针尖大小，质地坚硬，有砂粒感。偏光显微镜可观察到具有微弱双折射的二氧化硅颗粒，主要集中在硅结节的中央。镜下见结节呈圆形或椭圆形，由同心圆排列的玻璃样变的胶原纤维构成，形如洋葱切面，作层层包围状。其中往往包围着一个血管，血管可在结节之中心或偏位，其内膜显著增厚。结节中通常没有或仅有少数细胞浸润。邻近的结节由于不断增大，可以互相融合，其中常保存着单个硅结节的轮廓（图 7-6）。

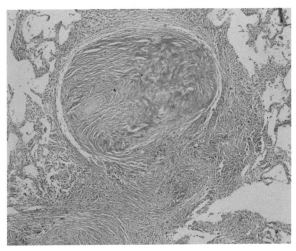

图 7-6　肺硅沉着病(硅结节，HE)

注：肺组织内有一个纤维化结节，中央可含有小血管，其周围为大量排列成洋葱皮样结构的胶原纤维，病灶内尚可见呈黑褐色的尘埃颗粒沉积

2. 弥漫性纤维化　在血管和支气管周围，在肺泡壁和胸膜下发生弥漫而广泛的纤维化。这种纤维化并不呈结节状，早期呈网状，以后则致密成片，以致大块肺组织均匀为弥漫性纤维组织所替代，并有不同程度的玻璃样变。发生弥漫性纤维化的原因是含有硅尘的巨噬细胞弥散地存在于肺组织内所致，也有人认为是与硅尘过于细小或杂有煤尘或硅酸盐尘等有关。

【分期及临床病理联系】

按其病变的发生和发展，一般将硅肺分为 3 期。

1. 第 1 期　吸入的硅尘量较少，病变主要发生在肺门淋巴结及肺门附近的肺组织。此时硅尘在肺门淋巴结中的浓度较高，硅结节在该处形成最早。除了有少数硅结节形成之外，尚有轻度的纤维化。此期淋巴引流通畅，病变发展较缓慢。X 线胸片检查示肺门阴影增大、增密、肺门淋巴结轻度肿大。

2. 第 2 期　随着吸入硅尘量的增多，肺门淋巴结、支气管和血管周围的淋巴管被阻塞，淋巴液淤滞或倒流，硅尘不能顺利地到达肺门淋巴结，而停留在沿途各处，形成较多的硅结节和肺间质纤维化。硅尘也可随淋巴逆流到肺的边缘部和胸膜下，在该处引起病变。本期肺部硅结节较上期为多，弥散全肺，增大融合也明显，但仍以肺门周围的中、下叶较为密集，病变范围一般不超过全肺的 1/3。 在硅结节周围的肺组织有明显的肺气肿和肺萎陷，这是由于小支气管受结节压迫而发生不同程度阻塞的结果。 胸膜病变表现为纤维增厚、粘连。 X 线胸片上，除肺门阴影增大、增密外，肺野内可见密集的硅结节阴影。

3. 第 3 期　随着病变日趋严重，淋巴管可发生完全阻塞，淋巴逆流更明显。 病变继续由两肺的中部向上、下发展，胸膜的增厚更为显著。 大体上，肺的重量增加，质地坚硬，刀切时阻力甚大，并有砂粒感，剖面呈黑褐色，其中弥漫散布着许多灰白色结节，直径为 0.5～5 mm。 有时密集融合的结节形成团块，形似肿瘤，直径达 2 cm，团块中央可发生坏死、液化而形成硅肺性空洞。 肺实质可受压或过度扩张，形成蜂窝样的改变，肺尖部常出现肺大泡。 肺门淋巴结肿大，其内出现薄片状的钙化，影像学上称为"蛋壳样"钙化（即钙化区和非钙化区层层相错）。 X 线胸片检查中可见肺叶内结节阴影密集，肺气肿十分明显，胸膜增厚、粘连。

【并发症】

1. 肺源性心脏病　由于硅结节的形成及弥漫性纤维组织增生，肺内血管受压，肺泡壁毛细血管床减少，结果使肺循环阻力增加，造成肺动脉高压；同时因肺通气和换气功能障碍而缺氧，使肺小动脉痉挛，后者又可促使肺小动脉硬化，加重肺动脉高压，导致肺源性心脏病，成为患者的主要死因。

2. 肺结核　硅肺患者最常见和严重的并发症。 硅肺越重，结核病也随之加重，且易恶化及空洞形成。 硅肺会导致细胞免疫受抑，患者的抵抗力下降，易受结核分枝杆菌感染；肺的弥漫性纤维化，造成淋巴、血液循环障碍，也降低了局部对结核分枝杆菌的抵抗力；SiO_2 对巨噬细胞的毒性作用，可降低巨噬细胞吞噬和消灭结核分枝杆菌的能力，这样就增强了结核分枝杆菌的毒性，增高硅肺患者对结核分枝杆菌的易感性，使病变日趋严重。 肺结核病是硅肺患者的另一个致死原因。 故在防治硅肺中，还必须注意防治结核。

3. 自发性气胸　硅肺患者往往并发肺气肿，且随肺纤维化的明显而加重，尤其是肺尖部发生大泡性肺气肿，破裂后可引起自发性气胸。

第五节　肺源性心脏病

肺源性心脏病（cor pulmonale）是指由肺部慢性疾病、胸廓运动障碍和肺血管疾病引起的肺动脉高压，导致以右心肥厚、扩大和衰竭为特征的心脏疾病。

【病因和发病机制】

引起肺动脉高压原因很多，根据原发性病变分述如下。

1. 原发性肺脏病变　肺阻塞性疾病是肺源性心脏病最常见的原因，其中 80%～90% 由慢性支气管炎并发肺气肿所致。 此外，尚有硅肺和严重的慢性纤维空洞型肺结核等。 这些患者有缺氧、肺小动脉痉挛、肺血管数目减少，而致肺动脉压力增高，导致右心肥大。

2. 原发性肺动脉病变　如结节性多动脉炎、原发性肺动脉高压症、肺细动脉硬化症、多发性肺小动脉栓塞等，都可导致肺动脉高压和右心肥大等病变。

3. 原发性胸廓病　如胸廓成形术、胸廓畸形、胸膜广泛性纤维化等疾病，可限制肺组织充气，甚至造成支气管和肺血管分支的扭曲，结果影响通气和换气功能而致血含氧量降低，动脉持续痉挛，终致肺动脉高压和右心肥大。

【病理变化】

肺部病变详见各有关章节。

1. 心脏病变　大体上心脏重量明显增加，据全国肺心病协作组公布的材料，平均重326 g，最重者可达 785 g。　右心室显著扩大，心尖钝圆。　心前区的大部分或全部均由右心室构成。　右心室肥厚，肺动脉圆锥隆起，其最凸出部位的肌壁可厚达 0.5 cm。　镜下示多样病变：因右心室负荷和功能增加而心肌纤维肥大；心肺循环不畅致心肌间质水肿；缺氧使心肌肌浆灶性溶解、变性、坏死和心外膜灶性出血。

2. 肺性脑病　重症肺源性心脏病致使缺氧性脑部病变，表现为脑膜和脑组织充血、灶性出血，蛛网膜下隙出血，以及因脑水肿而出现脑沟变浅、脑回变宽和脑疝形成。

【临床病理联系及转归】

患者的肺部症状有咳、痰和呼吸功能减退，后者包括肺活量和最大通气量降低，残留气增多及动脉低氧血症，因而有发绀和呼吸困难的症状。　心脏表现为右心肥大，失代偿时陆续出现右心室扩张，肝淤血、肿大，全身淤血水肿，患者有下肢水肿、心悸、气急、肝痛等。　在肺性脑病时，患者有头痛，重者可出现精神症状，如烦躁、抽搐和昏迷等。　若能早期发现肺动脉高压的病因，可防止病情发展。

第六节　呼吸系统肿瘤

在我国，上呼吸道的肿瘤以鼻咽癌为多见，好发于我国南方，如广东、广西、福建等地；而下呼吸道则以肺癌为多见，后者在我国上海地区的发病率和病死率均居癌症的首位，且近年来仍有上升趋势。　本节重点介绍鼻咽癌和肺癌。

一、鼻咽癌

鼻咽癌（nasopharyngeal carcinoma）的发病年龄多在 40～50 岁，男多于女。

【病因和发病机制】

目前鼻咽癌的病因和发生机制尚未完全阐明，但大量流行病学资料表明，鼻咽癌的发生与 EB 病毒感染及中国人群遗传素质密切有关。　只有当 EB 病毒感染发生在易感的中国人，才在某些人的鼻咽部上皮发现有 EB 病毒的复制，然后再感染附近扁桃体的淋巴细胞，由此导致部分上皮的异常转化而发生癌肿。　现经肿瘤生物学方法的检测，EB 病毒基因组几乎可在所有鼻咽癌患者中发现，其中也包括亚洲以外的华人。

【病理变化】

鼻咽癌最多见于鼻咽顶部，其次为外侧壁、咽隐窝，前壁最少，也可为多发性。局部肿瘤生长有的较明显，也有的较隐蔽，需经多次检查才能找到。

肉眼观察，根据肿瘤生长方式不同，可分为以下几型：①结节型，癌肿向表面突起，呈单个半球形结节，此型最多。②菜花型，也是向外突起生长，而肿瘤呈乳头状或菜花状，质脆。③溃疡型，溃疡大小不一，边缘不规则隆起，质硬，底部不平，表层覆以坏死或渗出物。④黏膜下型，肿瘤向内及深部呈浸润性生长，表面轻度隆起，黏膜完好，故较隐蔽，且易引起早期颈淋巴结转移。

鉴于鼻咽部黏膜有两种，即近鼻后部为假复层柱状纤毛上皮和近咽部为复层鳞状上皮，故鼻咽癌可来源于上述两种上皮，但以后者为多见。现分别予以叙述。

1. 鳞状细胞癌 低分化鳞癌较高分化者为多见，表现为细胞层次不明，无间桥和角化珠，细胞多呈多角形，边缘层细胞常排列成栅状，相当于基底细胞。

2. 腺癌 分化高者有腺腔或乳头状结构，分化低者癌细胞呈不规则条索状或成片排列，有时可见腺腔结构或围成腺腔的倾向。

3. 泡状核细胞癌 此型较多见。癌巢不规则，癌细胞境界不甚清晰，细胞核大，呈空泡状，核仁清楚。电镜检查证明有张力原纤维及桥粒，故属于鳞状细胞癌。它的另一个特点为癌组织中或其周围有较多淋巴细胞，过去曾称为淋巴上皮癌，但淋巴细胞并非肿瘤的成分。此型在电镜下可见淋巴细胞邻近的癌细胞有细胞膜和胞质的破坏，因此认为是淋巴细胞攻击现象，为机体免疫反应表现之一。分化低的鳞状细胞癌和腺癌常与泡状核细胞癌成分混合存在。

4. 未分化癌 癌细胞很小，胞质极少，核呈小圆形或小梭形，染色很深。此型少见，恶性程度高。

【浸润及转移】

1. 直接浸润 肿瘤向上浸润，可侵犯颅底骨，出现骨质破坏现象。颅底骨中，以卵圆孔破坏最为多见，其余依次为岩尖、斜坡、翼突和棘孔。少数病例因破坏蝶骨，侵犯脑垂体、视交叉，而出现尿崩症、视力障碍等。如穿过破裂孔，侵犯海绵窦附近组织，可累及第 II～VI 对脑神经。癌肿向外侧浸润，累及咽鼓管引起一侧听力障碍，如进入中耳则引起相应症状。癌进入鼻腔时引起一侧鼻塞。

2. 淋巴道转移 鼻咽癌常在早期就转移至咽后淋巴结，然后至颈上淋巴结，其中往往以颈静脉二腹肌淋巴结首先受累，进而向下累及颈内静脉淋巴结，极少至颈浅淋巴结。上述淋巴道转移多数是同侧，双侧少见，只累及对侧者更为少见。临床上多在颈上部胸锁乳突肌之上端内侧出现无痛性结节，继而沿胸锁乳突肌向下扩展，多数肿大淋巴结互相粘连，即形成一侧颈部巨大硬块。肿块可压迫第 IX～XII 对脑神经和颈交感神经，引起相应症状。

3. 血道转移　以肝、肺和骨为常见。　鼻咽癌最早期的症状是回吸涕带血，但其易被忽略。　实际上患者多以耳鸣、鼻塞，甚至颈淋巴结肿大而就诊。　鼻咽癌的治疗以放疗为主，其敏感者依次为泡状核细胞癌、低分化鳞癌和未分化梭形细胞癌。　因此，病理组织学分类对放射治疗和预后估计都有意义。

二、肺癌

肺癌起源于支气管上皮，故又名支气管癌（bronchogenic carcinoma），发病者多在 40 岁以上，以 50～59 岁为高峰，但近年来发现，其发病年龄有年轻化趋势，且由于吸烟者中女性比例的增加，目前，肺癌的男女患病率之比已近趋同至 1.5：1。　肺癌的预后不佳，各期肺癌 5 年生存率的平均值约为 16%，即便癌肿局限于肺内的患者，5 年生存率也只有 45%。

【病因和发病机制】

肺癌的发生机制同其他肿瘤一样，先有基因损伤，继而促使支气管上皮发生恶性转化的结果。　在肺癌中引起细胞基因损伤的因素主要有下列两种。

1. 吸烟　根据统计资料、临床特征和实验依据表明，吸烟是引起肺癌的重要原因，如严重吸烟者（每天 2 包以上者）肺癌的发生率比不吸烟者高 20 倍，约 80% 的肺癌发生在烟瘾者，被动吸烟者肺癌的发生率比无被动吸烟的人群高 2 倍；在临床检查中，吸烟者支气管上皮常发现有上皮鳞状化生，乃至不典型增生和原位癌；应用纸烟中所含的苯并芘等多环芳香烃化合物、苯酚、砷、亚硝胺等致癌剂，可在动物中诱发肿瘤。　与吸烟密切相关的肿瘤以鳞状细胞癌和小细胞癌为主。

2. 环境和职业性空气污染　城市空气中所含的汽油和柴油等的有害废气、二氧化硫、苯并芘和砷等，以及化工、冶金和矿区工人接触到的铬、镍、石棉、煤焦油、铀、钍等均为致癌剂。

尽管吸烟和外界环境中致癌因子在肺癌发生中占有重要地位，但不同的人群对其感受性则有很大差别，这取决于个体的遗传特性，如许多前致癌剂（procarcinogen）必须经体内 P450 单氧化酶激活才能成为致癌剂，而此酶的功能就在细胞基因的控制之下。　此外，近年来大量的研究表明，肺癌的发生是细胞遗传特性发生改变，并逐渐积累的结果，这种改变主要包括致癌因子对癌基因和抑癌基因的影响。　肺小细胞癌常有几个癌基因的改变，如 *MYC* 基因族（L-MYC、N-MYC）的放大和 *RAS* 基因的突变，以及抑癌基因 *TP53* 和 *RB* 的失活，后者常是肿瘤转化过程中的首要改变。　除此之外，在肺小细胞癌中，还发现有第 3 对染色体短臂的脱失，而恰恰在此又可发现抑癌基因的存在。　而鳞状细胞癌常有表皮生长因子（EGF）受体的过度表达，提示这种多肽在肿瘤发生中所起的作用。　*K-RAS* 基因突变尤其与腺癌的发生关系密切，而且它的激活常表示其预后更差。

综上所述，肺癌的发生是外界致癌因子对易感者遗传特性及基因调控机制改变的结果。

肺癌的绝大多数起源于支气管黏膜上皮,少数起源于大支气管的腺体上皮。 在致癌因子的作用下,局部支气管黏膜上皮细胞受损害,纤毛细胞的净化功能发生障碍。 上皮细胞变性、坏死和脱落,此后黏膜上皮开始修复,局部基底细胞增生。 如果刺激反复或持续,则基底细胞可转化为不典型增生的鳞状上皮,并可进一步发展为鳞状细胞癌。 在早期鳞状细胞癌的组织切片中可发现不典型鳞状上皮和癌变的系列变化。 同样增生的基底细胞也可向不典型柱状上皮分化而发展为腺癌。 对于细支气管肺泡细胞癌的来源尚未最后定论,有人认为同结肠腺癌的发生一样,肺腺癌也有一个类似的演变过程,即最早在肺内出现一个小的、境界清楚的非典型性腺癌样增生病灶,以后发展为细支气管肺泡细胞癌,最后形成浸润性腺癌。

【病理变化】

1. 根据肺癌发生部位的不同　大体上可将其分为中央型、周围型和弥漫型3种。

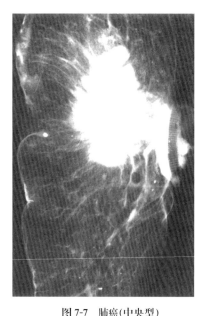

图7-7　肺癌(中央型)

注:灰白色肿瘤边缘不规则,呈放射状或毛刺状

(1)中央型:最多见(占到3/4),其发生于主、叶或段支气管等(图7-7)。 早期癌肿局限于支气管,肉眼上可进一步分为:①管内型,癌肿向支气管腔内生长突出,呈息肉状,或在黏膜面呈颗粒状弥漫生长;②管壁浸润型,癌肿向支气管壁浸润,使管壁增厚僵硬、黏膜皱襞消失;③管外浸润型,癌肿由支气管壁向管周肺组织浸润,此时管周肺组织浸润部分往往为癌肿主体而支气管本身癌组织不显著。 如癌肿和肺门淋巴结融合则瘤体显得更大。

(2)周围型:肺癌发生于周边的小、细支气管,癌肿常为孤立性肿块,接近胸膜,并可浸润胸膜,致胸膜有收缩的陷凹。 肿瘤边界较清楚,常呈分叶状。 边缘有放射状或毛刺样癌组织伸入周围肺组织内,为X线诊断肺癌之重要依据。

(3)弥漫型:罕见,癌细胞呈弥漫性浸润性生长,很快侵犯大叶的一部分或全部,外观和X线检查呈肺炎状表现或呈多个结节状。

2. 根据肺癌组织学类型的不同　可分为鳞状细胞癌、腺癌、大细胞(未分化)癌和小细胞癌4种。

(1)鳞状细胞癌:占25.4%～31.6%。 男性多见,和吸烟史的关系密切。 此型多集中起源于大的支气管,最后发展至肺门淋巴结,胸外播散要晚于其他组织学类型。 这时可无症状,或影像学检查阴性。 肉眼观察:大多属于中央型,肿瘤细胞常经历不典型化生或增生、原位癌阶段若干年,然后自管壁向外浸润,形成肿块,阻塞管腔,引起远端肺组织不张和感染,并转移到肺内淋巴结。 肿块巨大者其中心部常发生坏死,并可形成空洞。

中央型癌肿在痰涂片和支气管黏膜组织的病理检查中阳性率很高。 镜下：分化较好的癌细胞呈现细胞间桥和角化珠的结构；分化中等者，癌细胞大而多边形，核有异形，胞质多而无角化和细胞间桥；低分化的癌细胞呈小圆形或梭形，电镜下见癌细胞具有鳞状细胞的特征，即有张力原纤维和丰富的桥粒。 鳞癌的生长速率较快，但预后相对较好，因其症状出现较早，且倾向于局部转移，故易被手术切除。

（2）腺癌：占 36.8％～46.5％，女性肺癌以此型为多。 腺癌以小支气管起源者多见，故多呈周围型和孤立的球形肿块，生长缓慢，体积较小，常累及胸膜。 但若腺癌发生于较大支气管，则也可表现为中央型。 分化较高的腺癌镜下见腺腔结构，有的分泌黏液、有的增生为乳头状结构。 分化低的腺癌无腺腔，而呈实质性细胞索。 电镜检查示癌细胞聚集成小腺腔，腔缘表面有丰富的微绒毛，胞质内有分泌颗粒或黏液泡。 腺癌较早发生转移，常经血道转移至肝、脑、肾上腺、骨等处。

原位腺癌（adenocarcinoma in situ，AIS）旧称细支气管肺泡癌，常以单个结节累及肺脏周边部为表现。 AIS 的主要特征是肿瘤直径在 3 cm 及以内，沿原有肺泡壁结构生长，而不破坏肺泡构架。 癌细胞可以是非黏液性的、黏液性的或混合性的，以肺泡隔为支架单层贴壁鳞屑样生长，好似一只只蝴蝶一列排开停落在篱笆上（图 7-8）。 以结肠腺瘤-腺癌的发展轨迹推测，一些肺浸润性腺癌可能也是历经非典型腺瘤性增生—原位腺癌—浸润性腺癌的顺序发展而来的。 肺损伤的小鼠模型已明确，在细支气管肺泡管的接合处有一群被称

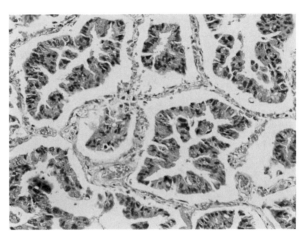

图 7-8　支气管肺癌(肺泡细胞型腺癌，HE)

注：排列成腺样的癌细胞因沿肺泡壁生长，故常沿着结构完整的肺泡壁排列，呈单层。 癌细胞生长活跃，核染色质丰富，有核分裂象

为细支气管肺泡干细胞（bronchioalveolar stem cells，BASCs）的多能干细胞。 这群细胞在周边肺损伤后会进行扩增，以替补受损部位的正常组分（如细支气管 Clara 细胞和肺泡上皮细胞），从而来实现上皮的更新。 当激发性的致癌分子事件（如体细胞性 *K-RAS* 突变）发生在这群细胞身上时，它们就可跳过正常细胞周期的"关卡"，进行恶性分裂增殖，导致肺腺癌的发生。

尽管鳞状细胞化生和不典型增生也可出现在切除腺癌癌灶周边的上皮中，但这并非腺癌的癌前期病变。 周围型腺癌的前身应该是非典型腺瘤性增生（atypical adenomatous hyperplasia，AAH），再进一步发展为 AIS，微浸润性腺癌（肿块直径＜3 cm，浸润部分在 5 mm 及以内）和浸润性腺癌（不论肿块大小，只要浸润深度＞5 mm）。 镜下：AAH 是一个由立方上皮至低柱状上皮组成的界限清楚的上皮增生灶（厚度在 5 mm 及以内），其内的

细胞显示不同程度的异形性，如核深染、核多形性、核仁大而明显，但并未达到腺癌中所呈现的程度。 基因分析显示，AAH是单克隆的，有许多和腺癌共同的分子突变（如K-RAS突变）。

（3）大细胞（未分化）癌：占9.9%～18.0%。 可能代表了一群分化极差的鳞状细胞癌或腺癌，以至于在光镜下无法辨别其组织学类型。 即便是依靠超微结构观察，一般也只能隐约可辨腺样或鳞状上皮分化。 镜下：特点为癌细胞大，胞质丰富、核异型性明显，但不具备腺上皮或鳞状细胞特征。 有时癌细胞胞质透亮，称为透明细胞癌；有时癌细胞呈梭形，称为梭形细胞癌；有时癌细胞和核都巨大，核奇异或多核，则称为巨细胞癌。 本癌多长于肺周边部，因此症状不明显。 它在早期就有远处转移的倾向，约50%转移至脑，常在出现脑部症状后才发现肺内原发癌。 肝、骨、肾上腺也是转移的好发部位。 此癌预后很差。

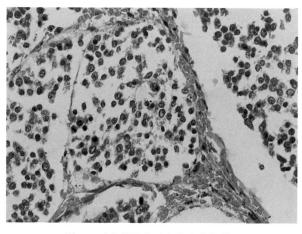

图7-9 支气管肺癌(小细胞未分化型，HE)

注：癌细胞排列密集，体积甚小，犹如小淋巴细胞，胞质稀少，核质比例大，核深染，其一端形态较尖，形如燕麦

（4）小细胞癌：占13.7%～18.3%。 特点是细胞小、生长快、转移早、预后差。 男比女多。 此癌常从较大支气管黏膜上皮和腺体发生，浸润至附近肺组织并很快转移至肺门和纵隔淋巴结，融合成中央型巨块。 极少数为周围型。 镜下：癌细胞犹如淋巴细胞，体积约为小淋巴细胞的2倍，胞质甚少，核质比例很大，核深染，有的一端较尖，形如燕麦穗粒，又称燕麦细胞癌（图7-9）。 癌细胞密集成片，伴有较多坏死。 目前认为这种癌来自黏膜或腺上皮内的嗜银细胞，可产生胺类和多肽类激素，如5-HT、促肾上腺皮质激素（ACTH）等。 因此，它属于神经内分泌肿瘤，其对化疗较敏感，故临床治疗多采用化疗。

肺癌除上述4种类型外，还有一些混合性组织类型。 多取材切片检查可以发现相当比例的肺癌既可以有鳞癌结构，同时又存在腺癌的成分，即所谓的肺腺鳞癌；部分小细胞未分化癌组织中也可有少量腺癌或鳞癌等其他肿瘤成分。 这些现象可能提示肺癌组织发生可能具有共同的细胞来源，支气管上皮细胞恶变后仍具备多向性分化的能力。

肺的神经内分泌肿瘤即起源于肺内APUD细胞的肿瘤，以往常指类癌（carcinoid），其细胞电镜和免疫组化检测均有神经内分泌分化的标志，但近年来发现小细胞未分化癌，甚至其他类型的肺癌也有相似的表达，故目前对肺神经内分泌肿瘤的分类尚无一致的意见。 肺典型性类癌、肺非典型类癌和肺小细胞癌可以视作肺内神经内分泌肿瘤范畴内的一个组织学侵袭性和恶性程度不断递进的连续体。 因此，就预后而言，类癌最好，临床5年和 10 年生存率都在 85％以上；非典型类癌其次，临床 5 年和 10 年存活率分别为 56％和 35％；肺小细胞癌最差，只有 5％的患者可以活过 10 年。

【临床病理联系】

早期肺癌症状多不明显，尤其是周围型。 中央型肺癌可有血痰，这和癌组织出血坏死有关。 最常见的是呼吸道反复感染和肺炎，如胸膜有侵犯则在呼吸时可有牵引痛和血性胸腔积液。 若癌组织阻塞支气管腔，可引起所属肺组织萎陷而发生呼吸困难。 癌浸润或转移到肺外器官可出现相应症状，如喉返神经被侵犯，则出现声音嘶哑；肺尖部肺癌可侵犯臂或颈交感神经丛，引起尺神经分布区域的剧烈疼痛或产生 Horner 综合征（同侧眼球内陷，上眼睑下垂，瞳孔缩小，闭汗）。 这样的肺尖部肺癌有时被称作为 Pancoast 肿瘤，与之相关的临床症状则称之为 Pancoast 综合征。 Pancoast 肿瘤常破坏第 1 和第 2 肋骨，有时胸椎也会受累。 小细胞肺癌细胞可以合成和分泌一些多肽类激素和生物活性胺，如 ACTH、5-HT、降钙素等，临床上会出现相应的症状。

肺癌的诊断包括临床、X 线摄片和病理检查 3 个方面。 病理检查又包括痰液脱落细胞学和纤维支气管镜活组织检查，两者十分必要，后者已成为检查肺癌的重要方法。 它可以窥视到段及亚段支气管，直接观察到因肿瘤生长出现的黏膜病变（如色泽灰白、皱襞消失、管壁僵硬或有赘生物突出、溃疡等），并取出活组织做病理检查，对中央型肺癌的诊断尤有帮助。 目前已进一步用穿越支气管壁的方法取管周肺组织做病理检查，提高了周围型肺癌的阳性检出率。

【扩散及转移】

1. 直接蔓延 中央型肺癌可自支气管壁浸润扩展至邻近的肺组织及肺门、纵隔淋巴结。 周围型肺癌以侵犯胸膜为多。 肺癌经支气管腔道扩散者可形成多个结节。 在镜下常见到癌细胞群穿越肺泡间孔而扩散到邻近肺泡。 癌肿还可侵犯邻近器官如心包、喉返神经和食管。 当癌肿与食管粘连、浸润、穿越时可形成支气管食管瘘。

2. 淋巴道播散 癌组织先侵犯支气管、血管周围淋巴间隙，然后经肺段、肺叶淋巴结而到肺门淋巴结、纵隔内和隆突下淋巴结，再进一步可到主支气管和气管旁淋巴结。 当肺门淋巴结有转移而淋巴回流受阻时，淋巴可逆流到肺浅组淋巴丛，癌细胞充塞胸膜淋巴网形成灰白色网状支架的图像，称为胸膜淋巴渗透。 右下肺的淋巴回流和腹腔上部淋巴结有联系，因此可经食管孔或经肺韧带到横膈和腹腔淋巴结，有的晚期肺癌发生腹腔内主动脉旁淋巴结成串转移就是经过这个途径。

3. 血路转移 肺癌血路转移常到脑、肾上腺、骨、肝和对侧肺。 骨转移可致难以忍受的疼痛。 长骨和小骨（如趾骨）也可有转移。

（李　慧）

第八章　消化系统疾病

消化系统由消化管和消化腺组成。前者包括口腔、食管、胃、小肠、大肠（结肠和直肠）及肛门，担负蠕动、消化、吸收及排泄功能；后者包括唾液腺、肝、胰及消化管的黏膜腺体，除分泌消化液和胆汁以助消化外，还分别具有解毒、内分泌等功能。另外，胆囊可储存、浓缩胆汁。

消化系统受自主神经支配，在神经-内分泌系统的调节下与身体其他系统相互配合顺利完成消化和营养吸收过程。各种致病因素可破坏这种调节与联系，损害消化系统的结构与功能，当超过人体的防御或代偿能力时则可发病，如急性应激状态可引起胃、十二指肠的急性溃疡；而心理波动可诱发或加重慢性消化性溃疡；免疫机制也可在一些消化系统疾病的发生中起重要作用。反之，消化系统吸收障碍可导致全身营养不良；频繁的呕吐和腹泻可引起水、电解质代谢紊乱和酸碱平衡失调；严重肝病影响解毒功能及并发门静脉高压时，人体的多数器官包括脑、肾、脾等均受罹患。

第一节　胃　　炎

胃炎（gastritis）即胃黏膜的炎症性疾病，临床上需经胃镜和胃黏膜活检才能确诊。胃炎有急性和慢性两种类型，两者在病因和病变特点上有很大的不同。

一、急性胃炎

急性胃炎（acute gastritis）为胃黏膜的急性炎症，常常是一过性的，其范围可局限，也可广泛，病变程度轻重不一。

【病因和发病机制】

急性胃炎的病因复杂多样，包括：①药物，非固醇类消炎药［如阿司匹林（乙酰水杨酸）片］及某些抗肿瘤化疗药物；②过度的吸烟、饮酒；③感染，如沙门菌；④休克及其他应激状态（大出血、大面积烧伤、严重创伤和大手术后）；⑤物理及机械性损伤，如食物过冷、过烫，放射线照射，经鼻插胃管等；⑥化学性损伤，如误食酸、碱；⑦其他：胆汁、胰液反流，尿毒症，或原因不明的特发性急性胃炎等。

急性胃炎的发病机制包括如下环节：①胃黏膜酸碱环境的改变，如胃酸过度分泌，氢离子逆向弥散至胃黏膜；缓冲碳酸氢盐产生减少。②胃黏膜血流的改变，如应激状态时或阿司匹林导致前列腺素合成受阻引起的血流下降。　③对胃黏膜上皮的直接损伤作用，如物理、机械、化学性的损伤；非固醇类抗感染药对胃黏膜上皮细胞连接处的破坏，以及胆盐和溶血性卵磷脂对胃黏膜的直接作用。　虽然各种病因的致病机制不同，但最后均可引起急性胃炎的病变。

【病理变化】

最轻微的急性胃炎仅见胃黏膜轻度充血、水肿，伴以少量散在的中性粒细胞浸润，上皮细胞可完整无损。　严重时可出现胃黏膜糜烂和出血。　糜烂是黏膜肌层以上的固有层细胞脱落，常伴有明显的急性炎症反应，表面有纤维蛋白脓性渗出。　出血可单独出现也可伴有糜烂，如是后者则称为急性糜烂出血性胃炎。　糜烂如进一步发展则成为急性溃疡（如应激性溃疡）。

【临床病理联系】

急性胃炎的临床表现取决于病变的程度。　病变轻者可无症状，或有不同程度的上腹部疼痛、恶心、呕吐。　病变重者发生呕血、黑粪等大出血症状。　急性胃炎出血是酗酒者呕血的主要原因。　类风湿关节炎患者每天服用阿司匹林，约 1/4 的病例并发急性胃炎，并常伴有出血。

二、慢性胃炎

慢性胃炎（chronic gastritis）是胃黏膜的慢性非特异性炎症，最后可导致胃黏膜萎缩、肠上皮化生，及出现胃黏膜上皮不典型增生的改变，但一般不伴有胃黏膜糜烂。　慢性胃炎的发病率高，多数病例起病即为慢性，极少由急性胃炎转变而来。

【病因和发病机制】

目前认为，慢性胃炎的病因主要有：①幽门螺杆菌（helicobacter pylori, HP）感染。约 90% 的慢性胃窦炎患者在胃黏膜可查到 HP，因此认为 HP 感染与慢性胃炎密切相关。②自身免疫性胃炎。　占慢性胃炎的 10% 以下，患者体内存在抗胃腺壁细胞、内因子和 H^+，K^+-ATP 酶的自身抗体，内因子缺乏可导致恶性贫血。　这一型胃炎常伴有其他自身免疫性疾病，如桥本甲状腺炎和原发性慢性肾上腺皮质功能减退症（Addison 病）。　③其他：嗜好烟酒、胃大部切除者胃肠吻合导致胆汁性十二指肠肠液反流、胃石形成及胃张力弛缓、放射线照射、胃肉芽肿炎、淀粉样变等均与慢性胃炎的发生有关。

幽门螺杆菌为大小约 $3.5\,\mu m \times 0.5\,\mu m$ 革兰阴性的弯曲杆菌，常寄生在胃黏膜表面的黏液层或上皮细胞的微绒毛处，也见于胃小凹上皮细胞的表面，但并不侵入至胃黏膜。　该菌凭借一种细菌黏附素与胃黏膜上皮细胞结合，在胃黏膜常呈点灶状不规则分布，严重时可成片，用银染色最易显示，姬姆萨染色或常规 HE 染色也能观察到。　幽门螺杆菌产生尿素酶可将内源性尿素转变为氨，以中和其周围的酸性胃液，使其能在胃黏膜上皮细胞的表面很好地生存繁殖，故胃黏膜上皮细胞的表面是其生存最合适的微生态环境，而在已发生肠上皮化生的黏膜表面反而难以寻觅。　幽门螺杆菌引起胃黏膜损伤的机制有：①产生尿素酶生成游离氨；②分泌蛋白酶、磷脂酶和空泡毒素（vacuolation toxin）破坏胃黏膜表面的上皮细胞；③由细胞毒素相关基因 A 编码的毒素可强有力刺激胃黏膜上皮细胞释放 IL-8，募集并激活中性粒细胞，后者可释放髓过氧化物酶产生次氯酸，次氯酸与游离氨反应进一步形成单氯胺，无论是次氯酸还是单氯胺均可损伤细胞；④产生细菌性血小板激活因子促进黏膜层毛细血管形成血栓；⑤本身所含的一些抗原成分，如脂多糖类，也能吸引炎症细胞，胃黏膜一旦发生慢性炎症，就更易遭受酸性胃液的侵蚀；⑥增强胃酸分泌，减少十二指肠碳酸氢盐的分泌，使十二指肠腔内 pH 下降，后者可能与十二指肠球部黏膜的胃上皮化生有关。

【病理变化】

慢性胃炎病变可轻可重。 病因不同其分布也有差别：自身免疫性胃炎主要累及胃体-底部的黏膜，胃窦部黏膜病变多轻微或正常；而幽门螺杆菌感染等环境因素引起的胃炎主要累及胃窦部黏膜，或伴有胃体-底部黏膜病变。 多数病例用银染或姬姆萨染色在胃黏膜表面能找到幽门螺杆菌。

肉眼观察：可见胃黏膜充血变红，结构粗糙，炎性浸润可使黏膜稍有肥厚，黏膜皱襞增粗，病程长者胃黏膜发生萎缩，黏膜变薄而平滑，皱襞浅，甚至消失，透过变薄的黏膜可见黏膜下小血管。 镜下：黏膜固有层有淋巴细胞和浆细胞浸润，常伴有淋巴滤泡形成，炎症活动时，也可见中性粒细胞浸润；有些病例可出现胃腺体减少，甚至消失，以及胃腺体变小，可呈囊状扩张，壁细胞数量下降，甚至完全消失，这在自身免疫性胃炎时尤其明显；在胃窦和胃体底部，部分胃黏膜上皮细胞可被类似肠黏膜上皮细胞的杯状细胞和柱状吸收细胞所替代，称为肠上皮化生（intestinal metaplasia）（图 8-1），偶尔形成绒毛状突起，肠上皮化生多数为小肠型，有时属大肠型，既可发生在表浅上皮，也可见于残留的腺体上皮；表浅的胃黏膜上皮和腺上皮细胞还可出现不典型增生，表现为细胞增大，核染色增深，形态及排列极性变异，甚至核/质比增大，这种病变可能是慢性胃炎发生癌变的病理基础。 在自身免疫性胃炎时，胃窦部产生促胃泌素的 G 细胞常有增生。

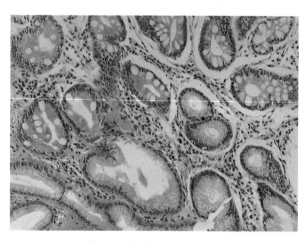

图 8-1　胃黏膜上皮肠腺化生(HE)

注：胃幽门窦黏膜活检显示黏膜腺上皮被大量含有黏液分泌细胞，即杯状细胞所替代，其形态酷似肠黏膜

临床上根据病理变化的不同，将慢性胃炎主要分为慢性浅表性胃炎（chronic superficial gastritis）和慢性萎缩性胃炎（chronic atrophic gastritis）。 一般出现肠上皮化生的病例多为慢性萎缩性胃炎。

【临床病理联系】

慢性胃炎患者常无明显症状，有时可有上腹不适、恶心、呕吐等症状，因黏膜萎缩、壁细胞受损，患者常有胃酸缺乏。 在自身免疫性胃炎，壁细胞大量减少时，胃酸缺乏更为严重，并伴有高促胃液素血症，外周血可查到抗壁细胞和其他相关抗原的自身抗体，其中约10％数年后可发生明显的恶性贫血。 慢性胃炎在临床上的重要性在于它与消化性溃疡和胃癌的关系，无论是胃溃疡还是十二指肠溃疡大多都伴有幽门螺杆菌感染和慢性胃炎。有人认为长期的自身免疫性胃炎发生胃癌的危险性高达2％～4％。 另外，幽门螺杆菌本身也可能与胃癌和胃淋巴瘤的发生有关。

第二节　消化性溃疡

消化性溃疡（peptic ulcer）是指主要发生在胃和十二指肠的慢性溃疡，其形成与酸性胃液的消化作用有关，故称消化性溃疡。 临床上，十二指肠溃疡多于胃溃疡（约4∶1），男性患者多于女性患者。 首次发病以青壮年为多，患者有周期性上腹部疼痛、反酸、嗳气等症状。

【病因和发病机制】

病因较为复杂，尚不十分明了。 正常情况下，胃酸与胃酶不引起胃及十二指肠黏膜的损害，因为胃和十二指肠黏膜有抗消化的防卫机制（包括黏膜屏障及黏膜上皮表面覆盖的黏液-HCO_3^-屏障、黏膜上皮细胞的活跃更新、正常的黏膜血流、前列腺素的保护作用及胃正常的蠕动和排空等）。 当胃酸和胃酶的消化侵袭力与上述的抗消化防卫机制之间的平衡遭到破坏，溃疡就会形成。

在诸多的病因中，比较明确的是幽门螺杆菌感染。 70％～90％的十二指肠溃疡和近70％的胃溃疡患者胃黏膜可检测到幽门螺杆菌，后者通过各种机制（详见本章第一节）破坏黏膜的防卫机制，导致溃疡形成，但令人困惑的是幽门螺杆菌一般并不寄生在十二指肠黏膜，又何以引起十二指肠溃疡呢？ 对此问题有两种解释。 一种认为幽门螺杆菌产生的游离氨可刺激促胃泌素分泌从而使酸性胃液的产生过多；另一种则认为由于胃酸、胃蛋白酶的不断刺激，十二指肠黏膜可发生胃上皮化生，为幽门螺杆菌的定居和感染创造条件，引起十二指肠球部炎症，削弱了黏膜的防卫机制。 虽然消化性溃疡的发生的确与幽门螺杆菌感染有关，但在感人群中也仅有10％～20％的人发生消化性溃疡，提示除了幽门螺杆菌外，还有其他的发病因素。 消化性溃疡另一个重要的发病原因是胃酸和胃蛋白酶的消化侵袭作用，这种作用可以说是溃疡发生的必要条件。 溃疡只发生在与胃酸接触的黏膜，使用抗酸药物及组胺（H_2）受体拮抗剂（如西咪替丁）常可治愈消化性溃疡，充分说明了胃酸的致病作用。 胰腺促胃液素瘤（Zollinger-Ellison 综合征）患者，因胃酸分泌亢进，几乎都发生消化性溃疡，而且是多发和难治的溃疡。 引起胃酸分泌亢进的因素甚多，可以是壁细胞总数增多，对刺激的敏感性增高，也可以是抑制促胃液素分泌的机制发生障碍。 另外，其他原因引起的胃和十二指肠黏膜防卫机制的削弱也是很重要一个发病环节，如长期使用非固醇类消炎药（阿司匹林），反复大剂量使用肾上腺皮质激素等；吸烟可影响黏膜的愈合并引起血流障碍，故也可削弱黏膜的防卫机制。 有些十二指肠溃疡患者胃排空过快，使十二指肠黏膜受酸性胃液的侵袭更大。 一些疾病如酒精性肝硬化、慢性阻塞性肺疾病、慢性肾衰竭及高甲状旁腺素血症等更容易发生十二指肠溃疡。 后两种疾病伴有的高钙血症可刺激促胃液素的分泌，导致胃酸产生过多而引起溃疡。 在临床实践中，焦虑和忧伤使消化性溃疡复发、症状加剧的例子屡见不鲜，战争时期消化性溃疡的发生率和穿孔并发症往往增高，均支持其发病与精神因素有关。

【病理变化】

绝大多数（98%以上）的消化性溃疡位于十二指肠球部和胃。 最常见的是十二指肠球部溃疡，且前壁多于后壁，其次是胃窦部小弯侧窦体黏膜交界处附近，其他部位甚为少见。 肉眼观察：溃疡多为单个，但也有部分患者（10%～20%）胃和十二指肠可同时发生溃疡。 胃溃疡直径多<2 cm，偶可>4 cm，十二指肠球部溃疡常小于胃溃疡，直径约0.5 cm。 溃疡大多为圆形或椭圆形，边缘整齐，其深浅不一，早期较浅，仅累及黏膜下层，深者可达肌层甚至浆膜层。 此时浆膜面可有少量纤维蛋白渗出，机化后使浆膜增厚或与周围脏器粘连；由于胃液对渗出物的消化作用，溃疡底部一般平坦而干净，有时可见血管（动脉）壁增厚僵硬。 溃疡附近的黏膜皱襞增粗，以溃疡为中心呈放射状排列。 胃溃疡周围的黏膜常因慢性胃炎而充血水肿。 典型的胃溃疡切面其幽门侧的边缘倾斜呈阶梯形，可见黏膜肌层显露，而黏膜下层深部又露出肌层，此种情况与胃蠕动时各层移动幅度不一有关；相反在贲门侧，因酸性内容物滞留，组织被侵蚀而向下深陷，致使边缘垂直甚至呈潜行状。 溃疡部位肌层常被破坏而代之以大量灰白色纤维瘢痕组织。 在十二指肠球部溃疡，瘢痕组织收缩可引起狭窄或牵引球部，使之向外突出，形成憩室性扩张。

镜下：溃疡底部由内向外可分为4层，包括：①渗出层，由少量炎性渗出物（纤维蛋白和中性粒细胞）构成；②坏死层，为一层均匀深染为伊红色的坏死组织；③新鲜的肉芽组织层，其中有较多的单核细胞浸润；④陈旧的肉芽组织和瘢痕层，胶原纤维增粗或融合后发生玻璃样变性。 瘢痕内的血管（小动脉）管壁常有纤维性增厚，管腔狭窄，或伴有血栓形成，形成闭塞性动脉内膜炎。 这种血管变化虽可防止溃疡处血管破溃，但可引起局部的血液循环障碍，影响溃疡愈合。 溃疡底部深层的纤维结缔组织在向上扩展时所产生的作用力可将溃疡边缘的肌层推向表面，与黏膜肌层有吻合的趋势，此为慢性消化性溃疡较突出的形态特点。 溃疡底部的神经节细胞及神经纤维常发生变性和断裂等改变，这种变化无疑会影响溃疡局部组织的营养，是造成溃疡不易愈合的另一原因。 几乎所有的十二指肠溃疡和多数胃溃疡患者的胃黏膜都可见慢性胃炎的形态变化和幽门螺杆菌的存在。

【临床病理联系】

消化性溃疡最主要的症状是中上腹部节律性疼痛。 十二指肠溃疡患者典型表现是疼痛常发生在餐后3～4h（胃排空时），午夜痛也较常见，而在凌晨早餐之前（一天中胃酸最低之时）很少发生疼痛。　胃溃疡的疼痛常在餐后1/2～1h，疼痛的节律性不如十二指肠溃疡明显。　由于抗酸药物中和胃酸可使疼痛缓解，因此这种疼痛可能是胃酸刺激溃疡壁神经末梢引起的。　然而，活动性溃疡尚未愈合前，有时疼痛可消失，此时泌酸周期并无改变，提示消化性溃疡的疼痛不能完全归因于胃酸。　疼痛的另一机制可能是胃和十二指肠的运动改变或溃疡处肌张力增强的结果，这可解释用阿托品类解痉药后，疼痛可立即停止的临床现象。　溃疡痛是一种内脏痛，其在上腹的部位不很确定。　如果疼痛加剧且部位固定，放射至背部，不能被抗酸药物缓解，常提示有后壁慢性穿孔。

溃疡出血量大时患者可出现眩晕、出汗、血压下降和心率加速，严重时会发生休克，突然发生剧烈腹痛迅速延及全腹时应考虑有急性游离穿孔引起的弥漫性腹膜炎，患者可出现腹肌板样僵直、腹部压痛和反跳痛、气腹症，可伴有休克状态。　当邻近幽门的溃疡瘢痕收缩导致严重的幽门狭窄时，患者可表现为呕吐宿食。

【转归】

胃和十二指肠溃疡在无并发症时，即使不进行治疗，平均15年可自愈。　经有效药物正规治疗，大部分溃疡可望在数周内治愈，此时溃疡底部的渗出物及坏死组织逐渐被吸收，周围的黏膜上皮细胞再生，覆盖溃疡面。　已被破坏的肌层不能再生，由瘢痕组织充填修复。

常见的并发症有如下。

1. 梗阻　发生率为2％～3％，主要见于幽门管溃疡和十二指肠球部溃疡。　幽门管溃疡处瘢痕收缩可使幽门狭窄，胃排空受阻，引起继发性胃扩张，患者感到上腹胀满不适，疼痛在餐后加重，并有恶心呕吐，呕吐物为难闻的发酵酸性宿食，大吐后症状可暂时缓解，但严重呕吐会导致水、电解质平衡失调、营养不良和体重减轻。　十二指肠球部溃疡瘢痕收缩可使该处肠管变形狭窄，也可引起与幽门狭窄相同的临床表现。　至于因溃疡周围炎症反应、水肿或幽门括约肌痉挛引起的功能性幽门梗阻，经内科治疗后症状可以缓解。

2. 出血　是消化性溃疡最常见的并发症，15％～25％的患者可伴有出血，部分患者甚至以大出血为首发表现。　溃疡底部毛细血管破裂，造成少量出血，患者粪隐血试验阳性。　如溃疡处较大的血管被酸性胃液腐蚀的结果，患者可吐出大量咖啡样液体，或排出柏油样黑粪。

3. 穿孔　是消化性溃疡最危险的并发症，发生率5％左右，但占本病死亡原因的2/3。　游离性穿孔致使大量胃内容物流入腹腔，引起弥漫性腹膜炎。　胃溃疡游离穿孔多发生在胃小弯，症状也相对严重。　十二指肠溃疡游离穿孔则多发生在十二指肠球部前壁，这是因该处肠壁较薄且不易与周围脏器粘连之故，后壁溃疡若与附近脏器发生粘连，穿孔后内容物只是沿溃疡扩展的方向穿入相邻脏器（如胰腺）或溃入小网膜腔，引起局限性腹膜炎。

4. 癌变 十二指肠溃疡几乎不发生癌变，胃溃疡虽可发生癌变，但很少见，估计其癌变率在1%以下。 多发生在中年以上长期胃溃疡患者。 有学者认为与其说是胃溃疡癌变，不如说是本病伴发的慢性胃炎中不典型增生的黏膜上皮细胞发生癌变。

第三节　消化道常见肿瘤

消化道肿瘤中以食管、胃和大肠的癌肿最为多见。 这些肿瘤位于管腔内，早期症状多不明显，不易发现，等症状出现，已属晚期，疗效和预后一般较差。 所幸的是纤维内镜的问世和广泛应用，这些肿瘤已能做到早期诊断、早治疗，从而大大提高了患者的5年存活率。

一、食管癌

食管癌（carcinoma of esophagus）是食管黏膜上皮或腺体的恶性肿瘤，为我国常见癌肿之一。 男性多于女性，两者之比为2∶1～20∶1不等。 发病年龄以50岁以上居多。

【病因和发病机制】

食管癌有显著的地理分布特点，我国华北地区，尤其是太行山南段（如河南林县），中亚地区，一直到伊朗北部是一条高发区，年发病率超过100/10万。 食管癌（鳞状细胞癌）的病因尚未完全明了。 对我国林县的调查研究表明，长期食用被真菌（白地真菌）污染的酸菜、霉变的粮食（如被串珠镰刀菌、烟曲霉菌和黄曲霉菌污染的玉米面）与食管癌的发病有密切关系。 另外，高发区食物中亚硝胺及前体（二级胺和亚硝酸盐）的含量远高于低发区，而且某些真菌还能促使硝酸盐还原为亚硝酸盐。 因此，真菌和亚硝胺是食管癌两大重要的致癌因素。 其次，营养（如维生素A、维生素B_1、维生素B_2、维生素B_6、维生素C等）和某些稀有元素（如锌和钼）的缺乏、长期食用过烫的饮食也与该病的发生有一定关系。 在河南林县，内镜检查发现人群中80%有慢性食管炎，统计显示食管炎、食管黏膜上皮增生尤其是不典型增生与食管癌的发生呈正相关。 此外，欧美的调查资料表明，酗酒与吸烟者发生食管癌的危险性明显增高。 近来在高发区发现，人乳头瘤病毒（HPV）的感染可能也是食管癌的发病因素。 基因研究表明某些抑癌基因的改变参与其发病过程。一半以上的食管癌 TP53 基因有突变，另一个抑癌基因 P16 的突变和其他染色体上的等位基因丢失（如丧失杂合性，即 LOH）在食管癌的发生率也颇高，这些基因变化的积累可能最终导致食管癌的发生。

【病理变化】

食管癌多发生在食管的3个自然狭窄处，尤以中、下两处多见，约占80%。 就世界范围而言，90%以上的食管癌为鳞状细胞癌（组织学形态与一般的鳞状细胞癌相同，其分化程度多数较高），其次是腺癌，但在美国腺癌较常见，可占所有食管癌的50%以上。 腺癌的发生多与 Barrett 食管有关（Barrett 食管是指食管下端鳞状上皮被胃腺上皮替换的食管），而腺棘皮癌、未分化癌则甚少见。

早期食管癌常局限于黏膜上皮，形成原位癌，或浸润至黏膜下层，但未侵及肌层，无淋巴结转移。 肉眼观察：常无明显变化，有时黏膜呈灰白色小斑块状隆起或表浅糜烂；中晚期食管癌，患者常有明显临床症状，形态可分 3 型。

1. 蕈伞型 最常见（约占 60%）。 癌肿呈息肉或菜花状向腔内突出，表面常有坏死并形成溃疡（图 8-2）。 癌巢间结缔组织反应少，癌组织可侵入黏膜下层或部分肌层，但较少累及全部肌层和食管周围组织，局部淋巴结转移也比其他类型少。

2. 溃疡型 约占 25%。 癌肿向管壁深部浸润并发生坏死形成溃疡，溃疡多呈不规则状，边缘参差不齐并轻度隆起，底部常凹凸不平，有腐烂组织坏死或纤维蛋白样物渗出，但食管腔多无明显狭窄。 本型癌肿一般分化较差，间质不多，常侵入肌层深处及周围组织，可浸润气管、支气管、主动脉、纵隔及心包。

3. 缩窄型（弥漫浸润型） 癌肿多环绕食管壁浸润性生长，管壁厚而硬，导致食管腔环状狭窄。 黏膜面可隆起，或有不规则形溃疡形成。 癌肿上、下端的黏膜可出现放射状皱褶。 该型癌细胞呈多角形，排列成片，间质结缔组织多。 癌肿浸润性强，常侵犯肌层深处及周围组织，局部淋巴结转移多见。

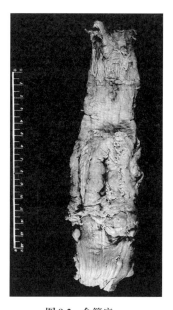

图 8-2 食管癌

注：癌肿呈蕈伞状生长，中央区有溃疡

【临床病理联系】

食管癌典型症状是进行性吞咽困难。 初时仅吞咽固体食物有困难，以后半固体，甚至流质也无法咽下。 吞咽困难加上癌肿患者常有的食欲缺乏使患者极度消瘦。 如有打呃或声音嘶哑则表明膈神经和喉返神经受累。 咳嗽是癌肿侵及呼吸道的信号，较大血管受癌肿侵蚀时可引起呕血。 较浅表的食管癌术后 5 年存活率为 75%，浸润较深的仅 25%，总的 5 年存活率只有 5%。 近年，我国医务工作者深入病区，用简便易行的食管拉网法作脱落细胞学检查来进行大规模普查，加上纤维内镜的广泛使用，食管癌平均术后 5 年存活率达 29.6%，高于国外报道的数字。

食管癌可通过下面 3 种途径浸润和转移。

1. 直接浸润 癌组织向深部浸润，穿透食管壁而侵犯邻近器官。 位于食管上段的癌肿可侵及喉、气管、甲状腺、喉返神经等；位于中段的可侵犯支气管、肺、奇静脉、胸导管和脊柱等；位于下段的则可累及胃贲门、膈肌和心包等处。 上述浸润可引起大出血、食管-气管瘘、脓胸及心包炎等。

2. 淋巴道转移　上段食管癌可转移到颈部和纵隔淋巴结，中段多转移到食管旁和肺门淋巴结，下段常转移到食管旁、贲门和腹腔淋巴结。晚期各段食管癌均可转移到左锁骨上淋巴结（即 Virchow 淋巴结）。

3. 血道转移　主要见于晚期癌肿患者，以肺和肝转移为最常见。

二、胃癌

胃癌（carcinoma of stomach）是最常见的消化道癌肿，在世界范围也是常见的恶性肿瘤之一。患者以男性为多，男女之比为 2∶1～3∶1，发病年龄多在 40 岁以上。临床上有食欲缺乏、胃酸缺乏、贫血和上腹部肿块等表现。

【病因和发病机制】

尚未阐明，下列因素可能与胃癌的发生有关。

1. 环境因素　胃癌在日本、中国、智利、葡萄牙及俄罗斯等国高发，而北美、澳大利亚、西欧等国家或地区发病率低，高发区与低发区胃癌的发病率可相差 4～6 倍。胃癌的地理分布可能与各国、各民族的饮食习惯有关，如多食烟熏和腌制的食物和经滑石粉处理的大米。高发区食物和饮用水中亚硝酸盐含量较高，与二级胺反应形成致癌性很强的亚硝胺化合物，食物冷藏和维生素 C 可抑制硝酸盐还原，似可解释普遍使用冰箱及多食富含维生素（维生素 C、维生素 E 及 β-胡萝卜素等）的水果和新鲜蔬菜的国家中胃癌发病率低的事实。另有资料表明吸烟也可能与胃癌的发生有关。

2. 慢性胃炎与幽门螺杆菌感染　是引起胃癌的重要因素，尤其是具有黏膜上皮不典型增生的萎缩性胃炎，据报道该类患者发生胃癌的危险度明显高于一般人群。

3. 胃腺瘤　胃腺瘤与胃癌的关系近来引起注意，40％的胃腺瘤在诊断时已发现有癌变，30％的胃腺瘤在诊断时在其邻近黏膜存在胃癌。

4. 遗传因素　胃癌可有家族史，A 型血的人群胃癌发病较高，有时胃癌伴有遗传性非息肉性结肠癌综合征，提示胃癌可能与遗传因素有关。

胃癌发生的分子机制还不清楚，且随其组织类型不同而有差别，提示不同的组织类型可能通过不同的途径发生癌变。据报道，胃癌可以出现与结肠癌相似的等位基因丢失，某些细胞生长因子受体的基因（如 *C-MET*、*K-SAM*、*ERB-B* 等）可发生改变。

【病理变化】

50％～60％的胃癌发生在幽门和胃窦部，贲门部占 25％。又以小弯居多，占 40％，大弯仅 12％。因此，胃癌最好发的部位是幽门胃窦的小弯侧。胃癌可分早期和进展期胃癌两大类。

1. 早期胃癌（early gastric carcinoma，EGC）　是指癌组织浸润的深度仅限于黏膜及黏膜下层的胃癌。早期胃癌大小不一，大的直径甚至可＞10 cm，但其深度仍在上述的定义范围之内，约 10％的早期胃癌可伴有胃周淋巴结转移，但无远处转移。肉眼观察：早期胃癌可轻微隆起或凹陷；也可外生突起，甚至出现较浅的溃疡。镜下：以管状腺癌为多，其次是乳头状腺癌。

2. 进展期胃癌（advanced gastric carcinoma，AGC）　癌组织浸润到黏膜下层以下者为进展期胃癌，或称中晚期胃癌。其肉眼观察形态可分为以下几种。

（1）息肉型或蕈伞型：癌肿在胃壁形成息肉状或蕈伞状肿块突入胃腔，其中央部位常发生坏死和溃疡。

（2）溃疡型：癌肿主要向胃壁深层生长，早期即可形成溃疡，其直径多＞2.5 cm，边缘呈结节状突起或呈环堤状（如火山喷口），底部凹凸不平。溃疡型胃癌与胃溃疡要注意鉴别。溃疡型胃癌除溃疡的外形和边缘与胃溃疡有显著不同外，还常伴有坏死、出血，周围黏膜皱襞较紊乱，缺乏胃溃疡的形态特点。伴有溃疡的胃癌如同时可见胃溃疡的一些形态特点，癌组织仅见于溃疡边缘，提示该胃癌可能由胃溃疡癌变而来。

（3）弥漫浸润型：癌组织广泛浸润胃壁，使其弥漫地增厚变硬，黏膜粗糙，皱襞消失，不易移动，有时可有小而浅的溃疡。如果癌肿浸润波及全胃，整个胃壁厚而僵硬，胃腔变小，形似皮囊，故名"革囊样"胃（"leather bottle" stomach）。此型胃癌有时向大网膜扩散，使其变硬缩短而附于胃的下缘，形似围裙。

镜下：胃癌有两个基本的类型，即肠型和弥漫型。肠型胃癌的形态分化较好，常形成腺腔，类似结肠腺癌，癌细胞顶端常有较大的黏液空泡，有时形成杯状细胞，表面可有微绒毛，胞质中可含肠上皮细胞所特有的高活性氨基肽酶，腺腔内常见较多的黏液，该类胃癌常伴肠上皮化生。弥漫型胃癌的癌细胞属胃型黏液细胞，分化较差，癌细胞常分散或成小簇向周围组织浸润生长，较少形成腺腔，癌细胞所含黏液可多可少，有时黏液充斥整个癌细胞，将细胞核推向一边，形似戒指，称印戒细胞癌。弥漫性胃癌与肠上皮化生的关系不甚密切。这两种胃癌不但在组织起源和形态上有所不同，且生物学行为也有差异，肠型胃癌发病年龄较大，平均在55岁，男性多于女性，其巨体形态多为息肉型和蕈伞型，预后相对较好；弥漫型胃癌发病年龄较轻，平均在48岁，男女发病基本相同，其巨体形态多为溃疡型和弥漫浸润型，预后差。在组织形态学上，胃癌以腺癌为最多见，包括管状腺癌、乳头状腺癌、黏液腺癌、低分化腺癌等。印戒细胞癌属腺癌中的一种特殊类型，此型倾向弥漫浸润，可伴纤维组织增生；低分化腺癌的癌细胞有时体积较小，有形态不规则深染的细胞核，分散或呈条索、小簇分布于增生的纤维组织中，质地较硬。大体标本上见这两种胃癌常为弥漫浸润型，恶性程度高。

【临床病理联系】

胃癌患者早期症状不明显，有时可出现胃部不适、乏力、贫血等。出现食欲缺乏、体重减轻、上腹疼痛和腹部肿块时，病情往往已属晚期。粪隐血常见，可引起缺铁性贫血，但呕血和黑粪并不多见。有时转移的病灶可为患者的首发症状。肝脏和淋巴结常最先累及，故患者可出现肝肿大、腹水和左锁骨上淋巴结肿大等症状；女患者可因克氏瘤引起双侧卵巢肿大和腹水而求诊。在日本，作胃镜普查时，早期胃癌也仅占新诊断胃癌的35％；在欧美仅为10％～15％；在我国，早期胃癌占胃镜检出胃癌总数的15％～20％。胃癌的预后主要取决于癌肿浸润的深度、有无淋巴结和远处转移。 早期胃癌由于浸润浅，无远处转移，其术后 5 年存活率可达 90％～95％，而进展期胃癌则低于 15％。 因此提高对胃癌的警惕性，对高发人群进行纤维胃镜普查以达到早期诊断、早期治疗是至关重要的。

胃癌除向胃壁浸润，还可直接侵犯邻近器官，如幽门部的癌肿向十二指肠浸润，贲门部的向食管下段浸润。 胃癌转移早期累及局部淋巴结，幽门部癌多转移到幽门上、下淋巴结，贲门部癌则转移到胃上淋巴结。 在晚期可通过乳糜池及胸导管向上转移到左锁骨上淋巴结（即 Virchow 淋巴结），也可通过淋巴道或种植的方式波及腹膜，引起腹膜癌变和腹水。 在女性则可转移到卵巢，往往双侧卵巢都被侵犯，致使卵巢肿大，质坚实，切面常呈半透明胶样状，癌细胞大小形态不一，但常见印戒细胞，这种双侧卵巢的转移性黏液癌称为克氏瘤（Krukenberg 瘤）。 胃癌通过血道可转移到肝、肺、骨和脑等器官。

三、大肠癌

大肠癌，又称结直肠癌（colorectal carcinoma）。 其发生率在我国消化道肿瘤中居第 3 位，仅次于胃癌和食管癌。 本病在欧美等国发病率较高。 在美国，因大肠癌死亡的人数可占所有恶性肿瘤死亡人数的 15％，发病年龄高峰为 60～79 岁，50 岁以前发病的不到 20％。 但在我国，发病年龄比欧美国家提前约 10 年，且 30 岁以下的青年大肠癌也不少见。 年轻人的大肠癌往往为溃疡性结肠炎、家族性多发性肠腺瘤病和肠血吸虫病的并发症。 本病以男性较多见，男女之比为 1.1∶1～3.4∶1。 大肠癌大多数是散发的，具有家族史者仅占 1％～3％。

【病因和发病机制】

病因不明，但据研究表明，大肠癌的发生与下列情况有关。

1. 环境因素　流行病学研究表明大肠癌的发病以欧美较高，而亚洲、非洲及拉丁美洲的一些国家较低，相差可达 7～10 倍。 这种地理分布可能与居民的饮食习惯和环境有关。欧美人饮食常为高脂肪、高热量、低纤维素的食物。 高脂饮食不但导致胆汁分泌增多，肠道内胆固醇和胆酸代谢产物含量增高，而且改变肠道菌群，有利于厌氧菌繁殖。 上述代谢产物在厌氧菌作用下，可转变为有致癌作用的脱氧胆酸和石胆酸。 又由于食物中所含纤维少，粪便量也少，致癌物浓度相对增高。 如同时有肠道蠕动减慢，使致癌物与大肠黏膜接触的时间延长而增加了癌变的可能性。

2. 遗传因素　常染色体显性遗传的结肠家族性腺瘤性息肉病（familial adenomatous polyposis，FAP）和遗传性非息肉性结直肠癌综合征（hereditary nonpolyposis colorectal cancer，HNPCC）与大肠癌的关系密切，前者癌变的危险性几乎达 100％，后者常有多发性癌变，且很少伴有腺瘤性息肉。

3. 绒毛乳头状腺瘤和溃疡性结肠炎　两者被认为是大肠癌的癌前期病变。 绒毛乳头状腺瘤直径＞2 cm 者，50％有局灶性癌变；溃疡性结肠炎癌变的危险性随患病时间延长而增加。

4. 肠血吸虫病　很多研究认为慢性肠血吸虫病可能是大肠癌的诱因之一，由于血吸虫卵长期反复沉积于结肠黏膜，造成组织破坏，其边缘上皮再生修复形成过度增生或息肉，在此基础上演变成癌。

对于大肠癌的癌变机制已有大量研究。目前认为，多数大肠癌的发生是通过腺瘤-癌途径，但也有一部分大肠癌是不典型增生肠黏膜上皮直接癌变而不通过腺瘤这一阶段。涉及大肠癌发生的分子机制较复杂，比较清楚的有：①APC（*adenomatous polyposis coli*）基因的改变，*APC* 基因是 FAP 的致病基因，为一种抑癌基因。在散发的大肠癌中突变率高达 80％。②其他抑癌基因，包括 *TP53*、*DCC*（*deleted in colon cancer*）基因的改变，前者在大肠癌中的突变率高达 70％～80％。后者编码一种细胞黏附蛋白，存在于正常的结肠黏膜，70％～75％的大肠癌这种蛋白表达下降或缺失。③*K-RAS* 基因，在大肠癌突变率达 50％，*K-RAS* 激活可刺激细胞增生，抑制细胞凋亡。④与 DNA 错配修复有关的一些基因，如 *hMSH2*、*hMSH6*、*hMLH1*、*hPMS1*、*hPMS2* 等，大多数 HNPCC 患者的大肠癌可有这些基因的突变，在散发大肠癌中突变率为 10％～15％。DNA 错配修复的基因突变后，可导致微卫星不稳定（microsatellite instability，MSI）。如微卫星重复序列的改变出现在一些基因如 TGF-β Ⅱ型受体及 BAX 基因的启动子或编码区，会影响这些基因的功能。前者抑制细胞增生的功能下降，后者促进细胞凋亡的功能受阻，使细胞数量净增。

【病理变化】

大肠癌的分布以直肠最为多见，在我国约占 50％，其次是乙状结肠，约占 20％，其他部位依次是盲肠、升结肠、降结肠和横结肠。而西方国家，右半结肠（盲肠、升结肠）和左半结肠（降结肠和乙状结肠）的发病率相近，分别为 38％和 43％。癌肿大多（99％）为单个。多发癌肿往往在 FAP 的基础上发生，分布部位甚广泛。中、晚期大肠癌的肉眼观察形态可分为以下几种。

1. 息肉型或蕈伞型　发生在右半结肠的癌肿多呈外生性生长形成息肉型或蕈伞型癌肿，表面可出现坏死，并形成溃疡。因右半结肠肠腔较宽，粪便也尚未成形，癌肿虽突入肠腔，尚不至于引起阻塞。本型癌组织分化较好，较少广泛浸润，故预后也较好。

2. 环状狭窄型　左侧大肠癌多呈弥漫浸润，引起肠腔狭窄。直肠癌肿多发生在前壁或后壁，侧壁较少见，可能是直肠前有膀胱（或子宫），后有骶骨，前后伸缩受限制，易受刺激或损伤之故。本型癌肿在早期常呈结节状突起，以后逐渐向周围黏膜和深层浸润，围绕肠壁作环形生长，癌肿中央常有溃疡形成。晚期时癌组织可侵犯肌层、浆膜层，甚至肠周脂肪，可并发大肠周围局限性或弥漫性腹膜炎或腹膜癌病。肠壁因癌组织弥漫浸润而增厚，肠腔逐渐狭窄而阻塞。在该处干燥的粪便不易通过，阻塞以上的肠腔可扩张，肠壁增厚，黏膜肿胀，有时受硬质粪便压迫，引起积粪性溃疡。随癌肿进一步发展，可浸润邻近器官引起直肠-膀胱瘘，在女性可导致直肠-子宫瘘或直肠-阴道瘘。本型癌组织分化差，常有广泛的浸润和转移。

3. 溃疡型 本型常与上述 2 种类型同时存在，溃疡之形态甚不规则，直径多＞2 cm，边缘常呈结节状突起，底部肠壁结构多被癌组织破坏。 本型癌肿早期即可发生浸润与转移。

4. 黏液型 癌组织含有大量黏液，巨体呈透明胶冻状，可表现为上述 3 种形态。

镜下：大肠癌几乎都是腺癌。 癌细胞呈立方或柱状，排列成腺管状，腺体形态不规则，有时形成索状或巢状，被结缔组织所分隔包围。 癌组织常含多少不一的黏液，多则充斥腺腔或组织间隙，以致细胞因受压而萎缩。 有时黏液堆积在癌细胞胞质内，胞核被挤向一侧（印戒细胞）。 如果这种细胞占癌肿的 50％以上，称为印戒细胞癌，其恶性程度甚高，往往向肌层、浆膜层及周围组织浸润及蔓延。 尚有约 10％的大肠癌还可见局灶性内分泌分化现象。

【临床病理联系】

大肠癌的症状与肿瘤所在部位有关，右半结肠的癌多向肠腔生长，虽突出肠腔，但因肠腔空间较大，很少引起明显梗阻，故可较长时间不发生症状。 左半结肠的肿瘤多呈浸润性生长，肠壁增厚，肠腔狭窄，临床上较早出现肠梗阻表现。 大肠癌另一突出的症状是便血及大便习惯及性状的改变，这在乙状结肠及直肠癌尤其明显。 便血、腹泻是癌肿糜烂出血引起，便秘或大便变细往往提示有肠腔狭窄。 另外还可出现腹部肿块和腹痛等症状。Astler 和 Coller 将 Dukes 分期方法进行修改后提出大肠癌可分为：A 期，肿瘤仅限于黏膜层；B1 期，肿瘤已侵犯肌层，但未穿透肌层，无淋巴结转移；B2 期，肿瘤侵犯穿透肌层，无淋巴结转移；C1 期，即 B1 期加上有淋巴结转移；C2 期，即 B2 期加上有淋巴结转移；D期，有远处转移。 这种分期只有在手术探查和切除标本病理检验后方可进行。 分期与大肠癌的预后有关，A 期患者，术后 5 年存活率几乎为 100％，B1 期为 67％，B2 期为 54％，C1 期为 43％，C2 期只有 23％。 约 70％的大肠癌可通过纤维肠镜作活组织病理检验获得诊断。 75％的患者血清 CEA 呈阳性反应，但特异性不高，多用于大肠癌术后随访。

大肠癌可通过下面 3 种途径浸润和转移。

（1）直接浸润：癌肿常侵入肠壁深部，向网膜及其他邻近脏器（子宫、膀胱等）蔓延，可引起癌性腹水及大肠-膀胱瘘或大肠-子宫瘘等并发症。

（2）淋巴道转移：局部淋巴结的转移较为常见，且发生也早，以大肠右半部癌肿最为突出。

（3）血道转移：见于本病的晚期。 可经门静脉转移到肝脏，有时甚至转移至肺。

第四节　病毒性肝炎

病毒性肝炎（viral hepatitis）是一组由嗜肝病毒引起的传染病，其病变以肝细胞变性、坏死为主要特征。 目前已知的肝炎病毒可能有 7 种，其中己型肝炎病毒尚未确定，庚型肝炎病毒虽能感染肝细胞，但很少引起血清转氨酶升高，且其复制是在单个核炎症细胞内进行，故该病毒的嗜肝性受到质疑。因此，肝炎病毒主要还是甲、乙、丙、丁、戊 5型。由其他非嗜肝病毒，如 EB 病毒、巨细胞病毒、疱疹病毒、黄热病毒等引起的肝炎则是全身感染的一部分，不属本节讨论之内容。

一、病因和发病机制

1. 病因及传播途径 如表 8-1 所示。

表 8-1 各型肝炎病毒及其相应肝炎的特点

肝炎病毒型	病毒大小、性质	潜伏期(周)	传染途径	转成慢性肝炎	暴发型肝炎
HAV	27 nm，单链 RNA	2~6	肠道	无	0.1%~0.4%
HBV	43 nm，DNA	4~26	密切接触、输血、注射	5%~10%	<1%
HCV	30~60 nm，单链 RNA	2~26	同 HBV	>70%	极少
HDV	缺陷性 RNA	4~7	同 HBV	共同感染<5% 重叠感染80%	共同感染 3%~4%
HEV	32~34 nm，单链 RNA	2~8	肠道	无	合并妊娠者 20%
HGV	单链 RNA	不详	输血、注射	无	不详

注：共同感染（coinfection）指 HDV 与 HBV 同时感染；重叠感染（superinfection）指在慢性 HBV 感染的基础上重叠感染 HDV

2. 发病机制 肝炎病毒引起肝细胞损伤的机制有下列两种：一种是病毒的直接致病作用，如 HCV 和 HDV 的致病可能与此有关；另一种则涉及病毒抗原或是经病毒修饰过的肝细胞膜抗原所诱导的免疫反应，如 HBV，或许还包括 HAV。至于 HEV 如何致病尚不清楚，可能与其相关的萼状病毒一样，对肝细胞造成直接损伤。目前发现 HBV、HCV、HDV 感染与肝癌的发生有一定的关联。

对 HBV 致病机制的研究最多。许多证据表明，HBV 的致病与免疫反应有关，最令人信服的证据是许多 HBV 带毒者尽管肝细胞内存在病毒颗粒，但肝细胞却丝毫没有损伤的迹象。另外，在急性肝炎患者的肝组织中分离出可对 HBsAg 和 HBcAg 发生反应的 T 细胞，而且 CD3$^+$ 细胞常出现在肝细胞坏死区均支持这种说法。在肝细胞表面表达的 HBsAg 和 HBcAg 与 I 类 MHC 抗原一起可激活 CD8$^+$ 的 T 细胞，这些细胞毒 T 细胞可溶解肝细胞；另一种方式可能是经抗体包被的肝细胞通过抗体依赖性细胞毒作用（ADCC）而被破坏。因此，人体的免疫反应的强度和感染的病毒数量与毒力决定了乙型肝炎所表现的各种临床病理类型：①急性肝炎时，宿主很快产生正常的免疫反应，在引起肝细胞损伤的同时，病毒也被清除，患者康复并获得免疫力；②当宿主产生快速而过于强烈的免疫反应时，在短时间内出现大片的肝细胞坏死，临床表现为急性重症肝炎，此时病毒可全部被清除，故幸存者极少转为慢性带毒者；③如果患者的免疫反应处于临界状态，病毒无法彻底清除，肝细胞损害迁延持续，临床表现为慢性肝炎；④慢性带毒者往往对 HBV 显示免疫耐受，或免疫反应不明显，结果肝内病毒和病毒血症持续存在，肝细胞仅有轻度或无损害。细胞介导的免疫反应是乙型肝炎的主要发病机制，但抗病毒抗体也可参与肝外病变的发生，所产生的免疫复合物可引起血管炎、多发性关节炎及肾小球肾炎。由于细胞毒 T 细胞和 NK 细胞可溶解 HAV 感染的靶细胞，故甲型肝炎的发病可能也与细胞介导的免疫反应有关。

二、肝细胞病变的基本病理变化

1. 肝细胞病变　包括以下两种。

（1）肝细胞变性：包括水样变性（气球样变）和脂肪变性，后者多见于丙型肝炎。

（2）肝细胞死亡：有凋亡和坏死两种形式。

1）肝细胞凋亡：常散在分布于肿胀的肝细胞之间，发生凋亡的肝细胞胞质浓缩，嗜酸性染色增强，核也可固缩、碎裂，称为肝细胞嗜酸性变。进一步核溶解，形成匀一深伊红色的圆形小体，常脱落于肝血窦中，称为嗜酸小体（acidophilic body 或 Councilman body）（见图 1-10）。

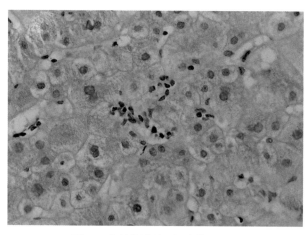

图 8-3　急性普通型肝炎（点状坏死，HE）

注：图中央显示一堆炎症细胞浸润，主要为淋巴细胞，其中的肝细胞已发生坏死、溶解，即点状坏死

2）肝细胞坏死：为溶解性坏死（lytic necrosis），坏死肝细胞膜破裂，细胞溶解消失，较多炎症细胞浸润提示坏死的存在。依坏死范围，又可分为：①点状坏死（spotty necrosis），即散在分布的单个或数个肝细胞坏死（图 8-3）。②灶性坏死（focal necrosis），即范围超出点状坏死的灶性肝细胞坏死。③桥接坏死（bridging necrosis），即发生在肝小叶内或之间伸延，形成中央静脉-门管区、门管区-门管区、中央静脉-中央静脉之间的坏死连接。坏死常伴肝细胞不规则再生及纤维组织增生。④界面肝炎（interface hepatitis），是指发生在肝实质与纤维结缔组织交界面的一种肝细胞炎性坏死，如发生在门管区，肝界板受到破坏，又称碎片状坏死（piecemeal necrosis）（图 8-4）。⑤亚大块及大块坏死（submassive and massive necrosis），肝细胞坏死占肝小叶大部分为亚大块坏死，常累及肝腺泡的Ⅲ区，其次为Ⅱ区，但甲型肝炎常累及Ⅰ区。当肝细胞坏死几乎占据整个肝小叶时，为大块坏死。相邻肝小叶的亚大块或大块坏死均可相互融合。

2. 炎细胞浸润　门管区和肝细胞坏死区有程度不等的炎细胞浸润，主要为淋巴细胞、巨噬细胞，有时也可见浆细胞和中性粒细胞。药物引起肝损伤时，可见到嗜酸性粒细胞。

3. 肝脏细胞再生和增生

（1）肝细胞再生：在急性肝炎的恢复期和慢性肝炎时，坏死区邻近的肝细胞可分裂增殖，再生的肝细胞体积较大，胞质丰富，核大而深染，可见双核。

（2）小胆管增生：慢性肝炎时，门管区小胆管可因增生而数量增多。

（3）库普弗（kupffer）细胞肥大、增生：是肝内单核-巨噬细胞系统的炎性反应，肥大增生的库普弗细胞呈梭形或多角形，胞质较丰富，常吞噬肝细胞残骸，胞内可见脂褐素。

（4）肝星状细胞（hepatic stellate cells，HSC）激活增生：肝脏炎症和肝细胞坏死时，在旁分泌和自分泌细胞因子的作用下，位于 Disse 间隙的肝星

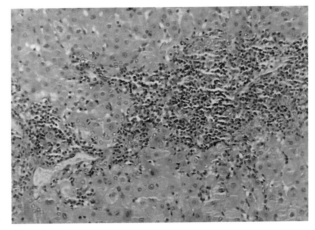

图 8-4　慢性活动性肝炎（碎片状坏死，HE）

注：肝门管区有大量炎症细胞浸润，并向周围肝小叶内伸展，致肝小叶界板破坏，即为碎片状坏死

状细胞（曾称贮脂细胞或 Ito 细胞）被激活并增生，胞内原有的脂滴及贮存的维生素 A 减少，甚至消失，转变为肌成纤维细胞，产生大量以胶原蛋白为主的细胞外基质沉积于肝内，参与肝纤维化过程。

4. 纤维化　门管区炎症和肝细胞坏死最终导致门管区内及周围和肝小叶内纤维组织增生，桥接坏死可发展为桥接纤维化（bridging fibrosis），并进一步形成不完全或完全的纤维间隔，破坏肝小叶结构，进而发展成肝硬化。

三、临床病理类型

病毒性肝炎的临床表现和病理类型不仅与病毒类型有关，而且还取决于宿主的免疫状态。主要类型为急性肝炎、慢性肝炎和重症肝炎。

（一）急性肝炎

各种肝炎病毒均可引起急性肝炎（acute hepatitis）。可散发或流行，流行多由 HAV 和 HEV 引起。患者感染肝炎病毒后，多无明显症状，表现为亚临床感染，仅小部分人发病。

【病理变化】

典型的急性肝炎病变以弥漫性肝细胞变性为主，肝细胞明显肿胀，胞质疏松、稀少而透亮，呈现水样变性或气球样变，病变在小叶中央显著。电镜下：肝细胞内质网扩张呈池状，核糖体脱失，线粒体肿胀，自噬泡增多，内含脂褐素。与细胞肿胀相反，有些肝细胞表现为嗜酸性变，常散在分布于肿胀的肝细胞之间，并可见嗜酸小体凋落于肝血窦之中。肝实质内可出现散在分布的点状坏死，无论是凋亡还是坏死，其细胞残骸均被吞噬消化，从血流清除。肝细胞坏死虽可使肝细胞排列不整齐，但小叶结构仍完整无损。急性肝炎肝细胞的病变可轻重不一，较重的不典型的急性肝炎，肝细胞坏死的范围可超过点状坏

死，出现灶性坏死甚至界面肝炎和桥接坏死。 在黄疸型的病例则有明显的淤胆，变性的肝细胞和库普弗细胞内可见胆色素，毛细胆管可扩张有胆栓形成。 炎症反应主要表现为库普弗细胞和门管区巨噬细胞肥大增生，胞质内含有脂褐素和细胞碎片；门管区和坏死灶内有淋巴细胞、浆细胞和巨噬细胞浸润，在坏死较重时如灶性坏死、桥接坏死区，还可见中性粒细胞浸润。 急性肝炎的恢复期可有肝细胞再生。

各型肝炎病毒引起的急性肝炎在病理形态上无本质区别，HCV 所致的急性肝炎除肝细胞水样变性外，胆管上皮细胞也可出现空泡变或受破坏，有时可见胆管上皮细胞增生形成形态不甚典型的胆管结构；肝细胞脂肪变性比较明显是 HCV 急性肝炎的另一特点；另外，肝血窦内往往可见较多的淋巴细胞浸润；病程较长的在门管区还可见淋巴滤泡形成，有时还可见多核巨肝细胞。 HAV 急性肝炎在病理组织学上有两个相对特异的特点，一是常出现门管区周围肝细胞坏死，浸润的炎症细胞以浆细胞为主，而小叶中央很少或几乎没有坏死，这种组织学图像曾被误为向慢性肝炎转化，但随访发现这些患者均在急性病程后康复，无一转为慢性肝炎；另一特点是小叶中央区常见淤胆。 上述形态特点只能作为参考，确切的病因诊断还须依赖临床血清学试验和肝组织中病毒抗原或核酸的原位检测。

【临床病理联系】

黄疸出现前数天的前驱期，患者开始有发热、不适、恶心、呕吐等非特异的症状，因肝细胞变性坏死，胞质内的酶释放入血，故患者血清转氨酶［丙氨酸氨基转移酶（ALT）和天门冬氨酸氨基转移酶（AST）］升高。 弥漫性肝细胞肿胀使肝脏体积增大，可引起右上腹胀痛。 由于变性的肝细胞处理胆红素的功能下降，同时肿胀的肝细胞压迫、阻塞毛细胆管，使血中结合和非结合胆红素升高，胆盐滞留，引起黄疸和皮肤瘙痒。 一旦出现黄疸，其他症状可逐渐减轻。 无黄疸型肝炎者则不出现黄疸，一般症状也较轻。

有些病例可出现血清病样表现，此乃形成的循环免疫复合物所致。 黄疸前期可有荨麻疹、皮疹、关节痛。 此后，尤其是乙型肝炎患者，因持续的抗原血症和免疫复合物的存在，可引起肾小球肾炎、关节炎和全身血管炎。

【转归】

甲型肝炎患者，黄疸和血清转氨酶在发病 2 周内开始下降，4～6 周完全恢复正常，以急性重症肝炎为表现者仅占 0.1%～0.4%。 据美国资料，乙型肝炎病毒急性感染的人群中大多数（60%～65%）为亚临床感染；发生急性肝炎的仅 20%～25%，患者经过一段急性病程后，绝大多数（99%）可康复，仅不到 1% 的患者病情恶化，转为急性重症肝炎；急性感染 HBV 后，有 5%～10% 的人为健康带毒者；4% 的人表现为慢性持续感染，其中部分病例发展为慢性肝炎。 但另有报道认为急性乙型肝炎约 10% 可转为慢性肝炎。 急性丙型肝炎演变为慢性肝炎的比例最高，据美国资料可高达约 75%。 在感染 HBV 基础上（健康带毒者）发生急性丁型肝炎者，转为慢性肝炎的高达 70%～80%，但丁型肝炎病毒与乙型肝炎病毒同时感染健康人发生急性肝炎时，则很少转为慢性肝炎。 戊型肝炎中转为重症肝炎者为 0.5％～3％，但在孕妇中则高达 20％，病死率甚高，应引起高度重视。 应该注意，甲型和戊型肝炎患者不会发展成慢性肝炎。

（二）慢性肝炎

病程持续半年以上者为慢性肝炎（chronic hepatitis）。 慢性肝炎的发生除了与肝炎病毒的类型有关外，还与人体的免疫状态（免疫缺陷、耐受，使用免疫抑制剂等）、性别（如男性）、年龄（如老人和儿童）等因素有关。 在 20 世纪 90 年代初期以前，根据慢性肝炎的病理组织学改变将其分为慢性迁延性肝炎（chronic persistent hepatitis，CPH）和慢性活动性肝炎（chronic active hepatitis，CAH）。 前者病程为自限性，预后好；后者则预后较差，可向肝硬化发展。 目前认为，病毒的类型是决定慢性肝炎持续进行性发展的最重要的决定因素，故对慢性肝炎的病因诊断至关重要。 据原上海医科大学病理学教研室 1 354 例肝穿刺活检资料分析，慢性肝炎约 80％由 HBV 引起；但在西方国家，HCV 是慢性肝炎的主要病因。

【病理变化】

慢性肝炎的病变轻重不一。 轻者，肝小叶结构保存完整，肝小叶内肝细胞坏死也轻微；炎症仅限于门管区，可见门管区增宽，有较多的淋巴细胞、巨噬细胞浸润，有时尚有浆细胞，但中性粒细胞和嗜酸性粒细胞很少见，组织学图像相当于以前的慢性迁延性肝炎。 重者相当于慢性活动性肝炎，门管区出现持续的界面肝炎（碎片状坏死）和桥接坏死（图 8-5），并有门管区周围纤维化和桥接纤维化形成。 随着病变的进展，增生的纤维组织形成间隔，将肝小叶

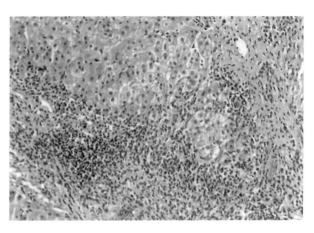

图 8-5　慢性肝炎（HE）

注：肝门管区有大量以淋巴细胞为主的炎症细胞浸润，并伴有肝纤维组织增生，炎症细胞浸润于肝小叶内相互连结，形成"桥接坏死"

分割成不规则的细胞团块，破坏正常的肝小叶结构，同时坏死边缘的肝细胞再生活跃，最后演变为结节性肝硬化。 此外，肝细胞和毛细胆管有不同程度的淤胆，小胆管增生、库普弗细胞肥大增生也非常明显。

各型肝炎病毒引起的慢性肝炎在形态上基本相同，但也有一些细微的差别。 在 HBV 性慢性肝炎，有时可见毛玻璃样（ground glass）肝细胞。 该细胞体积较大，胞质丰富呈均匀淡伊红色细颗粒状，形如毛玻璃，其边缘与细胞膜之间常围以空晕（图 8-6），免疫组织化学显示胞质内 HBsAg 阳性，电镜下：胞质内质网增生扩张，充以球形或小管状的 HBsAg 颗粒。 在少数情况，肝细胞核内可充以大量的 HBcAg，形成砂粒样细胞核（sandded nuclei），表示 HBV 病毒复制活跃。 在 HCV 引起的慢性肝炎，门管区淋巴滤

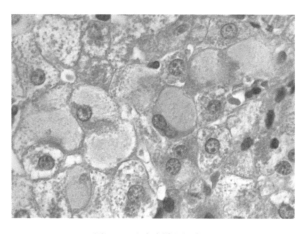

图 8-6　毛玻璃样肝细胞(HE)

注：图中所示若干个肝细胞肿胀，胞质呈均质状，嗜酸性，如"毛玻璃"样改变，经免疫组化法证实其胞质内含 HBsAg 阳性颗粒

泡形成是最具特征的病变，其他如肝细胞脂肪变性和胆管损伤也较常见。

由于慢性肝炎的病变是一个连续动态变化的过程，轻重病变之间可以相互转化，患者的预后又主要取决于所感染的病毒类型，因此，1994 年世界消化病学洛杉矶会议建议组织学上不再使用慢性迁延性肝炎和慢性活动性肝炎的名称，分类时尽可能按病因命名，如慢性乙型肝炎、慢性丙型肝炎等；组织学病变按 Scheuer 的方法对炎症活动度和纤维化程度进行分级和分期，这种慢性肝炎的新分类方法已被肝病学者所接受（表 8-2）。

表 8-2　慢性肝炎分类(Scheuer 方案)

分级(grade)	炎症活动度		纤维化程度	
	门管区周围	小叶内	分期(stage)	意　义
G0	无或轻度炎症	无炎症	S0	无
G1	门管区炎症（CPH）	炎症但无坏死	S1	无或门脉区扩大（纤维化）
G2	轻度碎片状坏死（轻度 CAH）	点灶状坏死或嗜酸小体	S2	门管区周围纤维化，小叶结构保留
G3	中度碎片状坏死（中度 CAH）	重度灶性坏死	S3	纤维化伴小叶结构紊乱，无硬化
G4	重度碎片状坏死（重度 CAH）	桥接坏死（多小叶坏死）	S4	可能或肯定的肝硬化

除了肝炎病毒引起的慢性肝炎外，其他非病毒性病因，如代谢障碍（肝豆状核变性、α_1-抗胰蛋白酶缺乏症）、药物（双醋酚丁、α-甲基多巴、异烟肼等）、慢性酒精中毒和某些自身免疫性疾病（如系统性红斑狼疮）等也可引起慢性肝炎，且病变多较重，相当于慢性活动性肝炎。

【临床病理联系】

慢性肝炎的临床表现多样化，部分患者有长期乏力、食欲缺乏、低热、持续反复发作的黄疸、肝区不适等症状。转氨酶有低度或中度升高，肝功能异常随病情反复而有波动；有些病例直至出现腹水、消化道出血、肝功能不全时才引起注意；某些病例还可伴有血管炎、关节炎和肾小球肾炎等症状。

【转归】

慢性肝炎的转归不一，主要取决于所感染的病毒类型。轻度的慢性肝炎大部分可恢复健康，较重的病例经适当治疗病变趋于静止，症状缓解；部分病例可发展为肝硬化。据美国统计，HCV 性慢性肝炎发展为肝硬化的比例（20％）远高于 HBV 引起的慢性肝炎。 另外，HBV 和 HCV 的慢性感染还与肝细胞性肝癌的发生密切关系。

慢性带毒状态：HBV、HCV、HDV 感染后，有些病例呈长期病毒血症，其中有些出现临床症状；另一些则无明显的临床表现，只是偶尔在健康检查时发现病毒抗原阳性，称为健康带毒者（healthy carrier）。 HBV 的健康带毒者在我国发生率较高，带毒者肝穿刺活检除少数病例为无症状的慢性肝炎，甚至肝硬化外，多数病例肝组织无明显病变，但有时可见毛玻璃样肝细胞。 长期带毒者发展为肝细胞性肝癌的倾向要高于正常人群。

（三）重症肝炎

重症肝炎是病毒性肝炎中最严重的类型，多数患者以重症型起病，部分则由急性或慢性肝炎发展而来。 本型肝炎虽属少见，但病变严重，病情危急，病死率高。

1. 急性重症肝炎（fulminant hepatitis） 又名暴发性肝炎，约占病毒性肝炎的 1％，虽然甲、乙、丙、丁（与乙型肝炎病毒同时或重叠感染）、戊型肝炎病毒均可引起，但以乙型肝炎病毒引起的多见。 本病起病急骤，发展迅速，病程一般在 3 周之内。 病理变化以肝细胞严重而广泛坏死（大块肝坏死）为特征。 坏死多自肝小叶中央开始，且迅速累及整个肝小叶，仅在门管区周围可见少量残留的变性肝细胞（图 8-7）。 坏死肝细胞迅速被溶解吸收，剩下空的网状支架可保留一段时间，此时肝细胞如能迅速而完全再生，肝小叶结构能恢复，否则时间较长常有塌陷，血窦可扩张淤血，开始炎症反应不明显，数天后，小叶内和门管区有炎症细胞浸润，除淋巴细胞和巨噬细胞外，还有中性粒细胞。 肝细胞再生不明显。 大体上见肝脏体积明显缩小，重量减轻，可仅为正常肝脏的 1/3～1/2，质地柔软，表面包膜皱缩；切面呈红色或黄色，小叶结构消失如泥状，故称急性红色肝萎缩或急性黄色肝萎缩。 此型肝炎预后极差，病死率高达 70％～90％。 幸存者不会发展为慢性带毒者，且对同一型肝炎病毒具有终身免疫力。

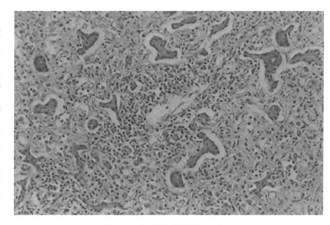

图 8-7　急型重症肝炎(HE)

注：肝细胞大片状坏死，仅存少数肝细胞索，伴有大量炎症细胞浸润及少量纤维组织增生

2. 亚急性重症肝炎（subfulminant hepatitis） 又称亚急性肝坏死（submassive hepatic necrosis），起病比急性重症肝炎稍缓慢，病程在 3 周以上。 病变特征既有新旧不一的亚大块肝坏死或桥接坏死。 坏死区网状支架塌陷，又有纤维组织增生和肝细胞再生结节形成。 坏死灶及门管区内炎症细胞浸润明显。 小叶周边部小胆管增生，伴显著淤胆。大体标本见肝脏体积缩小，呈黄绿色，称亚急性黄色肝萎缩。 切面见黄色或黄绿色肝坏死

背景上有散在分布的为数不多的肝细胞再生结节（图 8-8）。

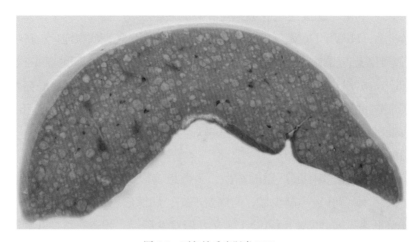

图 8-8　亚急性重症肝炎(HE)
注：肝脏体积缩小。 切面见灰白色的肝细胞再生结节

3. 慢性重症肝炎　包括一组疾病，即病程超过 6 个月的亚急性重症肝炎及在慢性肝炎和肝硬化背景上出现新鲜的大块、亚大块或桥接坏死的情况。

【临床病理联系】

重症肝炎由于肝实质破坏严重，肝功能损害明显，可发生肝衰竭及胆汁代谢和排泄障碍所致的严重黄疸。 随病程延长，肝内纤维组织增多，小叶改建，可出现门脉高压等肝硬化表现。 重症肝炎常伴有明显的全身反应。 肝衰竭是本型肝炎常见的死亡原因，其次是严重出血、继发感染和肾衰竭，另外成人呼吸窘迫综合征和脑水肿也可成为死亡的直接原因。

肝炎病毒之间无交叉性免疫。 因此，同一患者可感染 2 种或 2 种以上的肝炎病毒，称为肝炎病毒双重或多重感染，如 HAV＋HBV，HBV＋HDV 等。 此时肝细胞损害较单一病毒感染严重，易发生重症肝炎，且演变为慢性肝炎的比例可能较高。

第五节　肝　硬　化

肝硬化（cirrohsis）是一种由多种病因引起的慢性进行性、弥漫性的肝病，以肝细胞变性坏死、肝内广泛纤维化、肝细胞再生形成结节为基本病理特征，并伴有肝小叶结构及血管的破坏和改建。 临床上早期可无明显症状，晚期可出现肝功能损害和门脉高压症等表现。 本病病程可达数年、十余年或更长。 本病常见，在西方国家，为十大死亡病因之一；在我国，因病毒性肝炎传播较广，加之饮酒者日益增多，肝硬化可能比西方国家更常见。

【病因】

肝硬化的病因较多，常见的有以下几类。

1. 病毒性肝炎　乙型肝炎病毒是我国肝硬化的主要病因，约有 76％的肝硬化患者的肝组织中可检出 HBV 抗原；在西方国家，由肝炎病毒引起的肝硬化仅占 10％左右，且以丙型肝炎病毒为主。　这些肝炎病毒引起持续进行性的慢性肝炎（CAH），最后发展为肝硬化，故该类肝硬化又称为肝炎后肝硬化（post hepatitic cirrhosis），是我国最常见的肝硬化类型。

2. 慢性酒精中毒　长期大量饮酒是西方国家肝硬化的主要原因，占所有肝硬化的 60％～70％，酒精的中间产物乙醛可直接损伤肝细胞，并降低肝脏对其他毒物的抵抗力，导致慢性酒精性肝病，最后发展为酒精性肝硬化（alcoholic cirrhosis）。

3. 代谢障碍　由于先天性酶缺陷引起某些物质代谢障碍，使其沉积在肝脏，损害肝细胞而引起病变，并最后导致肝硬化。　如铁代谢紊乱引起的血色病、铜代谢紊乱导致的肝豆状核变性（Wilson 病）、半乳糖血症、Ⅳ型糖原沉积症、α_1-抗胰蛋白酶缺乏症等均可引起肝硬化。

4. 毒物和药物　长期接触四氯化碳、磷、砷等毒物或长期服用异烟肼、双醋酚丁、甲基多巴、甲氨蝶呤、胺碘酮等药物可因中毒性肝炎而导致肝硬化。

5. 胆汁淤积　胆汁性肝硬化（biliary cirrhosis）由胆管系统长期阻塞引起。　此类肝病远较结节性肝硬化少见，其共同形态特征是：①门管区纤维化，纤维间隔自门脉区伸入肝小叶，分隔肝组织；②胆管及胆小管变性坏死、增生；③坏死胆管、胆小管附近重度淋巴细胞浸润并见数量不等的巨噬细胞；④慢性淤胆；⑤肝脏体积缩小，表面呈细颗粒状，切面因重度胆汁淤积而呈深绿色。

胆汁性肝硬化又可分原发性和继发性两种。　原发性胆汁性肝硬化（primary biliary cirrhosis, PBC）在我国很少见，目前认为是一种自身免疫性疾病（详见第六节）。

继发性胆汁性肝硬化继发于肝外胆管长期阻塞（如胆结石、胆道肿瘤、先天性胆道狭窄、胰头癌压迫胆道及上行性细菌性胆管炎等）。　由于胆道阻塞，门脉区的小胆管明显扩张，腔内充满浓缩的胆汁，小胆管增生明显，胆管周围纤维结缔组织明显增生；毛细胆管明显扩张、淤胆，可有胆栓形成。　肝细胞肿胀，胞质疏松呈空网状，淤胆，甚至出现肝细胞坏死（肝细胞网状坏死）。　毛细胆管胆汁外溢充溢于坏死灶，形成"胆汁湖"。　如有上行性胆管炎，尚可见多量中性粒细胞浸润。

临床上，胆汁性肝硬化患者可出现黄疸、皮肤瘙痒、血清碱性磷酸酶和胆固醇升高，并可有皮肤黄色瘤。　由于流入十二指肠的胆汁减少，患者可出现吸收不良综合征、淡色或白陶土色大便和深色小便等症状，晚期可造成肝衰竭，但门脉高压较为少见。

6. 其他　血吸虫虫卵反复在肝脏沉积，可导致血吸虫性肝硬化，而右心慢性衰竭造成长期肝脏慢性淤血，可导致淤血性肝硬化。

7. 原因不明　肝硬化的发病原因一时难以确定者，称为隐源性肝硬化（cryptogenic cirrhosis），在西方国家占肝硬化的 10％～15％。

必须指出，血吸虫性肝硬化、淤血性肝硬化和胆汁性肝硬化均以肝内纤维组织增生为主要特征，而少有肝细胞再生形成结节和小叶结构改建，虽习惯被称为肝硬化，事实上是肝纤维化。

【发病机制】

肝细胞变性、坏死是本病早期最显著的病理变化，不同病因通过不同的机制引起肝细胞损伤。 肝炎病毒可直接损伤肝细胞（如 HCV、HDV），或改变肝细胞膜抗原或在肝细胞膜表达病毒抗原而诱发人体免疫反应引起肝细胞损伤（如 HBV）。 酒精在其解毒过程中要消耗大量二磷酸吡啶核苷酸（NAD），从而影响脂肪酸的 β-氧化，加上酒精可影响脂蛋白的合成和分泌，结果引起中性脂肪在肝细胞内堆积（肝细胞脂肪变性）；酒精还可诱导细胞色素 P450 的生成，有可能增加某些药物向有毒的代谢产物转化；酒精在微粒体醇氧化系统的氧化作用下可产生自由基直接作用于细胞膜和蛋白质；酒精不但直接影响微管和线粒体的功能及膜的流动性，而且可通过其中间代谢产物乙醛引起脂质过氧化和形成乙醛-蛋白质加成物，进一步破坏细胞骨架和膜的功能；近来，有人甚至认为酒精及其代谢产物乙醛所引起的肝细胞蛋白质的改变有可能使肝细胞产生新的抗原，由此激发对肝细胞的免疫反应而引起肝细胞损伤。

肝进行性纤维化是肝硬化主要的病理过程。 正常肝脏，间质型胶原纤维（Ⅰ、Ⅲ型胶原）主要分布于门管区和中央静脉周围，仅偶尔少量分布在窦周间隙（the space of Disse）；至于肝小叶内沿肝细胞板分布的网状纤维则由位于窦周间隙的纤细的Ⅳ型胶原组成。 在肝硬化形成过程中，位于窦周间隙的肝星状细胞可被激活，丧失其胞质中储存的视黄醇，向成肌纤维细胞转变，主要合成分泌大量间质型的胶原蛋白，沉积在窦周间隙和肝小叶内。 来自炎症细胞、库普弗细胞、肝血窦内皮细胞和肝细胞的各种细胞因子，如 TNF-α、TGF-β、PDGF 和 IL-1 等均可激活 HSC。 此外，慢性肝炎时，肝脏细胞外基质的降解和组分的紊乱及某些毒素和代谢产物（如酒精的中间产物乙醛）的直接刺激，也可激活 HSC，产生分泌大量以胶原蛋白为主的细胞外基质。 同时细胞外基质的降解又受到抑制，使细胞外基质在肝内大量沉积，且胶原纤维在肝内的分布也发生明显变化，间质型的Ⅰ、Ⅲ型胶原在窦周间隙和肝小叶内大量沉积以形成粗细不等的纤维间隔，并可与门管区向肝小叶伸入的纤维组织相连，破坏肝小叶的结构，其结果不但阻碍了肝细胞与血窦之间的物质交换，而且肝内发生血流动力学的紊乱。 这些改变又可加重肝细胞的损伤，造成恶性循环，使肝硬化呈进行性发展。

肝细胞坏死可启动肝细胞再生，在人肝细胞生长因子（hHGF）、EGF、TGF-α 和其他一些多肽类生长因子的刺激下，肝细胞分裂增殖，当超过肝细胞丢失时则可形成再生结节，虽可代偿坏死肝细胞的部分功能，但再生结节的形成参与了肝小叶结构的改建。 再生结节周围被纤维间隔限定，纤维间隔中常有丰富的新生血管，后者可连结门静脉与肝静脉及门静脉与肝动脉的分支而形成短路。 这种血管的改建所造成的肝内血液循环障碍不但加重肝细胞的损害，而且影响肝脏解毒功能和门静脉的压力。

【类型】

根据肝细胞再生结节的大小和纤维间隔的宽窄，在形态学上可将肝硬化分为以下各型。

1. 小结节性肝硬化　结节大小相仿，直径一般<3 mm，纤维间隔较细。

2. 大结节性肝硬化　结节粗大且大小不均，大多数的结节直径>3 mm，纤维间隔较宽，且宽窄不一。

3. 混合结节性肝硬化　<3 mm 和>3 mm 的结节约各占一半，为上述两型的混合型，兼有两型的特点。

【病理变化】

肉眼观察：肝硬化早期因肝实质无明显减少，加之肝细胞常因变性（水样变性、脂肪变性）而体积增大，整个肝脏的体积可正常，甚至略有增大。　后期则因肝实质减少、纤维化明显，肝脏体积缩小，质地变硬，表面呈结节状；切面显示肝包膜增厚，肝实质由纤维间隔包裹的肝再生结节组成，其大小和肝表面所见相似。　结节可呈现正常肝脏色泽、黄褐色（肝细胞脂肪变性）或黄绿色（淤胆）。　纤维间隔多呈灰白色。　如肝细胞坏死范围小，分布均匀，肝细胞再生与丢失相比超出不很多，形成的再生结节小而均匀，纤维间隔较纤细，则为小结节性肝硬化（旧称门脉性肝硬化或 Laennec 肝硬化）。　此种类型肝硬化多由轻型肝炎或慢性酒精中毒所致。　如肝细胞坏死范围大，分布不均匀，残留的肝细胞再生形成的结节不仅较大且大小不等，纤维间隔也宽大并宽窄不一，则形成典型的大结节性肝硬化（旧称坏死后性肝硬化），多由重型肝炎或中毒性肝炎所致。　肝硬化的形态类型可因肝细胞坏死和肝细胞再生能力的变化而有所改变，如小结节性肝硬化可因肝细胞再生能力增强而变为混合结节性或大结节性肝硬化。　此类肝硬化的纤维间隔仍较纤细，多由重度慢性肝炎（慢性活动性肝炎）发展而来。

镜下：正常肝小叶的结构已完全被破坏，代之以由纤维组织包绕的大小不等的肝细胞团块，称为假小叶，肉眼所见的结节由一个或数个假小叶构成。　由于假小叶为肝细胞坏死和再生的结果，故具有以下组织学特点：①大小形态不一；②中央静脉和门静脉的位置与数目异常，即它们在假小叶内可表现为偏位、缺失或数目增多（2 个或 2 个以上）；③肝细胞索排列紊乱、不呈放射状。　假小叶中央的肝细胞常有萎缩、变性和坏死，有时坏死也可发生在假小叶周围与纤维结缔组织交界处，即所谓的界面肝组织炎症；假小叶周围的肝细胞体积较大、核染色较深，可出现双核，提示肝细胞再生。　肝细胞变性、坏死和再生并存表明假小叶在不断改建，病变呈进行性。　包绕假小叶的纤维间隔中可有数量不等的淋巴细胞和巨噬细胞浸润，大量炎症细胞浸润和明显的肝细胞变性坏死提示活动性肝硬化（图 8-9），反之则为静止性肝硬化，后者病情进展较为缓慢。　此外，在纤维间隔中也可出现许多新生的胆小管和假胆管，后者为两排立方细胞并列形成的细胞条索，并无管腔。假胆管可能是新生的肝细胞索，也可能是埋藏于纤维间隔中萎缩的肝细胞索。

各种不同病因引起的肝硬化总的形态学相似，但可有其独特的一些组织学表现。　肝炎后肝硬化多由重度慢性活动性肝炎发展所致，镜下可见肝细胞碎片状坏死（界面肝炎）、桥接坏死。　假小叶大小悬殊，形态不规则；宽大的纤维间隔中炎症细胞浸润、胆小管和假胆管增生均较明显。　有时甚至可见毛玻璃样肝细胞，并可检出 HBV 的核酸或抗原标志。

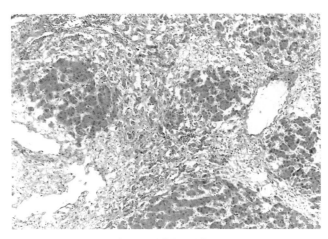

图 8-9 活动性肝硬化(HE)

注：肝脏正常小叶结构已破坏，代之以若干个假小叶，并被宽窄不一的纤维组织带（可有炎症细胞）所分隔

酒精性肝硬化早期可出现肝细胞脂肪变性，不规则分布的肝细胞坏死灶中见中性粒细胞浸润，也可出现具有相对特征性的马洛里（Mallory）小体。该小体在光镜下呈伊红色不规则网状结构，由缠绕的细胞角蛋白中丝和其他一些蛋白构成，常见于变性的肝细胞胞质中。

【临床病理联系】

肝硬化早期的临床表现并无特征性，仅可出现各种原有疾病（如慢性肝炎和酒精性肝炎）的症状和体征。肝硬化晚期则由于严重的肝实质破坏和肝脏结构及血管的改建，导致门静脉高压和肝功能障碍。

1. 门静脉高压 正常门静脉压力为 $0.8 \sim 1.33\,kPa$，门静脉高压症时，压力可升高到 $2.67 \sim 4\,kPa$。肝硬化引起门静脉高压的主要原因是窦周间隙和小叶中央静脉周围纤维组织的压迫增加了门静脉血流在血窦流动的阻力；其次，肝细胞再生结节压迫血窦、中央静脉和小叶下静脉也是一个原因；另外，在血管改建发生门静脉-肝动脉分支异常吻合时，较高的肝动脉压力可分流到门静脉而增加后者的压力；在某些病例，肝内、外门静脉血栓形成可进一步加重门静脉高压。门静脉高压可使胃肠道和脾脏等器官的血液回流发生障碍，导致下列后果。

（1）淤血性脾肿大（splenomegaly）：长期脾淤血所致，脾脏多呈中度肿大，严重者可达 $800 \sim 1\,000\,g$，患者常有贫血、白细胞计数和血小板计数减少等脾功能亢进的表现。

（2）胃肠道淤血水肿：由于胃肠道静脉回流受阻所致。胃肠壁因淤血水肿而增厚，黏膜皱襞变宽，水肿严重者可呈胶冻样外观。胃肠黏膜水肿可影响分泌和吸收功能，引起食欲缺乏和消化不良。

（3）腹腔积液（ascites）：晚期肝硬化患者，腹腔内可聚积大量淡黄色、澄清、含微量蛋白质（$10 \sim 20\,g/L$）的液体（漏出液），称为腹水。肝硬化腹水形成的机制包括：①门静脉压力增高，胃肠壁、肠系膜等处血液回流受阻，小静脉和毛细血管压力升高，加之管壁缺氧通透性增高，以致水、电解质及血浆蛋白漏入腹腔；②肝脏受损后，肝细胞合成蛋白质的功能减低，使血浆胶体渗透压降低，也是腹水形成的重要因素之一；③门脉高压使血窦压力升高，增高的静水压差可使进入 Disse 间隙的富含蛋白的淋巴液增多，正常时胸导管淋巴液流量每天 $800 \sim 1\,000\,ml$，肝硬化时大量肝淋巴液（每天可达 20 L）的产生远超过胸导管的回流能力，造成富含蛋白的淋巴液从淋巴管外溢入腹腔，这种来源的腹水其蛋白质含量往往较高；④肝硬化时，肝脏灭活激素的功能减退，因醛固酮和抗利尿激素在肝内的灭活减少，可造成水、钠潴留，促使腹水形成，腹水的形成又可使有效循环血量下降，刺激上述两种激素的分泌，可进一步加重腹水。

（4）侧支循环的开放：门静脉压力升高，超过一定界限（1.96 kPa）时，门静脉与腔静脉间的吻合支逐渐扩张，形成侧支循环，使一部分门静脉血液绕过肝脏直接回流到右心。 主要的侧支循环有：①胃底和食管下端静脉曲张，为最常见最重要的侧支循环，其通路是：门静脉→胃冠状静脉→食管下静脉→奇静脉→上腔静脉。 曲张的胃底冠状静脉及食管下静脉可突向黏膜，如发生破裂，则可引起上消化道大出血，是肝硬化患者主要的死因之一。 ②痔静脉曲张，连接肠系膜下静脉和髂内静脉的痔静脉丛扩张，其通路是：门静脉→肠系膜下静脉分支→痔静脉丛→髂内静脉→髂总静脉→下腔静脉。 痔静脉曲张形成痔疮，患者可因长期便血而出现贫血。 ③腹壁浅静脉和肝圆韧带中脐静脉曲张，其通路为：门静脉分支→脐静脉→脐旁静脉丛，此后又分两条通路：一条主要经腹壁上静脉→乳内静脉→上腔静脉；另一条经腹壁下静脉→髂外静脉→髂总静脉→下腔静脉。 此时充盈的腹壁和胸壁静脉明显可见，曲张的脐旁静脉形如"水母头"，是门静脉高压重要的体征之一（图8-10）。

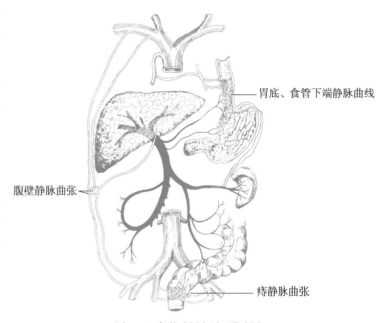

胃底、食管下端静脉曲线

腹壁静脉曲张

痔静脉曲张

图8-10 门静脉侧支循环模式图

2. 肝功能不全 是肝细胞长期反复破坏、坏死的结果，有功能的肝细胞大量减少，导致肝功能明显下降，临床常见的表现有：①血浆白蛋白降低。 慢性肝病和肝硬化时，肝脏合成白蛋白的能力下降，同时常伴有免疫球蛋白升高，从而造成白蛋白与球蛋白的比例（A/G）下降或倒置（正常时A/G为1.5：1～2.5：1），并引起血浆胶体渗透压的减低。②出血倾向。 表现为鼻出血、牙龈出血、皮肤瘀斑、浆膜和黏膜出血等。 引起出血的原因一方面是因肝脏合成纤维蛋白原、凝血酶原、凝血因子V的减少；另一方面也与脾功能亢进致血小板数量减少有关。 ③激素灭活作用降低。 体内醛固酮、抗利尿激素升高，引起水、钠潴留；雌激素的增多会引起男性睾丸萎缩和乳房发育，女性月经不调等，患者还可在颈、面部、上胸部、前臂及手背等处出现蜘蛛状血管痣，有的患者两手掌面大、小鱼际、指尖及指基部呈鲜红色，称为肝掌。 ④胆色素代谢障碍。 晚期肝硬化患者常有黄疸，其发生一方面是由于肝细胞受损，肝细胞代谢胆红素的功能下降，肝细胞内有胆汁淤积，肝细胞变性肿胀又可使毛细胆管形成胆栓；另一方面也与肝小叶改建过程中胆管受到不同程度的破坏、扭曲或阻塞有关。 ⑤肝性脑病（肝昏迷）。 是肝功能不全最严重的后果，也是肝硬化患者死亡原因之一。 其原因是肝细胞功能衰竭，来自肠道的有害物质未经肝细胞代谢解毒而进入体循环；或通过肝内及肝外的门-腔静脉之间存在的侧支循环直接进入体循环到达脑部。 这些毒物包括氨和某些胺类（酪胺和苯乙胺）。 氨进入脑内可干扰三羧酸循环，使能量产生不足，引起神经细胞损伤和脑水肿。 其他胺类在脑内经 β-羟化形成类似去甲肾上腺素和多巴胺的假性递质，引起中枢神经递质功能紊乱。 此外，肝性脑病的发生还与肝衰竭导致的血短链脂肪酸增多、胰岛素-血浆氨基酸代谢失调和低血糖等多种因素有关。

【转归与并发症】

肝硬化是一种慢性进行性疾病，如能早期及时治疗，增生的纤维组织有可能消退，肝脏可能恢复正常。 即使病变已发展到相当程度，仍可处于相对稳定或停止发展的状态，患者可因肝脏强大的代偿能力，在很长时间内不出现症状，肝功能检查也可能是正常的。 晚期肝硬化由于病变不断加重，代偿功能衰竭则可引起一系列并发症，主要有肝性脑病、食管静脉曲张破裂出血、感染和肝细胞性肝癌等。 一般而言，大结节性肝硬化并发肝性脑病的概率较高，而小结节性肝硬化患者门脉高压的症状常较突出，易并发食管和胃底静脉曲张破裂出血。 常见的感染有腹水感染、肺部细菌和真菌感染等。

第六节 常见的非病毒性肝病

一、酒精性肝病

酒精性肝病（alcoholic liver disease）为慢性酒精中毒的主要表现之一。 据国外资料统计，住院患者因酗酒发生酒精性肝病者占 25%～30%。 我国的酒精性肝病发病率尚没有确切的统计资料，但近年亦有明显增加的倾向。

【病理变化】

慢性酒精中毒主要可引起肝脏的 3 种损伤，即脂肪肝、酒精性肝炎和酒精性肝硬化。三者可单独出现，也可同时并存或先后移行。

1. 脂肪肝（fatty liver） 是酒精中毒最常见的肝脏病变。 肉眼观，肝脏大而软，黄色。 镜下，肝细胞含有相当大的脂滴，可将细胞核推挤到细胞一侧，肝细胞肿大变圆。小叶中央区受累明显，有时伴有不同程度的肝细胞水样变性。 单纯的脂肪肝无症状，此时戒酒可使脂肪肝恢复。

2. 酒精性肝炎（alcoholic hepatitis） 出现临床肝病症状。 病变常有肝细胞脂肪变性、酒精透明小体（alcoholic hyaline， AH，也叫 Mallory 小体）形成和灶状肝细胞坏死伴中性粒细胞浸润。出现上述病理改变，结合患者有酗酒史和患者出现肝功能异常，即可诊断为此病。

3. 酒精性肝硬化（alcoholic cirrhosis） 一般认为此种肝硬化是由脂肪肝和酒精性肝炎进展而来，是酒精性肝病最严重的病变。

二、药物诱导性肝损伤

药物诱导性肝损伤（drug-induced liver injury，DILI）涵盖了一系列广泛的临床病理学变化谱系，其从轻度的生化指标异常到急性肝衰竭。药物性肝损的机制是复杂的和多因素的，主要包括一种复杂的介于细胞内应激和 TNF-α 活化的凋亡/坏死之间的相互作用，以及固有免疫系统和适应性免疫系统的促炎症性反应。许多药物造成药物性肝损伤是通过干扰细胞代谢和产生毒性代谢产物。

【病理变化】

DILI 的组织病理学表现缺乏特异性，基本组织病理学改变分为急性肝损伤和慢性肝损伤。其基本组织病理学改变以急性肝炎、急性胆汁淤积和肝细胞脂肪变性最常见（图 8-11），其次还有慢性肝炎、肉芽肿性肝炎、肝纤维化和肝硬化、血管病变和肝肿瘤。

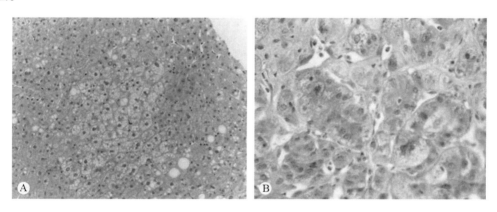

图 8-11 药物诱导性肝损伤(HE)

A. 肝细胞中度脂肪变性（以小泡性为主）；B. 可见胆汁淤积和嗜酸性细胞浸润

1. 急性药物性肝炎 轻者可见散在的嗜酸性小体、肝细胞点灶坏死和轻度肝小叶内及汇管区炎症细胞浸润。较重者病变与急性病毒性肝炎类似，两者难以鉴别，如汇管区有较多嗜酸性细胞浸润或肉芽肿、胆管损伤，而缺乏炎症表现时提示可能为药物性肝损伤，特别是小叶内肝细胞坏死显著，以肝小叶中央为主，而汇管区缺乏炎症时，更提示药物性肝损伤。重症者可见融合坏死、桥接坏死等，残存的肝细胞可发生脂肪变性。

2. 急性胆汁淤积 轻者仅为单纯毛细胆管胆汁淤积，出现多核肝细胞为特征。重者肝细胞内和小胆管内胆汁淤积易见，并常伴有肝细胞羽毛状变性及气球样变、灶性坏死和炎细胞浸润，汇管区单核细胞和嗜酸性细胞浸润多见。

3. 肝细胞脂肪变性　肝细胞发生大泡性和小泡性脂肪变性，两者可同时出现。另外，嗜酸性小体和炎细胞浸润常见，但嗜酸性小体在汇管区周围比中央静脉周围多见，这是与酒精性脂肪肝病的区别。

应该注意，上述病理改变经常以不同程度地同时并存。另外，DILI 也能引起慢性肝损伤，表现为慢性肝炎、肝纤维化和肝硬化等。

三、自身免疫性肝病

自身免疫性肝病（autoimmune liver disease，AILD）是指因机体内自身抗体的存在，通过自身免疫机制引起肝损伤和肝功能异常的疾病。以中老年女性患者为主。该类疾病患者血清中可检测到自身抗体的存在，如抗核抗体（ANA）、平滑肌抗体（SMA）和抗线粒体抗体（AMA）等，患者血中 IgG 和 IgA 水平可升高。患者经常伴有肝外损伤，包括类风湿关节炎、桥本甲状腺炎、肾小球肾炎等。

【病理变化】

AILD 主要包括：①自身免疫性肝炎（autoimmune hepatitis，AIH）；②原发性胆汁性肝硬化（primary biliary cirrhosis，PBC）；③原发性硬化性胆管炎（primary sclerosing cholangitis，PSC）；④重叠综合征（overlap syndrome）。

1. AIH　病理改变主要有：①肝界板被破坏，形成碎片样坏死（piecemeal necrosis），即界面性肝炎（interface hepatitis），重者可并发桥接坏死和融合坏死；②汇管区中度淋巴细胞和浆细胞浸润；③邻近碎片样坏死或桥接坏死的肝细胞形成玫瑰花结样（hepatic rosettes）或腺体样结构（图 8-12）；④嗜酸性小体易见，有时可出现合胞体肝细胞（syncytia giant hepatocytes）；⑤纤维化。AIH 的炎症活动度和纤维化程度的评定与慢性病毒性肝炎相同（见表 8-2）。

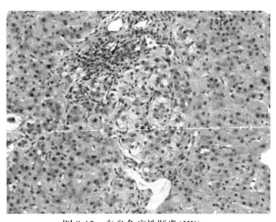

图 8-12　自身免疫性肝炎（HE）

注：肝组织见肝细胞呈现玫瑰花结样，伴汇管区中度淋巴细胞和浆细胞浸润

目前，AIH 的病理诊断采用国际自身免疫性肝炎组制定的评分系统（International Autoimmune Hepatitis Group Scoring System，IAIHG－SS）。多数 AIH 经治疗可缓解或转为非活动性的 AIH，少数病例可复发，长期反复发病能发展成肝硬化，甚至肝细胞癌。

2. PBC　通常，中老年妇女以皮肤瘙痒为主诉。组织学以慢性非化脓性破坏性胆管炎（chronic non-suppurative destructive cholangitis）为病变特征，可见不同程度的胆管改变，包括小胆管损伤、胆管减少或消失、部分增生等（参见肝硬化-胆汁性肝硬化）。根据组织学病变，PBC 分为如下 4 个阶段（阶段 1：炎症局限于门管区；阶段 2：出现胆管反应和门管区周围炎症，可表现为肉芽肿性破坏性胆管炎；阶段 3：桥接坏死区纤维间隔形成；阶段 4：出现肝硬化）。但上述病变在肝穿刺标本并不容易确定，这是因为 PBC 的病变在肝脏中的分布不均衡和上述病变经常同时发生。

3. PSC 该病经内镜下逆行胰胆管造影术可见肝内、外胆管狭窄与扩张相间的串珠样改变为特征。组织病理学特征是胆管纤维化性炎症，病变以小叶间胆管典型的"洋葱皮样"纤维化改变为特点。PSC 可增加胆管癌的患病危险。

4. 重叠综合征 有几种类型，如 AIH-PBC 重叠综合征、AIH、PSC 重叠综合征、PBC 与 PSC 共存等。其中 AIH-PBC 重叠综合征是常见的一种类型。

第七节 原发性肝癌

原发性肝癌（primary carcinoma of the liver）可有下列 3 种类型：①肝细胞癌，最常见，占所有原发性肝癌的 90% 以上；②胆管细胞癌，占不到 10%；③兼有上述两者的混合细胞型肝癌，极少见。鉴于肝细胞癌与胆管细胞癌的地理分布、病因及发病机制、病理形态和生物学特性等均不相同，故分别叙述。

一、肝细胞癌

肝细胞癌（hepatocellular carcinoma）有明显的地理分布，全球以非洲、亚洲和东南亚地区的一些国家为高发区，如非洲的莫桑比克、亚洲的韩国和我国东南部及台湾地区年发病数可高达 150/10 万；而北美、南美、北欧、中欧及澳大利亚为低发区，年发病数仅为（2~4）/10 万；环地中海地区介于高、低发病区之间，年发病数为 20/10 万。我国是乙型肝炎病毒流行区，肝癌发生率较高，但也有一定的地理分布差异。总的来说，沿海地区高于内地，东南部高于西北部；其中以江苏启东和广西扶绥两地的发生率最高。

肝癌患者以男性居多，在高发区，男、女之比为 8∶1，在低发区为 2∶1~3∶1。年龄分布在非洲以青壮年（30~39 岁）为多见；在欧美以老年（60~69 岁）为多；在我国，发病年龄高峰为中年（40~49 岁）。

【病因和发病机制】

肝细胞癌的病因和发病机制尚未定论，但大量研究表明，肝细胞癌的发生与下列因素有关。

1. 肝炎病毒感染 大量流行病学调查和前瞻性研究表明，血清 HBsAg 阳性人群肝细胞癌的发病率明显高于阴性者，据我国台湾地区的一组研究报道，两者可相差 200 倍。HBV 引起肝细胞癌的机制虽未完全确定，但很多研究已经取得一些令人信服的结果。如几乎所有 HBV 相关的肝细胞癌病例都可发现 HBV-DNA 随机整合到宿主细胞的基因组，基因组中带有该整合的某个肝细胞进行克隆性扩增后即可形成肝细胞癌。 另外，HBV 表达的 X 蛋白可作为细胞基因启动子的一种反式激活因子，激活某些促进细胞生长的因子和受体的基因转录，如胰岛素样生长因子-Ⅱ和胰岛素样生长因子-Ⅰ受体等；HBV-X 蛋白还可与 P53 蛋白结合而阻碍后者的抑癌作用。 当细胞长期不断分裂时，HBV 的上述机制与其他一些因素的协同作用可使细胞的基因突变逐步积累，直至发生癌变。

但在欧美国家和日本，HCV 与肝癌的关系比较密切。 日本一组资料表明，约 70％的肝癌患者曾感染过 HCV，但其引起癌变的机制尚不清楚。

2. 肝硬化 有 60％～80％的肝细胞癌具有肝硬化的背景，尤其是 HBV 引起的肝炎后肝硬化常是发生肝细胞癌的基础。 肝硬化时不断重复出现的肝细胞变性坏死和修复再生给细胞基因的损伤提供了条件。 但肝硬化并不是肝细胞癌发生所不可缺少的先驱病变，尚有 20％～40％的肝细胞癌不伴有肝硬化。

3. 接触化学致癌物质 目前认为，黄曲霉菌产生的黄曲霉毒素（aflatoxins）是环境中最重要的致肝细胞癌因子。 在肝细胞中，黄曲霉毒素可被激活，激活后的产物可与细胞 DNA 中的鸟嘌呤核苷形成加成物而引起突变。 黄曲霉毒素可相对特异地使 *TP53* 基因第 249 密码子发生 G→T 的点突变而影响其抑癌作用。 这种突变不但在黄曲霉毒素诱发的动物肝癌中，而且在非洲撒哈拉南部地区和中国的肝细胞癌中得到证实。 同时发现这些地区的肝癌患者，肝细胞中对黄曲霉毒素起解毒作用的微粒体环氧水解酶和谷胱苷肽-S-转移酶常发生突变而引起活性降低或消失。 因此，食物被该真菌毒素污染较重的地区，肝癌的发生与黄曲霉毒素的关系较为重要。

4. 饮水中的促癌物质 从肝细胞癌高发区受污染的水源中可提取到一些藻类毒素（如蓝绿藻和微囊藻毒素），在动物肝癌模型中它们被证明是一种作用较强的促癌因子。 这些因子可能也参与肝细胞癌的发生。

总之，肝细胞癌的发生机制是复杂的，可能是多种因子共同参与的结果，肝炎病毒引起的肝细胞损伤以及随后发生的肝细胞分裂再生，均有利于环境因子（如食物中的黄曲霉毒素）的作用而发生基因突变，如果这些突变涉及重要的调控细胞生长的原癌基因和抑癌基因，如合并其他一些因子（如 HBV-X 蛋白）引起的基因表达失控，就有可能发生肝细胞癌。

【病理变化】

肝细胞癌可发生在肝脏的任何部位，但以肝右叶为多见。 癌肿的大小因病程长短而异，直径为 1～10 cm，单个或多个，可局限性或弥漫性分布，其肉眼观察形态一般可分为以下 4 种类型。

1. 小肝癌型 指单个癌结节直径＜3 cm 或癌结节体积总和≤3 cm³ 者。 小肝癌边界较清楚，且常有包膜形成，癌组织呈灰白色，可有明显的纤维间隔形成，使其呈分叶状结构，坏死和出血少见。

2. 结节型 癌结节可为单个或多个，呈圆或椭圆形，大小不等，多数呈散在分布，也可互相融合成较大结节。 本型最多见，常伴有明显的肝硬化，肝门静脉常见瘤栓。

3. 弥漫型 指癌组织弥漫地浸润于肝脏而不形成明显的肿块者，形态上与肝硬化易混淆，肝脏体积多无明显增大。 此型少见，仅占1%左右。

4. 巨块型 癌肿体积较大，直径多＞10 cm，可呈单个或多个融合成巨块，边界清楚或模糊，大多无包膜，但少数可有假包膜形成。 本型合并的肝硬化较轻或不伴有肝硬化。 肝脏肿大明显，重量常超过2 000 g，偶尔达4 000 g以上（图8-13）。

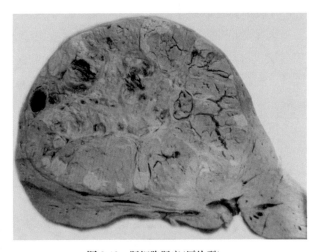

图8-13 肝细胞肝癌(巨块型)

注：肝切面示右叶处有一体积巨大的灰白色病灶，边界不清，其边缘尚有几个直径较小的灰白色结节

镜下：分化较好的肝细胞癌常保存正常肝组织的某些形态特征，癌细胞呈多角形，胞质丰富、嗜酸性强；核大而核膜厚，核仁明显；癌细胞呈小梁状或索状排列，有时可形成腺样结构；癌组织富含血窦，但纤维间质稀少；部分癌细胞中有胆汁颗粒，毛细胆管中有胆汁郁积等。 上述形态特征有助于对肝细胞癌的诊断（图8-14）。 而分化较差的肝细胞癌，细胞间变程度显著，部分癌细胞体积小、胞质少而核深染，可能被误为淋巴瘤；部分癌细胞体积大、形态怪异而形成瘤巨细胞，有时还可出现透明细胞、梭形细胞等。 此外，肝门静脉分支中常可找到瘤栓，即使早期肝癌也可出现。 大约有1/3病例可见镜下瘤栓，晚期病例的门静脉主干也常有瘤栓形成。

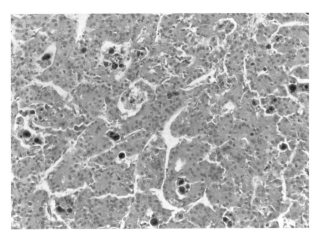

图8-14 肝细胞性肝癌(HE)

注：肝癌细胞排列成梁状和索状，细胞形态仍较一致，但有异型性，增生明显。 核深染，有核分裂像。 毛细胆管内有胆汁（呈棕褐色）淤积

肝细胞癌最突出的生物学特性是癌细胞可分泌产生甲胎蛋白（α-fetoprotein，AFP）。 血清AFP为肝细胞癌的早期诊断提供了重要指标，约有70%的患者可见血清AFP升高。 我国利用这一指标进行肝细胞癌的普查，发现了不少无症状的早期肝癌病例，为手术切除赢得了时间，从而大大提高了疗效和5年存活率。 此外，少数肝细胞癌还可分泌激素样物质引起低血糖、高血钙、类癌综合征等临床表现。

【临床病理联系】

因多数肝细胞癌患者有肝硬化病史，故患者常有进行性消瘦、肝区疼痛、黄疸、腹水等症状。 合并肿瘤时，肝脏体积迅速增大、肝区疼痛加剧等。 腹水形成的原因与门静脉瘤栓、腹膜癌转移和肝硬化等有关。 黄疸常因癌肿压迫肝内或肝外胆管或肝组织大量破坏所致。

肝细胞癌患者的病程一般较短，大多在半年左右。 其死因多为食管胃底静脉曲张破裂出血、肝衰竭、肝癌肿破裂引起致命性出血及恶病质。 对高危人群进行血清 AFP 普查，可发现部分无症状的肝细胞癌患者，手术切除后预后较好，5 年存活率可达 70％左右，对于晚期患者，经综合治疗，可延长其存活期。

肝细胞癌首先在肝内蔓延和转移，癌细胞常沿门静脉分支侵入其余肝实质，形成多发性癌结节。 癌细胞向肝内静脉浸润是本癌特征性变化之一，即使在早期也不例外，有30％～60％的晚期肝细胞癌病例可见门静脉主干瘤栓，后者常加重门脉高压，并引起多种并发症。 少数病例的肝静脉主干也可累及，严重者瘤栓可延伸到下腔静脉，甚至到达右心腔。

肝外转移可通过淋巴道累及肝门、腹膜后、主动脉旁及锁骨上淋巴结。 晚期肝细胞癌病例可通过血道发生肝外转移，常累及肺，也可转移到肾上腺、肾、骨、脑等处。 肝表面的癌结节有时可发生破裂而导致腹腔内大出血。 癌细胞一旦脱落至腹腔可引起腹膜种植性转移和血性腹水。

二、胆管细胞癌

胆管细胞癌（cholangiocellular carcinoma）与肝硬化和 HBV 感染无关，目前其病因尚不明确。 在我国南方，它的发病与寄生于肝胆管内的中华分支睾吸虫有密切关系。 可能还与接触一种胆管造影剂（胶质二氧化钍）有关。 肉眼观察：形态多为单个肿块，内含较丰富的纤维结缔组织，色苍白，质地坚实并向肿瘤周围呈不规则浸润。 镜下：胆管细胞癌多数表现为分化中等的硬腺癌结构，癌细胞呈立方或低柱状，形成腺、管腔结构埋于致密的胶原纤维之中。 肝内静脉瘤栓形成很少见，但近 50％的胆管细胞癌病例尸检时发现有经血道的肝外转移，常见部位为肺、骨（主要为脊椎骨）、肾上腺、脑等。

第八节 急性胰腺炎

急性胰腺炎（acute pancreatitis）因胰酶的自身消化作用引起胰腺急性坏死的一种疾病。 临床上以急性腹痛起病，伴血、尿中胰酶升高。 病情可轻重不一，轻度（急性水肿性胰腺炎）病情常可自限；重者（急性出血性胰腺炎）可威胁生命。

【病因和发病机制】

目前仍不肯定，但本病是因胰腺组织受胰酶的自身消化引起的这一点是明确的。胰蛋白酶原的激活是发病的重要启动环节。被激活的胰蛋白酶不仅可消化、溶解胰腺组织，还可再激活其他胰酶原，如磷脂酶原、弹性蛋白酶原等。前者激活后可使细胞膜和线粒体膜的甘油磷脂分解变为溶血卵磷脂，对细胞膜和线粒体膜有强烈的溶解作用，使细胞发生坏死；后者激活后则可破坏血管弹力纤维，使之容易出血。胰脂酶如被激活，接触了细胞膜不完整的脂肪细胞则可引起脂肪坏死。此外，胰蛋白酶还可激活前激肽酶原、因子Ⅻ等，从而全面启动激肽、凝血和补体系统，引起炎症和小血管血栓形成，后者可加重淤血和血管破裂引起出血。胰蛋白酶原是如何激活并释放进入胰腺组织内的原因归纳起来有3个方面：①胆汁和（或）胰液的流出受阻，从而反流进入胰腺，这是伴有胆石症的急性胰腺炎的最重要的发病原因。回流的胆汁进入胰管，激活胰蛋白酶原，因阻塞导致的胰管内压力增高，又促进被激活的胰蛋白酶进入胰腺组织，启动了胰酶的自身消化过程，引起急性胰腺炎。造成十二指肠壶腹部阻塞而导致胆汁和胰液反流的常见原因有胆石、蛔虫、肝胰壶腹（Oddi）括约肌痉挛及十二指肠乳头水肿等。②胰腺泡的直接损伤。在病毒感染、药物和其他损伤因素作用下，胰腺外分泌细胞受损，激活的胰酶直接释放入胰腺组织引起急性胰腺炎。③细胞内胰酶原的转运障碍，胰酶原误入溶酶体。此种情况常出现在细胞胞吐受阻时，如当胰液因胆石阻塞而引流不畅时。另外，暴食暴饮，尤其是酒精的刺激可引起胰液分泌过度、肝胰壶腹括约肌痉挛；酒精对胰腺泡还有直接毒性作用，因而暴饮往往是急性胰腺炎一个很重要的诱因。

【病理变化】

急性胰腺炎的基本病变有：①胰腺组织因酶的自我消化而出现的坏死。②血管坏死及继发的出血。③脂肪坏死。④炎症反应。

依病变轻重，可将本病分为如下两种类型。

1. 急性水肿性胰腺炎　较多见，病变多局限于胰尾。此时胰腺肿大变硬，间质有充血、水肿，伴中性粒细胞、巨噬细胞等炎症细胞浸润，有时可发生局限性脂肪坏死，但无出血。腹腔中可有少量渗出液。本型预后较好，仅少数可转化为急性出血性胰腺炎。

2. 急性出血性胰腺炎　较少见，本型发病急剧，病变以广泛的胰腺坏死、出血为特征，仅伴轻微的炎症反应。肉眼观察：胰腺肿大，质软，呈暗红色，胰腺结构模糊，光泽消失，胰腺、大网膜及肠系膜等处可见散在、混浊的、黄白色斑点状或小块状脂肪坏死灶，是脂肪坏死后，中性脂肪分解为甘油和脂肪酸，后者与组织液中的钙离子结合成不溶性的钙皂而形成的。镜下：胰腺组织发生大片凝固性坏死，间质小血管壁也有坏死，可见出血，坏死灶周围有时可见中性粒细胞和巨噬细胞浸润。脂肪细胞发生坏死时，一改原有的空泡状胞质，变为模糊不清的由细胞膜包绕的淡伊红色细颗粒状沉积物。患者如度过急性期，炎性渗出物和坏死物逐步被吸收，局部发生纤维化而痊愈，或转变为慢性胰腺炎。

【临床病理联系】

急性腹痛是本病突出的症状，腹痛可轻可重，多位于上腹部，可向背部放射，其原因是急性胰腺坏死及胰液外溢，刺激腹膜引起急性腹膜炎而造成的。急性水肿型胰腺炎临床常呈轻型胰腺炎表现，胰腺发生水肿、坏死时，因胰液外溢，所含的大量淀粉酶及脂酶可被吸收入血并从尿中排出，故临床上常见患者血清及尿中淀粉酶及脂酶含量升高，以此可助诊断。除此，患者血中钙和钠、钾离子水平常下降，不到半数的病例还可出现高血糖、糖尿和黄疸。急性出血型胰腺炎临床表现较重，可出现器官衰竭。休克是重症急性胰腺炎经常出现的一个症状，其原因复杂，主要是因胰腺出血及血管扩张因子如缓激肽、前列腺素等的释放所致。

重症急性胰腺炎死亡率可高达 $10\% \sim 15\%$，死亡原因有休克、继发腹腔感染和急性呼吸窘迫综合征。

（刘秀萍）

第九章 泌尿系统疾病

泌尿系统由肾、输尿管、膀胱和尿道组成。 泌尿系统的常见疾病有先天性发育畸形、结石、炎症、中毒、代谢障碍和肿瘤等，其中以累及肾脏的疾病对人体造成的危害性最严重，且是引起慢性肾衰竭的主要原因。

肾脏疾病按其病变性质和部位大致可分为以下几类：①以肾小球损害为主的疾病，如肾小球肾炎，多为免疫反应所介导；②血管源性疾病，如高血压病的肾细动脉硬化、动脉粥样硬化性肾硬化、过敏性血管炎等；③以肾小管-间质损害为主的疾病，如急性肾小管损伤、间质性肾炎（如肾盂肾炎）等，多由中毒或感染所致；④泌尿道梗阻，如肾结石、肾盂积水等；⑤先天性发育畸形，如多囊肾等；⑥肿瘤，如肾母细胞瘤、肾细胞癌、膀胱尿路上皮肿瘤等。

本章重点介绍泌尿系统最常引起肾衰竭的 3 种疾病，即肾小球肾炎、肾小管-间质性肾炎和急性肾小管损伤；简单介绍泌尿系统两种常见肿瘤，即肾细胞癌和膀胱尿路上皮肿瘤。

第一节 肾 小 球 肾 炎

肾小球肾炎（glomerulonephritis，GN）简称肾炎，是一类以肾小球损害为主的超敏反应性疾病，其中大多数是由抗原抗体复合物所引起。 在临床上，肾炎可分为两大类：一类为原发性肾炎（primary GN），即单独发生于肾小球的疾病，其病因大多不明；另一类为继发性肾炎（secondary GN），即继发于其他疾病的肾小球疾病，如狼疮性肾炎、紫癜性肾炎等。

一、病因和发病机制

肾炎的病因多数未明。 然而近几十年来，通过动物实验性肾炎模型的复制和人体肾穿刺活检组织免疫学检查和电镜观察，证明肾小球肾炎多数是由抗原抗体复合物所引起的一种免疫性损伤，同时也伴有复杂的非免疫性损伤机制。

根据肾炎的免疫发病机制，主要分为以下两种类型。

1. 循环免疫复合物型肾炎（circulating immune complex nephritis） 其抗原多为可溶性抗原，抗原抗体复合物可在患者血清中找到。 目前根据抗原来源的不同，大致可分为两大类：①外源性抗原，如细菌，包括 A 族乙型溶血性链球菌、葡萄球菌、伤寒杆菌、白喉杆菌等；病毒，如乙型肝炎、丙型肝炎、麻疹、水痘和腮腺炎病毒；寄生虫，包括三日疟、血

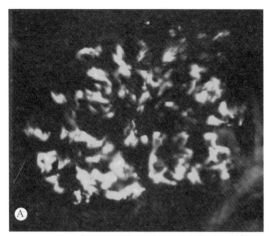

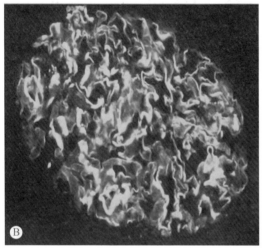

图 9-1　肾小球肾炎（免疫荧光染色）

A. 沉积于肾小球系膜区的 IgA 散在分布，呈团块状；
B. 沉积于肾小球的 IgG 沿着毛细血管襻分布，呈线状

吸虫和包囊虫；真菌，如球孢子菌、白色念珠菌；立克次体和螺旋体等。其他还有药物、毒素和动物血清等。②内源性抗原，包括巨球蛋白、甲状腺球蛋白、癌胚抗原等。循环免疫复合性肾炎均可经免疫荧光法显示其沉积物，呈颗粒状或团块状免疫荧光（图 9-1A），沿肾小球毛细血管襻排列和（或）沉积于系膜区。在电镜下，可发现其电子致密物的沉积，通常有系膜、内皮下、上皮下区和膜内沉积等类型。

2. 原位免疫复合物型肾炎（immune complex nephritis in situ）　其抗原为内源性组织抗原或植入的带正电荷的阳离子分子。免疫复合物只能在肾小球原位检测到，而患者血清中常无免疫复合物被发现。原位免疫复合物型肾炎的表现有 3 种情况。

（1）抗肾小球基膜型肾炎：抗肾小球基膜型肾炎远较免疫复合型肾炎少见，仅占 1%。其抗原为肾小球基膜中所含的不溶性蛋白，目前已证实为Ⅳ型胶原 α_3 链的非胶原性功能域，即 NC1。绝大多数患者的血清中可发现抗该抗原的抗体。然而目前对于其抗体生成的原因尚不清楚。该抗体除可作用于肾小球基膜本身而形成原位免疫复合物外，还可与肺泡壁毛细血管基膜中相似成分相结合，引起肺部毛细血管的免疫性损伤而发生肺出血，故称肺出血肾炎综合征（Goodpasture syndrome），目前又将引起该病的Ⅳ型胶原的 NC1 抗原称为 Goodpasture 抗原。

抗肾小球基膜性肾炎的肾组织可经免疫荧光法显示肾小球毛细血管基膜有免疫球蛋白和补体沉积，呈连续的线状排列（图 9-1B）。电镜下一般不发现电子致密物沉积。

（2）特发性膜性肾病：近年来研究证明引起人类特发性膜性肾病（idiopathic membranous nephropathy，IMN）的主要抗原是人肾小球足细胞膜上表达的 M 型磷脂酶受体（phospholipase A2 receptor，PLA2R）。其可刺激机体产生相应的抗 PLA2R 抗体。抗原抗体复合物结合沉积在足细胞的足突与基膜之间，诱发炎症反应和基膜增厚，产生蛋白尿。免疫荧光显示沿肾小球毛细血管基膜有颗粒状 IgG 和补体连续排列沉积，电镜下也

在肾小球毛细血管基膜的上皮下区见到颗粒状致密物沉积。

（3）Heymann 肾炎：是大鼠的膜性肾病模型，其病变类似于人类膜性肾病，但其致病的抗原为一种 gp330 分子（即 megalin），来自于肾近端小管上皮细胞刷状缘的成分，也可表达于肾小球足细胞。 免疫荧光检查也显示有 IgG 呈颗粒状沿肾小球血管襻分布，电镜检查证实其致密物沉积于肾小球毛细血管襻上皮下区。

此外，由植入抗原引起的原位免疫复合物型肾炎，常见的抗原包括 DNA、细菌产物、病毒蛋白、大分子聚集物（IgG、免疫复合物本身等）。 对该类肾炎病例的肾组织免疫荧光和电镜检查结果则与循环免疫复合物型基本相同。

3. 其他肾小球损伤机制 如前所述，已知大多数肾小球肾炎是因免疫反应异常所致。然而近年研究表明，多种细胞亦介导或参与了肾小球损伤。 例如，浸润于肾小球内的血源性细胞包括单核-巨噬细胞、中性粒细胞和血小板等，能够产生大量的活性（或潜在活性）物质，如胶原酶、弹力酶、阳离子蛋白、氧自由基等，均可造成对肾小球的损伤；致敏的 T 细胞通过释放淋巴因子和细胞因子可直接介导对肾小球内皮细胞的损伤作用；肾小球固有细胞可合成、分泌多种细胞因子、蛋白酶类及超氧离子等，通过细胞间的旁分泌和自分泌作用，参与或调节肾小球的炎症反应。

此外，足细胞损伤是导致肾小球损伤的重要组成部分，可见于多种原发性及继发性肾小球疾病，常见者如微小病变肾病（MCD）、局灶节段性肾小球硬化症（FSGS）、IgA 肾病和狼疮性肾炎等，且与患者呈现蛋白尿的程度密切相关。 多种病理因素，如针对足细胞细胞组分的抗体、毒性物质、细胞因子等，均可导致足细胞损伤。 其病理形态表现为足突消失、空泡样变、胞体回缩，甚至从基膜上脱离（detachment）。 足细胞特异性骨架蛋白（包括 nephrin、podocin 等）的基因及蛋白的表达异常均可导致足细胞功能异常，且是导致遗传性肾病的重要发病机制。

二、基本病理变化

肾小球肾炎因其致肾炎抗原和机体反应性的不同，其形态表现复杂而多样。 病变可呈急性或慢性经过；急性者仅为几周，慢性者长达数十年。 病变程度有轻有重：轻者光镜显示无明显病变，重者可发生毛细血管襻纤维蛋白样坏死；病变可广泛弥漫（diffuse），累及两肾几乎全部肾小球，或呈局灶性（focal），即仅有部分肾小球受累。 以单个肾小球而言，病变累及整个肾小球者称为球性（global）分布；仅一个或几个小叶受累者称节段性（segmental）病变。 现将肾小球损伤的基本病变概述如下。

1. 细胞增多（hypercellularity） 通常是指肾小球内有核细胞数的增多，其中包括肾小球固有细胞（即内皮细胞、系膜细胞和上皮细胞）及随血流而来的细胞，如中性粒细胞、淋巴细胞和单核细胞。 肾小球固有细胞数的增多称为增生；而血白细胞的增多称为滞留或浸润。

内皮细胞增生主要发生于以急性炎症为表现的肾炎，如急性弥漫增生性或新月体性肾炎，且常伴有细胞肿胀，有时受损后可有血小板黏附或血栓形成，从而导致毛细血管腔的狭窄，甚至闭塞，进而减少肾小球的滤过率。

系膜细胞增生是多种类型肾炎最常见的形态改变，且常伴有基质增多，有时系膜区扩大可沿内皮细胞下间隙伸展，致使毛细血管壁增厚、管腔狭窄。　当系膜基质形成过多，并发生节段性毛细血管襻硬化时，致使肾小球毛细血管丛形成以扩大系膜区为中心的分叶状，可常见于膜性增生性肾炎、狼疮性肾炎（Ⅳ型）等。　系膜基质增多也是导致整个小球发生硬化的重要原因之一。

上皮细胞增生通常致肾球囊腔内形成多层的细胞团块，在切面上可呈现新月形或环形，称新月体（crescent）。　其成分除上皮细胞外，尚有大量纤维蛋白、纤连蛋白和单核细胞。病变早期，增生的细胞主要是壁层上皮细胞，并伴有单核-巨噬细胞浸润，故称细胞型新月体。　以后在单核-巨噬细胞分泌的碱性成纤维细胞生长因子等作用下，则转化为纤维型新月体。　新月体在球囊腔内的形成，常可压迫整个毛细血管球，甚至阻塞肾小球尿极，致使肾小球血流量的严重减少和肾球囊内压增高而影响肾小球的滤过率。　因此，新月体形成被认为是肾炎的一种严重病变。　肾组织中有大量新月体形成的病例，其预后往往不佳。

2. 基膜增厚　造成基膜增厚的主要因素有以下两种：①免疫复合物沉积，尤其是上皮下或内皮下区沉积的免疫复合物，周围往往伴有大量新生的基膜样物形成。　②系膜基质和细胞的插入，如膜性增生性肾炎。　增厚或新生的基膜因理化性状的改变，如硫酸肝素等负电荷成分的减少，致使基膜的通透性增加而引起血浆蛋白的大量漏出，是导致大量蛋白尿（如肾病综合征）的病理基础。　增厚的基膜在病理情况下不再被酶所降解，故难以恢复原状，可引起血管腔的狭窄或闭塞，从而使肾小球发生硬化和玻璃样变。

3. 坏死和炎性渗出　坏死和渗出过程常出现于急性炎症，可表现为血管壁纤维蛋白样坏死、血浆蛋白渗出和积聚、炎症细胞浸润、红细胞漏出和血管内纤维蛋白血栓形成等。这些渗出物一方面可聚集在肾小球的系膜区、肾球囊；另一方面可从尿液中排出，使尿内出现蛋白、红细胞等。　原尿中的蛋白、红细胞等在肾小管内浓缩、凝聚，形成圆柱形团块，称为管型（cast），其中常见者有透明（蛋白）管型、红细胞管型、颗粒管型等。

4. 硬化和玻璃样变　硬化和玻璃样变通常是上述病变发展的最终结果，常来自肾小球系膜基质增多、基膜增厚、新月体纤维化及渗出物机化等病变。　其中以系膜基质增多和基膜增厚为主的病变，通常以Ⅳ型胶原沉积为主，一般称硬化（sclerosis），而后两者往往以Ⅰ、Ⅲ型胶原为主，则称为纤维化（fibrosis）。　硬化的肾小球毛细血管襻塌陷、管腔闭塞，最终因发生玻璃样变而形成玻璃球。

三、肾炎的临床病理联系

肾炎的不同类型、病程、病变性质和程度常使患者出现各种不同类型临床症状的组合，如急性肾炎综合征、肾病综合征、急性肾损伤、无症状性血尿或蛋白尿、慢性肾衰竭等，其中尤为重要的临床综合征有以下 3 种。

1. 肾炎综合征（nephritic syndrome）　肾炎综合征多见于急性弥漫性增生性肾小球肾

炎，通常以起病急、少尿、血尿、氮质血症、高血压为主要特征，蛋白尿和水肿的程度较轻。 上述临床表现主要与肾小球急性炎症细胞浸润而损伤毛细血管壁及肾小球细胞增生而影响肾小球滤过率所致。 前者引起血尿，后者则是导致少尿、氮质血症和高血压的原因。

2. 肾病综合征（nephrotic syndrome） 肾病综合征在儿童多见于脂性肾病，在成年人则多见于膜性肾炎和膜性增生性肾炎。 临床上以大量蛋白尿（≥3.5g/d）、低蛋白血症、全身性水肿、高脂血症和脂质尿为特征。 此类综合征的病理基础为基膜通透性增加，后者多因基膜理化性状改变，即负电荷丧失所致。

3. 急性肾损伤（acute kidney injury，AKI） 急性肾损伤主要表现为少尿、无尿及近期出现氮质血症。 常见诱因包括严重的肾小球疾病（如新月体性肾炎）、急性肾小管损伤、间质性肾炎、血管病变（如血栓性微血管病变）等，均可导致患者发生不同程度的急性肾功能异常。

四、以肾病综合征为表现的肾小球肾炎

（一）微小病变病

微小病变病（minimal change disease）可发生于任何年龄患者，但以 1～7 岁儿童最常见。 临床表现为肾病综合征，以高度选择性蛋白（即白蛋白）尿为特征。 病理上以电镜显示肾小球足细胞足突广泛消失为特征，故称足突病（foot process disease）。 光镜显示肾小球基本正常，但肾小管上皮细胞内有大量脂质沉积，故又称脂性肾病（lipoid nephrosis）。

【病因和发病机制】

微小病变病的病因和发病机制不明，但近代研究表明，其发病与 T 细胞功能异常有关。 在实验中已发现一些 T 细胞来源的循环因子，如 IL-8、TNF 等，可能是其损伤上皮细胞足突而使肾小球滤过膜通透性增高的原因。 最近有作者报道在先天性肾病综合征（芬兰型）的患儿中发现有 nephrin 基因突变的事实，因而推测微小病变病的发生可能是 T 细胞来源的上述细胞因子影响 nephrin 合成和表达所致。 目前在部分患者中，已发现有肾组织内 nephrin 表达下降和分布异常的现象。

【病理变化】

肉眼观察，肾体积稍大，色苍白。 切面显示皮质区有黄色条纹，此因肾小管上皮细胞吸收脂质所致。 光镜检查显示，肾小球形态大致正常，部分病例的肾小球显示轻微的系膜细胞增生和基质增多；肾近端小管上皮细胞胞质内含有大量脂质空泡和玻璃样小滴。

电镜观察可发现肾小球唯一的改变为足细胞的足突广泛消失，毛细血管基膜被一层肿胀、含有空泡和微绒毛增生的胞质所覆盖（图 9-2）。 随蛋白尿的改善，足突的上述改变随之消失。 偶然也有局部足突脱离（detachment）。

【临床病理联系】

本型肾炎预后大多良好，几乎 90% 的病例经激素治疗后获得控制或缓解；少数病例对激素有依赖性；极少数病例预后较差，发展成慢性肾炎。

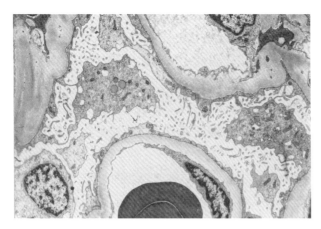

图 9-2　微小病变病（电镜）

注：足突广泛融合伴上皮细胞大量微绒毛形成

（二）局灶节段性肾小球硬化症

局灶节段性肾小球硬化症（focal segmental glomerulosclerosis，FSGS）可发生于任何年龄的患者，以儿童为多见。大多数病例以肾病综合征为临床表现，然而尿蛋白为非选择性；部分患者伴有血尿、高血压和氮质血症。组织病理学变化以部分肾小球毛细血管襻节段性硬化和玻璃样变为主要特征。

【病因和发病机制】

FSGS 可分为继发性和原发性两种。继发性者可见于全身性疾病（如人类免疫缺陷病毒感染、海洛因成瘾、镰状细胞病、IgA 肾病等）；原发性者则病因不明。目前，对其是一种独立的肾小球疾病，还是微小病变病进展期的一种亚型的看法尚有争论。足细胞损伤是导致 FSGS 发生的关键因素。

【病理变化】

肾小球典型组织学病变是部分肾小球的毛细血管襻呈节段性分布的硬化和透明样变，局部毛细血管壁增厚，管腔狭窄、闭塞（图 9-3）。病变处的血管丛常与球囊壁发生粘连，最后发展为全小球硬化。病变的小球呈局灶性分布，以靠近髓质的肾小球首先受累。随着病变的进展，逐渐波及皮质的中层和浅层。未受累及的肾小球大致正常，或仅表现轻微系膜基质增多或系膜细胞增生。肾小管萎缩、肾间质炎症、纤维化的改变较明显，似乎与肾小球病变的程度不成比例。

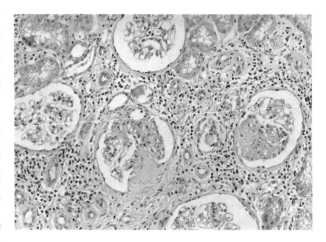

图 9-3　局灶节段性肾小球硬化症（HE）

注：内有 2 个肾小球毛细血管襻与球囊壁粘连，该毛细血管襻呈均质透明样变，但部分血管襻管腔仍开放，故其病变称为节段性硬化

免疫荧光法发现肾小球节段性硬化病灶内常有 IgM 和 C3 沉积。

电镜观察发现病变的肾小球内有节段性系膜基质增多伴基膜样物形成，可沿内皮下间隙扩展到毛细血管襻周边部，从而导致节段性基膜增厚或重叠和毛细血管腔狭窄等改变。系膜区和内皮下可有少量电子致密物沉积。在原发性 FSGS 的病例中，肾小球常有足细胞足突的广泛消失。

【转归】

本病对激素治疗常不敏感，故预后较差。儿童的预后比成年人要好。据报道，本病经确诊后的10年内约有50%的病例进展至终末期肾，其余半数病例的尿常规可持续异常。

（三）膜性肾炎

膜性肾炎（membranous GN）是引起成年人肾病综合征最常见的一种类型，多见于30～60岁青壮年。组织病理学改变以肾小球毛细血管基膜外侧上皮下区大量免疫复合物沉积，继而引起毛细血管基膜弥漫、均匀一致增厚为主要特征，因此肾小球常无明显炎症病变而又称膜性肾病（membranous nephropathy）。

【病因和发病机制】

本型肾炎是一种慢性免疫复合物型肾炎。可分为两种类型：一类为继发性膜性肾炎，约占15%，其已知的抗原包括外源性抗原，如乙型肝炎病毒、血吸虫、疟原虫、梅毒螺旋体、汞、金、青霉胺等和内源性抗原，如甲状腺球蛋白、DNA、肿瘤抗原等。另一类为原发性膜性肾炎（即特发性膜性肾病），约占85%，属于原位免疫复合物型肾炎。目前研究证明，其抗原主要是肾小球足细胞表达的磷脂酶受体PLA2R，刺激机体产生抗PLA2R抗体。临床近70%～80%的原发性膜性肾炎患者血清中可检测到抗PLA2R抗体。抗原抗体复合物沉积于肾小球血管基膜上皮下区，并激活补体，引发炎症，使基膜增厚、足细胞损伤，产生蛋白尿和肾病综合征。

研究显示，原发性膜性肾炎的发病与PLA2R基因多态性有相关性，引起的自身抗体以IgG4亚型为主。认为膜性肾炎是一种与机体易感基因和自身抗体生成有关的自身免疫病。膜性肾炎病例所出现的大量蛋白尿是与C5b-9作用于肾小球上皮细胞和系膜细胞，生成蛋白酶和氧自由基直接损伤毛细血管壁，或上皮细胞生成的介质影响足细胞nephrin的表达和分布，增强滤过膜通透性所致。

【病理变化】

肉眼观察：两侧肾脏体积肿大，色苍白，称大白肾。晚期，肾脏体积可缩小，表面呈细颗粒状。光镜检查显示，肾小球毛细血管壁呈均匀一致弥漫性增厚（图9-4），经银染色可显示上皮下有许多钉状突起（spike），呈放射状排列，形如梳齿，与基膜表面相垂直（图9-5）。钉突间则为小堆状免疫复合物，可经Masson染色法加以证实。随着病变进展，基膜的突起渐变粗，并相互连接将沉积物包围，使其成为膜内沉积物。晚期，沉

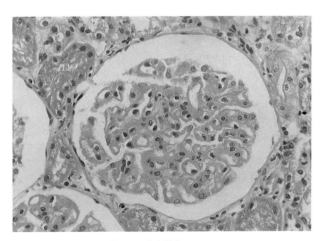

图9-4　膜性肾炎（HE）

注：肾小球毛细血管腔开放，但其管壁呈嗜酸性、均匀一致的增厚，部分血管腔狭窄，未见肾小球内细胞数明显增多

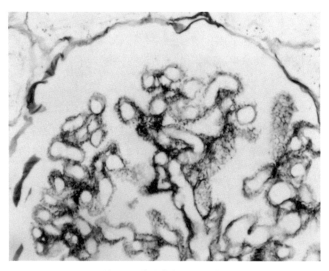

图 9-5 膜性肾炎（PASM 染色）

注：肾小球毛细血管基膜外侧形成钉状突起（spike），犹如齿梳状结构，部分血管壁明显变厚，呈链状结构

积物可逐渐被分解吸收，基膜内出现许多空隙，经 PASM 染色显示基膜呈虫蛀状。基膜的上述改变对膜性肾炎具有诊断价值。基膜的这些空隙最终又被基膜样物所填充，致使基膜极度增厚，毛细血管管腔变狭窄，甚至闭塞，导致肾小球硬化及玻璃样变。肾小管上皮肿胀，常有玻璃样小滴及脂肪空泡，后期因缺血而萎缩，间质慢性炎症细胞浸润伴纤维化。

免疫荧光法发现沿着肾小球毛细血管襻颗粒状 IgG 和 C3 沉积。病变后期，无免疫球蛋白或仅显示少量 C3 沉积。

电镜下：足细胞肿胀、足突消失、血管基底膜增厚及上皮下有大量电子致密物的沉积，并伴钉状突起（图 9-6）。按其病变发展过程，可分为 4 期。Ⅰ期：上皮下区电子致密物沉积伴足突消失；Ⅱ期：电子致密物沉积伴钉状突起形成；Ⅲ期：电子致密物被新生基膜包围；Ⅳ期：沉积物已被分解吸收而留下基膜内不规则电子透明区。

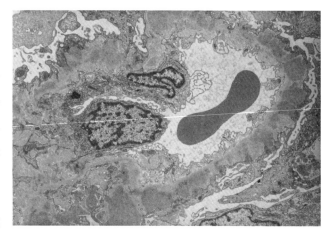

图 9-6 膜性肾炎的电镜改变

注：肾小球基膜上皮下区大量电子致密物呈颗粒状沉积，基膜增厚

【临床病理联系】

膜性肾炎起病隐匿，病程长，大多为进行性，70%～90% 的患者在较长时间后发展为慢性肾衰竭，10%～30% 的患者预后较好，可部分或全部缓解。

（四）膜性增生性肾炎

膜性增生性肾炎（membranoproliferative GN，MPGN）又称系膜毛细血管性肾炎（mesangiocapillary GN），是一种病变较为严重的病理组织学类型。临床上少数病例表现为血尿或蛋白尿，而大部分病例（约 2/3）表现为肾病综合征，可伴有低补体血症。组织病理学改变以肾小球毛细血管基膜不规则增厚，伴系膜细胞增生和基质增多为主要特征。

【病因和发病机制】

MPGN 可分为继发性和原发性两种类型。 继发性者常伴有全身性疾病（如系统性红斑狼疮等）或其病因较清楚（如 HBV 抗原）；而原发性者则原因不明，但根据其发病机制、电镜观察和免疫荧光法检查结果的不同，分为Ⅰ型和致密沉积物病（dense-deposit disease，DDD，传统分型中的Ⅱ型），前者较后者远为常见。 Ⅰ型中的绝大多数为慢性免疫复合物型肾炎，通过经典或旁路途径激活补体。 然而，DDD 是与Ⅰ型性质截然不同的一种疾病，其发病为补体旁路激活，此与患者血清内存在活动的 C3 肾炎因子（C3NeF）有关，后者是一种免疫球蛋白，属自身抗体，它不仅可与激活旁路中 C3 转换酶起反应，且有稳定其激活通路的作用，从而导致活化补体片段的生成。 此外，部分 DDD 患者存在编码补体调控蛋白（H 因子）的基因发生突变或抗 H 因子的自身抗体。

【病理变化】

肉眼观察：肾外形无明显改变，晚期肾体积缩小，表面呈细颗粒状。 光镜检查显示，肾小球病变的特点是系膜细胞明显增生和系膜基质增多，并可沿内皮下间隙扩展，致使毛细血管壁呈现不规则增厚。 用 PAS 和 PASM 染色，可显示基膜呈"双轨"状改变。 整个毛细血管襻呈现以扩大系膜区为中心的分叶状（图 9-7），故又称分叶状肾炎（lobular GN）。 在严重的病例中，部分肾小球可有新月体形成。 肾小管上皮细胞萎缩、蛋白管型形成。 肾间质纤维化和慢性炎症细胞浸润也较严重。 晚期病例的肾脏可有继发性高血压的血管病变，如细动脉玻璃样变、小动脉内膜纤维化等。

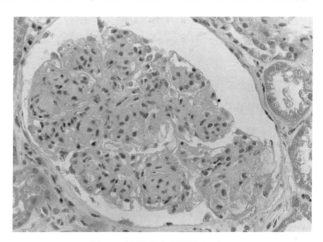

图 9-7　膜性增生性肾炎(HE)

注：肾小球毛细血管襻因系膜细胞增生和基质明显增多而致其分叶明显，毛细血管壁不规则增厚，血管腔狭窄，甚至闭塞

免疫荧光检查显示：Ⅰ型者为 IgG 和 C3 呈颗粒状沉积，可伴有 C1q 沉积和 C4 沉积；DDD 仅见 C3 呈不规则颗粒-线状沉积，不伴 IgG、C1q 和 C4 沉积。

电镜检查显示：Ⅰ型者的免疫复合物主要沉积于内皮下和系膜区，偶见于上皮下区；DDD 者电子致密物沉积于肾小球基膜内，也可见于肾球囊和肾小管基膜内，呈现不规则飘带状。

【临床病理联系】

本病进展缓慢，但病变为进行性。 大多数病例经较长时间后发展为慢性肾功能不全，DDD 预后较Ⅰ型差。 如肾小球有较多新月体形成者，常预后不良。

五、以肾炎综合征为表现的肾小球肾炎

（一）急性弥漫性增生性肾炎

急性弥漫性增生性肾炎（acute diffuse proliferative GN）：简称急性肾炎，又称毛细血管内增生性肾炎（endocapillary proliferative GN），是临床最常见、预后较好的一型肾炎，好发于儿童，成人较少见。临床上主要表现为肾炎综合征，特征性的组织病理学变化是肾小球呈现弥漫分布的毛细血管内皮细胞、系膜细胞增生伴中性粒细胞浸润。

【病因和发病机制】

急性肾炎的发病多与感染有关，尤以 A 族乙型溶血性链球菌某些致肾炎株（12、4、1型和皮肤 49 型）为多见，故又称急性感染后肾炎（acute postinfectious GN）、急性链球菌感染后肾炎（acute poststreptococcal GN），可占 90% 以上病例。其他常见的病原菌还有葡萄球菌、肺炎链球菌、病毒（麻疹、水痘、腮腺炎、乙型肝炎等）。链球菌感染后肾炎是循环免疫复合物型肾炎中最常见的一种。引起免疫反应的细菌抗原成分被称为 endostreptosin 胞质抗原和肾炎-纤溶酶结合蛋白（nephritis-plasmin-binding protein）等。患者起病前常有乙型溶血性链球菌感染史，如咽喉炎、猩红热、丹毒等；血清学检查可发现抗链球菌溶血素"O"升高、循环免疫复合物形成和补体水平的下降。

【病理变化】

肉眼观察：两肾体积增大，包膜紧张、表面光滑、充血，有时见粟粒状出血点，故称大红肾或蚤咬肾。切面示皮质增宽、小出血点。光镜检查显示，肾小球病变呈弥漫性分布，累及大部分肾小球。肾小球体积常增大，肿大的毛细血管襻充满了整个肾小球，以致肾球囊腔狭窄，甚至闭塞。毛细血管丛的细胞数明显增多，主要是肾小球内皮、系膜细胞的明显增生伴细胞肿胀，并伴有多量中性粒细胞和单核细胞的浸润（图9-8）。上述变化可阻塞和压迫毛细血管管腔，使管腔狭窄或闭塞，肾小球呈缺血状。病变严重的病例，毛细血管常可发生节段性分布的纤维蛋白样坏死，内有免疫球蛋白、血小板和纤维蛋白的堆积。毛细血管壁因此而破裂出血或同时伴有血管腔内微血栓形成，从而进一步加重毛细血管腔的闭塞。在少数病例中，部分肾小球可同时有肾球囊壁层上皮细胞增生而形成新月体，形成新月体的肾小球数目越多，其预后也越差。

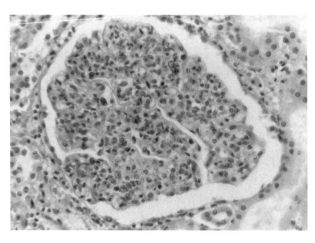

图 9-8　急性弥漫性增生性肾炎（HE）

注：肾小球毛细血管襻内细胞数明显增多，包括毛细血管内皮细胞和系膜细胞增生，还伴有中性粒细胞和淋巴细胞浸润，毛细血管腔狭窄或闭塞

肾近端小管上皮细胞常表现肿胀和细胞内玻璃样变，严重者可发生坏死，多为肾小球病变的继发性改变。部分肾小管管腔内有管型，如红细胞、蛋白和颗粒管型等。肾间质常有不同程度的充血、水肿及少量淋巴细胞和中性粒细胞浸润。

免疫荧光法显示：IgG、C3 沿着毛细血管襻和系膜区分布，多呈大小不等的颗粒状荧光。

电镜观察发现：血管基膜上皮下区有电子致密物沉积，其形状如驼峰（hump）（图 9-9），也可有内皮下、系膜区和膜内沉积。

【临床病理联系】

急性肾炎的预后大多良好，尤以儿童流行性链球菌感染后肾炎更好，常在起病数周或数月时，病变消退，症状消失，患者可完全康复，仅少数病例表现为迁延不愈或转化为快速进行性肾炎。在成年人中，则有 15％～50％的病例经几年或 10～20 年可转变为慢性肾炎。

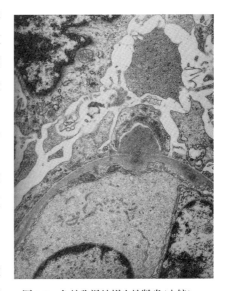

图 9-9　急性弥漫性增生性肾炎（电镜）

注：肾小球上皮下有一呈驼峰状电子致密物沉积

（二）IgA 肾病

IgA 肾病（IgA nephropathy）首先由 Berger（1969）报道，故又称 Berger 病。一些作者认为它是过敏性紫癜变异的局限性类型。IgA 肾病在我国十分常见，以累及儿童及青壮年为多见，约占肾活检病例的 1／2。临床上多数病例表现为复发性肉眼血尿或镜下血尿，或持续性蛋白尿。病变以局灶节段性或弥漫性球性系膜细胞增生和基质增多为主要形态特征。免疫荧光法证实肾小球内有突出的 IgA 沉积，后者是诊断该病的主要依据。

【病因和发病机制】

IgA 肾病可有继发性和原发性之分。继发性者可见于全身性疾病（过敏性紫癜、肝病、肠道疾病等）；原发性者病因不明，与 IgA 的产生及清除机制发生异常有关。IgA 是黏膜分泌的主要免疫球蛋白，但在约 50％的 IgA 患者的血清中有多聚体性 IgA 和循环的 IgA 免疫复合物的升高，并有家族性倾向，且与 HLA 位点和补体表型有关。近年一些研究还发现，因 IgA 糖基化异常而减少其清除率，也可能是其发病原因之一。由此表明，因遗传性状或获得性免疫调节机制的异常，促使患者呼吸道或胃肠道对环境因子（如病毒、细菌、食物蛋白等）反应的增强，增加了黏膜分泌型 IgA 及其免疫复合物的生成，并随血流进入肾小球系膜区，激活补体旁路而引起肾小球炎症。

【病理变化】

IgA 肾病的肾小球病变程度在各病例中可有明显差异，轻者肾小球形态大致正常；更常见者是肾小球系膜区变宽或系膜细胞增生伴基质增多（图 9-10），可为局灶节段性（局灶增生型）或为弥漫球性（系膜增生型）；偶尔也可表现为新月体性肾小球肾炎。肾小球局灶节段增生性病变最后可演变为肾小球局灶节段性或球性硬化。

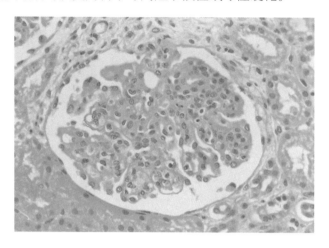

图 9-10　IgA 肾病(HE)

注：肾小球毛细血管襻系膜细胞明显增生，伴基质增多

　　免疫荧光法发现 IgA 集中分布于系膜区，呈颗粒状或融合成团块状（图 9-11），部分病例中还同时发现有 IgG、IgM、C3 和备解素沉积，但其强度均较 IgA 为弱。

　　电镜观察显示电子致密物多集中分布于系膜区，早期呈结节状（图 9-12），以后可呈弥漫性分布。

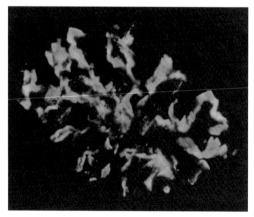

图 9-11　IgA 肾病(免疫荧光染色)

注：沉积于肾小球内的 IgA 沿着系膜区分布，呈团块状或分枝状

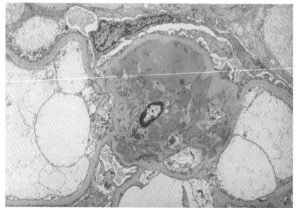

图 9-12　IgA 肾病(电镜)

注：系膜区有大量电子致密物沉积

【转归】

　　多数病例缓慢进展，25％～50％的病例在 20 年后进展为慢性肾衰竭。高血压发生较早及以肉眼血尿为主要症状的病例，其预后较差。

（三）遗传性肾炎

　　遗传性肾炎（hereditary nephritis）：又称 Alport 综合征（Alport syndrome），是指

由于编码肾小球基膜（GBM）蛋白的基因发生突变所致的一组遗传性肾小球疾病。临床表现为血尿及缓慢进展的蛋白尿和肾衰竭。多为 X 染色体连锁显性遗传，男性多见且病情多较女性严重，临床常伴有神经性耳聋及多种眼科疾患。

【病因和发病机制】

本病与构成 GBM 的主要组分 Col IV 的基因发生突变或缺失有关。正常情况下，Col IV 由 α3、α4 和 α5 链的异源三聚体构成，对于维持晶状体、耳蜗和肾小球的正常功能至关重要。其中任一 α 链的基因表达异常均使异源性三聚体的组装发生异常，最终导致遗传性肾炎的发病。

【病理变化】

遗传性肾炎的早期，肾小球形态结构可为正常，或仅于电镜下发现 GBM 弥漫性变薄，或伴有较多发育不成熟肾小球。随着疾病的进展，肾小球可有节段性系膜细胞增生伴基质增多、节段性或球性硬化伴透明变性、新月体形成等病变；电镜检查显示 GBM 节段性增厚，其致密层出现分裂或呈分层状（图9-13），或表现为弥漫性变薄，可伴有裂隙或裂口形成，或 GBM 呈现形态不规则、厚薄不均或呈交叉状排列，其形态犹如篮网状。免疫荧光检查显示 GBM 的 Col IV α3～α5 链的表达呈阴性，对本病的正确诊断有极其重要的参考价值。肾小管可呈现灶性萎缩，肾间质灶性纤维化且常伴较多泡沫细胞浸润。

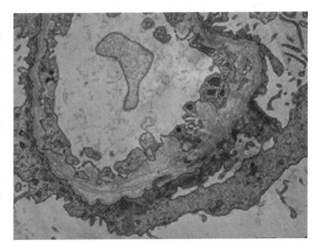

图9-13 遗传性肾炎(电镜)

注：肾小球血管壁基膜厚薄不一，致密层呈分层状

【临床病理联系】

本病的预后主要取决于患者的性别和遗传方式。据文献报道，最终发生终末期肾衰竭的男性要比女性提早 20～25 年；而 X 染色体连锁显性遗传者的预后较常染色体显性遗传者要差。此外，其预后与是否合并耳聋有一定关系，合并耳聋的男性患者的预后比无耳聋者要差，然而在女性患者，其结果恰好相反。

（四）新月体性肾炎

新月体性肾炎（crescentic GN）又称快速进行性肾炎（rapidly progressive GN），是一种临床较为少见的肾炎，可发生于任何年龄组，成年人多见。临床上以迅速发生的肾炎综合征，即严重的少尿和氮质血症为特征，常在数周至数月内发展为急性肾衰竭而死于尿毒症。组织病理学改变以肾小球大量新月体（常达 50% 以上）形成为主要特点。

【病因和发病机制】

新月体性肾炎的病因大多不明。临床上多见于以下 3 种情况：①Ⅰ型，即抗基膜型，占12%，继发于肺出血肾炎综合征，此因抗肾小球基膜 Goodpasture 抗原的抗体所致；②Ⅱ型，即免疫复合型，占44%，并发于感染后肾炎、狼疮性肾炎、IgA 肾病、紫癜性肾炎等；③Ⅲ型，即少免疫型（pauci-immune type），占44%，未证实有抗基膜型抗体或免疫复合物存在，但大多数患者血浆中存在抗中性粒细胞胞质抗体（ANCA），后者可引起血管炎改变，故部分病例可能为韦格纳肉芽肿病、显微镜型多动脉炎。但在上述3型中，仍有部分病例的原因不明，称特发性新月体性肾炎。

【病理变化】

肉眼观察：两侧肾脏对称性肿大、苍白，有"大白肾"之称，但皮质表面常有点状出血。光镜检查显示，肾小球的病变呈弥漫性分布，由肾球囊壁层上皮细胞增生和单核-巨噬细胞浸润所形成的大量新月体（Crescent）是本型肾炎的主要特征（图9-14），有时可形成多核巨细胞。初起时新月体全由细胞构成，称细胞型新月体，以后逐渐变为细胞纤维型和纤维型新月体，进而使肾小球纤维化。肾小球血管襻也有纤维蛋白样坏死、内皮细胞和系膜细胞增生、肿胀及炎症细胞（包括淋巴细胞）浸润等改变。

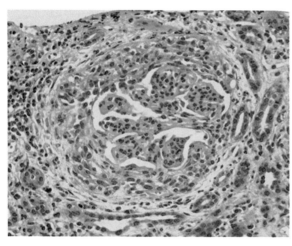

图9-14　新月体性肾炎(HE)

注：肾小球毛细血管襻内细胞数明显增多，即毛细血管内增生，但其突出的病变是有呈环状的细胞-纤维型新月体形成

肾小管上皮细胞可因缺血而出现细胞肿胀和因蛋白被吸收而形成细胞内玻璃样变，严重时可发生萎缩、坏死。肾间质常有炎症细胞浸润、水肿和纤维化。

免疫荧光法显示：抗基膜型者 IgG 和 C3 为线状荧光，沿毛细血管襻分布；免疫复合物型呈颗粒状荧光；少免疫型和特发性新月体肾炎病例免疫球蛋白则为阴性。

电镜观察发现基膜局灶性破裂或缺损。在免疫复合物型新月体性肾炎患者，肾小球内可见电子致密物沉积，其他病例（包括抗基膜型、特发性新月体肾炎）甚少电子致密物沉积。

【临床病理联系】

此类肾炎的预后极差，一般与受累肾小球新月体形成数密切有关，如新月体肾小球少于总数的75%者，病程可稍长；超过80%者，多在半年内进入终末期肾衰竭，需要透析治疗或肾移植。

六、慢性硬化性肾炎

慢性硬化性肾炎（chronic sclerosing GN）是上述多种类型肾炎的终末期病变，又称慢性肾炎，多见于成年人，预后差，最终可发展成尿毒症而进行透析治疗或肾移植。组织病理学变化以两侧肾脏弥漫性肾小球硬化和玻璃球形成为主要特征。

【病因和发病机制】

慢性肾炎可由多种类型肾炎发展而成。新月体性肾炎患者，如度过急性期，几乎全部发展为慢性肾炎；FSGS、MPGN、IgA 肾病和膜性肾炎均可缓慢地演变成慢性肾炎。但也有部分患者（约 20％）过去可无明显的肾脏疾患史，起病隐匿，经过几年或十几年后发展为慢性肾炎。

【病理变化】

肉眼观察：两肾体积对称性缩小、质地变硬、表面呈红褐色和弥漫细颗粒状。切面示肾皮质显著变薄，皮髓质纹理和交界不清，肾盂周围常填充增生的脂肪组织，肾小动脉管壁增厚、管腔狭窄，这种肾脏常被称为颗粒状固缩肾（granular contracted kidney）。光镜检查显示：大部分肾小球（75％以上）发生硬化和玻璃样变，所属的肾小管也萎缩消失，为纤维组织所取代（图 9-15）。由于纤维组织的收缩，使玻璃球相互靠拢。残存的少数肾单位常发生代偿性改变，

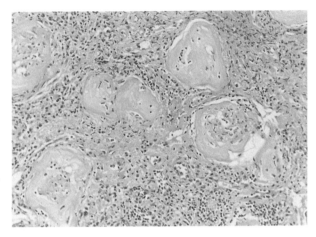

图 9-15　慢性硬化性肾炎(HE)

注：多个肾小球已发生硬化，伴有玻璃样变，即称"玻璃球"；肾小管结构也已破坏，肾间质内有大量淋巴细胞浸润和纤维组织增生

表现为肾小球体积增大、肾小管扩张，内含各种管型，以蛋白管型为主。肾间质纤维组织明显增生，并有多量淋巴细胞和浆细胞浸润。肾细动脉壁玻璃样变，小动脉内膜纤维性增厚。由于大部分肾组织纤维化并发生收缩，而另一部分肾组织代偿性肥大而向表面突出，形成肾脏表面所见的细颗粒。

一旦病变进入晚期，肾脏所有组织结构，包括肾小球、肾小管、间质和血管的改变，与因血管（如高血压）和间质病变（如慢性间质性肾炎）引起的肾硬化难以鉴别，其表现均为大量肾单位毁损、间质纤维组织增生和慢性炎症细胞浸润、血管内膜纤维化及玻璃样变，这种肾脏常有终末期肾（end stage kidney）之称。慢性肾炎是造成终末期肾的最常见原因之一。

【临床病理联系】

慢性肾炎晚期患者常表现为进行性贫血、衰弱、多尿、夜尿、等渗或低渗尿、高血压、氮质血症和尿毒症，因此称慢性肾衰竭。上述临床表现的病理基础是终末期肾炎所具有的肾单位、肾血管和肾间质的病变，现分述如下：①尿液的改变，多尿、夜尿、等渗或低渗尿的发生主要因大量肾单位破坏，血液只能通过部分代偿的肾单位，致使滤过速度增快，而肾小管再吸收能力有限，水分不能被大量吸收所致。②高血压，因大量肾单位纤维化使肾组织严重缺血，肾素分泌增加所致。高血压所引起的细、小动脉硬化可进一步加重

肾缺血，使血压长期维持于高水平，进而还可引起左心室肥大，甚至导致左心衰竭。 ③贫血，其形成原因为促红细胞素生成分泌不足及大量代谢产物在血液内积聚可抑制骨髓造血功能或促进溶血。 ④氮质血症和尿毒症，此与肾组织大量肾单位破坏、肾小球滤过面积减少、代谢产物在体内积聚有关。 其表现为血中尿素氮和肌酐明显增高，磷酸盐在体内滞留，酸性代谢产物堆积而发生代谢性酸中毒。 慢性肾炎晚期，肾功能严重障碍，可因代谢产物在体内的过度滞留而引起自身中毒，引起全身各系统，包括胃肠道、神经内分泌、呼吸、心血管、皮肤、骨骼等继发性病变，出现一系列临床表现和血液生化异常，即为尿毒症。

慢性肾炎的预后极差，患者常进入慢性肾衰竭阶段。 但在不同的患者，病情进展速度不一致。 晚期，部分患者还合并心力衰竭、脑出血及因机体抵抗力降低而引起继发性感染。

现将肾炎主要病理类型的鉴别要点列于表 9-1。

表 9-1 肾炎主要病理类型的鉴别要点

类 型	常见临床表现	发病机制	光镜观察	免疫荧光	电 镜
微小病变病	肾病综合征	不明，滤过膜阴离子丢失	正常，肾小管脂滴	阴性	足突消失
局灶节段性肾小球硬化症	肾病综合征	不明	局灶节段性硬化和透明变性	节段性 IgM、C3	足突消失、上皮脱离
膜性肾炎	肾病综合征	PLA2R	弥漫性血管壁增厚	GBM 颗粒状 IgG、C3	上皮下沉积物
膜性增生性肾炎	肾病综合征	免疫复合物	系膜增生，基膜增厚，双轨征	GBM 或系膜区 IgG、C3，伴 C1q 和 C4	内皮下及系膜区沉积物
链球菌感染后肾炎	急性肾炎	循环或种植抗原	弥漫性增生，伴白细胞浸润	GBM 或系膜区颗粒状 IgG、C3	上皮下"驼峰"状沉积物
新月体性肾炎	快速进行性肾炎	免疫复合物型，ANCA 相关性	增生伴新月体，局灶坏死	GBM 颗粒状 IgG、C3 或阴性	无或有沉积物
IgA 肾病	复发性血尿或尿蛋白	IgA 合成和清除异常	局灶增生性肾炎，系膜变宽	系膜区显著 IgA	系膜区或系膜旁沉积物
慢性硬化性肾炎	慢性肾衰竭	多种	玻变肾小球	颗粒状或无沉积	

第二节　肾小管-间质性肾炎

肾小管-间质性肾炎（tubulointerstitial nephritis）即间质性肾炎（interstitial nephritis），是指一类以突出的肾小管-间质损伤为主要改变的肾脏疾病，肾小球多不受累或仅在晚期受累。其致病因素主要包括细菌感染、药物或中毒、代谢病、肿瘤、放射线等。

一、肾盂肾炎

肾盂肾炎（pyelonephritis）是一种由细菌引起的，主要累及肾盂、肾盏黏膜和肾间质的化脓性炎症。本病女性多见，为男性的 9～10 倍。临床表现有发热、腰部酸痛、脓尿、血尿、蛋白尿和管型尿及尿频、尿急、尿痛等膀胱刺激症状。晚期患者也可有肾功能不全和高血压，甚至发展成尿毒症。

【病因和发病机制】

肾盂肾炎的致病菌以肠道革兰阴性菌最为常见，其中多数为大肠埃希菌（占 60%～80%），其他还有变形杆菌、副大肠埃希菌、肠球菌、粪链球菌，少数患者也可由葡萄球菌、链球菌和真菌等引起。急性起病者多为一种细菌感染，慢性者则可为多种细菌的混合感染。

肾盂肾炎的发病是细菌或真菌直接入侵所致。然而在正常人的泌尿道，由于尿液不停地排泄，入侵的少量病原菌难以在尿道、膀胱内停留生长；正常人输尿管斜形插入膀胱壁，当膀胱收缩排尿时，输尿管入口关闭而阻止尿液反流；泌尿道黏膜层有 IgA 的分泌及吞噬细胞的吞噬功能等防御机制。因此，病原菌入侵后，难以扩散蔓延到肾脏。只有在机体全身抵抗力降低或泌尿道局部防御功能遭到破坏时，病原菌才乘虚而入，引起泌尿道的感染，继而引起肾盂肾炎。

细菌到达肾间质的途径主要有两种：①血源性感染（下行性感染）。多因败血症或细菌性心内膜炎时，细菌随血流而播散到两侧肾脏。病原菌首先栓塞于肾小球毛细血管丛，或肾小管周围的毛细血管网，引起局部化脓性炎症，然后依次累及肾小管、肾盏和肾盂。病原菌以金黄色葡萄球菌为多见。②上行性感染。多因下尿道感染（如膀胱炎、尿道炎和前列腺炎等），病原菌沿着输尿管尿液反流或经输尿管周围的淋巴管上行到肾盂、肾盏和肾实质所致。病变可累及一侧肾或两侧肾。致病菌主要为大肠埃希菌。

临床上，上行性感染远较血源性感染为多见，其诱发因素常有下列几种：①泌尿道完全或不完全阻塞，如泌尿道结石、尿道炎症或损伤引起的瘢痕性狭窄、前列腺肥大、妊娠子宫或腹部、盆腔肿瘤的压迫及泌尿道的畸形等。阻塞的后果是尿液排泄障碍，引起尿潴留，后者不仅影响尿液的正常冲洗作用，而且潴留的尿液可成为细菌生长繁殖的培养基，继而发生感染。②黏膜损伤，多见于临床对泌尿道疾病所采用的检查和治疗时，如导尿管、膀胱镜及其逆行造影、尿道手术等，极易损伤泌尿道黏膜，成为病菌入侵并生长繁殖的场所。女性因尿道短、尿道口靠近肛门，容易遭受感染。③膀胱输尿管反流，在泌尿道发生梗阻，如膀胱肿瘤、结石和前列腺肥大及患有先天性输尿管膀胱口发育异常的儿童，常可发生尿液反流，进入一侧或双侧输尿管，甚至直达肾盂。尿液的反流为细菌的入侵提供了良好的途径。

【类型及病理变化】

肾盂肾炎可分为急性和慢性两种类型。

1. 急性肾盂肾炎 急性肾盂肾炎（acute pyelonephritis）是肾盂、肾盏黏膜和肾间质为主的急性化脓性炎。 多见于以小儿、妊娠期妇女和男性老年人（患前列腺肥大）。

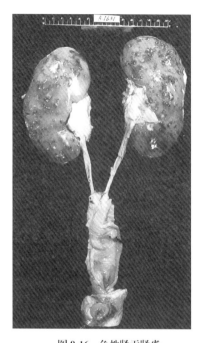

图 9-16 急性肾盂肾炎

注：两肾表面有无数个大小不等的隆起（脓肿），伴有出血灶

[病理变化]肉眼观察：肾体积正常或稍肿大、充血，表面可见多个黄色隆起的脓肿，大小不等，分布弥漫或局限于某一区域，病灶周围有充血出血带（图9-16）。切面显示肾盂、肾盏内积聚脓液，黏膜充血、出血和水肿。 髓质内可见黄色条纹状病灶，并向皮质伸展，有时病灶相互融合形成大小不等的脓肿。 在严重的病例中，肾组织、肾盂和肾盏均遭破坏，肾盂内充满脓液。 如病变累及肾包膜，偶尔可引起肾周围炎。 光镜检查显示，肾间质化脓性炎症，伴脓肿形成。 早期，肾盂、肾盏黏膜内有中性粒细胞浸润，肾小管、肾间质和肾小球很少累及。 随着病变进展，炎症沿着肾小管及周围组织间隙扩散，形成大小不等的脓肿。 脓肿内有时可见细菌菌落或真菌的菌丝及其孢子等。 肾小管内常充满中性粒细胞。周围肾组织血管扩张充血，并有中性粒细胞浸润。

[临床病理联系]急性肾盂肾炎为肾的急性化脓性炎症，起病急骤，常有发热、寒战、血白细胞增多等全身症状，以及尿液的改变，如脓尿、菌尿、血尿、管型尿和蛋白尿等。 由于肾肿大和肾包膜炎，患者常主诉腰部酸痛，体检时可有肾区叩击痛，双侧输尿管点及肋腰点有压痛。 膀胱或尿道的急性炎症常引起尿频、尿急和尿痛等刺激症状。由于炎症病灶呈不规则的灶性分布，故肾功能一般不受损害，极少引起氮质血症和高血压等。

急性肾盂肾炎预后较好，多在短期内治愈。 若引起感染的诱因不能去除或治疗不彻底，则容易反复发作而转为慢性。

2. 慢性肾盂肾炎 慢性肾盂肾炎（chronic pyelonephritis）可从急性肾盂肾炎发展而来，或起病时即呈慢性经过。 临床表现可类似急性肾盂肾炎，但全身症状则往往不明显。病变晚期常可引起慢性肾衰竭和高血压等表现。

[病理变化]肉眼观察：肾体积常略缩小、质变硬、外形不规则、表面高低不平，有数量不等、较表浅的凹陷性瘢痕，形态不规则，略呈马鞍状。 切面示瘢痕呈"U"字形。病变可累及一侧或两侧肾脏，但程度往往不同。 肾盂、肾盏变形，黏膜增厚，表面粗糙。肾乳头常萎缩变钝。 光镜检查显示，肾盏、肾盂黏膜固有层纤维性增厚，伴有淋巴细胞、浆细胞和巨噬细胞浸润，部分上皮细胞脱落或伴有鳞状化生，肾实质内形成灶性或片状的

病灶，表现为肾小管萎缩、间质纤维化和慢性炎症细胞浸润，肾小球球囊壁纤维性增厚（图9-17），部分肾小球可发生玻璃样变。残余的肾小管发生代偿性扩张，管腔内充满嗜酸性、均质状的蛋白管型，由于其排列较集中，其形态颇似甲状腺组织的滤泡结构。如伴有高血压者，细动脉可发生硬化，小动脉内膜纤维组织增生，晚期肾表面有时也可因此出现颗粒状外观。如伴急性发作，可出现急性炎症改变，常有较多中性粒细胞浸润。肾盂肾炎的反复发作使肾组织不断遭受破坏，

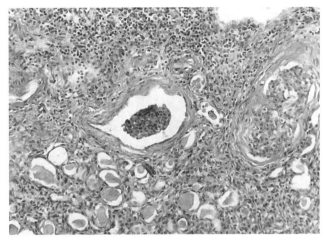

图9-17　慢性肾盂肾炎（HE）

注：肾小球球囊壁发生纤维化，肾间质纤维组织增生和大量淋巴细胞浸润，肾小管管腔内有蛋白管型

最终也可因肾单位毁坏严重而导致肾功能不全。

[临床病理联系] 慢性肾盂肾炎常呈反复发作，发作期间的症状与急性肾盂肾炎相似，尿中常出现多量中性粒细胞、蛋白和管型。由于肾盂肾炎较早累及肾小管，故肾小管功能损害出现较早，也较严重。如肾小管浓缩功能降低，患者可出现多尿和夜尿；钠、钾和重碳酸盐的丧失过多而引起低钠、低钾血症和代谢性酸中毒等。肾单位的破坏和间质血管硬化、管腔狭窄可引起肾组织缺血，通过肾球旁细胞分泌肾素而引起继发性高血压。晚期因肾组织大量破坏而引起氮质血症和尿毒症。肾乳头萎缩、肾盂和肾盏因瘢痕收缩而变形均可经肾盂造影、KUB平片及CT、MRI等检查而被发现，有助于对疾病的诊断。

慢性肾盂肾炎病程较长，常可反复发作。如能及时去除诱发因素，病变可获控制，肾功能可获代偿而不引起严重后果。若病变发作频繁，并广泛累及两侧肾脏时，最终必将导致高血压和慢性肾功能不全。

二、药物诱导性间质性肾炎

由药物（或毒素）诱导的肾损伤大致可分为3类：一是急性中毒性肾小管坏死或急性肾衰竭（见后述）；二是药物诱导的急性间质性肾炎，如由合成青霉素、磺胺类药物所引起者；三是慢性间质性肾炎，如镇痛药性肾病。本节介绍后两种。

1. 急性药物诱导性间质性肾炎　也称急性超敏性小管间质性肾炎，其发生概率与用药剂量并不相关，可能是一种与患者特异性体质有关而发生的非立即性时相的超敏反应。发病一般在服药的15 d（2～40 d）后，常表现发热、嗜酸性粒细胞增多、皮疹、关节痛和肾损害（如血尿、蛋白尿、白细胞尿和急性肾衰竭）等。

本型间质性肾炎的组织学病变，主要有肾间质水肿，伴数量不等的单个核细胞（主要为

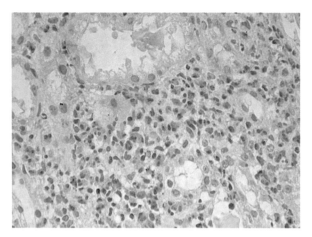

图 9-18　急性间质性肾炎(HE)

注：肾间质浸润的单个核细胞中有大量胞质呈嗜伊红色的嗜酸性粒细胞

淋巴细胞和巨噬细胞）及嗜酸性粒细胞浸润（图 9-18）。 有些药物，如苯甲氧青霉素、噻嗪类利尿剂等，可形成由多核巨细胞组成的肉芽肿，或见较多嗜酸性粒细胞相对集中分布在肾间质中。

多数患者在停服相关药物后，其病情即可减轻，并在短期内康复。 少数老年患者、少尿持续时间长或肾间质内炎症细胞呈弥漫浸润者的预后较差。

2. 慢性药物诱导性间质性肾炎其发生原因有多种，其中最常见者是过量或滥用镇痛药（如阿司匹林等），其机制可能与该类药物产物的直接毒性作用及抑制前列环素的扩血管作用造成肾乳头缺血有关。 临床表现为夜尿、血尿、肾绞痛和泌尿道感染症状等。 其病理改变以肾乳头坏死、肾小管管腔阻塞和继发肾间质改变，包括间质水肿、单个核细胞浸润和纤维化等为特征，间质淋巴细胞浸润偶可形成淋巴滤泡样结构，可伴肾小球囊壁或囊内纤维化、血管襻节段性硬化伴透明变性，以及肾小动脉内膜增厚等病变。 多数患者可存活多年，少数可进展到终末期肾衰竭。

第三节　急性肾小管损伤

急性肾小管损伤（acute tubular injury，ATI）是一类主要以肾小管上皮细胞损伤为形态特征的肾小管-间质病，大多数病例的临床表现为急性肾损伤。 ATI 的常见病因有中毒、缺血、药物等。 ATI 引起急性肾损伤的发生机制，主要因对缺血、毒素十分敏感的肾小管上皮细胞发生可逆或不可逆的损伤及肾内出现持续、严重的血流紊乱（如肾内血管收缩）所致。 此外，也与缺血时，细胞黏附分子表达增强而诱导白细胞参与，肾小管管腔阻塞致管内压力升高，肾间质水肿致肾小球血流量减少等因素密切有关。

1. 缺血性 ATI　缺血性 ATI 的病变以近端小管直段和髓襻升支粗段为著。 在病变早期，肾小管上皮细胞的损伤较轻微，可表现为细胞肿胀、空泡变性，刷状缘脱失，个别细胞从肾小管基膜脱落。 病变严重时，肾小管上皮细胞出现大片坏死和凋亡，细胞脱落可完全阻塞肾小管管腔（图 9-19），伴肾小管基膜断裂。 远端小管和集合管管腔内可充满各种管型，如蛋白管型、细胞管型、颗粒管型等。 肾间质水肿伴炎症细胞浸润。

2. 中毒性 ATI　中毒性 ATI 的组织病理学改变与缺血性 ATI 的改变相似，不同之处在于，前者常发生于近端小管上皮细胞，且肾小管基膜通常完整。 此外，在某些类型的中

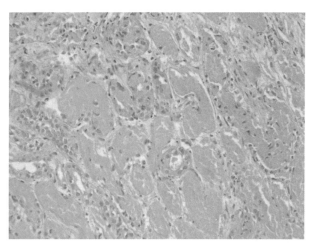

图 9-19　缺血性急性肾小管坏死(HE)

注：大部分肾小管管腔内含物被染成嗜伊红性，无结构物所填充

毒性 ATI 中，可形成特征性的形态改变，如氯化汞中毒、病毒感染可致肾小管上皮细胞内大嗜伊红性包涵体形成（图 9-20）；四氯化碳中毒可致细胞严重脂肪变性伴细胞坏死。 在中毒性 ATI 的肾小管管腔内，还可形成钙盐结晶。

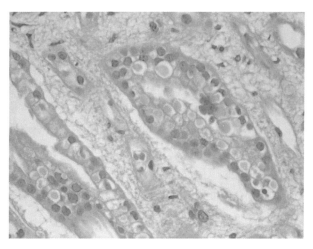

图 9-20　中毒性急性肾小管坏死(HE)

注：肾髓质集合管上皮细胞胞质内有呈嗜伊红包涵体形成

第四节　泌尿系统常见肿瘤

一、肾细胞癌

肾细胞癌（renal cell carcinoma）简称肾癌，是源于肾小管上皮细胞的一种腺癌，占原发性肾脏恶性肿瘤的 80％～85％，为成年人恶性肿瘤中的 2％～3％。 好发于 50～70 岁患者，男性为女性的 2 倍。 有迹象表明，吸烟和职业性镉接触者发病率较高，长期肾透析并

发肾囊肿的患者其发病率升高 30 倍。 肾细胞癌也有家族好发的倾向，如透明细胞癌可伴发于一种常染色体显性遗传病，即 von Hippel-Lindau（VHL）综合征患者，研究发现其发病与 3 号染色体（3p25）*VHL* 基因突变及其相关等位基因的丢失有关；乳头状肾细胞癌与 7 号染色体（7q31）短臂 3 体性改变及 *MET* 原癌基因的活化性突变密切相关；而嫌色细胞癌则与多条染色体的多位点丢失相关。

【病理变化】

肾癌的最新分类是按其分子遗传学基础进行的，可分为透明细胞癌、乳头状肾细胞癌和嫌色型肾细胞癌 3 类。 其中以透明细胞癌最常见（占 70%～80%），依次为乳头状肾细胞癌（占 10%～15%）和嫌色型肾细胞癌（占 5%）。

1. 透明细胞癌（clear cell carcinoma） 起源于肾皮质的任何部位。 肉眼观，肿瘤呈实质性，体积常较大，直径为 3～15 cm。 切面常显示多色彩，有黄、灰白和出血区，伴软化囊性变区。 肿瘤边界清楚，但常有肿瘤小突起伸向周围肾实质，有时可见周围形成卫星状肿瘤小结节，提示肿瘤的侵袭性。 随着肿瘤的增大，则可沿着髓质小管、集合管而蔓延到肾盏、肾盂及输尿管。 肿瘤常侵犯肾静脉，形成实心柱状，有时可以延伸到下腔静脉，甚至到达右心。 肿瘤偶然也可侵犯肾周围脂肪和肾上腺等。 光镜检查，肿瘤细胞可随细胞内脂质和糖原量的不同而呈现不同的形态特征。 一种类型细胞胞质可完全呈空泡状，富含脂质，称透明细胞，仅以细胞膜为界而区别它们，核小、固缩，位于细胞基底部；另一种肿瘤细胞胞质则为实心状，与肾近端小管上皮细胞十分相似，胞质内有嗜酸性颗粒，核小圆形、规则，细胞大小较为一致。 有时肿瘤细胞的异型性大，形成瘤巨细胞，核分裂象多见。 界于透明细胞和颗粒细胞之间的过渡形态也常被发现。 肿瘤细胞的排列方式也十分多样，可排列成不典型的小管状、束状或不规则团块状。 肿瘤间质较少，但富于血管。

2. 乳头状肾细胞癌（papillary renal cell carcinoma） 因肿瘤生长呈乳头状而得名。肿瘤呈多发性，可累及两侧肾脏，伴有坏死、出血及囊性变，但因较少含有脂质而不呈黄色。 肿瘤细胞可呈透明状，但更常见者其胞质呈粉红色，乳头中心为纤维血管轴心。

3. 嫌色型肾细胞癌（chromophobe type renal cell carcinoma） 肉眼观，肿瘤更倾向于呈棕褐色，细胞胞质透亮或呈絮状，细胞膜清晰可见，核周可形成由透明状胞质组成的空晕，超微结构显示其含大量特征性空泡。

【临床病理联系】

约有 50% 以上的患者主诉血尿，以镜下血尿为主，但常伴有阵发性肉眼血尿。 随着肿瘤的增大，患者可主诉腰痛或扪及腹部肿块，有时可出现发热、红细胞增多，后者可能与肿瘤生成的促红细胞生成素有关。 偶尔患者有高血钙、高血压、库欣综合征、男性女性化或女性男性化等表现，此与肿瘤生成某些激素样物质有关。 然而在很多病例中，肿瘤通常保持静止状态，直至肿瘤发生转移才被发觉，其中以肺和骨的转移为多见。

二、 膀胱尿路上皮肿瘤

尿路上皮癌（urothelial carcinomas）即传统所称移行细胞癌（transitional cell carcinoma），

是膀胱癌的主要组织学类型。 该肿瘤好发于 50～80 岁患者，男性发病率是女性的 2 倍。 苯胺染料、吸烟、病毒性感染和膀胱黏膜的慢性炎症可能是引起膀胱癌的诱发因素。

WHO 将尿路上皮肿瘤分为浸润性尿路上皮癌和非浸润性尿路上皮肿瘤，后者包括尿路上皮乳头状瘤、内翻性乳头状瘤、低度恶性潜能的非浸润性乳头状尿路上皮肿瘤（PUNLMP）、低级别非浸润性乳头状尿路上皮癌、高级别非浸润性乳头状尿路上皮癌和尿路上皮原位癌。 遗传学研究结果显示，浸润性尿路上皮癌最常起源于高级别非浸润性乳头状尿路上皮癌，其次为尿路上皮原位癌。

【病理变化】

非浸润性乳头状尿路上皮肿瘤肉眼呈大小不一的乳头状肿块；可单发，也可多发。 分化好的肿瘤体积小，可以有蒂；分化差的肿瘤体积较大，无蒂或呈菜花状，可有溃疡形成。 镜下，尿路上皮乳头状瘤呈分枝细乳头状，被覆上皮层次正常，无异型，伞细胞明显，间质可有水肿或散在炎细胞浸润；低度恶性潜能的非浸润性乳头状尿路上皮肿瘤其乳头被覆细胞层次增加，细胞形态正常或有轻度异型，但极性保存完好，伞细胞存在，核分裂象少见且位于底层；低级别非浸润性乳头状尿路上皮癌之乳头轻度融合，被覆细胞层次增加，并有较为明显的异型，极性消失，核分裂象增多且呈全层分布；高级别非浸润性乳头状尿路上皮癌之乳头常有融合，肿瘤细胞异型性显著，核仁明显，核分裂象多见，分布广泛，并有病理性核分裂象。

浸润性尿路上皮癌大体上可表现为乳头状、息肉状、结节状，也可呈溃疡性或弥漫浸润性生长。 镜下主要特征是上皮下的浸润，早期（肿瘤浸润到上皮下结缔组织，即 T_1 期）的癌细胞可呈低级别或高级别，乳头状分布；而浸润肌层及以下（T_2 期以上）的癌细胞为高级别，且为非乳头状，并可出现鳞状、腺样、微乳头状、淋巴上皮样、淋巴瘤样分化，分化差时可呈肉瘤样变异。

内翻性乳头状瘤肉眼呈息肉状或表面光滑的无蒂肿块。 镜下，膀胱黏膜表面被覆正常尿路上皮，固有层内见相互吻合的尿路上皮条索，有时可出现囊状或假腺样结构，但细胞极性存在，无明显异型性。

尿路上皮原位癌肉眼可以无明显改变，或仅有充血、水肿、黏膜糜烂表现。 镜下，在扁平的尿路上皮层内出现与上述高级别尿路上皮癌相同的高度异型细胞，病变累及全层，也可累及部分黏膜，此时，镜下尚可见残存的伞细胞和分化正常的上皮细胞。

【临床病理联系】

患者多主诉无痛性血尿。 膀胱癌的临床经过取决于肿瘤的良恶性、位置及侵袭性，尤以后者更为重要。 肿瘤切除后易复发，且复发时可能呈现为更高级别。 如侵犯输尿管或尿道口，则可引起泌尿道梗阻；侵犯膀胱深层组织的肿瘤预后较差，其 5 年存活率低于 20%。

（刘学光）

第十章　免疫性疾病

免疫反应是指机体在进化过程中获得的识别自身、排斥异己、消灭入侵病原、清除衰亡或突变细胞，以维持体内环境恒定的一种重要生理反应。免疫反应如同一把双刃剑，一方面人们的生存极大地依赖于完整的免疫系统，缺陷的免疫功能可导致机体易患感染或肿瘤，甚至危及生命；另一方面，过度或异常的免疫反应又可成为致病原因（如自身免疫性疾病），甚至引起致死性疾病。目前已知它在细胞损伤、炎症及修复、肿瘤等基本病理过程和人体各系统多种疾病的发生发展中起重要作用。迄今被公认的免疫性疾病已多达几十种。本章重点介绍常见的 3 类免疫性疾病，即肾排异反应、自身免疫性疾病（系统性红斑狼疮）和免疫缺陷病 [获得性免疫缺陷综合征（艾滋病）]。

第一节　移植肾排异反应

排异反应（rejection）是指由于器官供受者（同卵双生者除外）之间主要组织相容性抗原（major histocompability antigens），即人类白细胞抗原（human leucocytic antigens，HLA）等不同，移植的器官往往会遭到受者排异反应的攻击而受损，并可导致其功能丧失，此为移植失败的一个重要原因。因此，由于供、受者双方组织抗原性明显差别或不一致性，移植肾受者的免疫细胞，将供肾视为外来抗原而发生由细胞和（或）体液介导的免疫反应，即称排异反应（rejection）。根据排异反应的发生机制、临床表现和病理形态特点的不同，一般可将移植肾排异反应分为超急性、急性和慢性排异反应 3 种。

一、超急性排异反应

超急性排异反应（hyperacute rejection）是一种以体液（抗体介导）性免疫反应为主的肾损害，多与受者血液内预先存在抗供者组织抗原（HLA 抗原）抗体有关。受者预先存在抗供者抗体常可因移植前反复多次的血液透析、输血，或曾接受过移植物而产生针对他人血小板、白细胞或其他体细胞表面丰富 HLA 抗原的抗体，或因多胎妊娠而产生针对胎儿 HLA 抗原的抗体，或因感染过某些与人体组织可能存在交叉抗原或共同抗原的细菌（特别是链球菌）抗体等造成。这类抗体可在富于 HLA 抗原的供肾血管内皮细胞，发生直接结合或沉积，继而又结合补体，导致移植肾血管腔内血栓形成和随即发生肾实质的缺血性坏死。

【病理变化】

发生超急性排异反应的移植肾，其外观肿大，呈紫红色，被称为大出血性肾。病变早期，光镜下：常发现肾小球和肾小管周围毛细血管腔内，出现多量中性粒细胞聚集。随后肾实质的多个肾血管发生纤维蛋白样坏死，管腔内形成由大量纤维蛋白和血小板组成的血栓，且伴有肾实质梗死灶及肾间质广泛的出血和水肿，其病变可自肾实质一直延伸至肾盂、肾盏和输尿管的黏膜。免疫荧光检查显示，移植后即刻可呈现节段性分布的颗粒和线状的 IgG、C3，可在肾小球和肾小管周围毛细血管壁沉积。电镜检查常可显示，早期为血小板在毛细血管腔内的聚集，随后有中性粒细胞、纤维蛋白和红细胞的积聚，还伴有内皮细胞的损伤、脱失及基膜的暴露等。

【临床病理联系】

发生超急性排异反应的肾移植患者，开始时常可表现为尿液排出减少，转而变为无尿，或迅速发生无尿，继而其功能完全丧失。此时，如不及时将其切除，会严重威胁患者的生命。

二、急性排异反应

急性排异反应（acute rejection）是同种异体肾移植中最常见的一种排异反应，一般多发生在移植后的数日至几个月之内，少数也可发生移植后数年或在抗排异药物减量或停用后。发生急性排异反应的受者，其临床表现有发热、乏力、移植肾肿痛、尿量减少、体重增加、血肌酐水平升高等。根据其发生机制的不同，急性排异反应可分为 T 细胞介导和抗体介导的排异反应两种，现分别对其进行叙述。

（一）急性 T 细胞介导排异反应

急性 T 细胞介导排异反应（acute T-cell-mediated cellular rejection）即急性细胞型排异反应（acute cellular rejection, ACR）或急性小管间质型排异反应（acute tubulointerstitial rejection）。多发生肾移植术后的早期，自数日至数周内，偶尔也可发生于数月或几年后。其发生机制主要是由受者 T 细胞通过识别同种移植抗原，经两种方式，即 $CD8^+$ 细胞毒 T 细胞（CTLs）介导的直接杀伤作用和 $CD4^+$ 辅助 T 细胞介导而触发的迟缓型超敏反应而引起。

【病理变化】

肉眼观察：体积常增大、充血水肿、坚实而质脆，皮质部常有点状出血，形如蚤咬肾。光镜下，显示移植肾组织以肾间质广泛的单个核细胞浸润、水肿为特征，严重的病例可伴有间质出血。此时，单个核细胞浸润多集中分布在肾间质中，也可侵犯血管内膜（图 10-1）。其中部分为激活的淋巴细胞（即淋巴母细胞），其体积变大，胞质丰富，嗜碱性强，核膜清晰，核仁较清楚，偶见核分裂象，经免疫酶标染色可证实其为 $CD4^+$，$CD8^+$ 细胞，且可表达 IL-2R（CD25）、Ia（HLA-D）。伴随的炎症细胞，还有浆细胞和巨噬细胞，也可伴有少量中性和嗜酸性粒细胞等。

单个核细胞主要是 CD8$^+$ 细胞，侵犯肾组织的程度可以明显不同。依此，国际上常采用《Banff 诊断标准》（2001 年）：其中以侵犯间质和肾小管为主，表现为肾间质明显单个核细胞浸润和中度（IA）或重度（IB）小管炎，称为间质性肾炎（Banff I 型）；也可损伤血管内皮细胞，引起中度（IIA）或重度（IIB）动脉内膜炎（Banff II 型）；严重者可侵犯整个管壁，称为透壁性炎症，或发生管壁的纤维蛋白样坏死（Banff III型）。

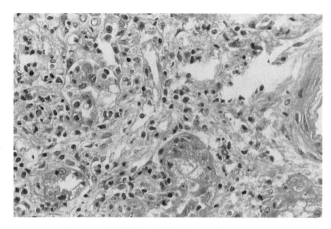

图 10-1　移植肾急性排斥反应(细胞型, HE)

注：肾间质有大量淋巴细胞浸润，伴有肾小管变性、坏死

在少数病例中，肾小球也可被累及，表现为肾小球内以 T 细胞为主的单个核细胞浸润伴内皮细胞肿胀、脱落，可致 GBM 暴露，乃至肾小球内形成微血栓，称为急性移植体肾小球炎，或称急性同种移植体肾小球病。

【临床病理联系】

急性 T 细胞介导排异反应是一种可逆性改变，可随着抗排异药物剂量的增加，间质炎症细胞浸润和水肿的程度可获减轻，其肾功能也获得改善。

（二）急性抗体介导排异反应

急性抗体介导排异反应（acute antibody-mediated rejection）即急性体液性排异反应（acute humoral rejection），或急性血管型排异反应（acute vascular rejection，AVR），或排异反应性血管炎（rejection vasculitis）。多发生肾移植术后 2 周或几个月之后，偶尔也可发生于数年后。本型是一种主要是由受者抗供者同种异体抗原的抗体所参与的免疫反应，其作用的最初靶子是血管内皮细胞，既可像超急性排异反应一样，直接结合或沉积于血管内皮细胞，继后又可通过结合补体，致移植肾血管腔内血栓形成和肾实质的缺血性坏死；也可经抗体依赖性或急性体液性细胞毒性作用而表现为血管炎。

【病理变化】

肉眼观察：移植肾体积往往高度肿大，包膜呈深紫色，皮髓质分界处有一深紫色淤血带，皮质增宽，髓质锥体常有出血，肾盂、肾盏和输尿管黏膜呈红紫色，伴肾实质内有多个呈黄褐色坏死灶。

光镜下：按修订的《Banff 诊断标准》（2001 年），除肾组织可呈现 C4d 阳性表达外，其程度可分 3 类：一是急性肾小管坏死样型，即肾小管上皮细胞坏死伴轻微小管炎；二是毛细血管型，即肾小管周围毛细血管内炎症细胞（以中性粒细胞为多）靠边和（或）血栓形成；三是动脉型，表现为透壁性动脉炎或动脉壁纤维蛋白样坏死。随着病变的进展，病变

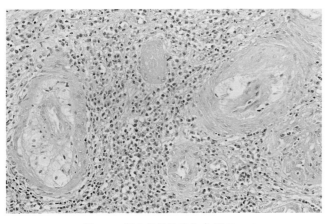

图 10-2 肾急性排异反应(血管型,HE)

注:肾小动脉内膜增厚伴有纤维组织增生及泡沫细胞浸润

的血管壁呈现内膜增厚,伴有成纤维细胞、肌细胞增生和泡沫细胞浸润(图 10-2),后者是因单核细胞吞噬由血小板裂解释放的类脂质所形成。 严重者,可因排异反应的反复发作,导致肾血管腔严重狭窄,甚至闭塞,或可因病变反复出现而使血管壁内弹性纤维层断裂或重叠紊乱。 相应的肾皮质或肾单位可因血管损害而致肾缺血,进而引起肾小管萎缩、肾间质纤维化,致肾实质形成新旧不一的纤维瘢痕灶。

免疫荧光检查常可显示细、小动脉壁及肾小球、肾小管周围毛细血管壁有免疫球蛋白(IgG、IgM)、补体(C1q、C3)和纤维蛋白沉积(图 10-3),C4d 常在累及部位呈阳性表达。 电镜检查显示,血小板可聚集于肾小球和肾小管周围的毛细血管壁,伴纤维蛋白、中性粒细胞聚集及微血栓形成,血管内皮细胞脱落伴肌细胞坏死。

急性抗体介导排异反应是一种由抗体引起的体液免疫性损害,常是移植肾发生不可逆性病理改变及功能丧

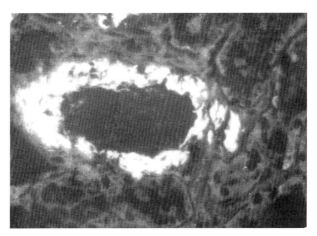

图 10-3 移植肾急性排斥反应(免疫荧光染色)

注:IgG 肾小动脉壁呈颗粒状和团块状沉积

失的主要原因。 因此,对这样发生严重血管病变的移植肾,临床上常对其采取切除术,以避免对移植患者的生命造成威胁。

三、慢性排异反应

慢性排异反应(chronic rejection)多发生在肾移植后 3 个月至数月,乃至数年以上的病例,常是临床上难以控制的急性排异反应反复发作的结果。 发生慢性排异反应患者的起病,一般与急性排异反应不同,常呈隐匿性,其主要临床主要表现为血浆肌酐水平缓慢地升高,伴有蛋白尿、高血压和肾功能的进行性丧失。 但在部分病例中,也可出现肾病综合征的一系列临床表现。 慢性排异反应是以 T 细胞介导的细胞免疫性损害和抗供者同种异体抗原(即 HLA Ⅰ、Ⅱ类抗原)抗体参与的体液免疫性损害共同作用的结果。 当受者接

受了移植肾后，移植体中的 Ⅰ、Ⅱ 类抗原可刺激机体产生抗供者的抗体，再经过补体依赖性细胞介导的细胞毒反应，或抗体依赖性细胞介导的细胞毒反应损伤移植肾组织，血管是其最初的作用靶子，常表现为血管炎，即排异反应性血管炎的改变。因此，慢性排异反应常发生以血管损害为其最突出表现的肾组织病变。

按修订的《Banff 诊断标准》(2001 年)，慢性排异反应的组织病理改变可分为轻、中和重度 3 类，主要以移植肾间质纤维化和肾小管萎缩的程度为依据，但也可伴有：①肾血管病变，以闭塞性血管内膜纤维化为其特征性改变，呈同心圆状纤维组织增厚，伴有平滑肌细胞增生，可伴有不同程度的单个核细胞浸润。对此，有作者称其为慢性同种移植体动脉病 (chronic allograft arteriolopathy)。②小管-间质病变，呈现斑片状分布的纤维化是慢性排异反应最突出的改变，伴有肾小管灶性萎缩、基膜增厚，肾间质呈散在分布的单个核细胞（淋巴细胞、浆细胞和肥大细胞等）浸润。③肾小球病变，可表现多样化：轻者在镜下可无明显改变，电镜检查时可显示足细胞肥大、空泡变和足突融合等；较重者可显示肾小球轻度系膜基质增多和毛细血管壁增厚，可呈节段性或球性的"双轨状"改变，伴有不同程度的肾小球血管襻节段性硬化或瘢痕形成；当其肾小球基膜 (GBM) 呈现弥漫球性分布双轨状改变，或伴有中度系膜区扩大时，则被称为慢性同种移植体肾小球病 (chronic allograft glomerulopathy) 或慢性移植体肾小球病 (chronic transplant glomerulopathy)，最终导致肾小球萎缩和硬化。

免疫荧光检查显示，肾血管和肾小球内可有 IgM、补体 (C3、C1q) 和纤维蛋白沉积，偶有 IgG，呈颗粒或线状。肾间质偶有抗肾小管基膜 (TBM) 抗体。电镜检查显示，肾血管壁内膜细胞或平滑肌细胞增生，可伴有无定形电子透明物或细颗粒电子致密物沉积及微细胶原纤维增多，伴有肾小球系膜溶解、系膜插入及内皮下、上皮下和系膜区少量电子致密物沉积。

针对慢性排异反应，即使应用免疫抑制药物，也难以取得良好的疗效，它是最终导致肾移植失败的最主要原因。

第二节　系统性红斑狼疮

系统性红斑狼疮(systemic lupus erythematosus, SLE)是一种较常见的自身免疫性疾病。所谓自身免疫性疾病，即指针对自身组织或细胞的抗原成分产生抗体或致敏 T 细胞而导致的疾病，可表现为针对某一器官或组织，引起局部组织的损伤，如甲状腺功能亢进症、慢性淋巴细胞性甲状腺炎（见内分泌系统疾病），也可累及多个脏器或组织，如系统性红斑狼疮、类风湿关节炎等。

系统性红斑狼疮在某些人群中发病率之比可达 1 : 2 500，好发于年轻女性，在育龄期妇女之比可达 1 : 700，男女之比约为 1 : 9。SLE 可累及多个系统，并伴有多种自身抗体出现。 急性或隐匿起病，病程迁延、反复发作，呈慢性经过，临床表现多样，常有发热、皮肤红斑、多发性关节痛、肾脏损害、全血细胞计数减少、抗核抗体阳性、血狼疮细胞阳性等表现，并以皮肤、关节、肾脏和浆膜损伤为主要特点，但其他器官亦可受累。 病程迁延、反复发作，预后较差。

【病因和发病机制】

本病的病因和发病机制尚未阐明，但 SLE 发病的根本原因是患者不能维持自身的免疫耐受，故而体内产生一系列可直接损害或以免疫复合物沉积的形式损害组织的自身抗体。目前认为与其发病相关的主要因素如下。

1. 遗传因素 单卵孪生者中的发病一致性可高达 25%，而双卵孪生者中仅为 $1\%\sim3\%$。 又据 SLE 高发性家族成员中发现，自身抗体在无临床表现的直系亲属中可达 20%，而另一些 SLE 患者中也具有遗传性补体成分缺陷，后者也可能会损害对循环免疫复合物的清除功能而促进其在组织内的沉积，继而引起组织损伤。 也有研究表明重要组织相容性复合物（MHC）基因可调控某些特异性自身抗体的产生；HLA-DQ 位点特异多态性与抗双链 DNA、抗 Sm 抗体的产生有关；多种非 MHC 基因与 SLE 的发病及病理机制相关；HLA-DR2、HLA-DR3、HLA-A10、HLA-B18、HLA-BWl5 抗原者与 SLE 发病存在相关性，可见遗传因素在本病的发生中占有重要地位。

2. 非遗传因素 包括：①药物，如盐酸肼屈嗪（肼苯达嗪）、普鲁卡因胺等多种药物可引起 SLE 样反应，血中可出现抗核抗体，但停药后常可自愈；②紫外线照射，为重要的环境因素，可使某些患者的病情加剧或恶化。 其机制不明，可能与射线照射引起免疫系统异常有关；③性激素，对于 SLE 的发病和病变具有重要影响。 本病在育龄段人群中女性发病较之男性高 10 倍。 SLE 病情可在妊娠期加重，与月经周期有关，可见雌激素对本病有促进作用。

3. 免疫因素 免疫功能的根本性紊乱在 SLE 的发病机制中起重要作用。 尽管患者的 T 细胞和 B 细胞功能均有功能异常，却很难从中选取一种改变是 SLE 的真正病因。 多年来，一直将固有 B 细胞的功能亢进视为 SLE 发病机制中的核心作用，但最近通过对抗双股 DNA 抗体的分子分析，强烈表明这一抗体不是由多克隆活化的 B 细胞生成，而是来源于一个更具选择性的寡克隆 B 细胞，由它产生的抗 DNA 抗体是阳离子性的，易沉积于肾小球基膜，而多克隆活化的 B 细胞所产生的抗 DNA 抗体却是阴离子性的，对肾小球并不致损害。

【病理变化】

SLE 的组织损害主要与自身抗体的作用有关。 体内存在多种高滴度的自身抗体，其中以抗核抗体的阳性率最高（可达 95%），主要包括抗 DNA 抗体、抗组蛋白抗体、抗 RNA 结合的非组蛋白抗体及抗核糖核蛋白抗体（主要是 Smith 抗原，简写为 Sm 抗原）。 其中抗双股 DNA 和抗 Sm 抗体的检测对 SLE 的诊断具有相对特异性，其阳性率分别为 60% 和 30%。 免疫复合物介导了大多数内脏的损伤病变（表现为 Ⅲ 型超敏反应）。 肾及其他器官的小血管中可检出 DNA-抗 DNA 复合物的存在；低水平的血浆补体浓度和肾小球等小血管中补体和免疫球蛋白的沉积，则进一步说明免疫复合物为本病发生的重要原因。 特异性抗血细胞和血小板抗体则通过Ⅱ型超反应引起血细胞溶解。 抗核抗体并无细胞毒性，但能攻击发生变性或细胞膜受损之白细胞，可使其细胞核肿胀，呈一片均质状，并挤出细胞而成为狼疮小体（LE 小体），后者具有化学趋化性，为吞噬细胞吞噬而形成狼疮细胞（LE 细胞）。 LE 细胞在外周血液中的阳性率可高达 70%，故患者血液中检出 LE 细胞是诊断 SLE 的重要依据；LE 小体在组织切片中通常呈圆形或卵圆形，均质状，在常规 HE 染色时，因苏木精着色明显而呈紫蓝色，故又被称为苏木精小体（hemotoxylin body），其阳性率较低，仅 20% 左右，但同样具有诊断意义。

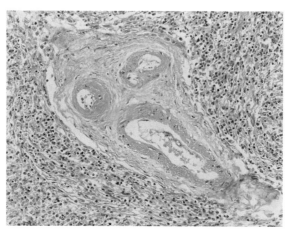

图 10-4　系统性红斑狼疮（HE）

注：脾小动脉周围纤维化胶原纤维增生呈同心圆洋葱皮样排列

SLE 的病理形态变化多样，因而其临床表现和病程均呈多样化。 最常见的特点是在血管、肾脏、结缔组织及皮肤组织中免疫复合物的沉积。 多种组织内小血管均可表现为急性的纤维蛋白样坏死，伴有血管周围水肿，基质增多，淋巴细胞浸润。 随后血管内膜纤维化，有时血管外膜成纤维细胞大量增生，胶原纤维层层沉积，形成洋葱皮样结构，具有一定的特征性（图 10-4）。 慢性期则可导致血管壁的纤维化增厚和管腔狭窄。 应用免疫组织化学等方法，可发现有免疫球蛋白、补体，甚至 DNA 自身抗原、抗 DNA 抗体的存在。 下面介绍主要脏器的改变。

1. 肾脏　约 60% 的 SLE 病例以狼疮性肾炎（lupus nephritis）为主要表现。 按 WHO 狼疮性肾炎的形态标准可分为 5 型：轻微病变型、系膜增生型、局灶增生型、弥漫增生型和膜型肾小球肾炎。 其中以弥漫增生型较为多见，其次是局灶增生型、系膜增生型和膜型。 肾小管和间质损害在狼疮性肾炎中也较明显。 镜下：肾小球病变呈多样性，大多数肾小球系膜细胞明显增生，伴基质增多，使肾小球呈分叶状。 部分患者伴有上皮细胞增生，可形成新月体致肾球囊腔受压。 大量的内皮下免疫复合物沉积可使毛细血管基膜明显增粗，嗜伊红增强，形成白金耳状（wire loop）改变（图 10-5），也可伴有血管襻纤维蛋白样坏死，或透明血栓形成，及肾细、小动脉坏死性血管炎；肾小管萎缩和间质炎症明显；免疫荧光法证明免疫球蛋白和补体种类繁多、沉积范围广，除沉积于肾小球毛细血管外，也可沉积于肾小管基膜和肾细、小动脉；电镜观察发现肾小球内皮下、上皮下和系膜区有大量、广泛电子致密物沉积，偶尔发现指纹状结构、微管结构等均能提示狼疮性肾炎。 苏木精小体对其诊断有特异性。

2. 皮肤　约 50% 的 SLE 患者有明显的皮肤损害，以面部蝶形红斑最为典型，其次是皮疹。　镜下：表皮萎缩、角化过度、毛囊角质栓形成、基底细胞液化，表皮和真皮交界处水肿，基膜、真皮层胶原纤维和小动脉壁可发生纤维蛋白样坏死，血管周围常有单个核细胞浸润。　免疫荧光法发现在真皮浅表部，即真皮与表皮交界处有 IgG、IgM 和 C3 沉积，形成颗粒状或团块状的荧光带，可能是坏死上皮细胞释出之抗原与血循环中弥散出来的抗核抗体等自身抗体形成的免疫复合物，但类似现象也可在某些硬皮病或皮肌炎患者体内被观察到。

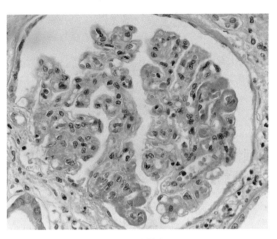

图 10-5　狼疮性肾炎（HE）

注：肾小球血管襻系膜细胞增生和基质增多，部分毛细血管壁明显增厚，呈强嗜酸性，即为白金耳状改变

3. 心脏　约半数 SLE 病例可累及心脏，病变以心瓣膜无菌性疣状赘生物性心内膜炎最具特征。　赘生物常累及二尖瓣或三尖瓣，直径为 1～4 mm，单个或多个，可同时侵犯瓣膜缘之正反面，甚至腱索。　心外膜则可表现为纤维蛋白性或浆液纤维蛋白性心包炎。

4. 其他组织　约 90% 以上的 SLE 病例有不同程度的关节受累，表现为关节滑膜充血、水肿、单个核细胞浸润；心包膜、胸膜、腹膜等浆膜的纤维蛋白性和浆液纤维蛋白渗出性炎（称多发性浆膜炎）；约 15% 的病例可表现为弥漫分布的间质性肺炎；约 25% 的病例可有不同程度肝损害（狼疮性肝炎），表现为门管区及其周围单个核细胞浸润及附近肝细胞的碎片状坏死，或仅表现散在分布的小灶性肝细胞坏死；脾和淋巴结肿大，滤泡增生和小血管壁纤维化，尤为特征性的病变是脾动脉周围有呈洋葱皮样胶原纤维沉积。

【临床病理联系】

由于 SLE 累及多系统和多种组织，因此临床表现亦多种多样，如面部可出现蝶形红斑、发热、单一或多个关节疼痛、胸膜疼痛、对光敏感等。　几乎可在所有患者中检测出抗核抗体或其他多种自身抗体存在，其中以抗双链 DNA 抗体和抗 Sm 抗体具有诊断价值。

SLE 的病程长短不一。　少数病例可在数周至数月内死亡，其主要死亡原因是继发感染、肾衰竭及弥漫性中枢神经系统病变。　多数病例经过适当治疗，可缓解症状数年至数十年。　近年来，SLE 的预后已得到明显改善，5 年和 10 年存活率可分别达到 90% 和 80%。

第三节　获得性免疫缺陷综合征

艾滋病是获得性免疫缺陷综合征（acquired immuno-deficiency syndrome，AIDS）的简称，是由人类免疫缺陷病毒（human immunodeficiency virus，HIV）引起的致命性慢性传染病。　目前，全世界所有国家都有艾滋病的报道。　据世界卫生组织（WHO）统计，到

2011 年年底，全球约有 3 400 万人感染 HIV，死亡人数累计已超过 2 500 万，而且其发病情况还在蔓延之中。 我国 HIV 感染者数量近年来也有明显上升，截至 2013 年 8 月底全国累计报告 HIV 感染和患病人数约 42.9 万，其中死亡人数 12.77 万。 因此，大力开展对艾滋病的防治工作已被列入全世界许多国家卫生部门的重要研究课题。

艾滋病主要通过性接触和血液传播，病毒主要侵犯和破坏 Th 细胞（CD4$^+$ T 辅助细胞），从而使机体免疫功能严重受损，最后可因患者发生机会性感染、继发肿瘤和神经病变而致死。

【病因及传播途径】

HIV 是艾滋病的病原体，已知有两型，即 HIV-1 和 HIV-2。 HIV 均为单链 RNA 病毒，属于反转录病毒科的慢病毒亚科。 HIV 呈圆形或椭圆形，直径为 90～140 μm，表面有锯齿状突起，内有圆柱状核心，后者由 RNA 反转录酶、DNA 聚合酶和结构蛋白等组成。 病毒的包膜是膜蛋白 gP120 和 gP41，前者为外膜蛋白，后者为透膜蛋白，均具有协助 HIV 进入宿主细胞的作用。 HIV 既有嗜淋巴细胞性又有嗜神经性，主要感染 CD4$^+$ T 细胞，也可感染单核-巨噬细胞、B 细胞和小胶质细胞、骨髓干细胞等。

AIDS 病传染性强，其主要的传播途径包括：①性接触传染。 最常见，约占所有 HIV 感染病例的 75%，尤其多见于同性恋者，病毒感染者的精液或阴道分泌物中有大量病毒，可通过损伤的黏膜而入侵；但在过去的数年中，因异性性接触所致 HIV 传播的病例的增长速度已经超过了因其他方式所致病例的增长速度，这可能与其他性传播疾病，如梅毒、软下疳、单纯疱疹病毒、淋球菌和衣原体感染起协同作用有关。 ②注射途径传播。 主要见于使用污染针头或针管进行静脉注射的毒品成瘾者（为主要人群）、血友病患者接受因子Ⅷ治疗及少数接受输血者。 而通过对血制品的抗 HIV 检测及相关处理，已使得血友病患者感染 HIV 的机会明显减少；但因感染性血制品或输血而发生 HIV 感染的危险性依然存在，即使是使用抗 HIV 检查阴性的血制品，因为存在某些抗 HIV 抗体阴性的供血者。③母婴传播。 是儿童发生 AIDS 的主要原因，其途径主要为经胎盘，或经分娩过程中受损伤的产道，偶尔也可经乳汁传播。

【发病机制】

HIV 感染主要是由细胞介导的免疫性损伤，其病变特点在于 CD4$^+$ 细胞的破坏和功能受损。 CD4 分子是 HIV 高亲和性的受体，因此 HIV 主要的作用是发生在被感染的 CD4$^+$ 细胞及其他含有 CD4$^+$ 分子的巨噬细胞和树突细胞。 然而 HIV 仅仅与 CD4 分子结合还不足以引起靶细胞感染，该病毒所含衣壳蛋白 gp120 也必须和其他细胞表面分子，如 CXCR4、CCR5 结合才能完成病毒感染和进入靶细胞内的过程。 HIV 感染后，首先由其 gp120 结合到细胞表面的 CD4 分子，并发生重要的分子构象的改变，而这一改变则为 gp120 进一步结合 CXCR4（主要存在于 T 细胞）和 CCR5（主要存在于巨噬细胞）提供了新的识别位点。 随后又引起 gp41 的构象改变，并导致病毒与靶细胞膜的融合，含有病毒基因组的病毒核心成分才可进入靶细胞的胞质内。 由此可见，HIV 病毒与靶细胞共受体的结合在 AIDS 的发病机制中起重要作用。 HIV 病毒进入细胞后，病毒基因组经反转录而产生前病毒 DNA，后者一旦被整合到宿主细胞的 DNA，即可转译出完整的病毒颗粒。 病毒颗粒在 CD4$^+$ 细胞的细胞膜上通过出芽方式而释放，并导致该细胞的溶解和死亡。 由于 Th 细胞是调节机体整个免疫系统的枢纽细胞，它的破坏必然影响到 IL-2、IFN-γ 的生成及能激活巨噬细胞、B 细胞的多种淋巴因子的分泌，并能进一步影响 Th 细胞和其他免疫活性细胞的功能，从而出现一系列免疫调节功能障碍。

最近研究还发现 HIV 尚可感染单核-巨噬细胞，其中包括树突细胞，这是因为其表面也存在少量 CD4$^+$ 分子。 由此推断，HIV 的感染方式不仅通过 HIV 的 gp120 与 CD4$^+$ 分子的结合，更主要的是通过抗 HIV 抗体的调理化，经巨噬细胞的 Fc 受体吞噬 HIV 而使细胞受到感染。 在巨噬细胞内，复制的病毒通常储藏于胞质内，而不像 Th 细胞那样在细胞膜上大量出芽而逸出，故巨噬细胞不会迅速死亡，相反，随着巨噬细胞游走而将病毒带到其他部位。 目前，有人证明脑组织的小胶质细胞内可含大量 HIV，脑部病变的产生很可能来自巨噬细胞的转运。 因此，中枢神经系统的累及主要是通过感染的单核细胞进入大脑所致。

【病理变化】

AIDS 的病理改变，可分下列 3 方面简述。

1. 淋巴样组织病变　由于 HIV 直接侵犯 Th 细胞，因此累及全身淋巴样组织的病变是首要的。

（1）淋巴结早期和中期的淋巴结肿大：镜下显示初期有淋巴滤泡明显增生，生发中心活跃，髓质出现较多浆细胞。 随后滤泡的外周淋巴细胞减少或消失、小血管增生，并有纤维蛋白样或玻璃样物质沉积，生发中心被零乱分割。 副皮质区淋巴细胞（CD4$^+$）进行性减少，代之以浆细胞浸润。 晚期淋巴结病变显示淋巴细胞，包括 T 细胞、B 细胞明显减少，几乎消失殆尽，无淋巴滤泡和副皮质区之分，仅残留少数巨噬细胞和浆细胞。 有时经特殊染色，可显示分枝杆菌、真菌等病原体，甚少见到肉芽肿和坏死病灶等。

（2）脾和其他淋巴组织：脾常呈轻度肿大，镜下显示脾窦扩张淤血，T 细胞、B 细胞减少，淋巴滤泡萎缩消失。 因感染而死亡病例，其脾内有较多中性粒细胞及一些吞噬病原体的巨噬细胞，此外还可见红细胞被噬、含铁血黄素沉积及卡波西肉瘤等病变。 扁桃体、肠道淋巴组织和胸腺等均可显示淋巴组织萎缩，淋巴细胞显著减少等改变。

2. 机会性感染　AIDS 另一个病变特点是合并多种病原体的机会性感染（opportunistic infection），常见者有卡氏肺孢子虫、弓浆虫、隐孢子虫、蓝氏贾第鞭毛虫等原虫感染；白色念珠菌、曲菌、荚膜组织胞浆菌、新型隐球菌等真菌感染；巨细胞病毒、单纯疱疹病毒、乳多空病毒等病毒感染，以及鸟型结核杆菌感染等。 两种或两种以上混合感染常见，且可累及全身各脏器，其中以肺、消化道、中枢神经系统的感染尤为多见，分别简单介绍如下。

（1）肺：约半数病例可并发卡氏肺孢子虫（pneumocystis carinii）肺炎。 病变的肺间质及肺泡腔内有大量巨噬细胞和浆细胞浸润，偶尔部分区可出现肉芽肿性病变，但较为特

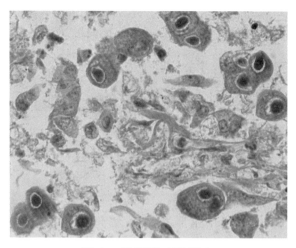

图 10-6　肺巨细胞病毒感染(HE)

注：感染病毒的肺泡上皮细胞体积增大，核内出现嗜酸性、均质状包涵体

征的病变是肺泡腔内出现大量嗜酸性泡沫样渗出物。后者由大量免疫球蛋白及原虫组成。原虫滋养体多呈圆形，少数呈半圆形、碗形，直径为 $4\sim6\,\mu m$。由于其表面富于胺聚糖，因此可用 Grocott 银染法加以显示。巨细胞病毒性肺炎属间质性肺炎，但肺泡腔内可有少量巨噬细胞渗出，感染病毒的肺泡上皮细胞或血管内皮细胞等体积增大，核内出现嗜酸性、均质状包涵体，其周围往往有一圈空晕，胞质内也可出现成簇分布、嗜碱性颗粒状包涵体（图 10-6）。巨细胞病毒感染也可累及肾上腺、眼、中枢神经系统等部位。此外，肺部曲菌（图 10-7）、毛真菌（图 10-8）、念珠菌感染等也十分常见。几种真菌感染的形态比较如表 10-1 所示。

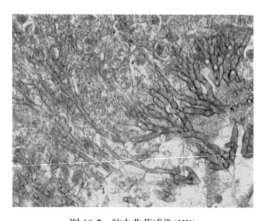

图 10-7　肺内曲菌感染(HE)

注：曲菌菌丝中等粗细，有隔，呈"Y"形锐角双分枝，常呈放射状排列

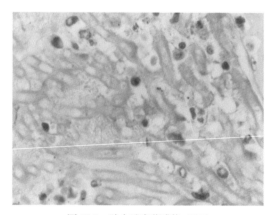

图 10-8　肺内毛真菌感染 (HE)

注：毛真菌菌丝较曲菌丝粗，有隔，不分支

（2）消化道：隐孢子虫（cryptosporidium）感染在 AIDS 患者中也颇为常见。对诊断本病有一定参考价值。临床上可引起患者慢性腹泻，大便内可发现隐孢子虫的卵囊，呈圆形，直径为 $2\sim6\,\mu m$，在组织切片中，可见卵囊黏附于小肠黏膜上皮刷状缘表面，很少深入固有层，应用抗酸染色可较好地显示囊壁。肠道的蓝氏贾第鞭毛虫感染也是引起 AIDS 患者慢性水样腹泻的重要原因。白色念珠菌、曲菌等真菌感染也十分常见。

表 10-1 真菌、原虫感染特点比较

	病原体	好发部位	典型病变	病原形态	大小(μm)
真菌	(白色)念珠菌	口腔、消化道、肺、支气管、肾、膀胱	假膜性炎、化脓、肉芽肿	孢子呈椭圆形，薄壁菌丝。细长无分枝	2～4
	(熏烟色)曲菌	肺、消化道、耳、鼻、眼眶	凝固性坏死、化脓、肉芽肿，好侵犯血管	菌丝有隔，"Y"形锐角双分枝，呈放射状排列	4～7
	(新型)隐球菌	心、肝、肾、脑、脑膜、肺、骨骼	黏液样透亮病灶内大量隐球菌，炎症反应极轻，偶见肉芽肿	圆形酵母样菌，厚壁，外周黏液荚膜样物质	4～10
	(荚膜)组织胞浆菌	肺、肝、脾、淋巴结等单核-巨噬细胞系统（播散性组织胞浆菌）	肉芽肿伴凝固性坏死，巨噬细胞聚集，胞质内充满真菌（严重细胞免疫缺陷患者）	圆形酵母样菌，胞内寄生	2～5
原虫	卡氏肺孢子虫	肺	肺泡腔内泡沫状渗出物，伴间质炎	圆形或半圆形	4～6
	弓浆虫	淋巴结、脑、脉络膜、视网膜、心、肺、肠、肝	巨噬细胞反应、坏死，脑内形成胶质结节	包囊呈圆形，裂殖体如香蕉状	30～60 长 4～7 宽 2～4

（3）中枢神经系统：约 60％的 AIDS 患者可合并中枢神经系统的感染，常见者如弓浆虫、新型隐球菌引起的脑炎和脑膜炎。巨细胞病毒和（或）乳多孔病毒所致的进行性多发性白质脑病。HIV 本身也可直接引起脑膜炎、亚急性脑炎、痴呆等。

3. 继发恶性肿瘤 艾滋病患者易患恶性肿瘤，尤其是 Kaposi 肉瘤、非霍奇金淋巴瘤。这些恶性肿瘤的种类虽各式不同，但都具有一个共同的特征，即肿瘤细胞内皆有典型的致癌病毒感染。约 1/3 的患者可合并卡波西肉瘤，常累及皮肤、黏膜，以下肢最为多见，但可广泛累及全身各个部位。肉眼观察肉瘤为暗红色或紫棕色的多发性结节。镜下显示肿瘤细胞为梭形，呈束状排列，其间有毛细血管样裂隙，内有红细胞、含铁血黄素，有时伴大量出血。免疫组化技术证实瘤细胞表达Ⅷ因子相关抗原。电镜下：可见 Weibal Palad 小体，这无疑提示肿瘤来自血管内皮细胞。B 细胞非霍奇金淋巴瘤是第 2 大常见的艾滋病相关肿瘤。该肿瘤高度侵袭，最常见于免疫严重受抑的患者，以多处淋巴结外病灶为主。脑是 HIV 感染晚期最常见的淋巴结外病灶，因此，原发性脑恶性淋巴瘤被视作诊断艾滋病的重要依据。

【病理临床联系】

临床将 AIDS 的病程分为 3 期：①早期或称急性期。感染病毒 3～6 周后，患者可出现咽痛、发热、肌肉疼痛等非特异性症状。尽管病毒在体内复制，但患者尚存较好免疫反应能力，2～3 周后，症状自行缓解。②中期或称慢性期。机体免疫功能与病毒之间处于相持阶段，病程可长达数年，或不再进展到后期。病毒复制处于持续低水平，临床可无明显症状，或有明显的全身淋巴结肿大，伴发热、乏力、皮疹等。③后期或称危险期。机体免疫功能全面崩溃。 患者有持续发热、乏力、消瘦、腹泻，并出现神经系统症状、严重的机会感染及恶性肿瘤。 血液检查显示患者外周血淋巴细胞减少，其中 CD4$^+$ 细胞减少尤为显著，因此，CD4$^+$ 细胞和对植物血凝素反应明显减弱或消失，皮肤结核菌素试验转阴，自然杀伤（NK）细胞毒杀伤活力降低。 血中免疫球蛋白正常或增高，除出现抗 HIV 抗体阳性外，抗 EBV、抗巨细胞病毒、抗单纯疱疹病毒抗体等也有较高滴定度。

自 1981 年发现 AIDS 以来，流行病学、免疫学、分子生物学等方面的研究已经大大加深了人们对 AIDS 的认识。 尽管如此，目前 AIDS 患者的预后仍然是非常不容乐观的。 随着多种抗病毒药物的使用， AIDS 的病死率已有所下降，但患者治疗后体内仍有病毒存在，对其是否能够得到最终治愈，至今还未得到定论。 不同患者体内病毒的多形性也使得研制和开发防治 AIDS 的疫苗工作增加相当大的难度。 很显然，预防和积极有效的公共卫生措施依然是目前对抗 AIDS 的主要手段。

（张 农）

第十一章　淋巴造血系统疾病

淋巴造血系统包括髓系组织（myeloid tissue）和淋巴组织（lymphoid tissue）两部分。髓系组织主要由骨髓及外周血液中的血细胞成分（红细胞、淋巴细胞、粒细胞、单核细胞、血小板等）构成；淋巴组织由胸腺、淋巴结、脾脏、扁桃体等淋巴器官及广泛分布于消化道、呼吸道等的结外淋巴组织构成。在生理情况下，这两种组织和器官在构成成分和功能上就存在着造血细胞的交流和相互影响。因此，在淋巴造血组织疾病诊断时，要从淋巴造血系统的角度去考虑，不要将病变局限在某一个器官或组织。如骨髓原发的各种肿瘤性疾病常累及淋巴结及脾脏等淋巴器官，淋巴器官的淋巴细胞肿瘤常累及骨髓。

淋巴造血系统的疾病种类繁多，可发生于淋巴造血系统的各种器官或组织。淋巴造血系统的疾病可分为红细胞系疾病、白细胞系疾病和凝血障碍性疾病3大类：红细胞系疾病包括红细胞系减少（贫血）和增多（红细胞增多症）；白细胞系疾病包括白细胞系减少（白细胞减少症、粒细胞缺乏症）和增多（嗜酸性粒细胞增多症、白血病、淋巴瘤、传染性单核细胞增多症、朗格汉斯组织细胞增生症等）；凝血障碍性疾病包括遗传性凝血障碍（血友病等）和获得性凝血障碍（维生素K缺乏症、弥散性血管内凝血等）。在临床工作中，淋巴结活检、骨髓活检、骨髓穿刺细胞学和血液细胞学检查是诊断淋巴造血系统疾病的常用方法，免疫组织化学和分子生物学检查是不可或缺的辅助诊断手段。

本章着重介绍常见的淋巴造血组织肿瘤，并按照2008年WHO关于淋巴造血组织肿瘤的分类分别介绍淋巴组织的恶性肿瘤（霍奇金淋巴瘤、非霍奇金淋巴瘤）和髓系组织的恶性肿瘤（急性髓系白血病、慢性髓系白血病）。

第一节　淋巴系肿瘤

淋巴系肿瘤（lymphoid neoplasms）是临床表现和病理变化极其复杂的一类疾病。在2008年最新版的WHO关于淋巴造血组织肿瘤的分类中，将所有来源于淋巴细胞的恶性肿瘤统称为淋巴系肿瘤，是指来源于淋巴细胞及其前体细胞的恶性肿瘤，包括前体淋巴系肿瘤、成熟B细胞肿瘤、T细胞和NK细胞肿瘤和霍奇金淋巴瘤。淋巴肿瘤可发生于淋巴结、骨髓、脾脏、胸腺、扁桃体和结外淋巴组织等处。淋巴瘤在我国占所有恶性肿瘤的3%～4%，近年来淋巴系肿瘤的发病率在国内外均呈上升趋势。

根据瘤细胞的形态、免疫表型和分子生物学特点，可把淋巴样肿瘤分为霍奇金淋巴瘤

（Hodgkin lymphoma，HL）和非霍奇金淋巴瘤（non-Hodgkin lymphoma，NHL）两大类，后者又由 B 细胞来源、T 细胞来源及少量 NK 细胞来源组成。由于淋巴系肿瘤的病变复杂，分类繁多，现基本采用 WHO 2008 的分类（表 11-1）。其分类的基本原则为每一个独立疾病或类型需结合组织病理学形态、免疫表型、遗传学特征和临床表现，并将这一原则应用于髓系等其他造血细胞肿瘤的分类中。

表 11-1　WHO 淋巴系肿瘤分类法

前 B 细胞性肿瘤
　　前 B 细胞性白血病/淋巴瘤
外周 B 细胞性肿瘤
　　1. B 细胞性慢性淋巴细胞性白血病/小淋巴细胞性淋巴瘤
　　2. B 细胞性前淋巴细胞性白血病
　　3. 淋巴细胞、浆细胞性淋巴瘤
　　4. 套细胞性淋巴瘤
　　5. 滤泡性淋巴瘤
　　6. 结外边沿带淋巴瘤
　　7. 脾和结边沿带淋巴瘤
　　8. 毛细胞性白血病
　　10. 浆细胞瘤（骨髓瘤）
　　11. 弥漫性大细胞性淋巴瘤（多种亚型）
　　12. 伯基特淋巴瘤
前 T 细胞性肿瘤
　　前 T 细胞性白血病/淋巴瘤
外周 T 细胞/NK 细胞性肿瘤
　　1. T 细胞性前淋巴细胞性白血病
　　2. T 细胞性颗粒型淋巴细胞性白血病
　　3. 蕈样霉菌病
　　4. 外周 T 细胞淋巴瘤，无其他特征型（NOS）
　　5. 血管免疫母细胞性 T 细胞淋巴瘤
　　6. 间变性大细胞性淋巴瘤
　　7. 肠病型 T 细胞性淋巴瘤
　　8. 脂膜炎样 T 细胞淋巴瘤
　　9. 肝脾 γδ 辙细胞性淋巴瘤
　　10. 成人 T 细胞性淋巴瘤/白血病
　　11. 结外 NK/T 细胞性淋巴瘤
　　12. 侵袭性 NK 细胞性白血病
霍奇金淋巴瘤
　　1. 结节硬化型
　　2. 混合细胞型
　　3. 淋巴细胞消减型
　　4. 结节性淋巴细胞优势型

引自：*Robbin's basic Pathology*（9th ed）

一、霍奇金淋巴瘤

霍奇金淋巴瘤（Hodgkin lymphoma，HL）曾因肿瘤细胞起源不明确，一直被称为霍奇金病或何杰金病（Hodgkin disease，HD）。研究表明其为形态特殊的、起源于 B 细胞的肿瘤，故现已更名为霍奇金淋巴瘤。

霍奇金淋巴瘤是一组有瘤巨细胞，即 Read-Sternberg 细胞（R-S 细胞）的独特淋巴瘤类型，无论在形态学、免疫表型、临床表现和细胞遗传学上均与非霍奇金淋巴瘤不同，其具有以下特点：①通常累及淋巴结，主要是颈部淋巴结，常起源于一个或一组淋巴结，并沿着淋巴回流的方向扩散到邻近的淋巴结；淋巴结外器官和组织几乎不被累及；②儿童和青年成人多见；③特征的肿瘤细胞为 R-S 细胞或 Hodgkin 细胞（散在分布的多核或单核的瘤巨细胞，总称 H/R-S 细胞），其仅占病变组织所有细胞总数的 1%～5%，其余为非肿瘤性的反应性炎细胞和伴随细胞；④肿瘤细胞通常为 T 细胞所围绕，形成玫瑰花环。 在我国，HL 的发病率低于西方国家，但在儿童和青年人中并不少见。

霍奇金淋巴瘤分为两大类型，即结节性淋巴细胞为主型霍奇金淋巴瘤（nodular lymphocyte predominant Hodgkin lymphoma，NLPHL）及经典型霍奇金淋巴瘤（classical Hodgkin lymphoma，CHL）。 经典型霍奇金淋巴瘤又分为 4 个组织学亚型，即结节硬化型（nodular sclerosis）、混合细胞型（mixed cellularity）、淋巴细胞消减型（lymphocyte-depleted）和淋巴细胞丰富型（lymphocyte rich）。 这些亚型因累及部位、临床特征、生长方式、病理特点及 EBV 感染的程度不同而不同，但肿瘤细胞的免疫表型是相同的。

【病理变化】

霍奇金淋巴瘤最常累及颈部和锁骨上淋巴结，其次为腋下、纵隔、腹膜后和主动脉旁淋巴结等。 局部淋巴结的无痛性、进行性肿大常为首发症状，也是患者就诊的主要原因。晚期可累及脾脏、肝脏和骨髓等器官，以脾脏受累多见。

1. 大体改变　受累的淋巴结肿大，早期可活动，随着病程的进展，相邻的肿大淋巴结彼此粘连、融合成大的肿块，直径可达 10cm 以上，不活动。 若发生在颈部淋巴结时，可形成包绕颈部的巨大肿块。 随着纤维化程度的增加，肿块质地由软变硬。 肿块常成结节状，切面灰白色、鱼肉状，可见灶性坏死。

镜下见霍奇金淋巴瘤的组织学特征是在以淋巴细胞为主的多种炎细胞成分的背景上散在分布数量不等的、形态不一的肿瘤细胞，肿瘤细胞包括典型 R-S 细胞及其变异细胞（图 11-1）。 典型 R-S 细胞是一种直径为 15～45μm 的瘤巨细胞。 瘤细胞形态不规则，胞质丰富，略呈嗜酸性；细胞核圆形或椭圆形，双核或多核，染色质粗糙，沿核膜聚集呈块状，核膜厚而清楚；核内有一大而醒目的、直径与红细胞相当的、包涵体样的嗜酸性核仁，核仁周围有空晕。 双核的典型 R-S 细胞其双核面对面对称排列，形如"镜影"，这种细胞

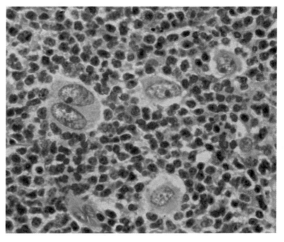

图 11-1　霍奇金淋巴瘤(HE)

注：在大量淋巴细胞中有多个 R-S 细胞分布，并有双核的镜影细胞

称为镜影细胞（mirror image cell）。 典型 R-S 细胞的存在对 HL 具有诊断价值，因此又称为诊断性 R-S 细胞。 典型 R-S 细胞常见于混合细胞型经典 HL，少见于结节硬化型经典 HL，罕见于淋巴细胞消减型经典 HL。 除了典型的 R-S 细胞外，H/R-S 细胞可有多种形态的变异，包括：①霍奇金细胞（Hodgkin cell, H 细胞），具有上述形态学特点的单核瘤巨细胞，其出现提示 HL 的可能，但尚不足以确诊。 ②陷窝细胞（lacunar cell），也称腔隙型 R-S 细胞，该细胞体积大，胞质丰富、空亮，单个多叶核，核染色质稀疏，核膜薄，多个小核仁；胞质空亮是由于甲醛固定后胞质收缩至核膜附近所致；多见于结节硬化型和混合细胞型经典 HL。 ③LP 细胞，此细胞见于结节性淋巴细胞为主型 HL，因此又称淋巴细胞为主细胞（LP 细胞）；以前称为淋巴细胞和组织细胞型 R-S 细胞（lymphohistiocytic variants R-S cell, L&H 细胞）。 常为单核，多分叶状核，核膜皱折，胞质少，犹如爆米花状，故称为爆米花细胞（popcorn cell），染色质常呈泡状，常有多个嗜碱性小核仁。④多形性 R-S 细胞，瘤细胞体积大，大小形态不规则，可以呈梭形，多形性明显；核大，形态不规则，染色质粗，常可见明显的大核仁；核分裂象多见，常为多极核分裂；见于淋巴细胞消减型经典 HL。 ⑤干尸细胞，又称固缩性 R-S 细胞或木乃伊细胞（mummified cell），它是 R-S 凋亡的结果。 瘤细胞核固缩，染色质浓染如涂墨状，形态不规则；胞质呈嗜酸性，结构不清。 它常与爆米花细胞相伴存在。 各种类型的霍奇金淋巴瘤中，多以某一型 R-S 细胞为主，混有少量其他类型 R-S 细胞。 但某些 R-S 细胞的出现对 HL 的分型有重要意义。

除了 H/R-S 细胞外，HL 组织内有数量不等的炎细胞或反应性成分构成的背景成分，其以淋巴细胞为主，还有浆细胞、中性粒细胞、嗜酸性粒细胞和组织细胞等；也可看到明显的纤维组织增生。 背景成分的不同与 HL 的组织学分型和预后密切相关。

2. 免疫表型 几乎所有经典 HL 的病例 H/R-S 细胞 CD30 均为阳性，75%～85%的病例中部分 H/R-S 细胞 CD15 阳性，通常 CD45 阴性。 30%～40%的病例可有 CD20 表达，但强度不一，并且阳性细胞数量很少。 约 95%的病例 H/R-S 细胞表达 B 细胞特异性活化蛋白（PAX-5），但表达较反应性 B 细胞弱。 浆细胞特异性转录因子 MUM-1 在 H/R-S 细胞中强表达。 EMA 表达罕见。 高达 90%的病例不存在转录因子 OCT-2 和共同活化因子 BOB-1。

几乎所有结节性淋巴细胞为主型 HL 病例中 LP 细胞 CD20、CD79a、BCL-6 和 CD45 均阳性，约一半的病例 EMA 阳性；与经典 HL 中的 H/R-S 细胞不同，LP 细胞表达OCT-2 和 BOB-1；几乎所有病例中 LP 细胞均不表达 CD15 和 CD30，偶尔可出现 CD30 弱阳性。背景结构是滤泡树突细胞（标记物 CD21 和 CD35）构成的球形大网，其中充满了大量的小 B 细胞。

【组织学类型】

1. 结节性淋巴细胞为主型霍奇金淋巴瘤（NLPHL） 是一种单克隆 B 细胞肿瘤，其特征是结节或结节和弥漫混合的增生病变，病灶中散在 LP 细胞。

NLPHL 约占所有 HL 的 5%，患者多数为男性，常见于 30～50 岁人群。 主要累及颈部、腋下及腹股沟淋巴结，纵隔、脾和骨髓受累罕见。 本病发展缓慢，预后良好，Ⅰ期和Ⅱ期患者的 10 年生存率达 80% 以上。 部分患者可转化为大 B 细胞淋巴瘤。

镜下：淋巴结结构部分或全部被结节或结节和弥漫混合的增生病变取代，极少以完全弥漫病变的形式出现。 结节区由弥漫分布的小淋巴细胞、散在组织细胞和上皮样组织细胞及散在其中的少数 LP 细胞组成。 在结节边缘可见组织细胞和多克隆浆细胞。 弥漫区由小淋巴细胞和组织细胞组成，后者可单个或成簇分布，可有数量不等的 LP 细胞。 在结节区和弥漫区几乎不存在嗜酸性粒细胞。

2. 经典型霍奇金淋巴瘤　经典 HL 由单核的霍奇金细胞和多核的 R-S 细胞组成，背景中有数量不等的各种非肿瘤性的小淋巴细胞、嗜酸性粒细胞、中性粒细胞、组织细胞、浆细胞、成纤维细胞和胶原纤维等混合性成分。 根据肿瘤性 H/R-S 细胞的形态和反应性背景成分的特点，经典型 HL 可分为 4 个组织学亚型，其中结节硬化型最常见，其次为混合细胞型、淋巴细胞丰富型，淋巴细胞削减型最少见。 各亚型的肿瘤性 H/R-S 细胞的免疫表型和分子遗传学特点是相同的，但病变组织中 H/R-S 细胞的形态、反应性背景成分与比例有所不同。

（1）结节硬化型经典型 HL：是经典型 HL 的一种最常见亚型，在欧美约占霍奇金淋巴瘤的 70%。 男女发病率相似，发病高峰年龄在 15～34 岁。 以累及颈根部、锁骨上和纵隔淋巴结为多见。 本型的预后略好于其他类型的经典型 HL，纵隔巨大肿块是本病预后差的一项指标。

镜下：①累及的淋巴结呈结节状生长，即胶原束分割淋巴组织形成境界清楚的结节，胶原数量多少不一，至少有 1 个结节被含成纤维细胞少的胶原束包绕，可伴有淋巴结被膜增厚。 ②结节内炎细胞背景中常散在陷窝细胞，陷窝细胞也可聚集成堆；炎细胞有小淋巴细胞、嗜酸性粒细胞、浆细胞和组织细胞。 诊断性 R-S 细胞并不多见。

（2）混合细胞型经典型 HL：此型较为常见，占经典型 HL 的 20%～25%，常见于发展中国家和 HIV 感染的患者，与 EB 病毒感染有一定的关系。 无发病年龄呈双峰的流行病学特点。 国外报道的中位年龄为 38 岁，约 70% 为男性。 常累及周围淋巴结，但纵隔受累少见。 本型的预后较结节硬化型经典型 HL 差，比淋巴细胞丰富型经典型 HL 好。

镜下：淋巴结结构破坏，部分（常在副皮质区）或弥漫性受累。 霍奇金细胞与数量较多的典型 R-S 细胞散在分布于各种炎细胞（包括小淋巴细胞、嗜酸性粒细胞、中性粒细胞、组织细胞和浆细胞）组成的背景中（图 11-2）。 弥漫性混合性炎细胞背景中散在典型 R-S 细胞，且无结节性硬化或模糊结节是本病的组织学特点。 组织细胞可表现为明显的上皮样细胞形态，可见小簇状上皮样组织细胞团或肉芽肿。 还可伴有小灶性坏死，坏死周围可有纤维化。

（3）淋巴细胞消减型经典型 HL：此型罕见，在西方国家约占经典型 HL 的比例 <1%。 60%～75% 的病患者为男性，中位年龄介于 30～37 岁。 常与 HIV 感染有关，并

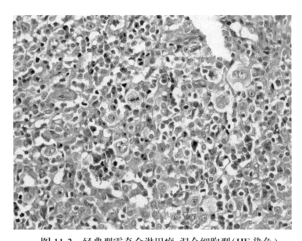

图 11-2　经典型霍奇金淋巴瘤,混合细胞型(HE 染色)

注：多个 HRS 细胞,体积较大,有巨核或双核,核仁清晰,呈嗜酸性。双核者为镜影细胞,其周围有多量嗜酸性粒细胞浸润

且在发展中国家较多见。常累及腹膜后淋巴结、腹腔器官和骨髓,而浅表淋巴结较少累及。本型在诊断时多数已经处于晚期,预后最差。

镜下：其组织学特征是 HRS 细胞相对较多,背景中淋巴细胞数量明显减少。此型有两种不同的组织学形态:①弥漫纤维化型,淋巴结内细胞明显减少,由排列不规则的非双折光性网状纤维和无定形蛋白物质沉积所取代,其间有少数典型 R-S 细胞、组织细胞和淋巴细胞,常有坏死;②网状细胞型,特点是细胞丰富,由多量多形性 R-S 细胞和少量典型 R-S 细胞组成,甚至可见梭形肿瘤细胞,呈肉瘤样表现;而成熟小淋巴细胞、嗜酸性粒细胞、中性粒细胞、组织细胞和浆细胞少见;坏死更为广泛。

（4）淋巴细胞丰富型经典型 HL：此型少见,约占经典型 HL 的 5％,中位年龄类似 NLPHL,男性多见。典型的累及部位是浅表淋巴结。纵隔累及和形成巨大瘤块并不多见。本型预后较其他亚型的经典型 HL 稍好,类似于 NLPHL。

镜下：本病有结节性和弥漫性两种生长方式,以结节性多见。结节性生长的病变组织中有多个结节,致使结节间的 T 区变窄或消失。结节由成熟小淋巴细胞组成,其中散在 H/R-S 细胞,多为不典型 H/R-S,以 LP 细胞为主,也可见单核型陷窝细胞,典型的 HR-S 细胞较少见。弥漫性生长的病变组织中,背景中成熟小淋巴细胞可以混杂一些组织细胞,甚至上皮样组织细胞,其中散在 H/R-S 细胞。通常不存在嗜酸性粒细胞、中性粒细胞和浆细胞,如果存在,数量也很少,分布在滤泡间区。很少发生坏死和纤维化。

【临床病理联系】

经典型 HL 占所有 HL 的 95％,发病高峰年龄在 15～35 岁,老年人多见。有传染性单核细胞增多症病史的患者发病率较高。有家族史和地区性特点的报道。经典型 HL 最常累及颈部淋巴结（占 75％）,其次是纵隔、腋下和主动脉旁淋巴结;非中轴淋巴结,如肠系膜和滑车上淋巴结很少累及。原发结外的 HL 很罕见。60％以上的患者发病时为 Ⅰ～Ⅱ 期,约 60％的患者有纵隔淋巴结累及,其中多数为结节硬化型。脾脏累及并不少见（20％）,这与肿瘤结外扩散危险性增高有关。骨髓很少受累（5％）。由于骨髓缺乏淋巴管,一旦骨髓出现浸润,提示有血行播散。EBV 在 H/R-S 细胞中感染率与组织学亚型和流行病因素有关,混合细胞型 HL 最高（约 75％）,结节硬化型 HL 最低（10％～40％）。在有 HIV 感染的人群中 EBV 感染率很高,接近 100％。

二、非霍奇金淋巴瘤

非霍奇金淋巴瘤占所有淋巴样肿瘤的 80%～90%。其中约 2/3 的病例原发于淋巴结，且以颈部淋巴结最多见；约 1/3 的病例原发于淋巴结外器官或组织，如消化道、呼吸道、肺、皮肤、涎腺、甲状腺及中枢神经系统等。

研究显示，欧美国家大多数非霍奇金淋巴瘤为 B 细胞源性，其次为 T 细胞源性，NK 细胞源性少见。而我国 T 细胞和 NK 细胞肿瘤的比例多于欧美国家。我国成人常见的 B-NHL 主要有弥漫大 B 细胞淋巴瘤、慢性淋巴细胞白血病/小淋巴细胞性淋巴瘤、黏膜相关淋巴组织结外边缘区淋巴瘤和滤泡性淋巴瘤，成人常见的 T 和 NK 细胞肿瘤主要有非特殊性外周 T 细胞淋巴瘤、血管免疫母细胞性 T 细胞淋巴瘤、间变性大细胞淋巴瘤和鼻型结外 NK/T 细胞淋巴瘤，发生于儿童和青少年的则是淋巴母细胞性白血病/淋巴瘤和 Burkitt 淋巴瘤。

（一）前 B 细胞和前 T 细胞肿瘤

前体淋巴细胞肿瘤包括 B 淋巴母细胞性白血病/淋巴瘤和 T 淋巴母细胞性白血病/淋巴瘤，是起源于前体 B 细胞（precursor B cell）和前体 T 细胞（precursor T cell）的一类具有高度侵袭性的肿瘤。随着肿瘤进展时期的不同，可表现为淋巴母细胞性淋巴瘤（lymphoblastic lymphoma，LBL）、急性淋巴母细胞性白血病（acute lymphoblastic leukemia，ALL）或淋巴瘤和白血病共存的状态。LBL 和 ALL 的组织学改变无法区别，根据临床表现命名。如果病变为局限性肿块，没有或者只有很少的骨髓和外周血累及，则命名为 LBL；如果有广泛的骨髓和外周血受累，则命名为 ALL。LBL 和 ALL 属一种起源肿瘤发展过程中的不同阶段，在临床上，两者有明显的重叠现象。因此，WHO 把两者合并为一个疾病，即淋巴母细胞性白血病/淋巴瘤。

【病理变化】

淋巴母细胞性白血病/淋巴瘤是由不成熟的前体 B 细胞或前体 T 细胞，即淋巴母细胞所构成的恶性肿瘤，其中约 85% 的病例起源于前体 B 细胞，其余约 15% 的病例起源于前体 T 细胞。形态学上，B 和 T 淋巴母细胞不易区分，必须借助免疫表型检测，故将这两种类型的淋巴母细胞性白血病/淋巴瘤的形态学改变一并进行介绍。

淋巴母细胞性白血病/淋巴瘤的病变特点是骨髓内肿瘤性淋巴母细胞弥漫性增生，取代骨髓组织，并可浸润全身各器官、组织，特别是淋巴结、胸腺、肝脏和脾脏等，多引起全身淋巴结肿大。镜下（以受累的淋巴结为例）：受累的淋巴结结构有不同程度的破坏，通常可见肿瘤性淋巴母细胞弥漫性浸润，少数情况仅累及淋巴结副皮质区，也可累及淋巴结被膜和被膜外纤维脂肪组织。此时，常可见瘤细胞呈单行排列的生长方式。肿瘤性淋巴母细胞大小形态一致，小至中等大小；核呈圆形或卵圆形，肿瘤性 T 淋巴母细胞胞核可呈不规则扭曲状，染色质细而分布均匀，核膜较薄，核仁常不明显，核分裂象较多；胞质稀少，弱嗜碱性（图 11-3）。部分病例可见灶性"星空"现象，即灶性瘤组织区域散在分布数量不一的吞噬细胞核碎片的巨噬细胞。

免疫表型和细胞遗传学约 95％的病例瘤细胞表达原始淋巴细胞标记物即末端脱氧核苷酸转移酶（terminal deoxynucletidyl transferase，TdT），多数病例瘤细胞表达 CD10，而前体淋巴母细胞的标记物 CD99 和 CD34 的表达情况不定。肿瘤性 B 淋巴母细胞常表达 B 细胞标记物 PAX-5，而 CD20 的表达情况不定；肿瘤性 T 淋巴母细胞最常表达 T 细胞标记物 CD7 和 CD3。细胞遗传学检测显示，多数病例瘤细胞有染色体数目或结构的异常。

【临床病理联系】

淋巴母细胞性白血病/淋巴瘤主要见于儿童和年轻成人。ALL 是儿童最常见的恶性肿瘤之一，占儿童白血病的 80％。前体 B 细胞肿瘤主要表现为白血病，发病高峰年龄为 4 岁，有骨髓的广泛累及、肝脾肿大及外周血出现异常细胞等特点；而前体 T 细胞肿瘤主要表现为淋巴瘤，常累及胸腺，出现纵隔肿块，甚至出现上腔静脉压迫和呼吸道压迫症状，常见于青少年男性，其发病高峰年龄在 15～20 岁。前 T 细胞肿瘤的淋巴瘤期（T 淋巴母细胞性淋巴瘤）常快速进展为白血病期。由于骨髓内肿瘤性母细胞的大量聚集，抑制了骨髓的正常造血功能，从而出现与急性髓性白血病相似的临床症状，如全身乏力（贫血所致）、出血（血小板减少引起）和继发感染（粒细胞减少所致）等。还可出现骨痛、关节痛和中枢神经系统症状（如头痛、呕吐和神经麻痹）等。

预后与患者的年龄、临床分期等有关。儿童 B 淋巴母细胞性白血病/淋巴瘤预后较好，而成人 B 淋巴母细胞性白血病/淋巴瘤预后相对较差。不同遗传学异常的 B 淋巴母细胞性白血病/淋巴瘤预后不同，如伴有 t（9；22）或 MLL-AF4 融合基因，预后较差；如伴有 t（12；21）或 TEL-AML1 融合基因，预后较好。与 B 淋巴母细胞性白血病/淋巴瘤相比，通常 T 淋巴母细胞性白血病/淋巴瘤预后相对较差。

（二）外周 B 细胞肿瘤

外周 B 细胞淋巴瘤（peripheral B-cell neoplasm）约占所有 NHL 的 85％，最新版 WHO 分类（2008 年）见表 11-1。本部分主要介绍常见类型的成熟 B 细胞肿瘤。

1. 慢性淋巴细胞性白血病/小淋巴细胞性淋巴瘤（chronic lymphocytic leukemia/small cell lymphocytic lymphoma，CLL/SLL） 是一种惰性成熟 B 细胞肿瘤。随着肿瘤病程的进展，CLL/SLL 可表现为小淋巴细胞性淋巴瘤、慢性淋巴细胞性白血病或两者共存的状态。CLL 和 SLL 具有相同的组织学改变和免疫表型，唯一区别在于周围血和骨髓受累的程度。本病好发于 50 岁以上的老年人，男女比例约为 2∶1。临床进展缓慢，无自觉症状或出现非特异性症状（乏力、体重下降和厌食等）。50％～60％的病例有不同程度的全身浅表淋巴结和肝脾肿大；可出现周围血中白细胞数量显著增多，可高达 20×10^9/L，绝大多数为成熟的小淋巴细胞；外周血象也可正常。

病理改变见肿瘤细胞可累及骨髓、外周血、浅表淋巴结、肝脏和脾脏等器官。肿瘤细胞为成熟的 B 细胞，细胞小而形态一致，圆形；胞核圆形、深染，胞质稀少，核分裂象少见；在小淋巴细胞的背景（深染区）上可见数量不等的大细胞（前 B 细胞）散在分布，有时可见前 B 细胞聚集一起呈灶性分布，低倍镜下为淡染区，类似淋巴滤泡生发中心，称为假滤泡（pseudofollicle）或假增殖中心。 此区域细胞核分裂象易见,其对 CLL/SLL 具有一定的诊断价值。

免疫表型和细胞遗传学显示肿瘤细胞具有成熟 B 细胞的免疫表型,可表达 CD19、CD20,同时表达 T 细胞标记物 CD5,也表达 CD23,弱表达 IgG/IgD 或 IgM/IgD;不表达 CD10、细胞周期蛋白（cyclin）D1。 荧光原位杂交研究显示约 80% 的病例存在异常核型。约 20% 的病例出现 12 号染色体三体,少见 11q、13q、17p 缺失和 6q 缺失。

CLL/SLL 为惰性肿瘤,不同的病例其预后差异很大。 患者的中位生存期为 4～6 年。2%～8% 的患者可发展为弥漫性大 B 细胞性淋巴瘤,不到 1% 的患者可发展为经典霍奇金淋巴瘤。

2. 滤泡性淋巴瘤（follicular lymphoma,FL） 是滤泡生发中心 B 细胞发生的肿瘤,约占所有淋巴瘤的 20%,在美国和西欧国家发病率最高,而在东欧、亚洲和发展中国家发病率较低。 主要见于成人,中位年龄 60 岁,20 岁以下者罕见。 主要发生于淋巴结,也可原发于皮肤、胃肠道（尤其是十二指肠）、眼附属器、乳腺和睾丸等结外部位。 临床多表现为多个淋巴结无痛性肿大,可累及骨髓、外周血和脾脏等,属惰性淋巴瘤。

病理改变低倍镜下观察肿瘤细胞呈结节状生长,类似于淋巴滤泡而得名。 淋巴结或结外组织内至少在局部有肿瘤性结节或肿瘤性滤泡结构,大多数病例淋巴结结构破坏而被紧密排列的肿瘤性滤泡结构取代,其境界不清,套区常变薄或消失（图 11-3）。 肿瘤细胞与淋巴滤泡生发中心细胞极为相似,主要由中心细胞和中心母细胞组成;与正常反应性生发中心内中心细胞和中心母细胞分布不同,呈随机分布,通常缺乏着色小体巨噬细胞。 中心细胞为体积大于正常淋巴细胞、小到中等大的细胞,胞核形态不规则、有核裂,核染色质细而致密,核仁不明显,胞质稀少、淡染;中心母细胞为体积较正常淋巴细胞大 2～3 倍或更大的大细胞,核圆形或卵圆形,核染色质细而疏松、呈小块状、靠近核膜分布,有 1～3 个小核仁、靠近核膜分布,胞质少。 大多数病例中心细胞数量占绝大多数,有少量中心母细胞,呈现出细胞较单一的图像,这与反应性淋巴滤泡生发中心不同。 中心母细胞的数量在不同的病例有所不同,这是组织学分级的基础。但随着病程的进展,中心母细胞的数量逐渐增多,提示肿瘤具有更强的侵袭性。FL 也可出现完全缺乏滤泡结构的弥漫性区域,可根据有无 CD21+/CD35+ 滤泡状树突细胞来确定。

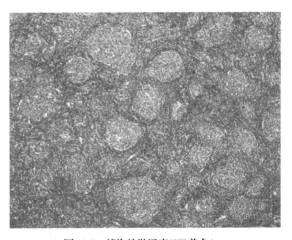

图 11-3 滤泡性淋巴瘤(HE 染色)

注:淋巴结结构破坏,被大小、形态相对一致的肿瘤性滤泡所取代

免疫表型和细胞遗传学显示瘤细胞具有正常生发中心细胞的免疫表型,表达 CD19、

CD20、CD10 及表面免疫球蛋白（SIg），也表达 BCL6，但不表达 CD5。 大多数病例瘤细胞还表达 BCL2，而正常的生发中心细胞 BCL2 阴性，可作为滤泡性淋巴瘤与反应性淋巴滤泡增生鉴别的要点。 大多数患者瘤细胞存在 t（14；18），使 14 号染色体上 *IGH* 基因和 18 号染色体上 *BCL2* 基因拼接，导致抗凋亡基因 *BCL2* 脱离了原位的严格表达调控而过度表达。

FL 患者中位生存期为 7～9 年。 尽管 FL 是一种惰性淋巴瘤，但不易治愈，由于 BCL-2的过表达，表现出对化疗不敏感。 25%～35% 的 FL 可转化为高级别淋巴瘤，通常为弥漫大 B 细胞淋巴瘤，偶尔也可为具有弥漫大 B 细胞淋巴瘤和伯基特淋巴瘤之间特征的不能分类的 B 细胞淋巴瘤。 其表现为病情快速进展，治疗反应差。 极少数病例可发展为急性 B 淋巴细胞性白血病。

3. 弥漫大 B 细胞淋巴瘤（diffuse large B-cell lymphoma，DLBCL） 是一组由大 B 细胞样细胞构成的、呈弥漫性生长的、形态学变化较大的异质性 B 细胞肿瘤，包括非特殊型 DLBCL、特殊型大 B 细胞淋巴瘤（原发纵隔大 B 细胞淋巴瘤、淋巴瘤样肉芽肿、血管内大 B 细胞淋巴瘤、浆母细胞性淋巴瘤等）和不能分类的 B 细胞淋巴瘤。 DLBCL 是成人最常见的淋巴瘤，好发于老年人，也可见于儿童和青年人，男性略多见。 DLBCL 除原发于淋巴结外，还可原发于结外器官或组织（纵隔、口咽环、胃肠道、皮肤、骨、脑和睾丸等）。临床表现常为短期内出现淋巴结或结外肿块迅速长大，病情进展快，可伴有"B"症状（发热、体重减轻、盗汗）。

病理改变见不同类型的大 B 细胞淋巴瘤的病理改变不甚相同，但其组织学均表现为相对单一形态的大 B 细胞的弥漫浸润。 瘤细胞的细胞核相当于，甚至超过正常巨噬细胞的胞核，或瘤细胞的直径为正常小淋巴细胞的 4～5 倍；细胞形态多样，可类似中心母细胞、免疫母细胞或浆母细胞，瘤细胞核呈圆形或卵圆形，染色质分布均匀、常边集，有单个或多个明显的核仁，胞质中等量，常为嗜碱性（图 11-4）。 也可出现间变型的多核瘤巨细胞，类似于霍奇金淋巴瘤的 R-S 细胞。

免疫表型和细胞遗传学显示瘤细胞通常表达 B 细胞标记物，如 CD19、CD20 和 CD79a；部分病例可表达 CD5，其通常代表的是原发性 DLBCL，很少来源于慢性淋巴细胞性白血病/小淋巴细胞淋巴瘤；CD5 阳性的 DLBCL 不表达细胞周期蛋白（cyclin）D1，可用来与母细胞型套细胞淋巴瘤鉴别；也可表达 CD30，见于间变型 DLBCL。 联合应用 CD10、BCL6 和

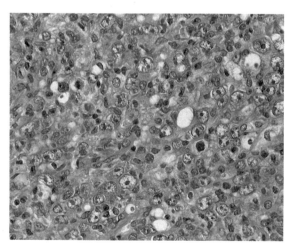

图 11-4 弥漫大 B 细胞淋巴瘤(HE 染色)

注：单一形态的大淋巴样细胞弥漫性浸润，核呈圆形或卵圆形，有清楚的核仁

MUM-1 抗体，从免疫表型上可把 DLBCL 分为生发中心 B 细胞样和非生发中心 B 细胞样 2 个亚型。 CD10 阳性细胞数＞30％的病例及 CD10 阴性、BCL6 阳性和 MUM-1 阴性的病例均属生发中心 B 细胞样型，其余的其他情况都判断为非生发中心 B 细胞样型。 约 30％以上的病例中有位于 3q27 的 BCL6 基因重排，这是 DLBCL 最为常见的细胞遗传学改变；20％～30％的病例有 t(14;18)染色体易位，即有 BCL2 基因重排，表达 BCL2 蛋白。 目前认为该部分病例是由滤泡性淋巴瘤转化而来。

DLBCL 是一种高度侵袭性的淋巴瘤。 不同类型的 DLBCL 预后也不尽相同，生发中心 B 细胞样型 DLBCL 的预后较非生发中心 B 细胞样型 DLBCL 的预后好，EBV 阳性 DLBCL 的预后较 EBV 阴性 DLBCL 的预后差，无骨髓累及患者的预后较伴有骨髓累及患者的预后好。 总的说来，DLBCL 如不治疗，将迅速死亡；如果采用化疗加靶向治疗，60％～80％的患者可以完全消退，这部分人中约一半可以保持长期无瘤生存。

4. 伯基特淋巴瘤（Burkitt lymphoma，BL） 是一种来源于生发中心或生发中心后 B 细胞、倍增时间特别短的高度侵袭性的 B 细胞肿瘤。 临床上，有地方型、散发型和免疫功能缺陷相关型 3 种形式。 地方型 BL 发生于非洲赤道附近，也称非洲地区型 BL，为该地区儿童最常见的恶性肿瘤，发病高峰年龄 4～7 岁，EB 病毒感染与此型 BL 的发病有密切关系。 散发型 BL 可见于世界各地，主要发生于儿童和青少年，发病率低，占西欧和美国所有淋巴瘤的 1％～2％，成人患者的中位发病年龄为 30 岁。 约 30％的散发型 BL 病例可检测到 EB 病毒。 25％～40％的免疫功能缺陷相关型 BL 病例中可检测到 EB 病毒；与其他免疫功能抑制的 BL 病例相比，BL 更常见于 HIV 患者，而且常发生在 HIV 感染的发展早期。 BL 好发于结外（最常见的受累部位），形成瘤块，不同的临床类型有不同的发生部位，可伴有白血病；极少数病例表现为只出现外周血和骨髓受累的急性白血病的形式。 地方型 BL 常累及颌骨和颅面骨，也可累及回肠末端、大肠、卵巢、肾上腺和乳腺等部位。散发型 BL 常累及回盲部，卵巢、肾上腺和乳腺也常累及，也可累及淋巴结，但很少累及颌骨和颅面骨。 免疫功能缺陷相关型 BL 常见的受累部位是淋巴结和骨髓。 3 种 BL 临床类型都可累及中枢神经系统。

病理改变显示尽管 BL 有不同的临床类型和发生部位，但其形态学是完全一致的。 瘤细胞为中等大小、形态相对单一的淋巴样细胞，呈弥漫性生长；瘤细胞间有散在大量的吞噬核碎片的巨噬细胞，低倍镜下呈"星空"现象，这是由于瘤细胞增殖速度快和凋亡指数高，导致大量巨噬细胞吞噬凋亡细胞核碎片所致。 瘤细胞圆形或卵圆形，胞核与组织细胞胞核相似或略小，染色质呈细块状和较疏松，核仁多个，核分裂象多见；胞质中等量，嗜碱性，常含脂肪空泡。

免疫表型和细胞遗传学显示瘤细胞表达 IgM、B 细胞标记物（如 CD19 和 CD20）、CD10、BCL6，通常弱表达或不表达 BCL2；近 100％的瘤细胞表达 ki-67。 大多数病例存在位于 8q24 染色体的基因转位到 14q32 染色体，与 IGH 基因融合的情况。 也有少数病例转位到位于 2 号染色体或 22 号染色体的免疫球蛋白 lambda（λ）或 kappa（κ）轻链位点，其结果均为 *MYC* 原癌基因失去了原位的基因调控而过度表达，分别可通过荧光原位杂交（FISH）或免疫组织化学染色技术来检测。

BL 是高度侵袭性的淋巴瘤，可能是人类肿瘤中生长最快的肿瘤。 骨髓和中枢神经系统受累、瘤块直径＞10 cm 和 LDH 血清水平高被认为是 BL 预后不良的指标。 高强度的联合化疗，多数患者可获治愈。

（三）外周 T 和 NK 细胞肿瘤

1. 外周 T 细胞淋巴瘤（非特殊型）（peripheral T-cell lymphoma, unspecific） 其代表着一组异质性 T 细胞肿瘤疾病群体，这组 T 细胞肿瘤尚不能归入目前 WHO 分类中单列的任何特殊类型的成熟 T 细胞淋巴瘤。 WHO 把其归为一类主要是依据其临床生物学行为，其实这类肿瘤在形态学和免疫表型等方面均具有异质性。 大多数患者为成年人，老年男性多见，儿童十分罕见。 大多数病例发生于淋巴结，表现为周围淋巴结肿大；也可发生于淋巴结外器官，最常累及的部位是皮肤和胃肠道，也可累及肺、涎腺和中枢神经系统。 绝大多数病例有"B"症状，有时出现嗜酸性粒细胞增多、皮疹及多克隆高 γ 球蛋白血症等表现。

病理上非特殊型外周 T 细胞淋巴瘤的诊断是在除外其他特殊类型的成熟 T 细胞淋巴瘤的诊断后做出的。 此型淋巴瘤在淋巴结内表现为正常淋巴结结构部分或全部破坏，瘤细胞侵犯副皮质区或淋巴结弥漫浸润，常有高内皮小静脉增生。 肿瘤由大小不等、形态各异的瘤细胞组成，可见扭曲核或多叶核，透明细胞和 R-S 样细胞也可见到；常伴有众多的非肿瘤性反应性细胞，如成熟小淋巴细胞、嗜酸性粒细胞、浆细胞、组织细胞和上皮样组织细胞等。

免疫表型和细胞遗传学显示瘤细胞表达 T 细胞分化抗原，如 CD2、CD3、CD5 和 CD7 等，但多有 T 细胞抗原部分或全部丢失，如 CD5 和 CD7。 淋巴结发生者多以 CD4$^+$/CD8$^-$ 的免疫表型为主，但也可见到 CD4 和 CD8 双阳性或双阴性的病例。 细胞增殖指数常很高。 大多数病例有 T 细胞抗原受体（TCR）基因的克隆性重排。

本病临床进展快，是高度侵袭性淋巴瘤。 对治疗反应差，复发常见，5 年生存率低。

2. 结外 NK/T 细胞淋巴瘤（extranodal natural killer/T-cell lymphona） 是细胞毒性 T 细胞或 NK 细胞来源的侵袭性淋巴瘤，绝大多数病例发生在结外。 约 2/3 的病例发生在中线面部，如鼻腔、腭部、鼻咽部和鼻旁窦等；约 1/3 的病例发生于其他器官和组织，如皮肤、胃肠道、睾丸和附睾等；NK/T 细胞淋巴瘤也可发生于淋巴结。 鼻部是结外 NK/T 细胞淋巴瘤的好发部位，故称为鼻 NK/T 细胞淋巴瘤（nasal NK/T-cell lymphona）；发生在其他部位者，则称为结外 NK/T 细胞淋巴瘤，鼻型（extranodal NK/T-cell lymphona, nasal type）。 结外 NK/T 细胞淋巴瘤多发生在亚洲、墨西哥和中南美洲。 在中国，结外NK/T 细胞淋巴瘤是常见的淋巴瘤类型，属 EB 病毒相关性淋巴瘤。 常见于成年人，男性多见。 发生在鼻部的患者，肿块可导致鼻塞、鼻出血和鼻面部肿胀等，病变局部出现溃疡、新生物及骨质破坏，如鼻中隔或硬腭穿孔等。 部分病例可并发噬血细胞综合征。 发生在鼻部以外的鼻型结外 NK/T 细胞淋巴瘤依累及部位的不同而表现不同。 皮肤病变表现为皮肤结节并多伴有溃疡。 肠道病变常发生穿孔。 其他累及部位常表现为瘤块。 可出现发热、身体不适和体重减轻等全身症状。 晚期可发生播散。

病理改变见各个部位的结外 NK/T 细胞淋巴瘤的形态基本相似。 其基本的病理改变是瘤细胞弥漫浸润，以血管为中心的浸润和血管破坏，凝固性坏死明显。 瘤细胞形态学谱系很广，即大小不等、形态不一。 瘤细胞可以是小、中、大或间变细胞，多数病例为中等大小细胞或大、小细胞混合。 胞核形态不规则而深染，核仁通常不明显或有小核仁，胞质中等量、淡染至透亮，核分裂象易见。 小细胞和混合细胞为主的病例或伴有显著的反应性炎细胞（如小淋巴细胞、浆细胞、组织细胞、嗜酸性粒细胞）的病例，在形态上和炎性病变相似，应特别注意鉴别。

免疫表型和原位杂交显示瘤细胞常表达 T 细胞分化抗原，如 CD2、CD45RO、胞质型 CD3；表达 NK 细胞相关抗原 CD56 及细胞毒性颗粒蛋白，如 T 细胞内抗原（T-cell intracellular antigen-1，TIA-1）、穿孔素（perforin）和粒酶 B（granzyme B）。 原位杂交检测 EBV 编码的 RNA（EBER）是确定 EB 病毒是否存在的最可靠手段。 几乎所有的病例，瘤细胞 EBER 杂交阳性；而 EBV 潜伏膜性蛋白 1（LMP-1）的免疫组化染色结果则不稳定。

鼻 NK/T 细胞淋巴瘤的预后变化较大，部分病例对治疗反应较好，其余病例即使使用较强的化疗方案仍死于肿瘤播散。 发生在鼻外的鼻型 NK/T 细胞淋巴瘤具有高度侵袭性，对治疗反应差，存活时间短。

第二节 髓 系 肿 瘤

髓系肿瘤（myeloid neoplasms）起源于具有多向分化潜能的髓细胞样干细胞的克隆性增生，可以向粒细胞、单核细胞、红细胞、巨核细胞系分化。 因干细胞位于骨髓，故髓系肿瘤多表现为白血病，常可累及肝、脾、淋巴结等器官。 髓系肿瘤分类比较复杂，2008 年 WHO 淋巴造血组织肿瘤的分类中，髓系肿瘤主要包括：① 骨髓增殖性肿瘤（myeloproliferative neoplasms，MPN），以前称为慢性骨髓增殖性疾病。 其是克隆性造血干细胞疾病，包括慢性粒细胞白血病、慢性中性粒细胞白血病、真性红细胞增多症、原发性骨髓纤维化、原发性血小板增多症、慢性嗜酸性粒细胞白血病和肥大细胞增生症等。 ②骨髓增生异常/骨髓增殖性肿瘤（myelodysplastic/myeloproliferative neoplasms，MDS/MPN），以前称为骨髓增生异常/骨髓增殖性疾病，包括一些克隆性髓系肿瘤，如慢性粒-单核细胞白血病、不典型慢性髓系白血病和幼年型粒-单核细胞白血病等。 ③骨髓增生异常综合征（myelodysplastic syndrome，MDS），这类疾病的通常特征是造血细胞的增殖与凋亡同时存在，导致骨髓活检中造血细胞增生正常或过度、而外周血细胞减少。 ④急性髓性白血病（acute myeloid leukemias，AML），是由外周血、骨髓或其他组织中的髓系原始细胞克隆性增生引起的疾病，可累及一系或全部髓系，其诊断要求是外周血或骨髓中原始粒细胞和（或）原始单核细胞/幼单核细胞和（或）原始巨核细胞≥20％。 本节重点介绍急性髓系白血病和骨髓增殖性肿瘤中的慢性粒细胞性白血病。

一、急性髓系白血病

急性髓系白血病（acute myeloid leukemias， AML）主要发生于老年成人，中位发病年龄为50岁，但也可发生于儿童和年轻人。 AML是一组异质性肿瘤，其非常相似的临床症状与体征是由于骨髓正常造血组织被白血病细胞取代而导致的。 疲劳、面色苍白、出血倾向和感染是患者最初几周的常见症状，脾肿大和淋巴结肿大一般没有急性淋巴细胞性白血病明显，一般不形成肿块。 急性髓性白血病的诊断和分型应基于白血病细胞形态学、组织化学、免疫表型和核型分析结果。 其中，核型分析是判断预后最重要的指标。 常规化疗下，患者的总生存率为15％～30％。

【病理变化】

镜下：①髓系母细胞或前髓系细胞在骨髓内弥漫增生，取代原骨髓造血组织。 髓系母细胞是粒细胞的前体，在常规 Wright-Giemsa 染色中髓系母细胞胞核染色质细，有3～5个核仁，胞质中有细小的嗜苯胺蓝颗粒。 髓系母细胞或分化好的髓细胞中可见红染的小棒状结构，即奥尔棒（Auer rods），常见于急性前髓细胞性白血病。 奥尔棒的存在有助于AML的诊断。 在其他亚型 AML 中，以原始单核细胞、原始红细胞或原始巨核细胞为主。 ②外周血有白细胞质和量的变化，即白细胞总数升高，可达100×10^9/L以上，约一半的病例在10×10^9/L以下，并可见大量的髓系母细胞或前髓系细胞。 AML 的诊断标准为外周血或骨髓中的髓系母细胞或前髓系细胞≥20％。 ③可广泛浸润全身各器官组织，一般不形成肿块。 多见肝脾不同程度的肿大，淋巴结肿大者少见，可为淋巴结轻度肿大。瘤细胞浸润的组织学特点主要表现为：沿肝窦在肝小叶内浸润；脾脏红髓累及，在脾窦内浸润，并可压迫白髓；淋巴结结构破坏不明显，主要在副皮质区及淋巴窦内浸润。 急性单核细胞白血病和急性粒单核细胞白血病还可浸润皮肤和牙龈。

偶尔，急性髓系白血病患者在骨髓外器官或组织也可出现类似淋巴瘤的孤立性肿块，称为髓系肉瘤（myeloid sarcoma），又称粒细胞肉瘤（granulocytic sarcoma）。 其为骨髓外局限性的原始粒细胞肿瘤，可与骨髓病变同时或之后发生，也可早于骨髓病变。 好发于扁骨和不规则骨，如颧骨、额骨、肋骨和椎骨等，肿瘤位于骨膜下；也可发生在皮肤、淋巴结、胃肠道、前列腺、睾丸和乳腺等处。 新鲜瘤组织肉眼呈绿色，但当暴露在空气后，绿色迅速消退；若用还原剂（过氧化氢或亚硫酸钠）可使绿色重现，故又称绿色瘤（chloroma）。

【免疫表型】

大多数瘤细胞表达部分髓系相关性抗原，如CD13、CD14、CD15、CD64或CD117。CD33表达于多潜能干细胞，但前髓系细胞仍然表达CD33。 这些标记物有助于 AML 和ALL 的鉴别诊断。

【分类】

根据白血病细胞的遗传学、细胞来源和分化成熟程度，WHO 把 AML 分为 4 种类型：①急性髓系白血病伴重现性遗传学异常，其与预后和治疗相关；②急性髓系白血病伴骨髓增生异常，其中多数病例源自 MDS；③治疗相关髓系肿瘤，是因为肿瘤性或非肿瘤性疾病接受细胞毒药物化疗和（或）放射治疗而发生的晚期并发症；④急性髓系白血病，非特殊型，是缺乏前述任一特征的急性髓系白血病。

目前，我国仍然使用 AML 的 French-American-British（FAB）分类，该分类根据白血病细胞的分化程度和细胞来源，将 AML 分为 8 个类型（表 11-2）。在临床实践中，WHO 分类与 FAB 分类结合使用。

表 11-2　急性髓系白血病的 FAB 分类法

分　类	构成率	骨髓形态学	说　明
M$_0$ 急性粒细胞白血病，微分化型	2%～3%	无原粒细胞的形态学和细胞化学特征，但表达髓系抗原。	
M$_1$ 急性粒细胞白血病，最少分化型	20%	以非常幼稚的髓系原始细胞为主，很少有胞质颗粒或奥尔棒	10%～15% 的病例 Ph1 染色体阳性，其预后较差
M$_2$ 急性粒细胞白血病，成熟型	30%～40%	以原粒细胞到中幼粒细胞的各阶段细胞为主，常见奥尔棒	有 t（8；21）易位者预后较好
M$_3$ 急性早幼粒细胞白血病	5%～10%	以早幼粒细胞为主，胞质充满粗大的颗粒，细胞内常含多个奥尔棒，常有肾形核或双叶核	常合并 DIC，t（15；17）易位为其特征，对维 A 酸治疗反应良好
M$_4$ 急性粒单核细胞白血病	20%～30%	瘤细胞向粒细胞和单核细胞两种方向分化，粒细胞成分与 M$_2$ 相似，外周血单核细胞增多	有 16 号染色体异常或 16q 缺失者预后较好
M$_5$ 急性单核细胞白血病	10%	以原单核细胞或幼单核细胞为主（过氧化物酶阳性，非特异性脂酶阳性）	常见于儿童或年轻人，消化道浸润常见，与 11q23 异常相关
M$_6$ 红白血病	5%	以病态的巨幼样、巨核和多核原红细胞细胞为主，原粒细胞大于 20%	血细胞计数升高，器官浸润罕见，多累及老年人
M$_7$ 急性巨核细胞白血病	1%	以多形性的原巨核细胞为主，常伴骨髓纤维化	

二、慢性髓系白血病

慢性髓系白血病（chronic myeloid leukemia，CML）也称慢性粒细胞性白血病（chronic granulocytic leukemia），是一种骨髓增殖性肿瘤。本病好发于 25～60 岁的成年人，发病高峰年龄为 40～50 岁。本病起病隐匿，常无症状或仅出现一些非特异性症状，如易疲劳、虚弱、体重减轻和食欲缺乏等。有的患者以脾肿大而引起的腹部不适或因脾梗死而致突发性左上腹疼痛为首发症状。CML 进展缓慢，即使不治疗，其平均生存期约为 3

年。 之后约 50% 的患者进入加速期，此时贫血加重和出现血小板计数减少，最终出现类似急性白血病的表象，即母细胞危象（blast crisis）；其余 50% 的患者可无加速期，突然出现母细胞危象。

【细胞遗传学】

CML 的发病机制是患者存在 BCR-ABL 融合基因。 大约 95% 的 CML 病例中 BCR-ABL 融合基因是由于 t（9；22）易位，即 9 号染色体的 ABL 基因与 22 号染色体上的 BCR 基因发生拼接，表现为 22 号染色体长臂区段易位至 9 号染色体长臂上，形成的新染色体称为费城染色体（Philadelphia chromosome 1），即 Ph1 染色体；还有 5% 的 CML 病例中 BCR-ABL 融合基因是由于 2 个以上染色体的未知遗传学改变或复杂的基因重排而形成的。 BCR-ABL 融合基因存在于粒细胞系、红细胞系、巨核细胞系、前 B 细胞和部分前 T 细胞肿瘤细胞，提示这些肿瘤起源于转化的造血干细胞。 尽管 Ph1 染色体是 CML 特征性的细胞遗传学改变，但也存在于 25% 的成人 ALL 和少数 AML 病例中。 BCR-ABL 融合基因编码一种具有高酪氨酸激酶活性的融合蛋白 p210，其与 CML 的发病有关。

【病理变化】

CML 骨髓增生极度活跃，可见各分化阶段的粒细胞系，以分叶核和杆状核粒细胞为主。 巨核细胞数量增加，红细胞、血小板系细胞的绝对数也有增加。 原始粒细胞的数量通常轻微增多。 外周血白细胞计数明显增加，常 $>100 \times 10^9$/L，循环细胞以中、晚幼粒细胞为主，通常原始粒细胞不到 10%，常有嗜碱性粒细胞和嗜酸性粒细胞增多。 脾脏显著肿大（巨脾症），肿大的脾脏可占据腹腔大部，甚至达到盆腔。 镜下见脾窦内有大量肿瘤细胞浸润，可因肿瘤细胞浸润或压迫血管引起脾梗死，也可出现肝和淋巴结肿大。

第三节 朗格汉斯细胞组织细胞增生症

组织细胞和树突细胞肿瘤包括组织细胞肉瘤（histocytic sarcoma）、朗格汉斯细胞组织细胞增生症（Langerhans cell histocytosis，LCH）、朗格汉斯细胞肉瘤（Langerhans cell sarcoma，LCS）、指突状树突细胞肉瘤（interdigitating dendritic cell sarcoma，IDCS）、滤泡树突细胞肉瘤（follicular dendritic cell sarcoma，FDCS）和播散性幼年性黄色肉芽肿（disseminated juvenile xanthogranuloma，DJXG）等。 除了朗格汉斯细胞组织细胞增生症以外，其他类型的组织细胞和树突细胞肿瘤罕见或少见。 本节仅介绍朗格汉斯细胞组织细胞增生症。

朗格汉斯细胞肿瘤起源于朗格汉斯细胞（Langerhans cell），并保持朗格汉斯细胞的免疫表型和超微结构特征。 正常情况下，朗格汉斯细胞是一种分布于皮肤、口腔、阴道和食管黏膜的树突状抗原递呈细胞（dendritic antigen presenting cell），也存在于淋巴结、胸腺和脾脏等处。 朗格汉斯细胞直径约 $12\mu m$，胞质丰富，核形不规则，有切迹或呈分叶状，染色质细而淡染。 朗格汉斯细胞表达 HLA-DR、CD1a、S-100 蛋白和 CD207。 电镜下观察，在其胞质内可见特征性的 Birbeck 颗粒，这是一种呈杆状的管状结构，中央有一纵行条纹和平行排列的重复性条纹，形似一条拉链；有时一端呈泡状膨大，似网球拍状。

根据细胞的非典型性和临床侵袭程度将朗格汉斯细胞肿瘤分为 2 个亚型，即朗格汉斯细胞组织细胞增生症和朗格汉斯细胞肉瘤。 LCH 是一种具有朗格汉斯细胞免疫表型、无间变细胞特征的朗格汉斯细胞克隆性增生性肿瘤。 过去认为朗格汉斯细胞组织细胞增生症来源于组织细胞，曾称为组织细胞增生症 X。 目前的命名仍沿袭了组织细胞增生症一词，称为朗格汉斯细胞组织细胞增生症。 其包括急性进行性、慢性进行性和惰性 3 种临床病理类型，即 Letterer-Siwe 病、Hand-Shüller-Christian 病和嗜酸性肉芽肿（eosinophilic granuloma）。 它们是同一种疾病的 3 种不同表现形式。

1. Letterer-Siwe 病　系多系统性朗格汉斯细胞组织细胞增生症，常见于 2 岁以下的儿童，偶尔见于成年人。 典型者表现为类似脂溢性皮疹的多发性皮肤病变，镜下为朗格汉斯细胞增生；多数患者有肝脾肿大、淋巴结肿大和肺部病变，最终可出现破坏性溶骨性骨病变。 骨髓内朗格汉斯细胞广泛浸润常导致贫血、血小板计数减少和反复性感染。 未经治疗者病程进展快速，以致死亡；但经强力化疗者，5 年存活率可达 50%。

2. 嗜酸性肉芽肿　系单发或多发、单系统的朗格汉斯细胞组织细胞增生症，常以骨髓腔内朗格汉斯细胞呈膨胀性、侵蚀性积聚为特征。 朗格汉斯细胞与数量不等的嗜酸性粒细胞、淋巴细胞、浆细胞和中性粒细胞混合存在，通常以嗜酸性粒细胞为主。 所有骨骼均可发生，常为单发。 最常见的部位有颅骨、肋骨和股骨。 上述类似病变也可见于皮肤、肺或胃，呈单发或多发。 骨的单发性病变常无症状或出现骨痛、压痛或病理性骨折，其表现为惰性，可自愈，或经局部切除或放射治疗后治愈。

3. Hand-Shüller-Christian 病　系多发、单系统的朗格汉斯细胞组织细胞增生症，好发于儿童，典型者表现为骨的多发性侵蚀性病变，有时可侵及周围软组织。 约 50% 的病例可因下丘脑的垂体后叶柄侵及而出现尿崩症。 当有颅骨缺损、尿崩症和眼球突出同时发生时，即为 Hand-Shüller-Christian 病。 很多患者的病变可自然消退，其余患者对化疗反应也好。

（李文才）

第十二章　生殖系统疾病

男性和女性的生殖解剖结构截然不同，男性生殖系统由睾丸、输精管道（附睾、输精管、射精管）、附属腺（前列腺、精囊腺、尿道球腺）和外生殖器（阴茎、阴囊）组成，男性生殖系统最常见的肿瘤为前列腺癌；而女性生殖系统则包括女外阴、阴道、子宫、输卵管和卵巢及女性激素的靶器官乳腺。　发生在生殖系统的疾病种类繁多，但以感染及内分泌功能失调为多见。　女性生殖系统也是女性常见肿瘤的好发部位，如子宫平滑肌瘤、子宫内膜癌、绒毛膜上皮细胞肿瘤、宫颈癌、乳腺癌和卵巢肿瘤等。　其中宫颈癌和乳腺癌又是女性常见的死亡原因。　本章重点讲授女性生殖系统的常见病，如慢性宫颈炎、子宫颈癌、绒毛膜滋养细胞肿瘤和乳腺癌；男性的前列腺增生和前列腺癌。

第一节　子宫颈疾病

一、慢性子宫颈炎

慢性子宫颈炎（chronic cervicitis）是最常见的妇科疾病，因宫颈暴露于外界环境，接触空气和寄生于阴道内的菌群，而且又易受到性生活和分娩引起的创伤所致。　慢性宫颈炎多发生于已婚、经产，尤其是多产的妇女，临床症状主要为白带过多，有时可带血性。　用阴道镜检查时，可发现子宫颈外口四周黏膜呈现边界清楚的鲜红色区域，似表面黏膜发生脱落，有子宫颈糜烂之称，但后者并不全由慢性宫颈炎所致，也有的是先天性的。

【病因和发病机制】

慢性宫颈炎按其致病病原体可分为两类：一是特异性炎症，如结核分枝杆菌、放线菌等，但较少见。　另一类为非特异性炎症，较前者更为多见，其病原体可为沙眼衣原体、淋球菌、单纯疱疹病毒、葡萄球菌、链球菌、肠道细菌等，也可能无病菌生长。　本节所介绍的是非特异性慢性宫颈炎。

正常宫颈突入阴道腔内，表面覆盖复层鳞状上皮，称为宫颈阴道部，而子宫颈外口中央则为宫颈管，其黏膜衬以高柱状上皮及由上皮内陷形成的腺体。　黏液柱状上皮在子宫颈外口移行为无角化的鳞状上皮，称为鳞-柱交界处，又称为宫颈移行带（cervical transformation zone）。　该交界处的位置可随体内雌激素水平的变化而移动，也是子宫颈上皮发生疾病的常见部位。

【病理变化】

根据慢性子宫颈炎临床常见的病理特点，将其分成以下几种类型。

1. 糜烂型 为慢性宫颈炎最常见的肉眼形态。 宫颈阴道部复层鳞状上皮脱落而为单层上皮所代替，间质内大量淋巴细胞、浆细胞浸润，且常伴间质血管扩张充血和水肿等。肉眼观察：常可透过菲薄的柱状上皮而见到黏膜下间质内扩张充血的毛细血管，而表现为红色糜烂状。 因此是"假性糜烂"。 有时也可发生在生理状态，如青春期、孕期。

2. 颗粒型 肉眼观察：宫颈表面呈鲜红色、颗粒状、触之易出血。 镜下：上皮脱落（真性糜烂），局部增生、组织细胞浸润、肉芽组织形成。 出现中性粒细胞时称为慢性炎症急性发作。

3. 增生型 肉眼观察：宫颈内膜腺体增生呈腺瘤样。 镜下：腺体增生，间质淋巴细胞浸润，偶可形成淋巴滤泡。

4. 囊泡型 又称子宫颈腺囊肿。 肉眼观察：宫颈外口及其周围黏膜呈淡粉红色，表面形成直径 2～3 mm 的数个内含黏液囊泡。 镜下：宫颈黏液潴留性囊肿，即纳氏囊肿（Nabothian cysts）。 此因宫颈腺体受炎症刺激致黏液分泌增多，腺体导管因炎症或鳞状上皮化生阻塞而发生腺体内黏液滞留所致。 小囊肿内衬上皮变薄，腔内含胶冻状黏液。

5. 肥厚型 肉眼观察：宫颈肥厚增大，可达正常2～3 倍，质变硬、表面黏膜光滑，呈乳白色。 镜下：除慢性炎症外，可见鳞状上皮增生，层次增加，纤维结缔组织增生。 常见于子宫脱垂者。

前 3 种类型可伴有活动性炎症改变，后两型炎症已处于消退或静止期。

慢性宫颈炎可以伴有以下两种病变：①宫颈管上皮和腺体鳞状化生：宫颈管内膜柱状上皮为成熟的复层鳞状上皮所代替，且常累及黏膜腺体，使腺管内鳞状上皮增生构成巢团。 ②宫颈息肉：宫颈内膜组织增生，形成大小不等、程度不一的内膜隆起，即为息肉。宫颈息肉见于 2‰～5‰的成年女性。 多数自绿豆至黄豆大小，偶达 3～5 cm，可有细蒂形成。 镜下显示息肉由扩张、增生、分泌黏液的腺体，纤维黏液样间质，扩张的毛细血管及炎症细胞组成。

【临床病理联系】

慢性宫颈炎（包括合并宫颈息肉）多数可被治愈，如果病变严重，且反复发作。 也可通过上行性腔内扩散导致子宫内膜炎、输卵管炎和"盆腔炎症性疾病"。 一部分病例可在致癌因子的作用下从鳞状上皮化生、不典型增生而发展为宫颈癌。

二、子宫颈肿瘤（子宫颈癌）

宫颈癌（carcinoma of cervix）是女性生殖系统常见的恶性肿瘤之一，其中绝大部分是鳞状细胞癌，少数是腺癌。 近年来，由于国内广泛开展宫颈癌的普查及妇科门诊进行常规脱落细胞学检查，宫颈癌常能被临床早期发现并进行及时治疗，5 年存活率明显增高，病死率也明显降低，已成为可以治愈的疾病之一。

宫颈癌前病变宫颈上皮内瘤变的发病高峰年龄为 30 岁，宫颈癌主要由癌前病变发展所致，其发病与下列 4 大因素有关：①首次性生活年龄较小；②多个性伴侣；③男性性伴侣有多个性伙伴；④持续的高危型人类乳头状瘤病毒（human papillomaviruses，HPV）感染。 研究表明，HPV 感染与宫颈癌的发病关系密切，在 85％～90％的宫颈癌病例中可检出高危型的 HPV（16、18、31、33、35、39、45、52、56、58、59），而在尖锐湿疣中检出的 HPV 则为低危型（6、11、42、44）。 HPV 能编码 E6 和 E7 蛋白，E6 和 E7 蛋白能分别与人类最重要的两个抑癌基因蛋白产物 TP53 和 RB 结合使其丧失活性，细胞发生失控性生长而癌变。 HPV 高危组与低危组的最根本区别即为高危组编码的 E6 和 E7 与 TP53 和 RB 的亲和力强，而低危组则亲和力弱。 高危组可引起鳞状细胞癌而低危组则主要引起鳞状细胞乳头状瘤和湿疣。 当然，在感染 HPV 的妇女中，只有少数人会发展为宫颈癌，提示还有其他因素参与宫颈癌的发生，如吸烟和免疫缺陷，感染 HIV 者发生子宫颈原位癌的发病率是正常人群的 5 倍。

（一）子宫颈上皮内瘤变

子宫颈上皮出现不同程度非典型增生至原位癌这一系列癌前病变的连续过程称为子宫颈上皮内瘤变（cervical intra-epithelial neoplasia，CIN）。 一般认为宫颈癌起源于宫颈上皮内瘤变。

【病理变化】

CIN 可分为Ⅰ、Ⅱ、Ⅲ级，相当于原来的轻、中、重度不典型增生（dysplasia）和原位癌。 CINⅠ级又称为扁平湿疣，肉眼观察隆起或扁平。 镜下：异型细胞局限于上皮的下 1/3。 该处细胞增生，核增大、深染，细胞排列紊乱。 上皮表面以凹空细胞增生等为特征。 凹空细胞（koilocytosis）指鳞状上皮中出现核锐弯，核周胞质有空晕的细胞，此为上皮细胞受到 HPV 病毒感染后的表现。 随着病变的进展，细胞排列更为紊乱，大小不等，在基底层以上的细胞中出现正常核分裂象，但表层细胞仍保持良好的分化或仅出现凹空细胞样改变，此为 CINⅡ级。 在 CINⅢ级（包括重度不典型增生和原位癌）时，细胞和细胞核的大小差异进一步扩大，细胞排列失去极性，出现正常或异常核分裂象，病变细胞累及全层，表层细胞无分化成熟或呈凹空细胞样改变，异形细胞可以累及宫颈黏膜腺体，但不浸润基膜（图 12-1）。

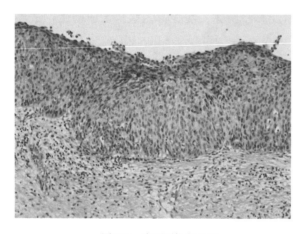

图 12-1 宫颈原位癌（HE）

注：子宫颈表面为复层鳞状上皮细胞，其中部分鳞状上皮细胞呈局限性异常增生。 间变细胞形态各异，核层次增多，细胞核大，染色深，排列失极性，可见核分裂象

【病理分级】

各级 CIN 之间无明显界限，不一定均发展成癌，但随着病变加重，癌变的可能性也增加。严重者还可进一步演变为浸润癌。因此，为了便于临床治疗，CIN 的 3 级分类亦可简化为 2 级分类，即 CIN Ⅰ 级又称为低级别上皮内肿瘤（low-grade squamous intraepithelial lesion，LSIL）；CIN Ⅱ 级和 CIN Ⅲ 级合称为高级别上皮内肿瘤（high-grade squamous intraepithelial lesion，HSIL）。CIN 可持续长达 20 年而不形成浸润癌，在这期间不断有异型细胞脱落，可用脱落细胞学方法（Pap smear）检出。该过程在不同病例中进展的速度不一，目前对此尚无预测方法，只有通过长期随访才能早期发现癌变。

肉眼观察：CIN 与慢性宫颈炎、宫颈糜烂难以区别，临床上可采用碘溶液涂抹加以鉴别（Shillertest）。由于癌细胞内缺乏糖原而不显红棕色或采用稀醋酸使病灶变为苍白色，此期在肉眼上称之为糜烂型。病理上可通过细胞学检查或组织活检加以确认。

（二）子宫颈浸润癌

当子宫颈原位癌的癌细胞突破基膜向深部浸润生长，就形成子宫颈浸润癌。宫颈浸润癌的发病高峰年龄则为 45 岁。

【病理变化】

肉眼观察：肿瘤进展到浸润癌后的生长方式可表现为如下类型：①菜花型。浸润的早期常长成结节状，随着肿瘤增大，呈灰白色或淡粉红色乳头状或菜花状，触之易脱落。常形成稀薄黄色恶臭液，这是因为继发感染和肿瘤坏死分解所致。本型为最常见的肉眼类型。②溃疡型。此型较少见，多因肿瘤中心部位发生坏死脱落所致。病变严重时，因坏死组织大量脱落，形成火山喷口状缺口或溃疡，一旦坏死物阻塞颈管可合并颈管内积脓。③浸润型。最少见，肿瘤以内生性生长为主，浸润宫颈管壁。有时可因肿瘤长成融合性肿块而阻塞宫颈外口，还可进入颈管内和子宫下段，甚至向两侧浸润而进入阔韧带，累及直肠和膀胱下端。有时可阻塞一侧或两侧输尿管，可出现淋巴结甚至远处转移。

镜下：宫颈癌可分为鳞状细胞癌、腺癌、腺鳞癌和小细胞未分化癌。镜下按其细胞分化程度可分为高、中、低 3 个等级。鳞状细胞癌分化高者以角化珠和细胞间桥保存为特征，肿瘤细胞排列成巢状、带状；低分化者细胞体积小，呈圆形或梭形，大小和形态较为一致；中等分化者则介于上述两种类型之间。腺癌的病因也与 HPV 感染有关，也可能和孕激素刺激有关。发病部位可在宫颈外口或宫颈管内部。肉眼观察腺癌的形态与鳞癌相似。镜下显示其细胞可呈腺管状排列，有时具有黏液分泌空泡。

【临床病理联系】

宫颈鳞状上皮不典型增生和原位癌可不表现任何临床症状，有时可表现为白带增多，可能因宫颈炎或阴道炎所致，所以年轻女性在进入生育期后要定期进行细胞学检查，以便及早发现。浸润癌可引起阴道白带增多、疼痛和不规则流血，在性交或妇科检查时发生接触性出血。

根据组织学检查所确认的癌浸润范围,宫颈癌可分为以下 5 期。

1. 0 期　即原位癌,指癌细胞局限于宫颈鳞状上皮层内,尚未突破基膜,故又称上皮内癌,原位癌不发生转移。 临床上对其手术处理的原则是单纯宫颈切除或子宫摘除,不做淋巴结清扫。

2. Ⅰ期　病变局限于宫颈,本期又可分为:

(1) Ⅰ$_a$期。 前临床癌(早期浸润癌):为镜下浸润,仅能通过镜下观察诊断。 镜下:癌浸润深度<5 mm,宽度<7 mm。 早期浸润癌甚少发生淋巴结转移。

(2) Ⅰ$_b$期。 浸润癌:肿瘤浸润深度已>5 mm 或肉眼可见浸润,但尚未累及宫颈外者。

3. Ⅱ期　肿瘤已累及宫颈旁组织,但尚未到达骨盆壁;累及阴道,但未累及其下端 1/3 者。

4. Ⅲ期　肿瘤累及阴道下端 1/3 或宫颈旁组织,且已达骨盆壁。

5. Ⅳ期　肿瘤侵犯骨盆外组织或累及膀胱、直肠黏膜,已发生淋巴结或内脏远处转移。

肿瘤晚期可引起阴道不规则流血、继发感染、输尿管梗阻、膀胱或直肠穿透形成瘘管以及肿瘤发生远处转移。 宫颈癌患者的 5 年存活率取决于临床分期,0 期达 100％,Ⅰ期 80％～90％,Ⅱ期 75％,Ⅲ期 35％,Ⅳ期 10％～15％。

第二节　绒毛膜滋养细胞肿瘤

绒毛是胎盘的组成单位,表面主要由两种细胞(细胞滋养层细胞和合体滋状层细胞)覆盖,具有吸收营养和生成激素(如人绒毛膜促性腺激素,即 HCG)的功能。 绒毛间质内的血管是连接母体和胎儿血液循环的桥梁,因此胎盘异常及绒毛滋养细胞病变不仅影响胎儿,也可以影响母体。 本节主要介绍发生在绒毛上皮的 3 类常见肿瘤,即水泡状胎块、恶性水泡状胎块和绒毛膜上皮细胞癌(简称绒癌)。 其中水泡状胎块属良性,绒癌为高度恶性,恶性水泡状胎块介于两者之间。 它们的共同特点是患者血液、尿液及肿瘤组织内 hCG 浓度异常增高,比正常妊娠者高几十倍甚至几百倍,其中以绒癌最高,其次为恶性水泡状胎块,而水泡状胎块为最低。 现分别叙述如下。

一、水泡状胎块

水泡状胎块(hydatidiform mole)俗称葡萄胎,即正常胎盘为高度水肿的绒毛所代替,水肿的绒毛囊性扩张呈水泡状,每个水泡代表一个水肿的绒毛,水泡表面覆盖不同数量和增生程度的滋养层细胞。

【病因和发病机制】

水泡胎块可分为完全性和部分性两种：①完全性水泡状胎块（complete hydatidiform mole），其特征是细胞核型为二倍体（常见 46XX，少数为 46XY），90％来源于单个精子与失去染色体的卵子，10％来源于 2 个精子与空卵壳，血清和组织内 hCG 明显升高，约2％的病例可发展为绒癌。②部分性水泡状胎块（partial hydatidiform mole），细胞核型为三倍体（如 69XXY 或 XXX），偶可呈四倍体（92XXXY），血清和组织内 hCG 升高不明显，转为绒癌者罕见。

水泡状胎块的发生机制尚不清楚，一般认为是因胚胎发育不正常而首先死亡，中断了绒毛和胚胎之间的血液循环，毛细血管不再发育，且功能丧失，而滋养层细胞仍在母体血供下继续增生，并吸收水分进入绒毛，但因绒毛间质血管关闭，水分无法被转运入血液循环而潴留在绒毛间质所致。随后水泡状胎块形成，死亡胚胎被吸收。近来也有看法认为完全性水泡状胎块的二倍体 DNA 均来自精子，经异常发育形成水泡状胎块。

【病理变化】

肉眼观察：可见子宫腔内充满无数大小不一的水泡，状如葡萄，水泡间有纤细的结缔组织索相连（图 12-2）。水泡直径自 1 mm 至2 cm 不等，壁薄呈透明或半透明状。镜下显示水泡的 3 个特征为：①绒毛间质疏松，呈黏液性水肿状；②绒毛间质血管关闭，且多已消失；③绒毛滋养细胞显著增生，且细胞分化程度与血 hCG浓度和临床预后密切相关。

完全性水泡状胎块不含胎儿，水泡发生在全部绒毛，滋养层细胞呈弥漫性、不典型增生。部分性水泡状胎块可含胎儿成分，部分绒毛水肿，体积可较小，滋养层细胞轻度、局灶性增生，且无不典型增生。

【临床病理联系】

水泡状胎块常发生于妊娠 4～5 个月的患者，一旦出现水泡状胎块，其临床症状为子宫增大迅速，常超过相同月份正常妊娠子宫，其他表现有阴道无痛性出血，胎动和胎心音消失。B 超和血、尿 hCG 浓度检测可帮助确定诊断。

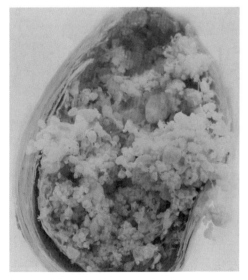

图 12-2　水泡状胎块

注：子宫腔内充满无数大小不一的肿胀的绒毛水泡，状如葡萄

二、恶性水泡状胎块

恶性水泡状胎块（malignant mole）又称侵袭性水泡状胎块（invasive mole），其特征及与良性葡萄胎的主要区别为水泡状胎块伴有局部浸润，甚至侵入血管造成栓塞，但不发生真性的远处转移。肿瘤可穿透子宫壁，局部浸润到阔韧带和阴道，也可引起子宫破裂，

甚至导致腹腔大出血而危及生命。镜下：绒毛水肿，绒毛上皮细胞高度增生和不典型增生。恶性水泡状胎块可穿破血管壁，发生肺、脑等脏器栓塞。一般不形成转移灶；相反常可发生自发性消退。化疗对大多数病例效果良好。

三、绒毛膜上皮细胞癌

绒毛膜上皮细胞癌（choriocarcinoma）简称绒癌。起源于绒毛的病例最多，少数也可起源于性腺或躯干中线部位的全能干细胞（totipotential cell）。据统计，绒癌约半数来自水泡状胎块，尤以完全性水泡状胎块为常见。约25％来自流产，其余大多数则来自正常妊娠。

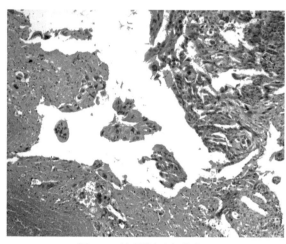

图 12-3 绒毛膜上皮细胞癌（HE）

注：组织出血坏死明显。癌组织由异常增生的绒毛滋养层细胞组成，排列紊乱，参差相嵌，异型性极明显。细胞和核大小极不一致，核深染，可见核分裂象

【病理变化】

绒癌以子宫内出血、坏死为主要改变。肉眼观察：肿瘤呈黄白色，质软，也可呈灰色或暗红色，质脆。肿瘤组织成堆或呈结节状，多数突向宫腔内，大小不一。少数肿瘤的主体可浸润于子宫壁内。镜下：①癌组织全由异常增生的滋养层细胞组成，细胞滋养层和合体滋养层细胞排列紊乱、参差相嵌，细胞异型性大，但不伴有间质和血管。②出血坏死明显，此乃肿瘤缺乏血管而靠侵袭邻近血管获取营养、且生长迅速而发生缺血性坏死所致。③无绒毛或水泡形成，这点和恶性水泡状胎块明显不同（图12-3）。

【临床病理联系】

绒癌的主要临床症状为阴道大量、不规则出血，子宫增大迅速，血和尿内有高滴度的hCG，但有时可转为阴性，可能因肿瘤坏死明显，存活的滋养层细胞减少之故。一旦肿瘤发生远处转移，则可引起转移部位的症状，如肺转移可发生咯血；胸膜转移时出现血性胸腔积液；脑转移则可出现抽搐、瘫痪或昏迷等。绒癌易经血道转移而达到肺、肝、脑、肾、脾等，甚至逆行转移到阴道。近年来本症患者通过化疗，病死率大为降低，且能保留生育功能。然而起源于性腺者，其化疗效果不明显。

第三节 乳 腺 疾 病

正常乳腺主要由大、中、小各级导管及由末梢导管构成的小叶和周围结缔组织组成。在雌激素、孕激素的作用下，其导管上皮可发生周期性变化。尤其在妊娠后期，乳腺小叶

发育，末梢导管转化为能分泌乳汁的腺泡。 在哺乳期，常因乳汁淤积、导管阻塞等原因而引起乳腺炎症。 发生在年轻女性或生育期妇女的乳腺肿块多为良性纤维腺瘤和乳腺病，其发生率也甚高。 然而在 40 岁以上患者，一旦乳腺出现肿块则应特别警惕乳腺癌的发生，它是女性最常见的恶性肿瘤。 本节重点介绍乳腺病和乳腺癌。

一、乳腺纤维囊性变

乳腺纤维囊性变（fibrocysitc changes of breast ）又称乳腺病或乳腺增生症，是一组与女性激素有关、以乳腺组织增生为特征的疾病。 本症好发于育龄期妇女，以 21～40 岁为多见。 临床上患者表现为月经前乳房胀痛或刺痛，一侧或双侧乳腺内可扪及边界不清的肿块，后者常由多个质地较软的小结节组成，可推动，在经期后疼痛症状可消失。 病理形态上可分为下列 3 种类型。

（一）非增生型纤维囊性变

非增生型纤维囊性变（nonproliferative fibrocystic change ）为乳腺纤维囊性变中最常见的类型。 本症以乳腺纤维间质增生为主，伴有导管扩张及大小不等的囊肿形成为特征。

肉眼观察：病灶内可有单个大囊肿，直径为 1～5 cm，呈棕蓝色，囊腔内充满浆液或略混浊液体，故称作蓝顶囊肿（blue dome cysts ）。 可发生在乳腺一侧，但以两侧、多灶性为多见，病灶边界不清，质地致密，有结节形成。

镜下：囊肿大小不等，大囊肿的上皮扁平或消失，偶尔还伴有上皮增生。 多数囊肿上皮由大多角形细胞内衬，胞质丰富、颗粒状，呈嗜酸性，核小而圆，染色质浓密，称为大汗腺化生（apocrine metaplasia ）。 间质为受压的纤维组织，且伴淋巴细胞浸润。

（二）增生型纤维囊性变

增生型纤维囊性变（proliferative fibrocystic change ）以导管、末梢导管上皮和小叶轻度增生或伴有不典型增生为主要特征，同时伴有纤维囊肿性改变，其中伴上皮不典型增生者有癌变的可能，宜随访检查。

肉眼观察：不易发现其上皮增生，仍以纤维、囊肿性改变为主。 镜下：导管、小导管和小叶均衬有增生程度不一的上皮，可在导管内形成乳头，也可充满导管。 有时增生十分明显，伴有不同程度的异型性，称为不典型增生，须与癌鉴别。 在一些病例中，末梢导管和小导管可具有小叶癌的某些特征，其细胞学表现相似，然而累及范围小于某小叶 50％ 的区域。

（三）硬化性腺病

硬化性腺病（sclerosing adenosis ）较少见，但因其临床和形态学改变与癌有相似之处，故应予重视。

肉眼观察：病灶坚实，质如橡皮，与癌类似。 但病变界限清，不含黄白色坏死区而与癌不同。 镜下：病变以小导管和末梢导管增生及小叶内纤维化为其特征。 增生腺上皮形成团块，并为纤维间隔分割。 腺管呈背靠背排列，单层或多层上皮相互接触，增生的间质可压迫和扭曲其增生的上皮，有时上皮细胞排列成索状，而与硬癌的组织学特点相似。 但不同的是细胞呈现腺上皮和肌上皮细胞双层排列，可与癌相鉴别。

二、乳腺肿瘤

（一）纤维腺瘤

纤维腺瘤是乳腺最常见的良性肿瘤，可发生于青春期后的任何年龄，多在育龄期，单个或多个，单侧或双侧发生。 肉眼观察：可见圆形或椭圆形结节状，边界清楚，有包膜，切面灰白、质韧，隐约可见小叶结构及交叉分布的纤维条索。 镜下：见肿瘤组织由大量增生的腺体和纤维结缔组织组成。 腺上皮排列整齐，细胞大小、形态与正常乳腺腺管相似，多数腺腔被周围增生的纤维结缔组织挤压变狭窄，呈裂隙状。 部分纤维结缔组织呈黏液样变性。 肿瘤周围可见完整的纤维包膜（图 12-4 ）。

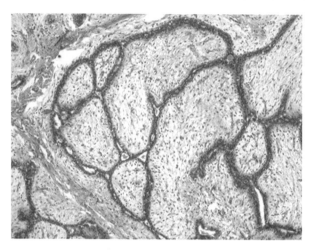

图 12-4　乳腺纤维腺瘤（HE）

注：肿瘤组织由大量增生的腺体和纤维结缔组织组成。 多数腺腔狭窄，呈裂隙状。 部分纤维结缔组织呈黏液样变性

（二）导管内乳头状瘤

导管内乳头状瘤是又一乳腺常见的良性肿瘤，发生年龄多为 50 岁左右。 大小导管均可发生。 肉眼观察：瘤组织位于扩张的导管内，约 90% 的病例为孤立单发，多位于乳头下大导管内，质脆软，可局部区域出血。 多发性的见于较年轻的患者，起源于较小的导管，常不伴乳头溢液。 镜下：乳头轴心由纤维血管柱组成，表面被覆增生的导管上皮和肌上皮，可伴有大汗腺化生。

（三）乳腺癌

乳腺癌（mammary carcinoma）是女性乳腺最常见的恶性肿瘤，好发于 40 岁以上女性，随着年龄的增长，其单发性乳房肿块为乳腺癌的可能性增加。 临床最常见的表现为无痛性乳房肿块。

【病因和发病机制】

乳腺癌的发病机制尚未完全明了，根据流行病学调查，其主要危险因子有下列几种。

1. 地区差异　欧美国家的乳腺癌发病率远高于亚、非国家，但流行病学调查显示这主要是由于环境因素而非遗传因素造成。 低发病地区的人移民至高发病地区后其乳腺癌发病率与当地人相似。

2. 年龄　乳腺癌在 30 岁以前发病者不常见，但 30 岁后随着年龄的增加，其发病率明显增加，至绝经后达平台期。

3. 遗传 5%～10%的乳腺癌与特殊的基因突变有关。 与遗传有关的病例一般可有乳腺癌家族史，发病年龄较小，倾向于双侧发病。 有家族史的患者中约一半有 *BRCA1* 基因突变，1/3 有 *BRCA2* 基因的突变。 目前认为，这两个基因均为 DNA 修复的关键基因，其作用类似于抑癌基因，有这两个基因突变者到 70 岁时发生乳腺癌的比例为 70%，而无突变者仅为 7%。 除了在上述危险因子中提及的基因外，和其他绝大多数的癌肿一样，乳腺癌的发病也与很多原癌基因和抑癌基因的突变有关。 其中最为重要的为 *HER2/NEU* 原癌基因的过表达，现已发现在高达 30%的乳腺癌患者中有该基因的扩增，且该基因的扩增与不良预后有关。 其他原癌基因 *RAS* 和 *MYC* 的基因扩增也在人类乳腺癌中有大量报道；人类最重要的两个抑癌基因 *TP53* 和 *RB1* 基因突变也存在于相当部分的乳腺癌中。 目前认为，在乳腺正常上皮向乳腺癌转化的过程中，有多个获得性的原癌基因和抑癌基因的突变发生。

4. 激素影响 内源性雌激素过多，或雌、孕激素水平不平衡在乳腺癌的发病中起重要作用。 生育期长、不生育、生育过迟、伴上皮不典型增生的乳腺病、对侧乳腺癌和子宫内膜癌均提示患者内源性雌激素水平过高。 此外，使用绝经期雌激素替代疗法者乳腺癌发病率比不使用雌激素者有一定程度的上升，但总的说来，这类患者一般比不使用雌激素替代疗法者肿瘤发现早，预后也较好。 使用口服避孕药者乳腺癌发病率仅有轻度升高。 目前研究证实，正常乳腺上皮具有雌激素与孕激素受体，这些受体也在部分乳腺癌中表达，而许多生长因子，如 TGFα、PDGF 均可由乳腺癌细胞自分泌，且为雌激素依赖性的。 因此，血液中雌激素与癌细胞表面受体的相互作用及肿瘤细胞自分泌上述生长因子在乳腺癌的发生发展中起着重要作用。 目前通过癌组织受体的检测可探测其对雌激素阻断疗法的效果。

5. 其他危险因子 在 30 岁以前接受胸部放疗的妇女有 20%～30%会发生乳腺癌，但接受胸部低剂量放射，如胸部 X 线检查则基本不会增加乳腺癌发病的危险性。 此外，肥胖、酗酒、高脂饮食等也可能与乳腺癌发病有关。

【病理变化】

乳腺癌最好发于外上象限，占全部乳腺癌的 50%；其余为乳腺中央区，约占 20%，其他 3 个象限各占 10%。 乳腺癌通常起源于终末导管小叶单位（terminal duct lobular unit，TDLU），破坏小叶结构使形态类似导管结构者称为导管癌，占 80%～90%；保存小叶结构者称为小叶癌，占 5%～20%；其他类型均少。 根据肿瘤有无穿透基膜分为非浸润性癌（原位癌）与浸润性癌两大类。

1. 非浸润性癌 指癌细胞尚未突破基膜，未侵犯淋巴管者。

（1）小叶原位癌（lobular carcinoma in situ，LCIS）：末梢导管内肿瘤细胞增生，但未穿破基膜。 临床上检查其肿块不明显，双侧型较其他型乳腺癌常见。 肉眼观察：见切面有直径仅为数毫米隆起的乳腺组织，呈淡红色，质尚软。 镜下：小叶结构保存，末梢导管扩张，管壁上皮增生成实心团块。 细胞较正常稍大而一致，胞质中等，核圆，常有细胞内黏液存在（形成印戒细胞），不伴有肿瘤坏死，罕见钙化。 约 1/3 的小叶原位癌患者最终会进展为浸润性癌。

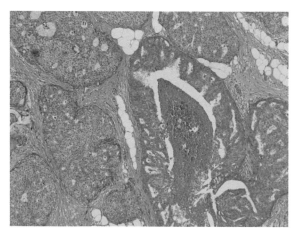

图 12-5　导管内癌（粉刺癌，HE）

注：导管内癌细胞排列成巢状，导管中央细胞有坏死

（2）导管内癌（ductal carcinoma in situ，DCIS）：导管内癌的形态多样，癌细胞可排列为实性、筛孔状、乳头状或微乳头状，但最常见者为粉刺癌（comedo），粉刺癌因切面上见管腔内有牙膏状、灰白色坏死物，犹如脸部的粉刺而得名。镜下：乳腺小叶结构不复存在，而被类似扩张的导管样结构取代，管内充满排列紊乱的肿瘤细胞，有异型性，中央有坏死（图 12-5）。

导管内癌还可沿着导管生长而累及乳头皮肤，形成乳头佩吉特病（Paget disease）。肉眼观察：可见乳头和乳晕渗出和浅表溃疡，呈湿疹样改变。镜下：在表皮内见大而异型，胞质透明的肿瘤细胞。有 50％的乳头佩吉特病患者在发现时已经有局部的浸润。本病约有 40％可以发生钙化，这是乳腺癌普查的形态学基础。无普查的病例中，导管内癌仅占全部导管癌的 5％，而在用钼靶乳房 X 线普查者中，导管内癌可占全部导管癌的 40％，大大改善了患者的预后。

2. 浸润性癌

（1）浸润性导管癌（invasive ductal carcinoma）：浸润性导管癌并不意味着癌细胞起源于导管，而指不能被分类为其他类型的所有乳腺癌。该型最常见，70％～80％的乳腺癌属于这一种类型。多由导管内癌发展而来，但少数也可来自小叶原位癌。

肉眼观察：肿瘤边界不清，质地坚硬，呈灰白色。切面如同果汁不多的梨肉，内有散在黄色小点，此为坏死的肿瘤细胞。晚期，肿瘤像树根状向周围浸润，深者可达筋膜，甚至胸大肌。镜下：癌细胞排列呈巢团状、腺腔状等，可被中等量的纤维组织所分隔（图 12-6）。肿瘤可浸润周围组织，包括血管和神经周围间隙及血管壁。如果有大量纤维组织增生，质地坚硬，则称为硬癌。

该型约有 2/3 的病例癌细胞表达雌、孕激素受体，约 1/3 的病例癌细胞有 HER2/NEU 过表达。

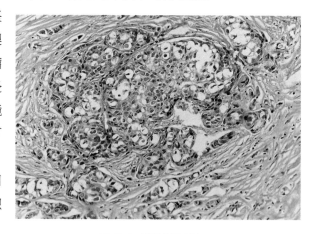

图 12-6　浸润性导管癌

注：癌细胞呈巢团状或腺管状排列，细胞大小不一，胞质丰富，核大小不一致，许多小细胞团散在浸润分布在间质纤维组织中

（2）浸润性小叶癌（invasive lobular carcinoma）：约有 2/3 的病例周围组织见小叶原位癌。

该型的形态学相对简单。 肉眼观察：肿瘤巨体质硬，界限不清。 镜下：肿瘤细胞弥漫浸润性生长，常呈单行排列，被纤维间质分隔，也可呈不规则团块状生长。 肿瘤细胞小而均匀，可呈同心圆状围绕正常导管排列，称为牛眼型（bull's eye pattern）。 该型由于 E 钙黏着蛋白（cadherin）功能缺失，导致肿瘤细胞间黏附性较差，可通过免疫组织化学的方法和浸润性导管癌鉴别。

该型的癌细胞几乎都表达雌、孕激素受体，罕见有 HER2/NEU 过表达。 多灶性者在浸润性小叶癌中比浸润性导管癌常见，10％～20％为双侧性分布。 因此，必须对另一侧乳房加以仔细检查和随访。

（3）髓样癌（medullar carcinoma）：占所有乳腺癌病例的约 2%。 肉眼观察：边界清楚，临床上可能被误诊为纤维腺瘤。 镜下：肿瘤间质甚少，肿瘤细胞排列成片，癌细胞体积大，核大染色浅，有多形性，核仁清楚，核分裂象多见。 间质内有中等至多量的淋巴细胞浸润。 该型不表达雌、孕激素受体，也无 HER2/NEU 过表达，此型的预后比上述类型要好。

（4）胶样癌（colloid/ carcinoma）：又称黏液癌（mucinous carcinoma）。 该型少见，本型以有大量细胞外黏液形成为特征。 肉眼观察：肿瘤质地软，呈淡灰色胶冻样，边界清楚。 镜下：黏液湖中漂浮着肿瘤细胞团，细胞可为实性或排列成腺泡状。 绝大多数癌细胞表达雌、孕激素受体，很少有 HER2/NEU 过表达。 此癌预后比浸润性导管癌好。但此型常合并部分浸润性导管癌成分，有浸润性导管癌成分者预后与浸润性导管癌相似。

（5）管状癌（tubular carcinoma）：少见。 肉眼观察：为不规则肿块。 镜下：呈排列良好的腺管状结构，细胞无明显异性，但无基膜，无肌上皮细胞，腔内可有钙化，淋巴结转移少见。 所有癌细胞均表达雌、孕激素受体，HER2/NEU 过表达非常罕见，预后良好。

【临床病理联系】

乳腺癌常因无痛性肿块而被发现，此时的肿块一般为 2～3 cm 大小，可被推动，约半数患者已经伴有淋巴结的转移；部分患者由乳房钼靶 X 线照相而发现，这部分患者的肿块平均为 1 cm 大小，仅 15％的患者伴有淋巴结转移。 肿瘤早期尚可被推动，随着肿瘤的浸润性生长，可累及胸部肌肉和胸壁深筋膜，肿块固定而不能被推动。 如肿瘤位于乳头深部，则因肿瘤内增生纤维组织的收缩而使乳头内陷。 如肿瘤扩展到淋巴管，可因淋巴管阻塞及随之出现淋巴回流障碍而引起局部淋巴性水肿，局部皮肤增厚，且因受毛囊和汗腺的牵制而使局部皮肤相对凹陷，局部皮肤呈现橘皮样改变。 有时肿瘤生长迅速，可引起急性炎症样反应，出现红、肿、触痛等症状，称为炎性乳癌（inflammatory carcinoma），多见于妊娠妇女。 临床分级、分期如下。

1. 分级　乳腺癌的分级可根据癌组织有无腺管形成、细胞核异形的程度和核分裂像的多少将乳腺癌分为高分化、中分化和低分化 3 级。

2. 分期　0 期：原位癌（包括导管内癌和小叶原位癌）； Ⅰ 期：浸润性癌肿小于

2 cm，无淋巴结转移；ⅡA 期：浸润性癌肿小于 2 cm，伴有腋窝淋巴结转移或浸润性癌肿大于 2 cm，小于 5 cm，不伴有淋巴结转移；ⅡB 期：浸润性癌肿大于 2 cm 且小于 5 cm 伴有腋窝淋巴结转移或浸润性癌肿大于 5 cm 但不伴有淋巴结转移；ⅢA 期：任何大小的浸润性癌伴有腋下融合性淋巴结转移或癌肿大于 5 cm 伴有腋窝非融合性淋巴结转移；ⅢB 期：炎性乳癌，癌肿浸润胸壁、皮肤、形成卫星结节，或任何上述分期的乳腺癌转移至内乳淋巴结；Ⅳ期：远处转移。

乳腺癌可发生淋巴道和血道转移。在以无痛性肿块而就诊的患者中，当乳腺癌被确诊时约 40% 的病例已经发生淋巴结转移；而在以乳房 X 线钼靶照像发现的患者中，确诊时仅 15% 的患者伴有淋巴结转移。外侧象限和乳腺中央区的肿瘤常转移至腋窝淋巴结；内侧象限的肿瘤则沿着内乳淋巴结转移。晚期患者常出现血道转移，血道转移可至全身任何脏器，但以肺、骨、肝和肾上腺等最为常见，其次为脑、脾、垂体等。值得注意的是，有临床表现的转移可能在原发病灶得到治疗控制后很多年后再出现，有时可以长达 15 年。

【转归】

影响乳腺癌预后的因素很复杂，经近年来研究证实下列因素与其预后有关：①原发癌肿块大小。浸润癌直径 <1 cm 并且无淋巴结转移者预后较好。②有无淋巴转移及转移数目。无淋巴结转移者 5 年存活率接近 90%；随着淋巴结转移数量的增加，5 年存活率逐步下降，当转移淋巴结达 16 枚时，5 年存活率 <50%。③癌肿的分级。高分化癌预后明显好于低分化癌；中分化者近期预后好于低分化者，但 20 年存活率两相似。④癌肿的组织学类型。管状癌、髓样癌、黏液癌和小叶癌的预后均不同程度地好于导管癌。⑤淋巴管浸润。有淋巴管浸润者预后不良；有皮肤淋巴管浸润者往往临床表现为炎性乳癌预后尤差。⑥有无雌、孕激素受体表达。癌细胞表达雌、孕激素者预后稍好于不表达者，但主要取决于患者对抗激素疗法的敏感性，雌、孕激素均阳性者反应率高达 80%；单一受体阳性者反应率仅为 25%~45%，雌、孕激素受体均阴性者反应率低于 10%。⑦癌细胞的增生指数。高增生指数者预后差。⑧DNA 异倍体数。DNA 异倍体数者预后稍差于倍体数接近正常者。⑨*HER2/NEU* 过度表达。*HER2/NEU* 在约 30% 的乳腺癌患者中过度表达，其原因绝大多数为该原癌基因的放大。*HER2/NEU* 过度表达提示患者预后不良。目前，临床应用抗 HER2/NEU 蛋白的单克隆抗体（曲妥珠单抗，Herceptin，商品名赫赛汀）来结合 HER2/NEU 融合蛋白并阻断其功能，从而对 *HER2/NEU* 原癌基因过度表达的患者采用靶向治疗。

事实上，目前尚不可能根据上述预后因子准确预测每一个患者的预后。总的说来，患者的 5 年存活率在 Ⅰ 期患者中为 87%，Ⅱ 期为 75%，Ⅲ 期为 46%，Ⅳ 期为 15%。

乳腺癌是一类分子水平上具有高度异质性的疾病。因此，个体化治疗将成为乳腺癌治疗的发展方向。目前，比较公认的乳腺癌分子分型是 Perou 等提出的根据 *ER*、*PR*、*ki67*、*Her2* 的表达区分的 4 个亚型：Luminal A 型、Luminal B 型、Her2 过表达型和 BLBC 型。Luminal 型乳腺癌 ER 和（或）PR 均阳性，内分泌治疗有效。对于 *Her2* 过表达型乳腺癌，可使用曲妥珠单抗（赫赛汀）， 一种人源的单抗的生物学靶向治疗药物，能结合到癌细胞HER2 蛋白的酪氨酸酶受体的细胞外部位而抑制肿瘤细胞生长。 BLBC 型乳腺癌又称"三阴乳腺癌"，原因是该类型 ER、PR 和 Her2 表达均阴性，因此治疗手段单一。

第四节 卵巢肿瘤

按其胚胎发育成分，卵巢肿瘤最主要的有 3 大类：①表面上皮-间质性肿瘤；②生殖细胞肿瘤；③性索间质肿瘤。 其中以上皮性肿瘤最常见，其次是生殖细胞肿瘤，而性索间质肿瘤最少见。 本节简要介绍上皮性肿瘤和生殖细胞肿瘤。

一、上皮-间质性肿瘤

上皮与纤维性间质成分比例不一，大多数肿瘤主要为囊性结构，称为囊腺瘤；具有囊性与纤维性两种成分者为囊腺纤维瘤；以纤维成分为主者名腺纤维瘤。 相应恶性病变者称为囊腺癌等。 根据其上皮种类不同，主要有浆液性、黏液性和宫内膜样 3 种类型，以前两者为多见。 本瘤多发生于青年和中年女性。 黏液性者 5%～20%为双侧性，浆液性与子宫内膜样者以双侧性为常见，浆液性囊腺癌则常为双侧性。

（一）囊腺瘤

按其上皮种类可分为浆液性和黏液性两种类型。

1. 浆液性囊腺瘤 肉眼观察：肿瘤大小如成人拳头至胎头不等，表面光滑。 切面见囊内壁光滑，囊腔可为单个或多个，囊内液体清亮透明或半透明，有时囊壁形成乳头或向表面生长。 镜下：囊壁为单层柱状或立方上皮，细胞表面有纤毛，上皮下有少量纤维结缔组织。 肿瘤内常有散在钙盐沉积，形如小球，称为砂粒体，为此瘤的特点之一。

2. 黏液性囊腺瘤 肉眼观察：瘤体往往巨大，有时可充填整个腹腔，包膜光滑、完整。 肿瘤常被分隔成多房性，有时子房甚小，无数个子房集合成蜂窝状，囊内充满乳白色黏稠分泌物或稀薄且半透明黏液。 此瘤一般无乳头形成，如有乳头形成应注意其有无恶变。 镜下：囊壁上皮呈高柱状，细胞顶端含黏液空泡，核居细胞底部，犹如宫颈上皮。上皮层下为结缔组织。

（二）囊腺癌

根据肿瘤细胞成分也可分为浆液性和黏液性两种类型，如有乳头形成，又称为乳头状囊腺癌。 本肿瘤以细胞异常增生、层次增加、核异型、分裂象增多为特征，并可见肿瘤浸润间质或包膜，也可伴有腹腔内种植，形成"假黏液性腹膜瘤"。

二、生殖细胞源性肿瘤

其中最常见者为畸胎瘤。 肿瘤由 2～3 个胚层组织组成，常含胚胎发育过程中出现的各种成分，如头发、皮脂腺分泌物、牙齿、神经组织等。 其次是无性细胞瘤、内胚窦癌。原发性绒癌等少见。 本节重点介绍畸胎瘤。

1. 良性畸胎瘤 最常见，占畸胎瘤的 95％。 肿瘤内含外胚层组织，如皮肤、毛发、皮脂腺等，故又称皮样囊肿。 囊腔内充满上述成分或分泌物质，有时有牙齿形成。

2. 良性实性畸胎瘤 少见，呈实性，内含成熟组织，尤以成熟脑组织为多见。

3. 恶性实性畸胎瘤 少见，呈实性，内含不成熟组织，尤以神经上皮组织最常见，其成分越多，恶性程度越高。 本瘤好发于幼女和 30 岁以下青年女性。

4. 囊性畸胎瘤恶变 是指囊性畸胎瘤中某一成分发生恶变者，其中以鳞状上皮组织最常见，本瘤多发生于老年，预后极差。

卵巢肿瘤体积较小者无症状；体积大时可引起盆腔内器官受压症状。 卵巢肿瘤的一个常见并发症是蒂扭转，尤多见于良性囊性畸胎瘤，此时患者常呈急性腹部绞痛。 如肿瘤破裂可引起腹膜刺激征和腹腔内出血。 卵巢肿瘤发生恶变时，生长迅速，可自发性破裂，也可浸润肿瘤包膜或种植而引起腹水。

第五节 前列腺疾病

主要有前列腺结节状增生和前列腺癌两种，前者主要引起老年人的排尿不畅，后者则可能致死。

一、前列腺结节性增生

前列腺结节性增生（nodular hyperplasia of the prostate）又称良性前列腺肥大，以前列腺内形成增生性结节为特征。 本病多发生于 50 岁以上的老年人，且随着年龄增大，其发生率也逐渐增高。 大多数患者无明显症状，并不造成严重后果。

【病因及发病机制】

本病原因不明，可能与内分泌失调有关。 一般认为，雄激素睾酮的活性产物二氢睾酮是引起前列腺增生的重要介质，而雌激素则可通过增强二氢睾酮受体的表达，促进二氢睾酮致前列腺增生的作用。 随着年龄增大，人体内雌激素水平逐渐上升，从而导致前列腺结节性增生。

【病理变化】

增生前列腺体积增大，重者可达 200 g。 肉眼观察：切面显示一个或多个结节，多起源于尿道附近的腺体，无包膜，但边界清晰，常从侧面压迫尿道，使其呈裂隙状，也可呈半球形团块使其尿道底部隆起。 镜下：腺体增生，但常伴有平滑肌和成纤维细胞增生。增生腺体大小不一，内衬肥大、呈高柱状上皮，可形成乳头，常被稀少的间质所分割。 腔内有无数细小、透明样凝聚物，HE 染色呈红色，称为淀粉样小体（corpora amylacea）。间质内有淋巴细胞浸润。 有时结节全由纤维、平滑肌组成。 此外，结节内可有小灶性坏死，腺上皮或尿道移行上皮的鳞状上皮化生。

【临床病理联系】

本病的临床表现取决于尿道阻塞的程度：早期出现排尿困难，或排尿次数增加和夜尿；严重者可引起尿潴留，伴发尿路感染、肾盂积水，甚至肾衰竭。

二、前列腺癌

前列腺癌（prostatic cancer）为老年性癌肿，发病高峰年龄为 65～75 岁。 在西方国家中，前列腺癌发病率占男性恶性肿瘤发病率首位，病死率则仅次于肺癌位居第 2。 隐匿型的前列腺癌发病率更高，据西方国家报道，在 80 岁以上的老年人尸体解剖中，前列腺癌发病率可高达 60%。 亚洲为前列腺癌的低发病国家，但我国随着人口老龄化、饮食结构的改变及对前列腺癌诊断水平的提高，前列腺癌发病率有逐年上升的趋势。

【病因及发病机制】

前列腺癌的病因和发病机制尚不完全清楚，但临床和实验结果表明，雄性激素、遗传因素和环境因素在前列腺癌的发病中均起一定的作用。 迄今，尚未发现与前列腺癌发病明确相关的癌基因激活或抑癌基因失活。

【病理变化】

70%～80% 的前列腺癌起源于前列腺外周带，疾病早期因不引起尿道梗阻而不为患者注意，但在肛指检查时容易被发现。 肉眼观察：早期前列腺癌表现为前列腺包膜下的境界不清的质硬肿块，切面灰白色到灰黄色，向周围组织呈浸润性生长，且可向周围淋巴结转移。 中晚期癌则可浸润精囊、前列腺中央带、邻近软组织和尿道膀胱壁，但因存在 Denonvilliers 筋膜，故较少浸润直肠。

镜下：绝大多数癌均为有一定程度分化的腺癌，分化好者由小腺体组成，呈浸润性生长，不被胶原或间质细胞包绕，而出现增生腺体形成的背靠背结构，腺体上皮为单层立方上皮，无基底细胞包绕，故高分子量角蛋白和 $p63$ 阴性，这一点对前列腺癌活检中的病理诊断非常有帮助。 中等分化者由不规则、不完整的腺腔组成，在分化差的病例中，癌细胞则呈大片状分布。

【临床病理联系】

目前多采用 Gleason 分级法，即 5 级分类法对前列腺癌分级。 级数越高，其恶性程度越高，且经临床实践表明，该分级还与病变的浸润程度（分期）及临床预后密切相关。 由于前列腺癌时癌细胞分泌大量的前列腺特异性抗原（prostate-specific antigen，PSA），检测血清 PSA 水平对其初步筛查和判断治疗后有无复发有重要意义。

前列腺癌的预后视确诊时病程的早晚而定，癌肿局限于前列腺者，10 年存活率高于 90%；但在有远处转移的病例中，10 年存活率为 10%～40%。

（王潄阳）

第十三章 内分泌系统疾病

内分泌系统在人体内大致有 3 种存在形式：①内分泌腺，如垂体、甲状腺、甲状旁腺、肾上腺、松果体和性腺。②内分泌组织，如胰腺组织内的胰岛。③神经内分泌细胞，如散在分布于胃肠道、呼吸道的嗜银或亲银细胞等。后者因能摄取胺前体，经脱羧反应而合成多肽激素，故又称 APUD（amine precursor uptake decarboxylation）细胞。除此之外，许多器官的实质或间质细胞也有内分泌作用，如丘脑下部某些神经核（腹正中核、视上核等）的神经元可分泌多种神经肽；心房肌分泌心房利钠肽；肾小管上皮细胞分泌促红细胞生成素等。内分泌系统与神经系统共同调节机体的生长发育和代谢，维持体内平衡或稳态。

内分泌系统的疾病包括先天性畸形或酶缺乏、炎症、增生、肿瘤、血液循环障碍等，常影响激素的合成和分泌，造成功能亢进或低下，使相应靶组织或器官增生、肥大或萎缩。此外，内分泌功能异常也可由非内分泌系统疾病引起，如继发于肝硬化、心力衰竭的醛固酮增多症及由肺癌等肿瘤引起的异源性激素综合征等。因此，内分泌疾病的确认或诊断，必须同时结合病理形态学改变，体内激素水平及相关代谢的变化。

甲状腺疾病和糖尿病是内分泌系统的常见、多发病，本章将重点介绍。另简要介绍腺垂体疾病及肾上腺疾病。

第一节 甲状腺疾病

甲状腺是人体内最大的内分泌腺，其滤泡上皮可分泌甲状腺激素（T_3、T_4）。甲状腺素在人体正常的新陈代谢、生长发育等生理过程中起着重要作用。甲状腺滤泡上皮的形态结构直接反映其功能状态，如滤泡腔扩张、上皮呈扁平状，腔内富含胶样物质，标志滤泡细胞处于静止期；滤泡大小中等，上皮为立方形，胶样物质稀淡为分泌期；滤泡发育较小，上皮呈柱状，胶样物质内出现空泡则为吸收期。常见的甲状腺疾病有弥漫性毒性甲状腺肿、单纯性甲状腺肿、甲状腺炎和甲状腺肿瘤。

一、弥漫性毒性甲状腺肿

弥漫性毒性甲状腺肿（diffuse toxic goiter）又称为 Graves 或 Basedow 病，是引起甲状腺功能亢进的最常见原因。患者体内游离 T_3、T_4 分泌过多，临床主要表现为甲状腺肿大和甲状腺功能亢进（基础代谢率增强、神经兴奋性升高、心悸、多汗、易激动、手震颤、多食而消瘦等），约 40％的患者有眼球突出，故本病又称为原发性甲状腺功能亢进或突眼性甲状腺肿（exophthalmic goiter）。本病最常见于 20～40 岁，女性发病率是男性的 7 倍。遗传易感性包括 HLA-DR3、CTLA4（T 细胞抑制性受体）多态性、PTPN22（酪氨酸磷酸化酶）多态性。

【病因和发病机制】

本病是一种自身免疫性疾病，由于针对甲状腺自身抗原的免疫耐受的破坏，产生多种自身抗体，主要为针对促甲状腺激素（TSH）受体的抗体，包括：①甲状腺刺激性免疫球蛋白（thyroid-stimulating immunoglobulin, TSI），在与 TSH 受体结合后，可通过激活甲状腺滤泡上皮细胞内腺苷环化酶而促进甲状腺素的分泌增多。几乎所有患者可检测到此抗体，是 Graves 病相对特异性的指标。②甲状腺生长刺激性免疫球蛋白（thyroid growth-stimulating immunoglobulin, TGI），通过刺激 TSH 受体而促进甲状腺滤泡上皮细胞的增生。③促甲状腺素结合抑制性免疫球蛋白（TSH-binding inhibitor immunoglobulins），其功能主要是阻止 TSH 与其受体的正常结合。刺激性免疫球蛋白和抑制性免疫球蛋白同时存在并不常见，但可解释某些 Graves 病患者存在自发性甲状腺功能减退期的现象。

此外，T 细胞介导的自身免疫也参与浸润性眼病的发生。

【病理变化】

肉眼观察：甲状腺常呈弥漫性、对称性肿大，其大小一般不超过正常甲状腺的 3 倍，重量增加；切面呈分叶状，红褐色，结构致密而均匀，质实如肌肉。镜下：未经治疗的甲状腺显示滤泡数增多、上皮弥漫增生呈高柱状，排列紧密，部分上皮细胞增生形成乳头而突向腔内；细胞无明显不典型性；滤泡腔内的胶样物质稀淡或缺如，靠近上皮处胶样物质内有大小不等的吸收空泡（图 13-1）；间质血管丰富、充血，弥漫性淋巴细胞浸润（主要为 T 细胞，少量 B 细胞和成熟浆细胞），且伴有淋巴滤泡形成。

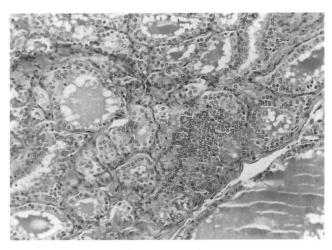

图 13-1　Graves 病

注：甲状腺滤泡上皮细胞呈弥漫性增生，滤泡数量增多，上皮呈高柱状，排列紧密，细胞大小较为一致，无明显异型性。滤泡腔内的胶样物质稀淡或缺如，靠近上皮细胞处的胶样物质内有大小不等的吸收空泡

此反应常与全身淋巴组织反应性增生，如淋巴结、胸腺、脾大同时存在。治疗后的甲状腺组织学改变有所不同：碘化物治疗使滤泡增大，富含胶质，但滤泡上皮增生和间质充血不明显；硫氧嘧啶抑制甲状腺素合成，导致 TSH 代偿性增加，促使滤泡细胞增生。

突眼病例的眼球后肌肉和脂肪结缔组织肿胀伴淋巴细胞浸润，使眶后结缔组织和眼外肌体积增加，推动眼球向前突出。 皮肤病变主要表现为胫骨前黏液水肿，此因真皮和皮下组织内糖胺聚糖沉积和淋巴细胞浸润所致。 心肌内有灶性淋巴细胞、嗜酸性粒细胞浸润伴有心肌脂肪变性和间质纤维化，称为甲状腺毒性心肌病（thyrotoxic cardiomyopathy）。

【临床病理联系】

口服药物或切除部分甲状腺组织可控制甲状腺功能亢进，但疗效不一。 部分病例可并发角膜损伤、溃疡和感染而导致失明。 5%～10%的患者可合并甲状腺癌，但一般病灶较小，多数在施行甲状腺切除术时偶尔发现。 部分患者可死于因甲状腺毒性心肌病引起的心力衰竭。

二、甲状腺功能减退症

甲状腺功能减退症（hypothyroidism）由甲状腺激素合成或分泌不足所致，简称甲减。最常见原因是饮食中碘摄入不足，自身免疫也是发达国家甲减的主要原因。 而遗传缺陷相对少见。 甲减还可以继发于：因甲状腺功能亢进或甲状腺癌施行手术切除或放射线治疗而损伤过多正常甲状腺组织，以及下丘脑或垂体病变而致 TSH 分泌不足。 若本症发生在胚胎发育及幼儿期，主要表现为克汀病（cretinism）；年长儿童或成人则表现为黏液性水肿（myxedema）。

（一）克汀病

克汀病又称呆小病，可分为地方性和散发性两种。 前者因母亲缺碘或患有单纯性甲状腺肿，致胎儿缺碘及其甲状腺发育不全所引起，目前通过食用碘化食盐和其他食品进行预防，此病已少见。 后者可能与遗传性因素有关，如缺乏甲状腺素生物合成中所需的关键酶或与甲状腺发育不全或未发育有关。

根据母亲甲状腺素水平降低出现的时间，儿童克汀病可有两种类型：一种为神经型，多见于地方性克汀病流行区，母亲甲状腺素水平低下出现在胚胎发育之前，此时胎儿脑发育发生障碍；另一种为黏液水肿型，母亲甲状腺素水平低下出现在胚胎甲状腺组织发育之后，此时胎儿的甲状腺组织已得到发育，故胎儿脑的发育相对比较正常，以体格发育障碍表现为主。 克汀病患儿全身组织和骨骼发育障碍，表现为身材和四肢短小，肌肉松弛，步行姿态行如鸭子。 脑发育障碍者可出现痴呆，还可伴有聋哑等症。

（二）黏液性水肿

发生于青少年或成年人，起病隐匿，一开始患者常以淡漠、怕冷及女性月经量过多为表现。 几个月后，患者逐渐出现思维、说话和动作迟缓，常伴有眼部四周的黏液性水肿，皮肤冰冷、粗糙和苍白，内脏器官功能下降，经常便秘致使回肠蠕动无力，心输出量降低伴心脏扩大，后者常因心肌间质内出现大量糖胺聚糖沉积性黏液水肿，引起心肌张力减弱和心室扩张所致（称黏液性水肿心），心包膜和胸膜可有渗出，呼吸抑制日益加重。 如不及时加以纠正，患者最终变得木僵状，甚至可进入昏迷状态。

三、单纯性甲状腺肿

单纯性甲状腺肿（simple goiter）又称弥漫性非毒性甲状腺肿（diffuse nontoxic goiter）或胶样甲状腺肿，是由于甲状腺素分泌不足使垂体 TSH 分泌增多引起的甲状腺肿大。临床以双侧甲状腺对称性肿大为特征（图 13-2）。大多数患者甲状腺功能正常，如果病变严重（如甲状腺素先天性合成缺乏）可出现甲状腺功能减退症症状。

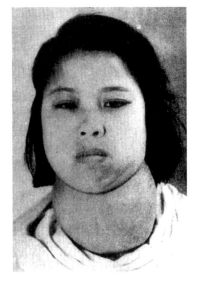

图 13-2　单纯性甲状腺肿

注：患者颈部呈对称性肿大

【病因和发病机制】

本病可分为流行性和散发性两种。

1. 流行性甲状腺肿　发生于饮水和食物中缺碘地区。当地居民因碘摄入过少，甲状腺素合成减少。

2. 散发性甲状腺肿　大多数病例的病因尚不明确。原因包括：①机体对甲状腺激素需求的增多，多见于青春期及青年期女性。②许多食品，如萝卜、白菜、花菜中所含的硫脲、锂和硫氰酸盐，饮水中的钙和氟，以及硫氰酸钾、过氯酸钾、对氨水杨酸、硫脲嘧啶和磺胺类等药物都可以通过不同的机制抑制甲状腺素的合成和释放。③因碘摄食过高，过氧化酶的功能基团过多被占用，影响了酪氨酸氧化，因而碘的有机化过程受阻。④甲状腺激素合成中的有关酶遗传性缺乏。

以上因素均可导致血液中甲状腺素水平低下，通过反馈调节，使下丘脑促甲状腺释放激素和垂体前叶 TSH 分泌增多，从而引起甲状腺滤泡上皮增生，合成的大量甲状腺球蛋白不能被碘化而积聚在滤泡腔内，导致滤泡腔扩张、甲状腺肿大。

【病理变化】

本病的病理发展过程可以分为 3 个时期：早期，弥漫性滤泡上皮增生；中期，滤泡内大量胶样物质积聚；后期，甲状腺形成结节状。

1. 滤泡上皮增生期（弥漫性甲状腺肿）　此期体内甲状腺素减少，甲状腺滤泡上皮代偿性增生。肉眼观察：甲状腺对称性肿大，表面光滑。镜下：滤泡上皮立方形或柱形，并有小滤泡增生。

2. 滤泡内胶质储积期（弥漫性胶样甲状腺肿）　肉眼观察：甲状腺呈弥漫性、对称性肿大，重 200～300 g，质地变实，包膜完整；切面紫红色或棕色，光泽增强，质脆嫩，富于胶样物质感。镜下：大部分滤泡增大，腔内充满胶样物质，上皮呈扁平状，间质稀少；部分滤泡小，滤泡上皮呈增生性改变，立方至柱状，可形成乳头状突起。

3. 结节状增生期（结节性甲状腺肿）　由于肿大的甲状腺内不同部位的滤泡上皮细胞增生和复旧不同步，甲状腺逐渐发展为表面凹凸不平、两侧不对称，甚至有巨大结节形成。　肉眼观察：甲状腺明显增大，有时可达1 000 g，表面和切面均见数量不等、大小不一的结节，结节间可有不完整的纤维性间隔；部分结节可有出血、坏死、囊性变、纤维化和钙化等改变。　镜下：最重要的组织学特征是病变多样性；增生的结节常紧靠排列；滤泡上皮呈扁平或低立方形，部分形成短乳头，周围被扩张和充满胶样物质的滤泡挤压；滤泡间有多少不一的纤维组织分隔，但并不形成完整的包膜。

【临床病理联系】

若甲状腺体积过大，可压迫气管、食管和颈部血管而引起有关症状，如气道受阻、吞咽困难及上腔静脉压迫综合征。　近10%病程10年以上患者可伴有甲状腺功能亢进症状。少于5%的患者可发生癌变。

四、甲状腺炎

甲状腺炎（thyroiditis）是一组以甲状腺组织炎症为特征的疾病，包括导致甲状腺疼痛的急性病变（感染性甲状腺炎和亚急性肉芽肿性甲状腺炎），以及炎症相对较少而甲状腺功能障碍显著的病变（亚急性淋巴细胞性甲状腺炎）。　临床上常见的有3种类型：桥本甲状腺炎、亚急性肉芽肿性甲状腺炎和亚急性淋巴细胞性甲状腺炎。

（一）桥本甲状腺炎

桥本甲状腺炎（Hashimoto thyroiditis）又称慢性淋巴细胞性甲状腺炎，病变以甲状腺内大量淋巴、浆细胞浸润及广泛代替甲状腺实质为特征。　患者表现为无痛性甲状腺肿大，随着病变的发展，可出现轻度，甚至明显的甲状腺功能减退。

该病是非缺碘地区造成甲减的最常见原因。　好发于45～65岁人群，女性比男性多10～20倍；也可发生于儿童，是儿童非流行性甲状腺肿的主要原因。　本病发病机制主要是自身免疫耐受的打破，包括$CD8^+$ T细胞介导的细胞毒作用，细胞因子（IFN-γ）和抗甲状腺抗体。

肉眼观察：甲状腺呈中等程度对称性肿大或正常大小；当纤维化严重时，体积可缩小，有时呈不对称或分叶状；切面呈红褐色，似肉样，胶样实质为灰白色组织所代替，包膜完整。　镜下：甲状腺组织内有大量淋巴细胞、浆细胞、免疫母细胞和巨噬细胞浸润，并有淋巴滤泡形成，个别区域类似淋巴组织；甲状腺滤泡萎缩；许多区域的滤泡被覆体积增大、胞质颗粒丰富的嗜酸细胞（oxyphil cell），又称Hürthle细胞（滤泡上皮的化生，超微结构特征是含有大量线粒体）；间质内有纤维组织增生，但不超越腺体包膜。

（二）亚急性肉芽肿性甲状腺炎

亚急性肉芽肿性甲状腺炎（subacute granulomatous thyroiditis）又称De Quervain甲状腺炎，好发于30～50岁女性患者。　通常与病毒感染有关，尤其是麻疹、腮腺炎和流感病毒感染。　患者表现为上呼吸道感染，且伴有发热、乏力和肌肉疼痛等全身反应，甲状腺肿胀、疼痛和触痛。　病理上以出现巨细胞反应的肉芽肿性炎症为特征。　本病多数可自愈。

肉眼观察：甲状腺比正常大2～3倍，不对称；切面见斑片状坏死和纤维化病灶。　镜下：甲状腺滤泡坏死，起先表现为非特异性急性或亚急性炎细胞浸润，随后形成肉芽肿，其中心常有不规则胶样物质碎片，周围有多核巨细胞反应，最后病灶发生纤维化（图 13-3）。

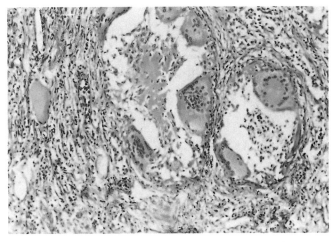

图 13-3 亚急性肉芽肿性甲状腺炎

注：甲状腺滤泡被破坏，伴有炎症细胞浸润，形成异物巨细胞
和上皮样细胞，状如结核结节。 间质纤维组织增生明显

（三）亚急性淋巴细胞性甲状腺炎

亚急性淋巴细胞性甲状腺炎（subacute lymphocytic thyroiditis）又称无痛性或隐匿性甲状腺炎，较桥本甲状腺炎少见。 本病可发生于任何年龄，但以中年女性多见或发生在产后。 本病患者同样有抗甲状腺球蛋白、过氧化酶等自身抗体形成，故一些学者认为它是桥本甲状腺炎的变异型。 本病可自愈，不留后遗症。

肉眼观察：甲状腺正常大小或中等对称性肿大，切面结构正常或有灰白病灶。 镜下：弥漫性或局灶性淋巴细胞浸润，其程度不如桥本甲状腺炎严重。

五、甲状腺肿瘤

甲状腺肿瘤以腺瘤和腺癌最常见。

（一）腺瘤

腺瘤是指来源于甲状腺滤泡上皮细胞的良性肿瘤，多发生于 40～60 岁的女性。 临床以颈部扪及肿块为主要表现。 少数病例经同位素检查显示肿瘤能摄取放射性碘，称为热结节。 肉眼观察：肿瘤为单个，呈圆形或结节状，边界清楚，包膜完整，直径一般为 1～4 cm；切面富于胶样物质，棕黄色，可伴有坏死、出血，继而形成囊肿和钙化。 镜下：组织结构呈多样性，瘤细胞可排列成条索状（如胚胎期甲状腺组织），或形成小腺泡，腔内含少量胶样物质（如胎儿甲状腺组织），亦可接近正常甲状腺组织或腺泡大而腔内充满胶样物质。 少数腺瘤也可由胞质含有丰富嗜酸性颗粒的细胞（Hürthle 细胞）组成，称为嗜酸性腺瘤。 手术切除效果佳。

（二）腺癌

来源于甲状腺滤泡细胞的腺癌，可为乳头状癌、滤泡状癌或未分化癌；来源于滤泡旁细胞者称髓样癌。青、中年人群的甲状腺癌多见于女性，而儿童及老年期发病无性别差异。

甲状腺癌的发生与环境和基因因素有关。20 岁前颈部受放射线照射与甲状腺乳头状癌的发生密切相关。而饮食中碘缺乏与滤泡状癌发病率增高相关。来源于滤泡上皮的 3 种甲状腺癌的基因改变主要聚集在 MAPK 和 PI-3K/AKT 信号通路分子上。大部分甲状腺乳头状癌通过 *RET* 或 *NTRKI* 基因（编码酪氨酸激酶跨膜受体）重排，或 *BRAF* 基因激活点突变（MAPK 通路的中间信号成分）机制，激活 MAPK 通路。1/3~1/2 的甲状腺滤泡状癌基因突变存在于 *PI-3K/AKT* 信号通路分子上，造成该通路的持续激活，包括 *RAS* 和 *PIK3CA* 功能获得性点突变、*PIK3CA* 基因扩增，及抑癌基因 *PTEN* 功能丢失性突变。*RAS* 和 *PIK3CA* 突变率从良性的滤泡腺瘤、滤泡腺癌至未分化癌逐步增加。原癌基因 *RET* 突变也存在于甲状腺髓样癌中。

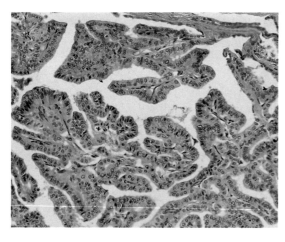

图 13-4 甲状腺乳头状癌

注：肿瘤呈乳头状生长，瘤细胞为单层或多层，呈立方形。乳头分支多，间质含有少量纤维和血管。瘤细胞核呈空泡状

1. 乳头状癌 最常见，占甲状腺癌的 85% 以上，多发生于 30~40 岁的女性。肉眼观察：肿瘤多呈圆形，直径一般为 2~3 cm，无包膜，界限不清；切面灰白色，或呈细颗粒绒毛状，常伴有出血、纤维化和钙化，少数可形成囊腔。镜下：肿瘤呈乳头状生长（图 13-4），间质有较多纤维和血管，常可见呈同心圆状的钙化砂粒体（Psammoma bodies），有助于诊断。肿瘤细胞核染色质稀少，呈微细颗粒状或空泡状，称为毛玻璃样细胞核，是主要的诊断依据。部分胞质突入细胞核内，形成核内假包涵体。此型腺癌恶性程度较低，手术效果佳，10 年存活率超过 95%。

2. 滤泡状癌 较乳头状癌少见，占甲状腺癌 5%~15%，多见于 40~60 岁的女性。肉眼观察：肿瘤多为单个，无包膜，呈灰白色。镜下：肿瘤由小滤泡构成。分化良好者滤泡结构典型，上皮细胞异型性不明显，难以与腺瘤相区别，但可浸润包膜、血管、淋巴管等，可作为诊断依据；分化差者滤泡结构不明显，细胞异型性大，分裂象多见，常呈实性的条索状或巢状排列。本型腺癌恶性程度较乳头状癌高，早期即可出现血道转移。

3. 未分化癌 较少见。患者平均发病年龄为 65 岁。近 1/4 有分化好的甲状腺癌史，另有 1/4 在切除的甲状腺组织内发现同时存在的分化好的肿瘤。肉眼观察：肿瘤呈灰白色，质地较硬，边界不清，常伴出血、坏死，并浸润至周围组织，甚至累及对侧。镜下：

肿瘤细胞形态多样；一类由小圆细胞构成，核深染、分裂象多，呈弥漫性或条索状排列，无腺泡结构，易误诊为淋巴瘤，但角蛋白和癌胚抗原（CEA）阳性，有助于鉴别；另一类细胞大而不规则，呈梭形、圆形或形成多核癌巨细胞，恶性程度高，预后极差。未分化癌恶性程度高，浸润性生长明显，发展迅速，手术治疗效果差。

4. 髓样癌　较少见，约占甲状腺癌 5%，起源于滤泡旁细胞（又称 C 细胞），故又称滤泡旁细胞癌，属 APUD 肿瘤的一种。80% 以上病例的瘤细胞可分泌降钙素、5-HT、ACTH 和前列腺素等，故临床表现呈多样性，检测血浆降钙素有助于诊断。30% 的病例为家族性，如多发性内分泌肿瘤综合征 II 型。肉眼观察：肿瘤多位于甲状腺上半叶（C 细胞较丰富），实性、质硬、灰白色，界限不清。镜下：瘤细胞呈圆形、小多边形或梭形，排列成簇状、索状或不规则的实性巢团状；间质内常有淀粉样物质沉积，此为本肿瘤特征性结构。电镜下可见癌细胞内有大小较一致的神经分泌颗粒。家族性病例中，肿瘤常是多灶性的，肿瘤周围的组织内有 C 细胞增生。肿瘤多循淋巴道转移，转移灶内也常可见淀粉样物质，是本癌特征之一。

第二节　糖　尿　病

糖尿病（diabetes mellitus）是一种体内胰岛素分泌相对或绝对不足，或靶细胞对胰岛素敏感性降低而引起的慢性糖、脂肪和蛋白质代谢紊乱性疾病。其以血糖持续增高和尿糖阳性为特征，并有多饮、多食、多尿、疲乏、消瘦等临床表现，严重者可并发酮症酸中毒及血管、神经和肾脏等部位或器官的病变及功能障碍。根据病因糖尿病可分为原发性和继发性：原发性占绝大多数，病因不明；继发性占少数，指已知原因造成胰岛内分泌功能不足所致糖尿病，如胰腺炎、肿瘤、某些药物、胰腺部分切除及某些内分泌疾病（肢端肥大症、库欣综合征、甲状腺功能亢进症、嗜铬细胞瘤等）。本节主要讨论原发性糖尿病。

【病因和发病机制】

原发性糖尿主要分为两型。

1. 1 型糖尿病　大约 10% 的患者属于此型，其特征是由于胰腺 β 细胞破坏造成绝对的胰岛素分泌缺乏。大多数患者依靠外源性胰岛素生存，否则会发生严重的代谢并发症，如酮症酸中毒和昏迷。通常病变在儿童时期发生，青春期出现临床症状，并随年龄增加而进展。该型糖尿病是自身免疫性疾病，免疫异常的基础是 T 细胞自身免疫耐受的减低和破坏。自身免疫对 β 细胞攻击通常在发病前许多年就存在，当 90% 的 β 细胞被破坏后，出现典型症状（高血糖和酮症）。针对 β 细胞抗原（包括胰岛素和谷氨酸脱羧酶）的自身抗体可在 70%~80% 患者血液中检测到。发病机制涉及遗传易感性和环境因素。遗传易感性包括 HLA-DR3/DR4、溶细胞的细胞毒 T 细胞相关抗原 4（CTLA-4）和 PTPN22 多态性及胰岛素多态性。后者可减少胸腺内胰岛素蛋白的表达，导致与之反应的 T 细胞清除减少。 环境因素，如病毒（腮腺炎、风疹、柯萨奇 B 病毒）感染，可能是通过"分子模拟"机制使抗病毒的免疫反应交叉性与 β 细胞表面类似蛋白分子作用而致病。 但此观念还未被彻底证明。

2. 2 型糖尿病 80%～90%的患者属于此型，是典型的多因素疾病。 环境因素包括久坐不动的生活方式、饮食习惯和肥胖。 遗传因素证据，同卵双胎中糖尿病发病一致性高达35%～60%。 近来大型全基因组关联分析研究辨别出十余个易感性位点，称为"糖尿病性"基因。 与 1 型糖尿病不同，2 型糖尿病不与涉及免疫耐受和调节的基因相关。 患者通常存在外周组织对胰岛素的反应下降（胰岛素抵抗）和 β 细胞失功能。 胰岛素抵抗先于高血糖发生，且在糖尿病发展的早期通常伴有 β 细胞代偿性高功能和高胰岛素血症。

此外，少数病例属于单基因遗传病，如青年人中的成年发病型糖尿病（maturity-onset diabetes of the young， MODY）、胰岛素或胰岛素受体等。

不同病因引起的糖尿病造成的长期并发症相同。 其发病机制是多因素的，持续高血糖是关键，目前还已知至少以下 3 条通路参与其间。

其一，晚期糖基化终末产物（advanced glycation end products， AGE）的形成。 AGE是由细胞内糖衍生前体（乙二醛、丙酮醛和 3-脱氧葡萄糖醛酮）与细胞内外蛋白的游离氨基发生非酶性反应形成。 高血糖大大加快 AGE 形成。 AGE 与存在于炎症细胞（巨噬细胞和 T 细胞）、内皮细胞和血管平滑肌细胞上的特异受体结合，导致巨噬细胞释放促炎症因子和生长因子，内皮细胞内活性氧生成，增加内皮细胞和巨噬细胞的促凝活性，血管平滑肌细胞增生和合成细胞外基质增多。 此外，AGE 可直接与细胞外基质蛋白交联，减少蛋白清除，增加蛋白沉积。 AGE 交联蛋白能网罗血浆或间质蛋白，如低密度脂蛋白（促进动脉粥样硬化形成）、白蛋白沉积于毛细血管壁使基膜增厚（糖尿病微血管病特征性改变）。

其二，激活蛋白激酶 C。 细胞内高血糖能刺激二酰甘油的合成，随后激活蛋白激酶C。 后者下游效应多样，包括：产生促血管生成分子（如血管内皮生长因子），在糖尿病肾病新生血管形成中发挥作用；产生促纤维化分子（如转化生长因子 β），从而造成细胞外基质和基膜物质的沉积。

其三，多元醇通路的紊乱。 在无须胰岛素调节葡萄糖转运的某些组织（如神经、晶状体、肾脏、血管），高血糖导致细胞内葡萄糖增加，经醛糖还原酶代谢成山梨醇，最终转化为果糖，在此过程中需要消耗作为辅助因子的 NADPH。 然而 NADPH 也是谷胱甘肽还原酶重新生成还原型谷胱甘肽所必需的（谷胱甘肽是细胞重要的抗氧化机制之一），后者的减少使细胞易受氧化应激损伤。 持续的高血糖是糖尿病神经病变的主要原因（葡萄糖神经毒性）。

【病理变化】

胰腺病理改变多样且不显著，主要的形态学改变在于多种长期并发症，多累及动脉（大血管病变）、小血管（微血管病变）、肾脏（糖尿病肾病）、视网膜、神经和其他组织。

1. 胰岛病变　临床症状出现前，胰岛可有白细胞浸润，主要是单个核细胞（淋巴细胞、巨噬细胞）。 1 型糖尿病胰岛变小、数目减少。 2 型糖尿病后期常见胰岛淀粉样变及 β 细胞减少（图 13-5）。

2. 血管病变　大、中动脉粥样硬化的发生率高、起病早、进展快、病变重。小动脉则表现内膜增厚、玻璃样变，致使管腔狭窄。 冠状动脉粥样硬化造成的心肌梗死是糖尿病最常见的死亡原因。 下肢坏疽发生率是普通人群的 100 倍。

3. 肾脏病变　肾脏是糖尿病首要的累及器官，肾衰竭是仅次于心肌梗死的死亡原因。 病理改变主要有：①肾小球病变，肾小球系膜区大量均质样基质沉积，

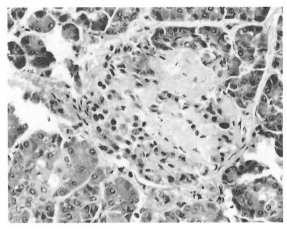

图 13-5　胰岛淀粉样变（HE）

注：胰岛内细胞数目明显减少，过半数面积被染成淡嗜酸性、均质云雾状物（即淀粉样物）所占据

呈圆形结节状硬化病灶，又称 K-W（Kimmelstiel-Wilson）结节（图 13-6），有诊断意义。毛细血管基膜增厚。 在肾球囊内侧常可见因血浆蛋白漏出形成均质蜡样玻变的小滴样结构称为球囊滴，血管襻外侧形成半月状均质基质称为纤维蛋白帽。 随结节状病灶的增大或增多，以及毛细血管基膜的进行性增厚，肾小球毛细血管腔狭窄或闭塞，从而导致整个肾小球硬化和玻璃样变，伴肾小管萎缩，间质纤维化。 ②肾血管病变，类似于其他部位血管改变。 肾细小动脉壁玻变不仅累及入球小动脉，还累及出球小动脉（出球小动脉硬化在非糖尿病病变中非常少见）。 ③肾盂肾炎，糖尿病患者并发急性肾盂肾炎时，可因缺血合并感染而引起肾乳头坏死。

4. 眼部病变　视网膜毛细血管基膜增厚，玻璃样变，腔内血栓形成，还常伴有微小动脉瘤和视网膜小静脉扩张，从而引起视网膜水肿、渗出、出血，甚至视网膜剥离而失明。 另外，糖尿病时易合并白内障、青光眼。

5. 神经系统病变　由供应神经的微血管病变及直接的轴突损伤引起。 中枢和外周神经均可受累。 最常见形式是双下肢对称性感觉和运动功能障碍。 自主神经受累可造成肠道和膀胱功能障碍，有时导致阳痿。 糖尿病单神经病变可表

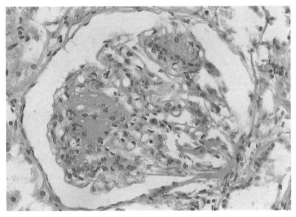

图 13-6　糖尿病肾病（HE）

注：肾小球毛细血管襻有 2 个呈嗜酸性染色的结节状病灶（即 K-W 结节），内有蛋白样物积聚及系膜基质增多，周围伴系膜细胞增生

现为突发性足下垂、腕下垂或孤立的颅神经麻痹。

6. 其他组织或器官病变 可出现肝脂肪变和糖原沉积、骨质疏松、皮肤黄色瘤及化脓性和真菌性感染等。

【临床病理联系】

糖尿病典型的临床表现是多食、多饮、多尿和消瘦。 高血糖的渗透性利尿作用引起多尿；多尿造成体内水分丧失和血液渗透压增高，刺激下丘脑消渴中枢引起多饮；由于糖的利用障碍，加上血糖过高刺激胰岛分泌，使患者产生饥饿感和食欲亢进；糖代谢障碍使ATP 生成减少及负氮平衡，患者出现乏力、消瘦、体重减轻。

糖尿病患者糖代谢障碍，为了获取能量，脂肪动员增加，脂肪酸在肝脏氧化形成酮体，体内酮体堆积，形成酮血症和酮尿，导致酸中毒，甚至糖尿病性昏迷。 大量脂肪酸氧化，产生大量乙酰辅酶 A，使胆固醇合成增多，出现高胆固醇血症和高脂血症。

糖尿病患者蛋白质分解亢进，使抗体生成减少，机体抵抗力降低，患者易合并感染。患者可因全身血管改变引起的肾衰竭、脑血管意外、心肌梗死等并发症而死亡。

第三节　腺垂体疾病

垂体位于蝶鞍垂体窝内。 垂体由功能和形态不同的两部分组成：垂体前叶（腺垂体）和垂体后叶（神经垂体）。 垂体前叶由嗜碱性细胞、嗜酸性细胞和嫌色细胞组成，可以分泌促肾上腺皮质激素（ACTH）、生长激素（GH）、促甲状腺素（TSH）、催乳素（PRL）、促卵泡素（FSH）和促黄体素（LH）。 垂体后叶分泌抗利尿激素（ADH）和缩宫素。 这些激素的释放又受控于下丘脑。 临床上下丘脑-垂体后叶轴的功能或器质性病变常可引起 ADH 减少/缺乏，导致尿崩症。 腺垂体的疾病较神经垂体更为多见，以下介绍腺垂体功能亢进症与减退症。

一、腺垂体功能亢进症与腺瘤

引起腺垂体功能亢进的最常见原因是垂体腺瘤，因腺癌或腺细胞增生所致者极少见。垂体腺瘤是来源于垂体前叶上皮细胞的良性肿瘤，为鞍内最常见的肿瘤，占颅内肿瘤的10％～20％，多发生在 30～60 岁，女性较多见。 垂体腺瘤生长缓慢，大小不一，直径可由数毫米至 10 厘米，瘤体直径<1 cm 者为小腺瘤，>1 cm 者为大腺瘤。 镜下：肿瘤细胞呈索状、梁状和巢状排列，形态较一致，多边形，胞质较丰富，核居中，呈卵圆形。 目前根据腺瘤细胞合成和分泌的激素进行分类，较常见者是 PRL，其次为 GH、ACTH、促性腺激素（如 LH 和 FSH）等分泌性腺瘤，而 TSH 分泌性腺瘤则极少见。 多数腺瘤细胞只分泌一种激素，但也有分泌多种或无分泌功能的腺瘤。 腺瘤可因其占位病变和分泌激素而产生症状，前者可引起蝶鞍扩大和骨质破坏，视神经及邻近脑组织受压等，巨大的腺瘤可突破包膜进入海绵窦或鼻旁窦。

约65%的垂体腺瘤为功能性腺瘤。催乳素分泌性腺瘤多见于青年女性，临床症状有溢乳、闭经和高PRL血症；男性则出现性欲亢进或阳痿。生长激素分泌性腺瘤在骨骺未闭合前引起垂体性巨人症，表现为四肢发育异常，身体异常高大，内脏器官也增生肥大，但生殖器官多萎缩或发育不全；如发生在青春期后，则表现为肢端肥大症，即患者下颌、鼻、口唇、颧骨弓和眶上嵴增大突出，形成特殊面容，四肢肢端明显肥大。促肾上腺皮质素分泌性腺瘤则可造成垂体性库欣（Cushing）综合征（详见肾上腺病变）。FSH/LH分泌性腺瘤多发生于老年人，少有临床症状。

二、腺垂体功能减退症

腺垂体功能减退多表现为整体功能低下，常见的原因：①非分泌性垂体腺瘤，压迫正常腺体；②垂体缺血坏死，如产科分娩后垂体坏死；③手术或放射线引起腺垂体丧失；④其他少见的原因，如炎症、外伤及垂体转移性肿瘤。蛛网膜穿过蝶鞍隔缺损，疝入蝶鞍，在脑脊液压力下，垂体逐渐萎缩、坏死，形成所谓空蝶鞍综合征（empty sella syndrome）。

西蒙综合征（Simmond syndrome）是垂体前叶各种激素分泌障碍的一种综合征，导致相应的靶器官，如甲状腺、肾上腺、性腺等的萎缩。病变呈慢性经过，病程可达30年，临床上出现恶病质和早老症。激素分泌减少的先后顺序为GH、FSH/LH、TSH、ACTH，最后是PRL。患者身材矮小（GH减少所致）；女性出现闭经、性欲减退及生殖器官萎缩和毛发减少（FSH/LH减少）；皮肤干燥、面容衰老、精神异常（TSH减少）及食欲缺乏、恶心、无力（ACTH减少）。

希恩综合征（Sheehan syndrome）是西蒙综合征的一个特殊类型，多由于分娩时大出血或休克引起，致使妊娠期增生肥大的腺垂体供血量锐减，继而发生缺血性坏死。患者出现乳腺急骤退缩、乳汁分泌停止，继之生殖器官萎缩、闭经，并出现其他西蒙综合征的有关症状。

垂体性侏儒则因GH分泌减少所致。患者身材矮小，但身体各部分比例正常，皮肤多老年性皱纹，生殖器官发育迟缓，甲状腺、肾上腺发育障碍，但其智力发育正常。

第四节 肾上腺疾病

肾上腺由皮质和髓质构成。皮质分泌三大激素：糖皮质激素（主要为皮质醇）、盐皮质激素（如醛固酮）、性激素（雌激素和雄激素）。髓质由嗜铬细胞组成，分泌儿茶酚胺（主要为肾上腺素）。常见的皮质疾病为肾上腺皮质增生及由此产生的各类综合征，肾上腺皮质功能减退和肿瘤。髓质最常见的病变是肿瘤。

一、 肾上腺皮质增生与功能亢进

肾上腺皮质增生可由下列原因引起： ①先天性酶缺乏，最主要是 21-羟化酶缺乏，使皮质醇合成减少，诱发 ACTH 过量分泌，引起皮质增生；②后天性，主要由于垂体腺瘤，ACTH 分泌过多，或 APUD 瘤分泌 ACTH 导致皮质增生和肥大。 皮质可呈弥漫性或结节状增生，前者显示皮质均匀增厚，其厚度常超过 2 cm；后者增生的结节可为数毫米至2.5 cm。 不同种类激素的过量分泌可引起不同的综合征。

1. 库欣综合征（Cushing syndrome） 是由于皮质醇分泌过多所致，蛋白异化作用增强，脂肪呈向心性沉积，患者出现满月脸，脂肪堆积在项背部形成所谓"水牛背"，躯干肥胖而四肢的脂肪堆积不明显，腹部皮肤红黑色，可出现萎缩性皮肤条纹，肌肉常有萎缩，骨质疏松。 患者常有高血压，也可合并糖尿病。

2. 原发性醛固酮增多症（hyperaldosteronism） 大多由功能性皮质腺瘤引起，少数为肾上腺皮质增生所致。 患者可出现低血钾、高血钠和高血压，还可伴有碱中毒、口渴、多尿等症状。 由于血容量增加，患者血中肾素水平正常。

3. 肾上腺性征综合征（adrenogenital syndrome） 多由于酶缺乏，尤其是 21-羟化酶缺乏致使 17-羟孕酮不能转化为皮质醇，最终形成过量的睾酮所致，其主要表现为男孩的性早熟和女孩的男性化。

二、 肾上腺皮质功能减退症

1. 急性肾上腺皮质功能减退症 常见原因： ①突然中断长期的类固醇激素治疗；②慢性肾上腺皮质功能减退者因严重感染，外伤，手术等应激状态所诱发；③华-佛综合征：脑膜炎双球菌性败血症并发双侧肾上腺出血或双侧肾上腺静脉血栓形成。 患者出现血压下降，休克，可伴有呕吐、腹泻、昏迷等症，并可致死。

2. 慢性肾上腺皮质功能减退症 又称艾迪生病（Addison disease），其原因有： ①自身免疫性肾上腺炎，多出现于 HLA-DR3 患者。 患者血清中可测得抗肾上腺皮质细胞线粒体或微粒体抗体。 如与慢性淋巴性甲状腺炎合并存在时称施密特（Schmidt）综合征。②结核或真菌感染。 ③转移性肿瘤。 患者肾上腺萎缩，两侧合重可低于 2.5 g，皮质菲薄。 镜下显示大量淋巴细胞和浆细胞浸润。 临床有疲乏、食欲缺乏、消瘦、皮肤黏膜变黑、低血糖、低血压等症。

三、 肾上腺肿瘤

1. 肾上腺皮质腺瘤 与皮质结节状增生难鉴别，前者为单发，后者多发。 肿瘤一般小于 3 cm，包膜完整，切面呈棕黄色。 镜下：一种瘤细胞胞质呈嗜酸性，类脂质含量甚少；另一种细胞体积较大，胞质富含脂质而呈泡沫状或透明状。 大多数皮质腺瘤是非功能性，少数为功能性，可引起醛固酮增多症或库欣综合征。

2. 肾上腺皮质腺癌 极少见。瘤体较腺瘤大，多伴有出血，坏死。切面分叶状，呈棕黄色。分化好的癌细胞形态与腺瘤相仿；分化差的肿瘤细胞异型性很大，可出现奇形巨细胞。肿瘤常浸润包膜和腹主动脉周围组织，并可转移到肝、肺、骨等脏器。

3. 肾上腺髓质嗜铬细胞瘤 属 APUD 肿瘤，主要分泌儿茶酚胺（肾上腺素、去甲肾上腺素）。肿瘤大小不一，常为 50～100 g，包膜完整，切面呈灰红色。细胞排列成索状或巢状，富含血窦，瘤细胞呈多边形，胞体较大，有一定异型性，甚至出现瘤巨细胞。瘤细胞胞质内含有嗜铬颗粒。患者表现为间隙性或持续性高血压、头痛、出汗、脉搏加快、基础代谢率升高和高血糖等。约 10％ 的肿瘤有侵袭性，属恶性肿瘤。

4. 神经母细胞瘤 起源于肾上腺髓质或交感神经节，是儿童常见的恶性肿瘤之一。肿瘤一般为数厘米，质软，灰白色，可伴有出血坏死。镜下检查显示肿瘤细胞甚小，似淋巴细胞，圆形，核大，胞质少，常呈菊花团状排列，其中央为细胞突起，呈细丝状。近年来发现该肿瘤第一对染色体短臂缺失或移位（1p32），且原癌基因 N-MYC 放大，与肿瘤侵袭性相关。无染色体异常或 N-MYC 基因不放大的神经母细胞瘤有衍化成良性神经节细胞瘤可能。

（曾文姣）

第十四章　神经系统疾病

　　神经系统由中枢神经（脑、脊髓）和周围神经（脊髓经、自主神经）组成。 神经系统的功能和结构与全身器官密切相关。 窒息、缺氧、失血、心脏骤停可引起缺血性脑病、脑水肿、脑疝进而危及生命。 体循环内栓子进入脑组织血管内可导致脑栓塞和脑梗死发生。除可发生血液循环障碍、炎症、肿瘤外，神经系统还存在神经元不明原因丢失导致的变性病、海绵状脑病以及脱髓鞘等疾病。

　　神经系统解剖和生理上的某些特殊性使其在病理方面具有一些和其他实质性器官病变不同的特殊规律：①病变定位和功能障碍之间关系密切，如一侧大脑额叶中央前回病变可导致对侧肢体偏瘫；②相同的病变发生在不同的部位，可出现不同综合征及后果，如额叶前皮质区（联络区）的小梗死灶可不产生任何症状，而如发生在延髓则可导致严重后果，甚至致命；③某些解剖特征具有双重影响，如颅骨虽有保护作用，却又是引起颅内压升高、脑疝形成的重要条件；④血-脑屏障和血管周围间隙（Virchow-Robin space，V-R 间隙）不仅构成了一条天然防线，而且在一定程度上限制了炎症反应向脑实质扩展。 此外，还影响某些药物进入脑内。

　　本章着重介绍神经系统的基本病理改变、脑血管病、感染、肿瘤和脑部病变的并发症。

第一节　神经系统的细胞及其基本病变

　　神经系统由神经元、胶质细胞（包括星形胶质细胞、少突胶质细胞、室管膜细胞）、小胶质细胞、脑膜的组成细胞及血管所组成。

一、神经元

　　神经元的体积和胞体形状可有很大差异，一些大型的神经元（如脊髓前角的运动神经元）的粗面内质网可用 Nissl 染色显示，在光镜下呈灰蓝色斑块状，称为尼氏小体（Nissl body，又称虎斑小体）。

　　神经元的基本病变包括以下几种。

　　1. 急性损伤性病变　急性缺血、缺氧和感染可引起神经元凝固性坏死。 神经元呈核固缩、胞体缩小变形、胞质尼氏小体消失，HE 染色胞质呈深伊红色，称为红色神经元

（red neuron）（图 14-1）。 继而出现核溶解、核消失，有时仅见死亡细胞的轮廓或痕迹，称为鬼影细胞（ghost cell）。

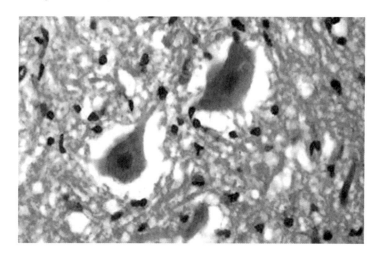

图 14-1　红色神经元(HE)

注：神经元胞体缩小，呈深伊红色，核固缩

2. 亚急性或慢性神经元损伤（变性） 单纯性神经元萎缩（simple neuronal atrophy）多见于进展缓慢、病程较长的变性疾病（如多系统萎缩、肌萎缩性侧索硬化），神经元呈慢性进行性变性和死亡，神经元胞体及胞核固缩、消失，且无炎症反应。 但晚期局部胶质细胞增生则提示该处曾经有神经元存在。 病变常选择性累及一个和多个功能相关的系统。

3. 中央型尼氏小体溶解与轴突反应 轴突损伤、病毒感染、缺氧、B 族维生素缺乏等原因，可导致神经元胞体变圆、核边移、核仁体积增大，尼氏小体消失，胞质呈苍白均质状染色，此种改变称为中央型尼氏体溶解（central chromatolysis）。 此改变乃由粗面内质网脱颗粒所致，游离核糖体增多使神经元蛋白质合成代谢大大增强，该反应早期是可逆的，具有代偿意义；如果病因长期存在，则可导致神经元死亡。

神经元轴突发生损伤时，神经元胞体出现中央尼氏小体溶解，轴突也出现一系列变化（以往通称为 Waller 变性），包括：①远端和部分近端轴索断裂、崩解、被吞噬消化。 近端轴突再生并向远端延伸。 ②髓鞘崩解脱失，游离出脂质和中性脂肪，呈苏丹 III 阳性染色。 ③细胞增生反应。 吞噬细胞增生吞噬崩解产物。 施万（Schwann）细胞或少突胶质细胞增生包绕再生轴索，完成髓鞘化过程，轴突损伤修复。

4. 细胞结构蛋白异常 细胞结构蛋白在神经元胞质内有时可引起包涵体样聚集，可见于老年性痴呆的神经原纤维缠结（neurofibrillary tangle，NFT）和震颤性麻痹中的 Lewy 小体（Lewy body）。 除了神经微丝的排列与结构异常外，还常伴有异常泛素（ubiquitin）化、α 共核蛋白（α-synuclein）异常表达及 tau 蛋白（τ）蛋白的过度磷酸化（详见变性病）。 海绵状脑病则由于异常朊蛋白（prion protein，PrP）的累积，导致神经元胞体和突起的空泡化改变。

二、神经胶质细胞

神经胶质细胞（neuroglia）包括星形胶质细胞、少突胶质细胞和室管膜细胞等，其总数为神经元的 5 倍。

1. 星形胶质细胞 尽管星形胶质细胞（astrocyte）命名源于其细胞形态，但在常规 HE 染色仅能显示星形胶质细胞的核，核呈圆形或椭圆形（直径约 10 μm）。 星形胶质细胞具有广泛的功能，除了对神经元及其突起的支持作用以外，尚具有供能、解毒、灭活神经递质、维持神经元的正常兴奋性、参与血-脑屏障的形成等功能。 在病理情况下星形胶质细胞参与炎症过程和损伤后修复。

星形胶质细胞的基本病变有：①肿胀，星形胶质细胞肿胀是神经系统受到损伤后最早出现的形态变化。 此时，星形胶质细胞核明显肿大，淡染。 如损伤因子持续存在，肿胀的星形胶质细胞核可逐渐皱缩，细胞死亡。 ②反应性胶质化（reactive astrogliosis），是神经系统受到损伤后的修复反应。 可出现星形胶质细胞的肥大和增生，其胞体和突起参与形成胶质瘢痕。 由于缺乏胶原纤维和相应间质蛋白，胶质瘢痕相比纤维瘢痕机械强度较弱。肥大的星形胶质细胞的胞核体积增大、偏位，甚至出现双核；核仁明显，胞质丰富，在 HE 染色时呈伊红色。 此种细胞称为肥胖型星形胶质细胞（gemistocytic astrocyte）。 电镜观察显示此种细胞胞质中有丰富的胶质纤维酸性蛋白（glial fibrillary acidic protein，GFAP）。免疫组化染色呈 GFAP 强阳性（图 14-2）。 此种细胞多见于局部缺氧、水肿、梗死、脓肿及肿瘤周围。 ③胞质内包含体形成，Rosenthal fiber 是星形胶质细胞胞质内出现的粗大的嗜酸性的条索状（纵切面）或圆形和卵圆形（横断面）结构，由多种蛋白成分（包括 GFAP，热休克蛋白 hsp27 和泛素等）构成，常见于陈旧性的胶质瘢痕，毛发型星形胶质细胞瘤以及 Alexander 病。 老年人脑中的星形胶质细胞突起聚集，在 HE 染色中可形成圆形，同心圆样层状排列的嗜碱性小体，称为淀粉小体（corpora amylacea）。 多见于星形胶质细胞突起丰富区域，如室管膜下、软脑膜（pia）下和血管周围。

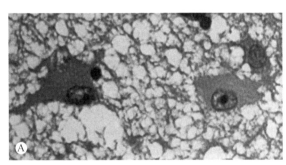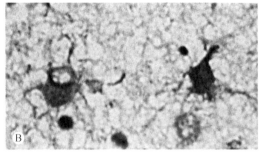

图 14-2 反应性星形胶质细胞（HE）

A. 见反应性星形胶质细胞胞体明显增大，胞质丰富（HE 染色）； B. 胶质细胞原纤维酸性蛋白质（GFAP）免疫组化染色阳性

2. 少突胶质细胞 中枢神经系统的少突胶质细胞（oligodendrocyte）和周围神经系统的

施万细胞的主要功能是形成髓鞘。 在 HE 染色片中少突胶质细胞形态和大小与小淋巴细胞相仿。 在灰质 1～2 个少突胶质细胞常分布于单个神经元周围。 如果 1 个神经元由 5 个或 5 个以上少突胶质细胞围绕，称为卫星现象（satellitosis）。 此现象与神经元损害无明确的关系，意义不明，可能与神经营养及髓鞘维持有关。

少突胶质细胞在白质中沿有髓神经束间成行排列，参与髓鞘的形成和维持。 因此少突胶质细胞病变常表现有两种：一种为已形成的髓鞘脱失崩解，称为脱髓鞘（demyelination）； 另一种表现为髓鞘形成不良，称为白质营养不良（leukodystrophy）。

3. 室管膜细胞 室管膜细胞（ependymal cell）呈立方状覆盖于脑室系统内面。 其病变的主要表现为局灶性细胞丢失，再由室管膜下的星形胶质细胞增生，充填缺损，形成众多向脑室面突起的细小颗粒，称为颗粒性室管膜炎（ependymal granulation）。 病毒感染尤其是巨细胞病毒感染可引起广泛室管膜损伤。 残留的室管膜细胞内可出现病毒包涵体。

三、小胶质细胞

小胶质细胞（microglia）属单核-巨噬细胞系统。 其对损伤的常见反应有：①噬神经细胞现象（neurophgia），这是指神经元死亡后被激活的小胶质细胞或血源性巨噬细胞包围吞噬，巨噬细胞在吞噬了坏死细胞或组织碎片后，胞质中出现大量的小脂滴，HE 染色呈空泡状，称为泡沫细胞（foamy cell）或格子细胞（gitter cell），苏丹 III 染色呈阳性反应。 ②增生，局灶性增生形成小胶质细胞结节（图 14-3）。 在慢性损害性疾

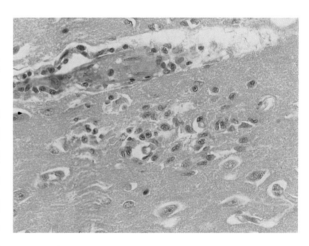

图 14-3 小胶质细胞结节(HE)
注：局部小胶质细胞增生，形成胶质结节

病（如神经梅毒），表现为小胶质细胞增生、胞体变窄、胞突减少并呈双极杆状。

第二节 中枢神经系统疾病常见的并发症

中枢神经系统疾病最常见且重要的并发症为颅内压升高、脑水肿和脑积水，其中脑水肿和脑积水可引起或加重颅内压升高。 三者可合并发生，互为因果，后果严重可导致死亡发生。

一、颅内压升高及脑疝形成

（一）颅内压升高

侧卧位的脑脊液压超过 2 kPa（正常为 0.6～1.8 kPa）即为颅内压增高，这是由于颅内容物的容积增加，超过了颅腔所能代偿的极限所致。 颅内压增高的主要原因是颅内占位性病变和脑脊液循环阻塞所致的脑积液。 常见的占位性病变为脑出血和血肿形成（如创伤、高血压、脑出血等）、脑梗死、肿瘤、炎症（如脑膜脑炎、脑脓肿等）、脑膜出血等，其后果与病变的大小及其增大的速度有关。 脑水肿可加重病变的占位性。

（二）脑疝形成

升高的颅内压可引起脑移位、脑室变形、使部分脑组织嵌入颅脑内的分隔（大脑镰、小脑天幕）和颅骨孔道（如枕骨大孔）等，导致脑疝形成（herniation）（图 14-4）。 常见的脑疝有以下几种类型。

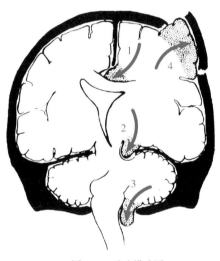

图 14-4 脑疝模式图

1. 扣带回疝； 2. 海马沟回疝； 3. 小脑扁桃体疝； 4. 占位病变

1. 扣带回疝 又称大脑镰下疝，是因一侧大脑半球特别是额、顶、颞叶的血肿或肿瘤等占位性病变，引起中线向对侧移位，同侧扣带回从大脑镰游离缘下向对侧膨出，形成扣带回疝。 疝出的扣带回背侧受大脑镰边缘压迫形成压迹，脑组织发生出血或坏死。 此外，大脑前动脉的胼胝体支也可受压引起相应脑组织梗死。 大脑冠状面上可见对侧的侧脑室抬高，第三脑室变形，状如新月。

2. 小脑天幕疝 又称海马沟回疝，是位于小脑天幕以上的额叶或颞叶内侧的海马沟回经小脑天幕孔向下膨出。 海马沟回疝可导致以下后果：①同侧动眼神经受压，瞳孔一过性缩小，继之散大固定，及同侧眼上视和内视障碍。 ②中脑及脑干受压后移，可导致意识丧失；导水管变狭窄，脊液循环受阻加剧颅内压的升高；血管牵伸过度，引起中脑和脑桥上部出血梗死，可导致昏迷死亡。 ③中脑侧移，使对侧中脑的大脑脚抵压于该侧小脑天幕锐利的游离缘上形成 Kernohan 切迹。严重时该处脑组织（含锥体束）出血坏死，导致与天幕上原发病变同侧的肢体瘫痪，引起假定位症。 ④压迫大脑后动脉引起同侧枕叶距状裂脑组织出血性梗死。

3. 小脑扁桃体疝 又称枕骨大孔疝。 主要是由于颅内高压或后颅凹占位性病变将小脑和延髓推向枕骨大孔， 并向下移位而形成小脑扁桃体疝。 疝入枕骨大孔的小脑扁桃体和延髓成圆锥形，其腹侧出现枕骨大孔压迹，由于延髓受压，生命中枢及网状结构受损，严重时可引起呼吸变慢甚至骤停，接着心脏停搏而猝死。

二、脑水肿

脑组织中由于液体过多贮积而形成脑水肿(brain edema)，这是颅内压升高的一个重要原因。 许多病理过程，如缺氧、创伤、梗死、炎症、肿瘤、中毒等均可伴发脑水肿，与下列解剖生理特点有关：①血-脑脊液屏障的存在限制了血浆蛋白通过脑毛细血管的渗透性运动；②脑组织无淋巴管以运走过多的液体。 常见脑水肿的类型如下。

1. 血管源性脑水肿 最为常见，是血管通透性增加的结果，血液中的液体大量渗入细胞外间隙，引起脑水肿。 特别是在伴有大量毛细血管增生的病变（转移性癌、脓肿）周围更为明显，可能与新生的毛细血管尚未建立有效的血-脑屏障有关。 白质水肿较灰质更为明显。 此型水肿常见于脑肿瘤、出血、创伤或炎症时。 水肿液富有蛋白质。

2. 细胞毒性脑水肿 多见于缺血或中毒引起的细胞损害。 由于细胞膜的钠-钾依赖性 ATP 酶失活，细胞内水、钠潴留，引起细胞（神经细胞、胶质细胞、内皮细胞）肿胀，细胞外间隙减小。 此型水肿可同样累及灰质和白质。

上述两型水肿常同时存在，在缺血性脑病时更为显著。

脑水肿的肉眼形态为脑体积和重量增加，脑回宽而扁平，脑沟狭窄，白质水肿明显，脑室缩小，严重的脑水肿常同时有脑疝形成。 镜下：脑组织疏松，细胞和血管周围空隙变大，白质中的变化较灰质更加明显。

在脑室内压力升高时，脑脊液（CSF）进入脑室周围白质产生所谓的间质性脑水肿（interstitial edema/hydeocephalic edema）。

三、脑积水

脑脊液量增多伴脑室扩张称为脑积水(hydrocephalus)。 脑积水发生的主要机制是脑脊液循环的通路或吸收被阻断。 原因很多，诸如先天畸形、炎症、外伤、肿瘤、蛛网膜下隙出血等。 脑室内通路阻塞引起的脑积水称阻塞性或非交通性脑积水，表现为部分脑室的扩张；如脑室内通畅而因蛛网膜颗粒或绒毛吸收脑脊液障碍所致的脑积液称交通性脑积水。 此外，脉络丛乳头状瘤分泌过多脑脊液也可导致脑积水，常表现为全脑室的扩张。

轻度脑积水时，脑室轻度扩张，脑组织呈轻度萎缩。 严重脑积水时，脑室高度扩张，脑组织受压萎缩、变薄，脑实质甚至可菲薄如纸，神经组织大部分萎缩而消失。

婴幼儿颅骨闭合前如发生脑水肿，患儿可出现进行性头颅变大，颅骨缝分开，前囟扩大；颅内压增高较轻，头痛、呕吐、视盘水肿也出现较晚。 由于大脑皮质萎缩，患儿的智力减退、肢体瘫痪。 成人脑积水，因颅腔不能增大，颅内压增加的症状发生较早也较严重。

第三节 感 染 性 疾 病

中枢神经系统的感染可由病毒、细菌、立克次体、螺旋体、真菌和寄生虫等引起。

病原体可通过下列途径入侵中枢神经系统：①血源性感染，如脓毒血症的感染性栓子等；②局部扩散，如颅骨开放性骨折、乳突炎、中耳炎和鼻窦炎等；③直接感染，如创伤或医源性（腰椎穿刺等）感染；④经神经感染，某些病毒如狂犬病毒可沿周围神经，单纯疱疹病毒可沿嗅神经、三叉神经入侵中枢神经而引起感染。

一、 流行性脑脊髓膜炎

流行性脑脊髓膜炎（epidemic cerebrospinal meningitis）是指由脑膜炎球菌（meningococcus)引起的急性化脓性脑膜炎。 多为散发性，在冬春季可引起流行，称为流行性脑膜炎。 患者多为儿童及青少年。 临床上可出现发热、头痛、呕吐、皮肤瘀点（斑）和脑膜刺激症状，部分患者可出现中毒性休克。

【病因及发病机制】

急性化脓性脑膜炎的致病菌因患者年龄而异。 新生儿及婴幼儿脑膜炎常见的致病菌是大肠埃希菌、B族链球菌和流感杆菌。 脑膜炎球菌性脑膜炎则最多见于儿童和青少年。肺炎链球菌性脑膜炎见于幼儿(源于中耳炎)和老年人(肺炎的并发症)。 金黄色葡萄球菌脑膜炎常是败血症的并发症。

脑膜炎球菌具有荚膜，能抵抗体内白细胞的吞噬作用，并能产生内毒素，可引起小血管或毛细血管的出血、坏死，致使皮肤、黏膜出现瘀点或瘀斑。 致病菌定位于软脑膜，引起化脓性炎症。

该致病菌存在于患者和带菌者的鼻咽部，借飞沫经呼吸道传染。 细菌进入上呼吸道后，大多数人只引起局部炎症，成为带菌者。 部分机体抵抗力低下的患者，细菌可从上呼吸道黏膜侵入血流，并在血中繁殖，引起菌血症或败血症。 约2%～3%的抵抗力低下患者，病菌可到达脑(脊)膜引起脑膜炎。 化脓菌在蛛网膜下隙的脑脊液循环中迅速繁殖、播散，因此脑膜炎症一般呈弥漫性分布。

【病理变化】

肉眼观察，脑脊膜血管高度扩张充血，病变严重的区域，蛛网膜下隙充满灰黄色脓性渗出物，覆盖着脑沟脑回，以致结构模糊不清(图14-5)，边缘病变较轻的区域，可见脓性渗出物沿血管分布。 在渗出物较少的区域，软脑膜往往略带浑浊。 脓性渗出物可累及大脑凸面矢状窦附近或脑底部视神经交叉及邻近各池(如交叉池、脚间池)。 由于炎性渗出物的阻塞，脑脊液循环发生障碍，可引起不同程度的脑室扩张。

镜下，蛛网膜血管高度扩张充血，蛛网膜下隙增宽，其中有大量中性粒细胞及纤维蛋

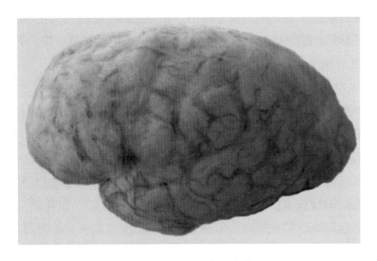

图 14-5　化脓性脑膜炎（大体）

注：患儿脑蛛网膜下隙中见大量脓液积聚，致脑表面沟回结构不清

白渗出和少量单核细胞、淋巴细胞浸润（图 14-6）。 用革兰染色法在细胞内外均可找到致病菌。 脑实质一般并不受累，邻近的脑皮质可有轻度水肿，由于内毒素的弥散作用可使神经元发生不同程度的变性。 脑膜及脑室附近脑组织小血管周围可见少量中性粒细胞浸润。病变严重者，动、静脉管壁可受累并发生脉管炎和血栓形成，从而导致脑实质的缺血和梗死。

【临床病理联系】

急性化脓性脑膜炎在临床上除了发热等感染性全身性症状外，常有下列神经系统症状。

（1） 颅内压升高症状：头痛、喷射性呕吐、小儿前囟饱满等。 这是由于脑膜血管充血，蛛网膜下隙渗出物堆积，蛛网膜颗粒因脓性渗出物阻塞而影响脑脊液吸收所致。 如伴有脑水肿，则颅内压升高更加显著。

（2） 脑膜刺激症状：临床表现为 3大体征：①颈项强直。 炎症累及脊髓神经根周围的蛛网膜、软脑膜及软脊膜，致使神经根在通过椎间孔处受压，当颈

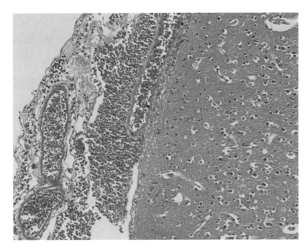

图 14-6　化脓性脑膜炎（HE）

注：脑实质表面软脑膜血管扩张、充血，蛛网膜下隙内大量中性粒细胞浸润

部或背部肌肉运动时可引起疼痛，颈项强直是颈部肌肉对上述情况所发生的一种保护性痉挛状态。 ②在婴幼儿，由于腰背肌肉发生保护性痉挛可引起角弓反张（episthiotonus）的体征。 ③此外，Kernig 征（屈髋伸膝征）阳性，是由于腰骶节段神经后根受到炎症波及而受压

所致，当屈髋伸膝试验时，坐骨神经受到牵引，腰神经根因压痛而呈现阳性体征；

（3）脑神经麻痹：由于基底部脑膜炎累及自该处出颅的第Ⅲ、Ⅳ、Ⅴ、Ⅵ和Ⅶ对脑神经，因而引起相应的神经麻痹征。

脑脊液的变化为压力升高，浑浊不清，含大量脓细胞，蛋白增多，糖减少，经涂片和培养检查可找到病原体。脑脊液检查是本病诊断的一个重要依据。

【结局和并发症】

由于及时治疗和抗生素的应用，大多数患者可痊愈，病死率已由过去的 70%～90% 降低到 5%～10%。如治疗不当，病变可由急性转为慢性，并可发生以下后遗症：①脑积水，由于脑膜粘连，脑脊液循环障碍所致；②脑神经受损麻痹，如耳聋、视力障碍、斜视和面神经瘫痪等；③脑底脉管炎致管腔阻塞，引起相应部位脑缺血和梗死。

暴发性脑膜炎球菌败血症是暴发型脑脊膜炎的一种类型，多见于儿童。本病起病急骤，主要表现为周围循环衰竭、休克和皮肤大片紫癜。与此同时，两侧肾上腺严重出血，肾上腺皮质衰竭，称为沃-弗综合征（Warterhouse-Friederichsen syndrome），其发生机制主要是大量内毒素释放所引起的弥散性血管内凝血，患者病情凶险，常在短期内因严重败血症死亡，患者脑膜病变轻微。

二、流行性乙型脑炎

流行性乙型脑炎（epidemic encephalitis B）是乙型脑炎病毒感染所致的急性传染病，多在夏秋季流行。本病起病急，病情重，病死率高，临床表现为高热、嗜睡、抽搐、昏迷等。儿童发病率明显高于成人，尤以 10 岁以下儿童为多，占乙型脑炎的 50%～70%。

【病因及传染途径】

乙型脑炎病毒为 RNA 病毒。其传播媒介和长期贮存宿主为蚊子（在我国主要为三节吻库蚊）。在自然界，其循环规律为：动物-蚊-动物。在牛、马、猪等家畜中隐性感染率甚高，一般仅出现病毒血症，成为人类疾病的传染源和贮存宿主。带病毒的蚊叮人吸血时，病毒可侵入人体，先在局部血管内皮细胞及全身单核-巨噬细胞系统中繁殖，然后入血引起短暂性病毒血症。病毒能否进入中枢神经系统，取决于机体免疫反应和血-脑脊液屏障功能状态。凡免疫能力强，血-脑屏障功能正常者，病毒不能进入脑组织致病，故成为隐性感染，多见于成人；在免疫功能低下，血-脑屏障功能不健全者，病毒可侵入中枢神经系统而致病，由于受染细胞表面有膜抗原存在，从而激发体液免疫和细胞免疫，导致损伤和病变的发生。

【病理变化】

本病病变广泛累及整个中枢神经系统灰质，但以大脑皮质及基底核、视丘最为严重，小脑皮质、延髓及脑桥次之，脊髓病变最轻，常仅限于颈段脊髓。

肉眼观察：脑膜充血，脑水肿明显，脑回宽，脑沟窄；切面上在皮质深层、基底核、视丘等部位可见粟粒或针尖大小的半透明软化灶，其境界清楚，弥散分布或聚集成群。

镜下：可出现以下病变。

1. 血管变化和炎症反应 血管高度扩张充血，可发生明显的淤滞，血管周围间隙增宽，脑组织水肿，有时可见环状出血。灶性炎症细胞浸润多以变性坏死的神经元为中心，或围绕血管周围间隙形成血管套（图14-7）。浸润的炎性细胞以淋巴细胞、单核细胞和浆细胞为主，仅在早期有为数不多的中性粒细胞。

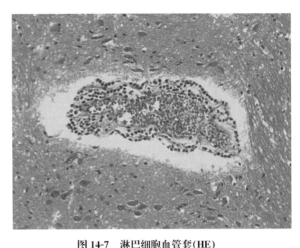

图14-7 淋巴细胞血管套(HE)

注：脑组织血管周围见以淋巴细胞及巨噬细胞为主的渗出，环绕血管呈袖套状外观

2. 神经细胞变性、坏死 病毒在神经细胞内增殖，导致细胞的损伤，表现为细胞肿胀、尼氏小体消失、胞质内空泡形成、核偏位等。病变严重者神经细胞可发生核固缩、溶解、消失。可见卫星现象和嗜神经细胞现象。

3. 软化灶形成 灶性神经组织的坏死、液化，形成镂空筛网状软化灶（cribriform focus of necrosis），对本病的诊断具有一定的特征性。病灶呈圆形或卵圆形，边界清楚（图14-8），分布广泛，除大脑(顶叶、额叶、海马回)皮质灰、白质交界处，丘脑、中脑等处也颇常见。

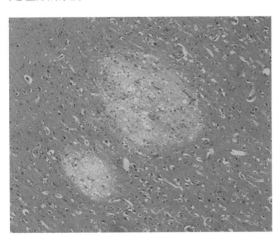

图14-8 流行性乙型脑炎——筛状软化灶(HE)

注：脑组织内见圆形或卵圆形境界清楚之镂空筛状软化灶。病灶内为液化性坏死的神经组织碎屑及吞噬细胞

4. 胶质细胞增生 小胶质细胞增生明显，形成小胶质细胞结节(见图14-3)，后者多位于小血管旁或坏死的神经细胞附近。少突胶质细胞的增生也很明显。在亚急性或慢性病例中则多见星形胶质细胞增生和胶质瘢痕形成。

【临床病理联系】

嗜睡和昏迷常是最早出现和主要的症状，此乃神经元广泛受累所致。脑神经核受损导致脑神经麻痹症状。由于脑内血管扩张充血、血流淤滞、血管内皮细胞受损，使血管通透性增高而引起脑水肿和颅内压升高，患者常出现头痛、呕吐。严重的颅内压增高可引起脑疝(brain hernation)，其中小脑扁桃体疝可致延髓呼吸中枢受压呼吸骤停而致死。由于脑膜有不同程度的反应性炎症，临床上有脑膜刺激症状和脑脊液中细胞数增多的现象。

本病患者经过治疗，多数可在急性期后痊愈，脑部病变逐渐消失。 病变较重者，可出现痴呆、语言障碍、肢体瘫痪及脑神经麻痹引起的吞咽困难、中枢神经性面瘫、眼球运动障碍等。 这些表现经数月之后多能恢复正常。 少数病例不能完全恢复而留下后遗症。

三、狂犬病

狂犬病（rabies）是由狂犬病病毒所致的传染病，人类发病多因被带毒动物咬伤所致。 潜伏期可为数周至数年。 临床表现为激惹、恐水（又称恐水症）、喉痉挛等，最后因昏迷、呼吸和循环衰竭而死亡。 本病病情重，病死率几乎高达100％。

【病因与发病机制】

狂犬病病毒（rabies virus）为单链RNA病毒，呈子弹状，属弹状病毒科（rhabdovirus）。 病毒根据其抗原特性及致病率强弱可分为Ⅰ和Ⅱ型。 病毒主要在狗，偶为猫，也可在野生动物，如狼、狐狸、臭鼬、浣熊、蝙蝠中传播。 人主要被上述动物咬伤而感染。 但也有通过气雾吸入和角膜移植而致病的报告。

1994年统计显示，157个国家报告131 100死亡病例，其中33 801例报告在亚洲。 英国、爱尔兰、美国、日本、澳大利亚、新西兰等国已久无新病例报告。 近年来，由于我国民间非法豢养宠物盛行，使久已在我国灭迹的狂犬病重新出现，在广西等地则有较高的发病率。

人被咬伤后，病毒首先进入骨骼肌，大部分病毒死亡，仅少量病毒得以存活繁殖（此过程可长达数月）。 然后经运动终板和周围神经逆行到达大脑、小脑、脑干、脊髓各级中枢，并扩展到唾液腺、其他组织，如泪腺、视网膜、角膜、鼻黏膜、舌味蕾、毛囊、皮脂腺、心肌、骨骼肌及肺、肝和肾上腺等脏器。

动物实验表明，机体感染狂犬病病毒后可诱导产生中和抗体，以及特异性识别病毒的 $CD4^+$ 及 $CD8^+$ T细胞，因此被狗、猫咬伤后接种狂犬病疫苗，可因机体产生的抗病毒感染免疫机制而发挥重要预防作用。

【病理改变】

肉眼观病脑无明显改变。 镜下主要呈现脑炎改变，软脑膜和血管周围出现淋巴细胞浸润和嗜神经细胞现象，然而炎症反应甚为轻微。 镜下特征性的病变是出现Negri小体，该小体出现于神经元，尤其是大型神经元，如海马锥体细胞和小脑浦肯野细胞及脑干神经元的胞质中。 Negri小体境界清楚，圆形或椭圆形，呈嗜伊红染色（图14-9），高碘酸-希夫（PAS）染色阳性。 免疫组化学染色显示病毒广泛累及脊髓、脑干、丘脑与基底节神经元。 Negri小体在电镜下呈现颗粒状和丝状核壳样物质，其中含有子弹状的病毒颗粒。

【临床病理联系】

本病潜伏期长短不一，半数病例为1～3个月，也可长达数年。 文献报告最长潜伏期为22年。 复旦大学基础医学院病理学系曾报道1例潜伏期为14年。 潜伏期长短和年龄及咬伤的部位有关。 一般而言，儿童的潜伏期较成人为短，咬伤部位距中枢神经系统越

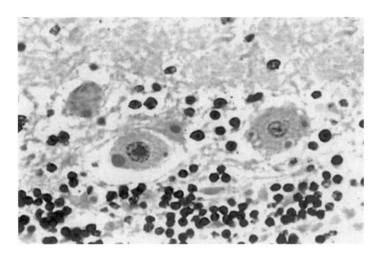

图 14-9　Negri 小体(HE)

注：狂犬病患者小脑浦肯野细胞胞质中可见大小不等伊红色病毒小体

远，潜伏期越长。　直接咬伤脑神经或直咬伤周围神经，潜伏期则可短于 1 周。　对于大多数被咬伤的人员而言，有足够时间进行咬伤后保护性疫苗的接种，死亡多发生于未进行咬伤后疫苗接种者。

患者发病前可出现 3～5 d 的前驱症状，包括头痛、全身不适、恶心、呕吐及被咬伤局部症状。　70%～80% 的患者接着出现狂躁型狂犬病（脑炎型）表现，患者失眠、烦躁不安、出现侵袭行为，如咬人等。　此外，还有自主神经系统紊乱的表现，出现流涎、瞳孔扩大、竖毛。　吞咽或饮水时可以引起喉头肌肉痉挛，甚至闻水声或其他轻微刺激可诱发喉痉挛，因此又称恐水病（hydrophobia）。　病程晚期可出现心肺功能紊乱。　约 20% 的患者呈现麻痹性狂犬病，出现一侧肢体麻痹或出现类似 Gulliain-Barre 综合征的上行性麻痹表现，如对称性手套、袜套型感觉障碍，蚁走感及肢体麻痹等。　两种类型的症状可不同程度同时出现于同一患者。

脑炎型患者发病后平均存活期为 5 d，麻痹型约为 2 周，患者症状加重，进入终末期，患者出现昏睡、木僵、昏迷，终致死亡。

本病致死率极高，几乎达 100%。　至今全世界仅有 4 例患者被咬伤后进行疫苗接种但未采取防止临床发病措施而存活，以及 1 例未及时接种疫苗在发病后进行"鸡尾酒式"抗病毒治疗而存活的报道。　该病的并发症有抗利尿激素过量分泌、隐性糖尿病、呕血及心、肺衰竭。

四、海绵状脑病

海绵状脑病(Spongiform encephalopathies)是一组以前被划归为慢病毒感染的疾病，包括克-雅病(Creutzfeldt-Jacob disease，CJD)、枯颅病(kuru)、致死性家族性失眠症(fatal familial insomnia，FFI)和 Gerstmann-Straüssler 综合征(Gerstmann-Straüssler syndrome，GSS)及动物的疯牛病、羊瘙痒症等。

【发病机制】

该病的致病因子是一种被称为朊蛋白（Prion Protein，PrP）的糖脂蛋白，因此又被称为 PrP 病。人类控制 PrP 蛋白的控制基因位于 20 号染色体，称为 *PRNP* 基因。正常的 PrP 是神经元的跨膜蛋白，可被完全降解。病变中其蛋白构型自 α-螺旋构型转变成 β-折叠构型，异常的 PrP（PrP^{SC}）不能被降解，同时还具有传染性，并可将宿主的正常构型的 PrP 复制成异常构型的 PrP^{SC}，这种异常的 PrP^{SC} 可在神经系统中沉积而导致神经系统病变。目前，将 PrP 病归类为一种蛋白质构型病。在朊蛋白病中，基因突变引起的散发病例和摄入 PrP^{SC} 的感染病例（如 20 世纪 90 年代英国疯牛病）可同时存在。

【病理变化】

PrP 病的典型肉眼病变为大脑萎缩。镜下：神经元胞质内，以及神经毡（指神经突起、胶质细胞突起构成的网状结构）出现大量的空泡，呈现海绵状外观，并可伴有不同程度的神经元死亡缺失和反应性胶质化，但无炎症反应。病变主要累及大脑皮质、深部灰质，呈灶性分布。PrP^{SC} 蛋白常沉积于神经突触，可用抗 PrP^{SC} 抗体免疫组织染色显示（图 14-10）。PrP^{SC} 蛋白在细胞间质中的大量沉积形成枯颅斑（kuru plaque），呈现刚果红和 PAS 阳性染色，多见于 GSS 小脑和变异性 CJD 的大脑皮质。

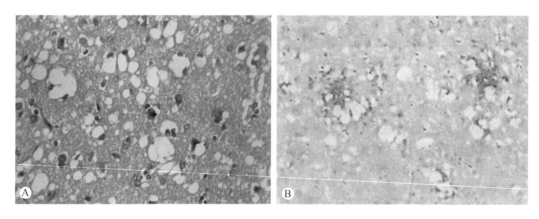

图 14-10　克雅病

A. 大脑皮质呈现海绵状疏松外观，HE 染色；B. PrP 免疫组化染色显示病变区异常 PrP 沉积

【临床病理联系】

克雅病多为散发病例。散发病例占总发病数的 85%，发病高峰为 70 岁，年发病率为 1/100 万。临床上可出现步态异常、肌阵挛、共济失调和迅速发展的痴呆。平均存活期为 7 个月。

第四节　缺氧与脑血管病

脑血管疾病的发病率和病死率在国内、外均名列前茅。在我国其发病率是心肌梗死的

5 倍。 脑重量仅为体重的 2%，但其耗氧量则占全身耗氧量的 20%，其所需血供占心输出量的 15%。 脑缺血可激活谷氨酸（兴奋性氨基酸递质）受体，导致大量 Ca^{2+} 进入神经元，致使神经元死亡。 加之脑组织不能储存能量，也不能进行糖的无氧酵解，因此其对氧和血供的要求特别高。 一旦缺血缺氧 4 min 即可造成神经元的死亡。 尽管机体存在一系列的代偿调节机制(如脑底动脉环的存在可使局部缺血区域得到一定程度的供需补偿；缺血缺氧时脑血管扩张，全身其他器官血管收缩以进行血液重新分配等)，但这种调节机制仍有一定的限度，一旦超过极限，即可造成神经元损伤。

一、缺血性脑病

缺血性脑病(ischemic encephalopathy)是指由于低血压、心脏骤停、失血、低血糖、窒息等原因引起的弥漫脑损伤。

【发病机制】

脑的不同部位和不同的细胞对缺氧的敏感性不尽相同。 大脑较脑干各级中枢更为敏感。 大脑灰质较白质敏感。 神经元中以皮质第 3、第 5、第 6 层细胞，海马锥体细胞和小脑蒲肯野细胞最为敏感，在缺血(氧)时首先受累。

脑损伤程度取决于缺血(氧)的程度和持续时间及患者的存活时间。 轻度缺氧往往无明显病变，重度缺氧患者仅存活数小时者尸检时也可无明显病变。 只有中度缺氧，存活时间在 12 h 以上者才出现典型病变。

此外，损伤的部位还和局部的血管分布和血管的状态有关。 在发生缺血(氧)时，动脉血管的远心端供血区域最易发生灌流不足。 大脑分别由来自颈内动脉的大脑前动脉、大脑中动脉和来自椎动脉的大脑后动脉供血。 其中大脑前动脉供应大脑半球的内侧面和大脑凸面的额叶、顶叶近矢状缝宽 1～1.5 cm的区域。 大脑中动脉则供应基底核、纹状体、大脑凸面的大部区域。 而大脑后动脉则供应颞叶的底部和枕叶。 这样在 3 支血管的供应区之间存在一个 "C" 形分布的血供边缘带，该带位于大脑凸面，与矢状缝相平行，且旁开矢状缝 1～1.5 cm(图 14-11)。 发生缺血性脑病时，该区域则最易受累。 然而并非每例缺血性脑病病灶都呈 "C" 型，病灶的形状还受局部血管管径的影响，如果某支血管管径相对较小，或局部动脉粥样硬化，则其供血区较易受累。

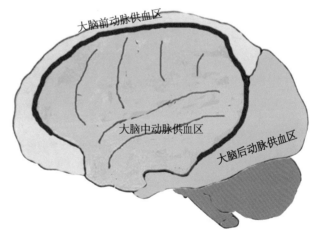

大脑前动脉供血区

大脑中动脉供血区

大脑后动脉供血区

图 14-11 大脑血供分区图

注：大脑凸面橘红色区域为大脑前动脉供血区，黄色为大脑中动脉供血区，蓝色为大脑后动脉供血区。 3 个供血区的交界处呈 "C" 形为大脑供血区边缘带

【病理变化】

镜下：脑缺血的组织学变化在缺血12 h以后才较明显。 神经元出现中央性尼氏小体溶解和坏死(红色神经元)；髓鞘和轴突崩解；星形胶质细胞肿胀。 1～2 d出现脑水肿，中性粒细胞和巨噬细胞浸润，并开始出现泡沫细胞。 第4 d星形胶质细胞明显增生出现修复反应。 30 d左右形成蜂窝状胶质瘢痕。

缺血性脑病的常见类型如下。

1. 层状坏死 大脑皮质第3、第5、第6层神经元坏死、脱失和胶质化，引起皮质神经细胞层的中断。

2. 海马硬化 海马锥体细胞损伤、脱失、胶质化。

3. 边缘带梗死(图14-12) 梗死的范围与血压下降的程度和持续时间有关，如血压持续下降，则梗死区自远心端向次远心端扩大，称为向心性发展(cardiopetal development)，即"C"形梗死区向其两侧扩大，并自大脑顶部向颅底发展。 大脑缺血性脑病边缘带梗死的极端情况是全大脑的梗死，但脑干的各核团由于对缺血(氧)的敏感性较低仍可存活。 患者靠呼吸器以维持生命，但意识丧失，成为植物人。 如何处置这样的患者则成为目前医学伦理学和医疗实践的难题，因为此类植物人已失去了恢复知觉的物质基础。 这种病人的大脑成为由脑膜包裹、秽暗无结构的坏死组织，称为呼吸器脑。

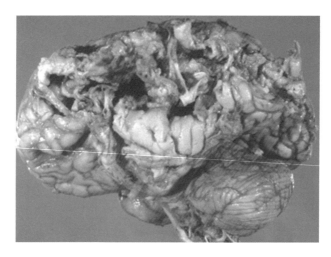

图 14-12　呼吸器脑(大体)

注：大脑灰暗，脑组织严重破损。 脑干及小脑结构尚保存

二、 阻塞性脑血管病

脑梗死是由于血管阻塞引起局部血供中断所致。 脑的大动脉如颈内动脉、椎动脉之间存在脑底动脉环，故其中一支阻塞时一般不引起梗死。 中等动脉，如大脑前动脉、大脑中动脉等，其终末支之间仅有部分吻合，血管管腔阻塞可导致梗死，但梗死区小于该血管供应区。 小动脉，如豆纹动脉、皮质穿支则少有吻合支，一旦发生阻塞，梗死的范围和血管

供应区基本一致。

【发病机制】

引起脑梗死的血管阻塞可以是血栓形成，也可以是栓塞性阻塞。

血栓形成性阻塞常发生在动脉粥样硬化的基础上，粥样硬化好发于颈内动脉与大脑前动脉、中动脉分支处及后交通动脉、基底动脉等处。粥样斑块本身、斑块内出血、附壁血栓均可参与阻塞血管。这种阻塞发展较慢。血栓性阻塞所致脑梗死后，病人的症状常在数小时或数天内不断发展，表现为偏瘫、神志不清、失语。

栓塞性阻塞是由血液中栓子引起的。栓子可来源于全身各处，但以心源性栓子居多。病变常累及大脑中动脉供应区。其发生往往比较突然，以致临床表现急骤，预后也较差。

【病理变化】

脑梗死有贫血性和出血性之分。由于局部动脉血供中断引起的梗死一般为贫血性。但如果其后梗死区血供又有部分恢复（如栓子碎裂并随再通灌流的血液远行）则再灌流的血液可经遭缺氧损害的血管壁大量外溢，使贫血性梗死转变成出血性梗死。大静脉（矢状窦或大脑深部静脉，如 Galen 静脉）血栓形成先引起组织严重淤血，继而发展为淤血性梗死，也属出血性梗死。

脑梗死的肉眼变化要在数小时后才能辨认。梗死区灰质暗淡，灰质白质界线不清，2～3 d 后局部水肿，夹杂有出血点。1 周后坏死组织软化，最后液化形成蜂窝状囊腔。组织学变化与缺血性脑病基本一致。值得指出的是，由于脑膜和皮质之间有吻合支存在，故梗死灶内皮质浅层的分子层结构常保存完好，这是脑梗死和脑挫伤的形态学鉴别要点。

腔隙状坏死（lacunae）是直径<1.5 cm 的囊性病灶，常呈多发性。可见于基底核、内囊、丘脑、脑桥基底部与大脑白质。引起腔隙状坏死的原因，可以是在高血压基础上引起的小出血，也可以是深部细动脉阻塞（栓塞或高血压性血管玻璃样变）引起的梗死。除非发生在特殊的功能区，腔隙状坏死可无临床表现。

三、脑出血

脑出血（brain hemorrhage）包括脑内出血、蛛网膜下隙出血和混合性出血。颅脑外伤则常可引起硬脑膜外出血和硬脑膜下出血。

（一）脑内出血

高血压病是脑内出血（intracerebral hemorrhage）的最常见原因，大块型脑出血常急骤起病，患者突感剧烈头痛，随即频繁呕吐、意识模糊，进而昏迷，神经系统体征依出血的部位和出血范围而定。基底核外侧型出血常引起对侧肢体偏瘫；内侧型出血易破入侧脑室和丘脑，脑脊液常为血性，预后极差。此外，脑桥出血以两侧瞳孔极度缩小呈针尖样改变为特征。小脑出血则表现为出血侧后枕部剧痛及频繁呕吐。脑内出血的直接死亡原因多为并发脑室内出血或严重的脑疝。

部分慢性高血压患者可产生 Charcot-Bouchard 微小动脉瘤，多累及直径<300 μm 的小

动脉，主要见于基底节，是引起这一部位出血的主要原因。

裂缝性出血（slit hemorrhage）是指由于高血压引发小的颅内穿支血管破裂而产生的出血。后期血液被吸收，遗留裂缝样软化灶，周围可见吞噬含铁血黄素的巨噬细胞以及胶质化的产生。

高血压脑病（hypertensive encephalopathy）为高血压的并发症，临床表现为中枢神经功能障碍，包括头痛、昏迷、呕吐及意识的丧失，甚至陷入昏迷。如不及时救治容易死亡。死后尸检证实脑组织广泛水肿，可伴脑疝的发生。细小动脉发生纤维蛋白样坏死并产生分布广泛的灰、白质小灶性出血。

（二）蛛网膜下隙出血

自发性蛛网膜下隙出血（subarachnoid hemorrhage）占脑血管意外的 10%～15%，临床表现为突发剧烈头痛、脑膜刺激症状和血性脑脊液。常见的原因在青年人多为先天性球性动脉瘤破裂，在老年人常系动脉粥样瘤破裂所致。瘤体好发于基底动脉环的前半部，并常呈多发性，因此有些患者可多次出现蛛网膜下隙出血。先天性球性动脉瘤常见于动脉分支处，由于该处平滑肌或弹力纤维的缺如，在动脉压的作用下膨大形成动脉瘤。动脉瘤一旦破裂，则可引起整个蛛网膜下隙积血。大量出血可导致患者死亡。蛛网膜下隙出血常引起颅内血管的严重痉挛，进而导致脑梗死，患者可因此死亡。蛛网膜下隙出血机化则可造成脑积水。

（三）混合性出血

混合性出血常由动静脉畸形（arteriovenous malforlmations，AVMs）引起。AVMs 是指走向扭曲，管壁结构异常，介于动脉和静脉之间的一类血管，其管腔大小不一，可以成簇成堆出现。约 90% 的 AVM 分布于大脑半球浅表层，因此，其破裂常导致脑内和蛛网膜下隙的混合性出血。患者除出现脑出血和蛛网膜下隙出血的表现外，常可有癫痫史。脑干 AVM 破裂出血，常可致命。

第五节　变 性 疾 病

神经系统变性病是一组原因不明的中枢神经系统疾病，病变特点在于选择性地累及某 1～2 个功能系统的神经细胞而引起受累部位特定的临床表现，如累及大脑皮质神经细胞的病变，主要表现为痴呆；累及基底核则引起运动障碍；累及小脑可导致共济失调等。

随遗传及分子研究的深入，这类疾病的共性开始显现，其基本的病变是由于细胞内出现异常蛋白类物质，此类异常蛋白可抵抗泛素-蛋白酶体的降解而累积。

本组疾病的共同病理特点为受累部位神经元的萎缩、死亡和星形胶质细胞增生。此外，不同的疾病还可有各自特殊的病变，如在细胞内形成包涵体或发生神经原纤维缠结等病变。本章节主要介绍最常见的阿尔茨海默病（Alzheimer disease）和帕金森病（Parkinson disease）。

一、阿尔茨海默病

阿尔茨海默病（Alzheimer disease，AD）又称老年性痴呆，是以进行性痴呆为主要临床表现的大脑变性疾病，起病多在 50 岁以后。 多数患者为散发，但也有家族病例的报道。随着人类寿命的延长，本病的发病率呈增高趋势。 按照美国的诊断标准，上海地区 60 岁以上人群发病率为 3.46%，65 岁以上人群为 4.61%。 临床表现为进行性认知功能的障碍，包括记忆、智力、定向、判断能力、情感障碍和行为失常，后期患者可陷入木僵状态。 患者通常在发病后 5～10 年死于继发感染和全身器官衰竭。

【病因和发病机制】

病因和发病机制不明。 对于本病究竟是一独立的疾病，还是一种加速性老化，尚有不少争议。 因为本病高龄人群中发病率明显增高，80 岁以上者可达 30%。 本病的发病可能与下列因素有关。

1. 受教育程度 上海的人群调查资料及随后世界大多数地区的调查资料证实本病的发病率与受教育程度有关。 文盲及初小文化人群发病率最高，受到高中以上教育人群发病率较低。 病理研究表明，大脑皮质突触的丧失先于神经元的丧失，突触丧失的程度和痴呆的相关性较老年斑、神经原纤维缠结与痴呆的相关性更加明显。 人的不断学习可促进突触的改建，防止突触的丢失。

2. 遗传因素 尽管大部分病例呈散发性，但约有 10% 的患者有明显的遗传倾向。 近年来对 AD 的遗传学和分子生物学研究取得明显进展。 与本病有关的基因定位于 21、19、14 及 1 号染色体上，大多数患者 14 号染色体上基因有突变。

3. 金属离子损伤 十多年前人们已经认识到铝可能与 AD 的发生有关。 最新研究发现，锌、铜、铁也可能与 AD 的发生相关，并认为 Aβ 蛋白沉积和氧化还原反应受到铜、铁、锌的调节。

4. 继发性递质改变 自 20 世纪 70 年代初发现胆碱能系统与学习记忆密切相关后，经过随后大量的研究证实 AD 患者胆碱乙酰化酶（chAT）、乙酰胆碱酯酶（AchE）和乙酰胆碱（Ach）合成、释放、摄取等功能均有不同程度的损害，其中最主要的改变是 Meynert 基底核神经元的大量缺失致其投射到新皮质、海马、杏仁核等区域的乙酰胆碱能纤维减少。

【病理变化】

肉眼观察：脑萎缩明显，脑回窄、脑沟宽，病变以额叶、顶叶及颞叶最显著。 海马、内嗅皮质及杏仁核往往最先受累，并且在后期萎缩更为明显。 脑切面可见代偿性脑室扩张（hydrocephalus ex vacuo）。

镜下：本病最主要的组织病变有老年斑、神经原纤维缠结、颗粒空泡变性、Hirano 小体等。 这些变化均为非特异性，可见于无特殊病变之老龄脑。 在 AD 中，上述病变往往最早出现在内嗅皮质（entorhinal cortex），然后累及海马结构及最后扩展到新皮质。 老年斑在各脑区的分布可进行半定量分析（无、散在、中度、重度），神经原纤维缠结则主要看其特定的分布部位并结合患者的年龄判断 AD 的诊断是否成立。 美国和欧盟都分别制定了各自的诊断标准。

二、 帕金森病

帕金森病(Parkinson's disease，PD)又称震颤性麻痹(paralysis agitans)，是一种缓慢进行性疾病，多发生在 50～80 岁。 临床表现为震颤、肌强直、运动减少、姿势及步态不稳、起步及止步困难、假面具样面容等。 病程在 10 年以上，患者多死于继发感染或跌倒损伤。

【发病机制】

本病的发生与纹状体黑质多巴胺系统损害有关，但该系统受损的确切机制仍不清楚。流行病学研究认为许多因素可以增加 PD 的易感性，如杀虫剂、除莠剂、一些工业或农业废物及人们的居住环境都可能与之有关。 一些外源性毒素，如微量金属、氰化物、油漆稀释剂、有机溶剂、一氧化碳、二硫化碳等都可能与 PD 发生有关。 现在人们认为与 PD 发生关系最密切的环境毒素是 1-甲基-4 苯基-1，2，3，6-四氢基吡啶（MPTP），可导致人类或实验动物黑质神经元的死亡。

黑质的神经色素是多巴胺自身氧化的产物，并与铁离子形成复合物，提示单胺氧化酶和自由基在 PD 发病中的作用。

此外，也有学者认为 PD 为加速性老化病，或为单基因显性遗传病等。 至今已发现有 11 种基因与常染色体显性或隐性帕金森综合征有关，其中最重要的是 *PARK-1* 基因。 因此，推测 PD 患者存在一种遗传的对外界环境因子的易感性，导致多巴胺神经元损伤。

黑质多巴胺神经元受损，致使其投射到纹状体的多巴胺减少，使纹状体抑制性神经元 γ-氨基丁酸(GABA)活动增强，后者抑制了丘脑核团投射到皮质的谷氨酸(兴奋性递质)。兴奋性递质的减少降低了皮质运动区的兴奋性，产生运动减少和强直。

患甲型脑炎、动脉粥样硬化及一氧化碳、锰、汞中毒等均可产生类似 PD 的症状或病理改变。 这类情况统称为帕金森综合征。

【病理变化】

肉眼观察：纹状体黑质和蓝斑脱色是本病特征性的肉眼变化。 镜下可见该处的神经黑色素细胞丧失，残留的神经细胞中有 Lewy 小体形成，该小体位于胞质内，呈圆形，中心嗜酸性着色，折光性强，边缘着色浅(图 14-13)。 电镜下：该小体由细丝构成，中心细丝致密，周围则较松散。

由于黑质细胞的变性和脱失，多巴胺合成减少，以致多巴胺(抑制性)与乙酰胆碱(兴奋性)的平衡失调而致病。 采用左旋多巴(多巴胺的前体)来补充脑组织中多巴胺的不足或用抗胆碱能药物以抑制乙酰胆碱的作用，对本病有一定的疗效。

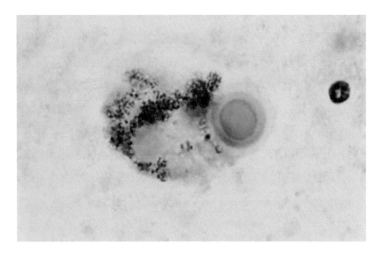

图 14-13　Lewy 小体（HE）

注：黑质神经元胞质内见圆形均质，弱嗜酸性包涵体，周围可见空晕

第六节　肌　病

本节介绍的肌病（myopathy）是指骨骼肌固有的疾病，不包括骨骼肌以外的因素引起的骨骼肌的病变，如由于失神经支配导致相应的肌肉萎缩（小儿麻痹症）及重症肌无力等。

此类疾病的早期症状大多不被重视，如儿童体育课成绩不佳、容易摔倒、消瘦、上楼困难等。 继而发展为手不能握持重物，严重时连拿水杯都有困难。 患者初次就医时间多在成年后。 个别患者也有到 60～70 岁才来就医的。

近年对该类疾病的认识得益于基因遗传学的进展。 本节概要介绍较为常见的两种肌病：肌营养不良和线粒体肌病。

一、肌营养不良

肌营养不良（muscular dystrophy）是一大类骨骼肌肌膜表面缺乏肌营养不良素而导致的肌病。 肌营养不良素是分子量为 427 000 的糖蛋白，广泛存在于心肌和骨骼肌的肌膜表面的细胞骨架蛋白，也可出现于大脑和周围神经。 该蛋白编码基因位于 X 染色体的短臂（Xp^{21}）。其在骨骼肌收缩时，具有稳定肌细胞的作用，并可与其他信息蛋白相互作用。 该蛋白缺乏时可造成肌肉收缩时的肌膜撕裂，使钙离子内流，信息交流中断，终致肌细胞死亡。

临床上常见的肌营养不良症有 Duchenne 型肌营养不良和 Becker 型肌营养不良两种亚型。

Duchenne 型肌营养不良患者在婴儿期常无明显症状，开始学步期多推迟至 18 个月以后，3～5 岁时患儿容易跌倒。 患者不能跑步，上下楼梯则显困难。 躯干近端的肌肉萎缩变细，并逐渐累及全身。 患者羸瘦，但腓肠肌可有假性肥大。 患者智商低下，多为 80 左右。 平均寿命为 30 岁左右，多死于呼吸衰竭和心力衰竭。

Becker 型肌营养不良是 X 染色体连锁隐性遗传病，与 Duchenne 型肌营养不良相比，其症状轻，进展慢，患者到 15 岁还能步行。 肌链激酶（肌肉被破坏程度指标）水平也较 Duchenne 型肌营养不良为低。 本型患者的预后较 Duchenne 型肌营养不良型为好，40 岁前仅 10% 的患者不能行走。

病理改变：显微镜下见骨骼肌出现核内移，肌纤维呈现圆形化，大小不等。 间质纤维结缔组织增生，肌纤维间的间隙增大。 坏死肌纤维被吞噬细胞吞噬，还可见再生和代偿肥大的肌纤维(图 14-14)。 免疫组织化学染色显示肌膜表面肌营养不良蛋白(dystrophin)缺失。

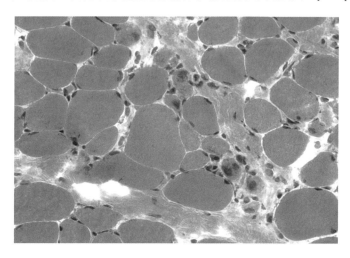

图 14-14　Duchenne 肌营养不良症(HE)
注：肌纤维大小不均，见变性，坏死和再生肌纤维，肌周核增生

二、线粒体肌病

线粒体肌病（mitochondrial myopathies）是临床表现和致病机制差异很大的一组疾病。 线粒体是核 DNA（nDNA)和线粒体 DNA(mtDNA)共同编码的产物。 目前，已知有 200 余 nDNA 突变和数以百计的 mtDNA 片段缺失。 mtDNA 缺陷将自母体传给所有子女。 mtDNA 缺陷表型差异和异质性与组织分布有关。 突变异质性超过一定水平，则会产生生物化学和临床表现。

由于线粒体是细胞的"能源工厂"，其各种酶类的缺乏，可导致各种异常，如底物转送异常、底物利用异常、三羧酸环路障碍、氧化磷酸化偶联作用障碍，以及电子传导系统的种种障碍。 因而现今发现的相关肌病种类繁多。

线粒体肌病在临床上最早出现的表现为青少年对称性、进行性眼外肌麻痹，但须排除其他原因引起的此种体征。 如能用 Southern 印记法发现患者 mtDNA 的多重缺失，则能确诊线粒体肌病。 患儿多在 2～15 岁起病，此时患儿身高已低于同年龄的儿童和青少年，肌力也有所减退。 部分患儿还出现智力发育迟缓，还可伴有心肌病。 患儿常出现高乳酸血症，脑脊髓的乳酸值可超出正常值的 2 倍。

病理改变：显微镜下出现特征性的所谓"破碎红细胞"（ragged-red fiber，RRF），即在肌肉细胞的胞质里集聚了大量的线粒体。 在冷冻切片做肌细胞的 Gomeri 染色时，这些线粒体被染成红色点状物，且大量集聚于细胞膜下。 加之有时肌细胞内还含有脂滴和糖原，形成空泡，使染成红色线粒体呈破碎状，故而得此名。 在透射电镜下可见肌肉组织中的线粒体集聚，甚至可成堆出现。 不但数量增多，其形态也发生改变，甚至出现巨大、高度肿胀的线粒体（形态怪异如苜蓿状）、分叶的线粒体等改变。 在这些线粒体周边的肌原纤维可出现肌浆溶解等改变，提示线粒体周边的供能出了问题（图 14-15）。

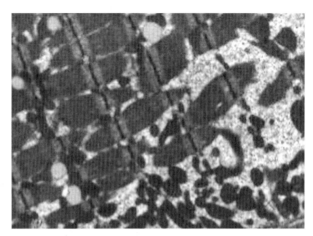

图 14-15　线粒体肌病（电镜）

注：肌纤维间有较多的肿胀线粒体分布，形态大小不一。在这些线粒体周边的肌原纤维可出现肌浆溶解等改变

第七节　神经系统肿瘤

原发性中枢神经系统肿瘤发生率为（5～10）/10 万。 其中，40% 为胶质瘤，15% 为脑膜瘤，约 8% 为听神经瘤（神经鞘瘤）。 恶性星形胶质瘤约占胶质瘤的 50%。 儿童颅内恶性肿瘤仅次于白血病，发病率为小儿常见恶性肿瘤的第 2 位。 儿童常见的颅内肿瘤是胶质瘤和髓母细胞瘤。

颅内肿瘤可引起以下症状：①肿瘤压迫或破坏周围脑组织所引起的局部神经症状，如癫痫、瘫痪和视野缺损等；②颅内占位病变引起的颅内压增高的症状，表现为头痛、呕吐和视神经乳盘水肿等。

一、星形胶质细胞瘤

星形胶质细胞瘤（astrocytoma）约占颅内肿瘤的 30%，占神经胶质瘤的 78% 以上，男性较多见。

【细胞遗传学】

星形胶质细胞瘤常显示多种遗传学改变，其中异柠檬酸脱氢酶 1（isocitrate dehydrogenase 1，IDH1）基因突变在低级别胶质瘤中是最显著、最常见的改变，在弥漫性星形胶质细胞瘤（WHO Ⅱ级），间变性星形胶质细胞瘤，少突胶质细胞瘤（WHO Ⅱ级），间变性少突胶质细胞瘤（WHO Ⅲ级）中可达 70% 以上，在 gliomatosis cerebri 病例中突变率也可达到 40%，却少见于胶质母细胞瘤（WHO Ⅳ级仅为 3%～7%）而且目前认为发生 IDH1 突变的胶质母细胞瘤为继发性胶质母细胞瘤，即由低级别胶质瘤进展而来。由于目前有特异性抗体 IMab-1 及 mIDH1R132H 可用于免疫组织化学检测 IDH1 突变型，使得 IDH1 基因突变成为临床诊断中鉴别胶质增生与胶质瘤及区分原发、继发性胶质母细胞瘤的重要分子遗传特征，因此，2016 年世界卫生组织脑肿瘤分册已根据 IDH1 突变状态对弥漫性胶质瘤进行分子分型。

原发性胶质母细胞瘤无 IDH1 突变，其常有上皮生长因子受体（Epidermal growth factor receptor，EGFR）的扩增，血小板源性生长因子及受体（Platelet-derivated growth factor and its receptor，PDGF/PDGFR）的过度表达，同时伴有染色体第 10 号（10P）和第 22 号（22q）染色体编码抑癌基因的丢失。研究证实低级别胶质瘤中未发生 IDH1 突变者，其预后与高级别胶质母细胞瘤预后相似。

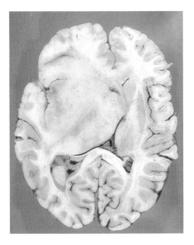

图 14-16　星形胶质细胞瘤

【病理改变】

肉眼观察：肿瘤为数厘米的结节至巨大块状。分化较好的肿瘤，境界不清；而分化程度较低的肿瘤则因出血、坏死等改变，常给人以境界分明的假象。瘤体灰白色。质地视肿瘤内胶质纤维多少而异，或硬、或软或呈胶冻状外观，并可形成大小不等的囊腔。由于肿瘤的生长、占位和邻近脑组织的肿胀，脑的原有结构因受挤压而扭曲变形（图 14-16）。

镜下：肿瘤细胞形态多样，可相似于纤维型星形胶质细胞、原浆型星形胶质细胞和肥胖型星形胶质细胞，故分别称为纤维型（较多见）、原浆型和肥胖型星形胶质细胞瘤。前两者在 WHO 分类标准中为 Ⅱ 级，后者则为 Ⅱ～Ⅲ级。如肿瘤细胞出现间变，细胞密度增大，有一定的异型性，核深染，出现核分裂象，毛细血管内皮细胞增生，则为间变性星形胶质细胞瘤，WHO 分类为Ⅲ级。

高度恶性的星形胶质细胞瘤称为多形性胶质母细胞瘤（glioblastoma multiforms，GBM），多见于成人。肿瘤好发于额叶、颞叶白质，浸润范围广，常可穿过胼胝体到对侧，呈蝴蝶状生长。瘤体常因出血坏死而呈红褐色。镜下：细胞密集，异型性明显，可见怪异的单核或多核瘤巨细胞。出血坏死明显是其区别于间变性星形胶质细胞瘤的特征。毛细血管呈明显巢团状增生，内皮细胞增生、肿大，可导致管腔闭塞和血栓形成。肿瘤发展迅速，预后极差，患者多在 2 年内死亡，WHO 分类为Ⅳ级。

星形胶质细胞瘤分级的依据是细胞的异形性、生物学行为及瘤体内有无坏死和血管增生。如上所述的星形胶质细胞瘤多呈浸润性生长。应该指出，同一肿瘤的不同区域，瘤细胞可有不同的形态特征，且分化程度也不尽相同。因此，肿瘤的分型分级仅具有相对的意义。

星形胶质细胞瘤的细胞骨架含有胶质纤维酸性蛋白（GFAP），免疫组织化学染色呈阳性反应。

二、 髓母细胞瘤

髓母细胞瘤（medulloblastoma）是中枢神经系统中最常见的原始神经外胚层肿瘤（primitive neuroectodermal tumor，PNET）。 后者包括髓母细胞瘤、神经母细胞瘤、松果体母细胞瘤和室管膜母细胞瘤。 它们的共同特点是原始、未分化的肿瘤细胞，显示不同程度向神经元、胶质细胞，甚至向间质细胞方向分化。

根据新版 WHO 中枢神经系统肿瘤分类，髓母细胞瘤按组织学分为经典型、促纤维增生/结节型、伴有广泛结节形成型、大细胞型/间变型四种类型；按照不同的基因分子异常分为四种分子亚型：WNT 型，SHH 型，Group C 型，Group D 型。

【病理改变】

肉眼观察：肿瘤组织呈鱼肉状，色灰红。 镜下：肿瘤由圆形、椭圆形或胡萝卜形细胞构成，胞核着色深，胞质少而边界不清楚，有多少不等的核分裂象。 细胞密集，间质中有纤细的纤维，血管不多。 瘤细胞环绕一个嗜银性纤细的神经纤维中心做放射状排列，形成典型的菊形团，这对髓母细胞瘤的病理诊断有一定的意义。 肿瘤易发生脑脊液播散，由于肿瘤恶性程度高，预后差。

【临床病理联系】

髓母细胞瘤多见于小儿，其次为儿童与青年，发病高峰年龄在 10 岁左右，偶见于成人。 该肿瘤为一胚胎性肿瘤，起源于小脑蚓部的原始神经上皮细胞或小脑皮质的胚胎性外颗粒层细胞。 因此，肿瘤常位于小脑蚓部，占据第四脑室顶部，继而充满第四脑室，部分病例可发生于小脑半球。

三、 脑膜瘤

脑膜瘤（meningioma）的发生率仅次于星形胶质细胞瘤，是颅内和椎管内最常见的肿瘤之一。 由于其多为良性，WHO 分类为 I 级，生长缓慢，易于手术切除，复发率和侵袭力均很低，此瘤在中枢神经系统肿瘤中预后最好。 老年人尸检时常可发现无症状的脑膜瘤。 约60% 的病例显示 NF2（2 型神经纤维瘤病基因）突变。 除外尚有 1p,6q,9q,10q,14q,17q 和18q 等位基因的丢失和 20q,12q,15q,1q,9q,17q 的新获得，某些病例则有 TP53 突变。

【病理改变】

脑膜瘤大多起源于埋在上矢状窦两侧的蛛网膜绒毛的细胞巢（脑膜上皮细胞）。 因此，肿瘤常见于上矢状窦两侧、蝶骨嵴、嗅沟、小脑脑桥角及脊髓胸段脊神经在椎间孔的出口处。

肉眼观察：肿瘤常与硬膜紧密相连，有包膜，呈球形或分叶状。 一般仅压迫脑组织，呈膨胀性生长。 肿块质实，灰白色，呈颗粒状、条索状，可见白色钙化砂粒，偶见出血。

镜下：特征性的图像是脑膜皮层细胞呈大小不等同心圆状旋涡状排列，其中央的血管壁常有透明变性，以至于钙化形成砂粒体(脑膜细胞型或融合细胞型)。 瘤细胞还可为长梭形，呈致密交织束状结构，有时胞核可呈栅栏状排列，其间还可见网状纤维或胶原纤维(纤维细胞型)，也可呈现以上两种图像的过渡或混合型(过渡型)。 此外，还有其他少见类型。

【临床病理联系】

脑膜瘤手术切除后有15％复发率。 具复发倾向的脑膜瘤多为Ⅱ级和Ⅲ级的脑膜瘤。Ⅱ级包括脊索样脑膜瘤，含脊索样细胞；透明细胞脑膜瘤，瘤细胞富含糖原；非典型性脑膜瘤，可见较多分裂像，细胞小，细胞核大，核浆比例增大，有明显核仁，或出现灶性坏死。 Ⅲ级脑膜瘤包括乳头状脑膜瘤，横纹肌细胞样脑膜瘤和间变性脑膜瘤，其细胞出现明显异型或呈浸润性生长，甚至出现颅外转移，主要累及肺及淋巴结。

四、 神经鞘瘤

神经鞘瘤(neurilemoma)又称施万细胞瘤(schwannoma)，是源于施万细胞的良性肿瘤。 可单发或多发于身体任何部位的神经干或神经根。 发生于周围神经的神经鞘瘤多见于四肢屈侧较大的神经干。 颅神经鞘瘤多发生于听神经，有听神经瘤之称(acoustic neurinoma)，由于其位于小脑脑桥角，又称为小脑脑桥角瘤。 此外该肿瘤也可见于三叉神经。 抑癌基因 NF2 的突变或缺失最为常见，可见于60％的病例。 多发性神经鞘膜瘤显示 NF2 基因突变和 LOH22q。

【病理改变】

肉眼观察：神经鞘瘤有完整的包膜，大小不一，质实，呈圆形或结节状，常压迫邻近组织，但不发生浸润，与其所发生的神经粘连在一起。 切面为灰白或灰黄色略透明，切面可见旋涡状结构，有时还有出血和囊性变。 镜下：肿瘤有两种组织形态。 一型为束状型(Antoni A 型)，细胞细长、梭形、境界不清，核长圆形，互相紧密平行排列呈栅栏状或呈不完全的旋涡状，后者称为 Verocay 小体；另一型为网状型(Antoni B 型)，细胞稀少，排列成稀疏的网状结构，细胞间有较多的液体，常有小囊腔形成。 以上两型结构往往同时存在于同一肿瘤中，其间有过渡形式，但多数以其中一型为主。 约10％病程较长的肿瘤，表现为细胞少，胶原纤维多，形成纤维瘢痕并发生玻璃样变，仅在部分区域可见少量典型的神经鞘瘤的结构。

【临床病理联系】

临床表现因肿瘤大小与部位而异，小肿瘤可无症状，较大者因受累神经受压而引起麻痹或疼痛，并沿神经放射。 颅内听神经瘤可引起听觉障碍或耳鸣等症状。 大多数肿瘤能手术根治，极少数与脑干或脊髓等紧密粘连未能完全切除者可复发，复发肿瘤仍属良性。

(刘　颖)

第十五章　传　染　病

传染病(infectious disease)是一类由特殊的致病性病原体引起，并可在人群中进行传播，甚至可发生局部或广泛流行的感染性疾病。 自20世纪下半叶以来，随着人们生活条件的改善、疫苗的广泛接种、有效抗生素的应用等，在人类历史上曾一度猖獗流行、严重威胁人类生命的一些传染病，如天花、鼠疫、脊髓灰质炎、白喉等已经或正在地球上销声匿迹。 然而，另一些传染病则正在体质衰弱的慢性病患者、免疫抑制药的使用者、获得性免疫缺陷综合征(艾滋病)患者中十分严重地危害着人类的健康和生命，特别是在一些生活和卫生条件较为落后的发展中国家，其致病率和病死率之高仍是十分令人震惊的。

传染病能否在被感染者中发病，主要取决于病原体致病力和机体防御能力两者间相互斗争的结果。 若前者战胜后者，被感染者致病而出现病状；若后者强于前者，则机体可能成为无症状的健康带菌(病毒)者或传染源。 传染病的基本病变是炎症，然而不同的病原体，除在病变局部形成类型不同的特征性炎性病灶外，往往伴有发热、白细胞计数增多等全身反应。 传染病的另一特征在于无论是显性或隐性感染后均可获得特异性感染后免疫，但这种针对不同病原体的特异性免疫在机体内维持的时间大不相同，如一些病毒性疾病(如麻疹、脊髓灰质炎、乙型脑炎等)的感染后免疫，其持续时间甚长，甚至可获终身免疫，而在另一些传染病(如流感、伤寒等)中则维持很短。

病毒性肝炎、流行性脑膜炎、流行性乙型脑炎、脊髓灰质炎、海绵状脑病和一些常见的寄生虫病等尽管也属于传染病的范畴，但因教学内容安排之需要，均在另一些章节中叙述，本章中就不再提及。

第一节　结　核　病

一、概述

结核病(tuberculosis)，中医称"痨病"，是由结核分枝杆菌引起的一种慢性传染病。在医疗和经济欠发达地区，结核病是导致死亡的主要原因。 据不完全统计，目前全世界结核病感染者约有17亿人，每年新病例近800万～1 000万，死亡人数达300万。 自20世纪80年代开始，原先呈现下降趋势的结核病的发病率在全世界各国均有所上升，主要与人类免疫缺陷病毒（HIV）感染(AIDS病)者逐年增多密切相关，在艾滋病流行区HIV感染更是导致结核最重要的单风险因素。 结核病主要通过空气飞沫而在人与人之间的传播，故最常累及肺部，但因其病原菌也可经体内淋巴道、血道等途经播散而可引起全身任何器官或组织的结核性病变。 结核病的典型病变为慢性肉芽肿或结核结节的形成，中央伴有不同程度的干酪样坏死。

【病因及传播途径】

结核病的病原菌是结核分枝杆菌，后者可分为人、牛、鸟、鼠和鱼型。 引起人类结核病的病原菌主要是人型，偶可由牛型（如儿童肠结核）、鸟型（AIDS 病患者）所致。 结核分枝杆菌形态细长，呈杆状，抗酸染色阳性，属需氧菌，在培养基中生长缓慢。 因其菌体含有丰富的复合性脂质（约占细胞壁比重的 60%），使其对外界环境中的干燥、酸、碱等均有较强抵抗力。 该菌侵入人体后，可在其被吞噬的巨噬细胞内存活较长时间。 研究表明，其在人体纤维包裹性干酪样坏死病灶中可生存数十年，甚至伴随患者终身。 一旦被感染机体抵抗力降低，病菌即可迅速生长繁殖，导致原有静止的病灶复发，形成开放性、有潜在危险的活动性结核病。

排菌的（活动性）肺结核患者，在谈话、咳嗽、喷嚏时，可从呼吸道排出含有大量结核分枝杆菌的微滴（每个微滴可有 10～20 个细菌），当被健康人吸入后，即可造成感染。 少数患者可因食入带菌食物或被污染的牛奶而引起消化道感染，而经皮肤伤口感染者极为少见。

【发病机制】

结核分枝杆菌的致病性与构成其菌体壁的脂质关系最为密切，脂质多与糖类或蛋白质结合形成带甘露糖帽的糖脂（mannose-capped glycolipid）。 其中比较重要的脂质有：刺激组织增生和肉芽肿形成的分枝菌酸（mycolic acid）、抑制白细胞游走和促进肉芽肿形成的索状因子（cord factor）、刺激单核细胞增生以形成结核结节的磷脂（phospholipids）和辅助菌体蛋白引发 IV 型超敏反应的蜡质 D（wax D）。

当人体在初次感染有毒力致病菌的 3 周内，该菌可被敏感机体肺泡腔或肺组织内表面具有甘露糖受体的巨噬细胞所识别并吞噬，形成胞质内体（endosome）。 结核分枝杆菌所含的丰富糖脂，导致其形成的胞质内体不成熟、酸性 pH 不足和无效吞噬溶酶体形成，故吞有结核分枝杆菌的巨噬细胞不仅无法将其消化或杀灭，而且结核分枝杆菌还可在巨噬细胞和肺泡腔内生长繁殖，使其病变局部出现非特异性炎症。 研究表明，巨噬细胞杀菌能力的下降可能与自然抗性相关巨噬细胞蛋白 1（natural resistance-associated macrophage protein 1，NRAMP1）的基因多态性相关。 随着巨噬细胞的淋巴回流及入血，引起菌血症或"种子"样细菌播散。 在这一时期，大部分感染者无症状或仅有轻微流感样表现。

3 周后，随着细胞介导的机体免疫反应的发生，菌体抗原物质经由巨噬细胞表面的MHC II 类复合物的介导，被递呈给带有 αβT 细胞受体的 CD4$^+$ Th0 细胞，后者又在巨噬细胞分泌的 IL-12 因子的作用下，转化为具有分泌 IFN-γ 能力的 CD4$^+$ Th1 细胞。 IFN-γ是激活巨噬细胞的关键，从而使被感染的机体对结核菌素，即细菌的纯蛋白衍生物（purified pretein derivative，PPD）产生变态反应。 若将 PPD 用于人体皮肤试验，则正感染或感染过结核杆分枝菌者，局部可呈阳性反应。 与此同时，被激活的巨噬细胞可释放包括TNF 在内的多种介质，TNF 对于局部单核细胞的聚集和补充起着重要作用，故在病变局部聚集了大量的巨噬细胞，后者又可转化为上皮样细胞和多核巨细胞，从而形成伴有干酪样坏死的上皮样肉芽肿(epithelioid granuloma)，即结核结节，这是诊断结核病的重要形态学特征。 活化的巨噬细胞在 IFN-γ 和 TNF 因子的协同作用下，促进其自身表达诱生性一氧化氮合酶(iNOS)基因，使其局部生成大量 NO，后者是一种极强的氧化剂，可促使局部产生大量反应性氮介质和其他自由基，它们才是破坏结核分枝杆菌自 DNA 到细菌壁成分的有效杀菌物质。 以上 CD4$^+$ Th1 细胞反应中的任何缺陷都可导致肉芽肿形成不良、机体抵抗力缺失和疾病进展。 除巨噬细胞外，目前也证明 CD4$^+$ 细胞也可促进 CD8$^+$ 细胞毒 T细胞的发育，后者也可辅助性地参与杀灭被结核分枝菌感染的巨噬细胞；此外，γδT 细胞也介导上述细胞免疫反应，参与杀灭细胞内结核分枝杆菌和破坏被结核分枝杆菌所感染的巨噬细胞。

因结核分枝杆菌感染而同时引起机体免疫反应和 IV 型超敏反应的现象，早在 1890 年德国学者郭霍(Koch)的豚鼠实验性结核病研究中就被发现。 目前，从免疫学观点看来，这是由 T 细胞介导的免疫反应的两个极端。 因此，当已感染过结核分枝杆菌的患者再次感染或体内潜伏的结核分枝杆菌再活化时，机体可迅速反应，抵抗病原菌，使病灶趋于静止或愈合，但伴随而来的是组织坏死加重。 由此可见，若再感染者的结核菌素试验从阳性转为阴性(即超敏反应的丢失)，可能是一种不祥的迹象，意味着机体对病原菌缺乏抵抗力。

【基本病理变化】

结核分枝杆菌引起的炎症常呈慢性经过，由于机体反应性(免疫和变态反应)、细菌量与毒力和组织特性的不同，可形成不同类型的病变。

1. 渗出病变 表现为浆液性炎或浆液纤维蛋白性炎。 早期有中性粒细胞浸润，但很快为巨噬细胞所取代，在渗出液及巨噬细胞内可查见结核分枝杆菌，属于非特异性炎。 此病变往往出现在结核性炎症的早期或病变发生恶化时，也好发于浆膜、滑膜及脑膜等结核病。 该病变可完全被吸收，不留痕迹或转变为肉芽肿病变；如果细菌数量多、毒力强或机体抵抗力低、变态反应剧烈时，大片渗出病变迅速陷于干酪样坏死。 此时抗酸染色可检出结核分枝杆菌。

2. 肉芽肿病变 表现为由上皮样细胞组成为主的肉芽肿性病变。 光镜显示此细胞体积大，多呈梭形或多角形，胞质丰富，弱嗜酸性，且常以胞质突起互相连接而致细胞间界限不清。 核呈卵圆或花生果形，染色质甚少，甚至可呈空泡状，核内有 1～2 个核仁。 电镜检查显示此细胞表面的微绒毛延伸成许多指状突起，彼此镶嵌并紧密接触，将细胞连成片状，似上皮细胞而得名。 该细胞胞质内细胞器明显增多，尤其是内质网、高尔基器十分丰富，提示其消化和分泌功能增强。 上皮样细胞集团内常出现朗汉斯(Langhans)巨细胞，其体积很大，胞质丰富，有多个细胞核排列在胞质周边部，呈花环状或马蹄形密集于胞体

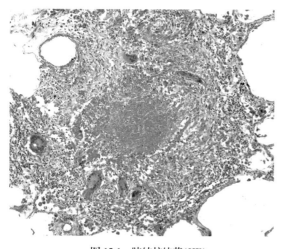

图 15-1　肺结核结节(HE)

注:病灶中央为干酪样坏死,其周围有多个多核巨细胞及上皮样细胞,外层为大量淋巴细胞

的一端,多认为它们是由多个上皮样细胞融合而成或由单个上皮样细胞核分裂而胞质不分裂而成。 在上皮样细胞集团中央常出现干酪样坏死,其周围则常聚集大量淋巴细胞(T 细胞),构成典型的结核结节(tubercle)(图 15-1)。 肉芽肿性病变者发生在菌量较少、毒力较低或机体对结核分枝杆菌有特异性免疫力的情况下,故多数结核分枝杆菌在结核结节内已被消灭,抗酸染色一般不易检出细菌。

3. 干酪样坏死病变　肉眼观察干酪样坏死灶呈淡黄色(由于坏死组织内含脂质较多),质均细腻,状似奶酪。 镜下:坏死灶呈一团无结构的嗜伊红性、颗粒状物质。

这一形态对结核病的诊断有一定意义。 通常出现于结核分枝杆菌量多、毒力强、机体免疫力低或变态反应剧烈的情况下。 新鲜的干酪样坏死灶内常含有一定量的结核杆菌。 由于坏死灶内缺氧及坏死物释出的脂肪酸等原因,陈旧的干酪样坏死灶内很难找到细菌。

上述 3 种病变并不是静止而又互不相关的,可随机体的免疫与变态反应的强弱而发生转化。 如渗出病变可因适当治疗或机体免疫力增强而转化为肉芽肿病变;反之,在机体免疫力下降或处于较强变态反应时,原来的肉芽肿病变则可转变为渗出、坏死的病变。

【临床病理联系】

结核病变的发展和转归,随细菌的量和毒力、机体的免疫和变态反应、用药情况及局部组织特点的不同而异,概括起来可归纳如下。

1. 愈合　主要有吸收消散、纤维化及纤维包裹性钙化等方式。 愈合的方式与病变的性质和大小有关:①渗出病灶可通过淋巴或血流吸收而使病灶缩小或完全吸收消散;很小的结核性肉芽肿或干酪样坏死灶,如治疗及时也可被吸收。 X 线检查显示渗出病变边缘模糊的云絮状阴影逐渐缩小以至完全消失,临床上称为吸收好转期。 ②较大的肉芽肿病灶愈合时,上皮样细胞逐渐被成纤维细胞所取代,结节中的网状纤维增多,继而胶原化成为胶原纤维;未被完全吸收的渗出病变及较小的干酪样坏死灶可被机化而发生纤维化。 此时,病灶内一般无存活的结核分枝杆菌。 浆膜的结核病变常因纤维化可造成广泛的粘连。③较大的干酪样坏死灶愈合时,首先通过上述吸收、纤维化过程使病灶缩小。 病灶周围发生纤维化形成纤维包裹,中央干酪样坏死组织逐渐干燥,并有钙盐沉积,状如小块的石灰。 钙化亦为临床愈合的一种指标,但钙化灶内常残存少量细菌,有可能成为机体再次感染结核的来源。 肺部 X 线检查显示纤维化病灶为边界清楚的条索状密度较高的阴影,钙化灶为密度甚高、边缘清晰的阴影,临床上称为硬结钙化期。

2. 恶化　表现为原有病灶周围发生渗出病变，随之继发新的结核结节及干酪样坏死，使病灶不断扩大。此时 X 线检查显示原有病灶周围出现模糊的云絮状阴影，如发生干酪样坏死则阴影密度增高，临床上称为浸润进展期。若病变恶化，凝固的干酪样坏死物发生溶解、液化，病灶中含菌量可比原来剧增 2 000～3 000 倍，液化的坏死物常溃入附近支气管而随痰液排出，局部形成空洞。由于空洞内氧气充足等原因，结核分枝杆菌大量繁殖，患者痰内排出大量病菌，成为严重的传染源，临床称此为"开放性肺结核"。液化坏死物还可经支气管吸入肺的其他部位，形成新的播散病灶。此时，X 线检查显示病灶出现透亮区，同时发现肺部的其他部位有大小不等的新播散的病灶阴影，临床上称为溶解播散期。结核病的播散既可循支气管、输尿管等天然腔道，也可循淋巴道、血道播散至淋巴结和远处器官，引起其他部位的结核病灶。

二、 肺结核病

肺结核是结核病中最常见者。由于初次感染和再次感染结核者的反应不同，肺结核病变各有其不同的特点，故有原发性和继发性肺结核病之分。现分别叙述如下。

（一）原发性肺结核病

机体初次感染结核分枝杆菌所引起的肺结核病称为原发性肺结核病（primary pulmonary tuberculosis），多见于儿童。老年人和免疫力低下者由于极易丧失对病菌的免疫力，可多次发生原发性肺结核。结核分枝杆菌被吸入后常抵达肺组织通气良好的部分，常在肺叶的边缘区，即上叶下部或下叶上部近胸膜处。病变初期表现为以巨噬细胞浸润为主的支气管性肺炎，随后发生干酪样坏死，通常病灶较小，为 1～1.5 cm 的灰白色炎性实变灶，即肺原发病灶。感染初期，细胞介导的免疫反应尚未产生，游离的或被巨噬细胞吞噬的结核分枝杆菌沿引流的淋巴管扩散到局部淋巴结，引起结核性淋巴管炎及淋巴结炎，被累及的淋巴结常发生干酪样坏死。3 周后随着感染过程中变态反应的逐步发展，淋巴结病变较肺部原发病灶更为严重。肺部原发病灶、淋巴管炎和肺门淋巴结病变三者合称原发或冈氏复合征（Ghon complex）。肺 X 线检查显示三者形成哑铃状阴影。患病儿童大多无明显的临床症状，仅 5% 的感染者可出现倦怠、食欲缺乏、潮热、盗汗、消瘦等现象。绝大多数原发性肺结核病，由于机体免疫力逐渐增强而自然痊愈。小的病灶可完全吸收，较大的干酪坏死灶则发生纤维包裹和钙化，则称 Ranke 复合征（Ranke complex）。少数情况下，肺门淋巴结内病变继续发展，成为支气管淋巴结结核病。如果细胞介导免疫功能低下或同时患有急性传染病（如麻疹、流感、百日咳等），机体抵抗力极度低下或感染的细菌量多、毒力强，则可使肺内原发病灶和肺门淋巴结病变恶化进展，并发生播散，出现下列情况。

1. 血道播散　肺内原发灶或肺门淋巴结的干酪样坏死灶腐蚀血管，细菌直接进入血液或经淋巴管后由胸导管入血。根据入血的细菌量与机体抵抗力的不同，可出现下列不同情况。

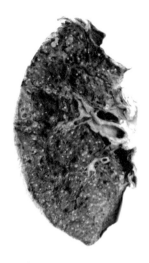

图 15-2　急性粟粒性肺结核
注：肺切面显示无数个
如粟米大小的灰白色病灶，
其边界较为清晰

（1）急性全身粟粒性结核病（acute systemic miliary tuberculosis）：大多由肺内原发病灶恶化，大量细菌一次进入肺静脉分支，而机体抵抗力极差引起或在应用大量激素、免疫抑制剂或细胞毒性药物后发生。此病相当于结核性败血症，临床上有高热、烦躁不安等中毒症状。结核分枝杆菌可播散至全身各器官，常累及肺、肝、脾、脑膜、肾、骨髓等处，各器官呈现大小一致、分布均匀、灰白色圆形的粟粒大小的结核病灶。镜下显示结核结节病变，偶尔出现渗出、坏死的病变（图 15-2）。

（2）亚急性或慢性全身粟粒性结核病：少数情况下，细菌少量多次进入血循环，一般病程较长，先后形成的粟粒性病灶的大小及新旧，以及病变的性质都不一致，可表现为结核结节病变，也可为纤维化或渗出、坏死病变。

（3）继发性肺结核或肺外器官结核病：如入侵血液的细菌量极少，可在肺、骨关节、脑、肾、输卵管、附睾等处形成孤立性病灶，后者可自行痊愈或潜伏下来，一旦机体抵抗力降低时，引起结核复发。

2. 淋巴道播散　肺门淋巴结的病变可经淋巴管蔓延到气管旁、纵隔、锁骨上或逆流至腹膜后淋巴结，引起广泛的淋巴结结核病。初期主要是结核结节形成伴淋巴组织增生，以后发生干酪样坏死，其中以颈淋巴结结核最为常见。当炎症累及淋巴结周围软组织时，则彼此粘连成块，液化的干酪样坏死物可穿破皮肤形成经久不愈的窦道。

3. 支气管播散　肺内原发病灶扩大有较广泛的渗出、干酪样坏死时，病变腐蚀邻近支气管，液化的坏死物可通过支气管排出，病灶局部形成空洞，称为原发性空洞形成。此时，含有大量结核分枝杆菌的液化坏死物经支气管而被吸入两肺，引起支气管源性播散病灶。肺门淋巴结干酪样坏死灶亦可波及附近支气管而发生肺内播散。但此种播散方式在原发性肺结核中较为少见，这可能与儿童的支气管未完全发育有关。

（二）继发性肺结核病

机体再次感染结核分枝杆菌而发生的肺结核病称继发性肺结核病（secondary pulmonary tuberculosis），多见于成年人。其来源有两种可能：①外源性再感染，结核分枝杆菌由外界再次侵入机体，这种情况多见于结核病高发区。②内源性再感染，较为多见，由原发性肺结核病灶中结核分枝杆菌通过血道播散到达肺尖部，形成极小的孤立性病灶。在机体抵抗力降低时，这些细菌可大量繁殖，潜伏的病灶可重新活动，并发展为继发性结核病，故又称再活动结核病（reactivation tuberculosis）。病理上，其病灶多从肺尖部开始，这可能是由于人体直立时肺尖处动脉压和血流量低，而氧分压高使细菌易于生长繁殖所致。

由于继发性肺结核病患者已存在细胞介导的免疫和变态反应，病变一般局限在肺内，且常见于两肺上叶，因而肺门淋巴结在疾病早期通常不受累，也很少发生血道播散，病变在肺内主要依靠侵蚀支气管播散，并在局部形成空洞；由于变态反应，继发性肺结核易发生干酪样坏死，同时体内已存在对结核分枝杆菌的免疫力，在坏死灶周围常可见到以增生为主的病变；该病病程较长，随着两种反应的消长而使病情时好时坏，波浪起伏，局部病变也较复杂，且新旧不一。根据其病变特点和临床经过，可分为以下几种类型。

1. 局灶性肺结核（focal pulmonary tuberculosis） 它是继发性肺结核病的最初病变，通常位于肺尖胸膜下 1～2 cm 内，直径＜2 cm 的病灶，其边界清楚，质硬，色灰白至黄色，病变以结核结节为主，也可伴有渗出病变，其中央常发生干酪样坏死。患者常无明显症状，多在胸部 X 线检查时被发现，病灶都已纤维化、钙化而愈合；由于局部瘢痕可使胸膜表面下凹皱缩，且与相应的壁层胸膜发生粘连。如患者的抵抗力降低，则可发展成浸润型肺结核。

2. 浸润型肺结核（infiltrative pulmonary tuberculosis） 多由局灶型肺结核发展而来，是临床上最常见的类型。发病年龄为 20～40 岁，多数患者有低热、乏力、盗汗、咳嗽等症状。常位于锁骨下相应的肺组织，临床上称为"锁骨下浸润灶"。主要病变为结核性渗出性肺炎，中央有干酪样坏死，如能及时治疗，病灶大多能吸收，或可经纤维化、钙化而愈合。反之病变可继续发展，病灶扩大，液化坏死物经支气管排出，局部形成急性结核性空洞，以及经支气管播散，引起肺内播散病灶。急性空洞不规则、壁薄、洞壁围以干酪样坏死物。如果治疗及时，可通过洞壁肉芽组织增生，使空洞逐渐缩小，最后形成瘢痕痊愈；亦可通过空洞塌陷，形成条索状瘢痕而愈合。如果急性空洞经久不愈，则可发展成慢性纤维空洞型肺结核。

3. 慢性纤维空洞型肺结核（chronic pulmonary tuberculosis with fibrous cavity） 多是由浸润型肺结核形成的急性空洞基础上发展而来，是成人慢性肺结核的常见类型。病变特点之一是肺上叶有一个或多个厚壁空洞。镜下显示空洞壁可分 3 层：内层为干酪样坏死层，内有大量结核分枝杆菌；中层为结核性肉芽组织；外层为增生的纤维结缔组织，使空洞壁僵硬而阻碍抗结核药物的渗入。如进一步恶化，则空洞内壁的干酪样坏死组织继续液化脱落，并使中层的结核性肉芽组织也陷于坏死，外层的纤维组织及其周围出现剧烈反应，有大量炎症细胞浸润，除巨噬细胞、淋巴细胞外，也有一定量中性粒细胞，空洞随之逐渐增大，患者不断排出含有大量结核杆菌的液化坏死物，成为结核病的重要传染源。另一方面，这些含菌的坏死物又可经支气管不断吸入到肺的其他部位，在两侧肺部出现许多新旧不一、大小不等的支气管源性播散病灶，呈腺泡簇状分布的多发性纤维干酪样坏死病灶，这是本型结核的第二个特征。患者常有慢性咳嗽、多痰、咯血等症状。由于病情迁延，时好时坏，病灶扩大，最后可导致肺组织严重破坏和广泛纤维化，演变为肺硬变或称硬化型肺结核。此时肺体积缩小变形、变硬，胸膜广泛增厚、粘连，严重影响患者的肺功能及右心功能。

自 20 世纪 60 年代抗结核药广泛应用以来，慢性纤维空洞型及肺硬变的病例已大为减少。 抗结核治疗可使较大空洞壁的干酪样坏死组织净化脱落，结核性肉芽组织逐渐转变为纤维瘢痕组织，引流支气管的上皮亦可增生，向洞内延伸、覆盖，此时空洞虽在，但已属愈合。 临床上对较局限的纤维厚壁空洞，可考虑做肺段或肺叶切除，以及时阻断病变的进一步蔓延。

4. 干酪样肺炎（caseous pneumonia） 多发生于机体抵抗力极差，对结核分枝杆菌变态反应过高的患者，可由浸润型肺结核恶化进展而来，或由急、慢性空洞，或干酪样坏死的淋巴结腐蚀支气管壁发生快速广泛播散所致。 病变可为小叶性或大叶性，又称结核性支气管肺炎（tuberculous bronchopneumonia）。 肉眼见一叶或几叶肺组织变实，呈黄白色的干酪样坏死，坏死病灶又可发生液化，形成急性空洞，继而再引起播散。 本型病情危重，中毒症状明显，发展迅速，病死率高，有"奔马痨"（galloping consumption）之称，目前已罕见。

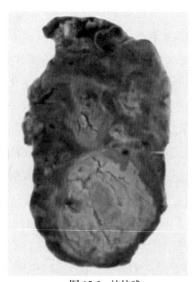

图 15-3 结核球

注：切除肺组织中有 1 个直径约 3.5 cm 之圆形病灶，呈灰白色，边界清晰，经镜检已确诊为结核病灶

5. 结核球 又称结核瘤（tuberculoma），是一种孤立的直径＞2 cm、境界分明的纤维包裹性干酪样坏死灶（图 15-3），可由浸润型肺结核的干酪样坏死灶纤维包裹化；亦可由结核空洞的引流支气管被阻塞，洞腔被干酪样坏死物充填而成；有时亦可由数个支气管源性播散病灶融合纤维化包裹而成。 结核球是相对静止的病变，可是由于病灶体积较大，外围又有纤维包裹，使药物不易到达其中心。 因此彻底自愈的可能性较小，有时还可恶化进展，形成空洞，并经支气管播散，或突破纤维包裹，导致病变浸润进展的危险性。 因此，结核球在临床上多考虑手术切除。 结核球 X 线检查需与肺癌鉴别。

6. 粟粒性肺结核（miliary pulmonary tuberculosis）多由原发性肺结核发展而来，少数来自继发性肺结核或肺外结核。 由支气管周围肺门或纵隔淋巴结干酪样坏死或肺内外结核灶破入附近静脉，含菌的坏死物经右心播散于两肺。 肉眼见两肺充血，切面暗红，有弥散分布密度均匀、灰白或灰黄色粟粒大小的结节，称为急性粟粒性肺结核病。 若结核分枝杆菌间歇性入血，播散于肺内，形成新老不一、大小不等的病灶，即为亚急性或慢性粟粒性肺结核病。

7. 支气管内结核病（endobronchial tuberculosis） 是指以支气管结核为主的一种病变类型。 病菌由来于肺实质性病灶腐蚀支气管壁或由管腔或淋巴管感染了支气管。 病变首先发生于黏膜，形成结核性肉芽肿，继而进一步发生渗出与干酪样坏死，由于局部病变可使黏膜隆起，造成管腔不同程度的阻塞，有时并发肺炎或肺不张而求医。 当发生于老年人，易误诊为肺癌。 晚期支气管结核可引起支气管扩张，如发生在肺上叶的支气管扩张，多首先应考虑有否结核性的可能。

8. 结核性胸膜炎（tuberculous pleuritis） 在原发性和继发性肺结核的各个时期均可发生结核性胸膜炎。 多见于青年，是肺内或肺门淋巴结病灶累及胸膜的所引起的浆液纤维蛋白性炎症。 通常情况下渗出液内含菌量极少，仅是对弥散到表面的菌体蛋白发生过敏的结果，积液内纤维蛋白的含量不高，有时可呈血性。 经适当治疗，大部分液体可被吸收而留下轻度的胸膜粘连。 少数情况由于干酪样坏死的支气管旁淋巴结或纵隔淋巴结溃破，也可由肺内病灶直接穿破胸膜，大量带菌的坏死物进入胸腔，从而可形成结核性脓胸（tuberculous empyema）。 此时渗出物中纤维蛋白与坏死物多而不易被吸收，最后由肉芽组织逐渐长入，发生纤维包裹化、钙化，使整个胸腔粘连闭锁，粘连的胸膜明显增厚，坚如皮革，严重者可影响心、肺功能。

总而言之，由于免疫和变态反应的不同及治疗措施等因素影响，尽管继发性肺结核在病理形态和 X 线表现上有多种类型，但极少是单一性的，常以多种形态并存，（而）并以某一种类型为主。 还须指出，AIDS 患者继发结核病的（的）病变特征取决于免疫抑制的程度，严重免疫抑制时 [$CD4^+$ 细胞数 $< 200 \times 10^6/L$（200 个/mm^3）]，其病变类似进展性原发性肺结核病，病灶位于肺中叶及下叶，质实，无空洞，常累及肺门淋巴结，且约 50% 病例可发生肺外结核的播散。

二、 肺外器官结核病

肺外器官结核病（extrapulmonary tuberculosis）除淋巴结结核是由淋巴道播散所致。 消化道结核可由咽下含菌的食物或痰液引起感染外，大多数为原发复合征经血源播散所致的潜伏病灶再活动、恶化的结果，以骨、关节、肾、脑膜、肾上腺、输卵管、附睾等处常见。 其病变与组织器官的结构特点关系较为密切，浆膜、滑膜、脑膜的结核病都以渗出病变为主，而实质脏器的病变则坏死较明显，常伴有肉芽肿形成。 现将常见的肺外结核病分述如下。

（一）肠结核病

肠结核（intestinal tuberculosis）可分为原发性和继发性两种类型。 原发性肠结核较少见，常为儿童饮用被结核分枝杆菌污染的牛奶而得病，形成肠的原发性结核性病灶，与此同时有结核性淋巴管炎与肠系膜淋巴结炎，组成肠的原发复合征。 大多数肠结核继发于空洞型肺结核，是由于咽下含菌的痰液而引起，好发于回盲部，因食物在此停留时间较长，该处的淋巴组织又较丰富之故。 结核分枝杆菌常侵入肠壁淋巴组织，病理上可分为溃疡型和增生型两种。

1. 溃疡型 早期为结核性肉芽肿病变，以后发生干酪样坏死溃破，脱落形成溃疡。由于细菌随肠壁淋巴管引流蔓延，使病变不断扩大，因此典型的溃疡常呈腰带状，与肠的长轴垂直，溃疡边缘极不整齐，如鼠咬状（图 15-4）。 溃疡一般较浅，底部血管多有闭塞，所以很少发生出血或穿孔。 浆膜面常有纤维蛋白渗出，并见灰白色的结核结节，后者沿肠壁淋巴管呈线形排列。 临床上有慢性腹痛、腹泻、营养障碍等。 溃疡愈合后常因瘢

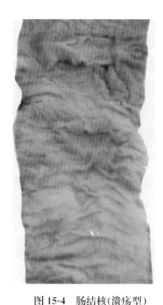

图 15-4　肠结核（溃疡型）

注：肠黏膜表面有 3 个溃疡病灶（色深处），边界不齐，如鼠咬状，其长轴与肠道长轴呈垂直

痕收缩而致肠腔狭窄。

2. 增生型　此型较少见，其特点为肠壁有大量结核性肉芽组织和纤维组织增生，使肠壁肥厚、变硬，肠腔狭窄，黏膜面可有表浅溃疡及息肉形成。临床上常出现不完全性肠梗阻症状，并可在右下腹扪及包块，易误诊为肠癌。

（二）结核性腹膜炎

结核性腹膜炎（tuberculous peritonitis）多继发于肠结核、肠系膜淋巴结结核或输卵管结核，偶见为急性全身粟粒性结核的一部分。本病可分为干、湿两型。典型的湿型常有大量黄色的浆液纤维蛋白性腹腔积液，有时为血性。肠壁浆膜及腹膜密布无数粟粒大小的结核结节，一般粘连较轻。干型较为常见，肠管间常紧密粘连，其间可包裹干酪样坏死物，表面可见结核结节和纤维蛋白性渗出物。大网膜常增厚、缩短、变硬，肠系膜也显著缩短，整个腹腔脏器可粘连在一起，并与腹壁粘连，有时可有粪瘘形成。临床上因广泛肠粘连而出现肠梗阻症状，可因腹膜增厚，腹壁触诊时有柔韧感。

（三）结核性脑膜炎

结核性脑膜炎（tuberculous meningitis）多见于儿童，常由原发复合征经血道播散所致，故多为全身粟粒性结核病的一部分；成年人可来自肺及肺外结核晚期的血源播散。不少病例在尸体解剖时发现脑实质中同时有结核灶存在，认为是接近脑室的结核灶液化溃破，结核分枝杆菌直接进入蛛网膜下隙所致。病变以脑底部最为明显，在脑桥、脚间池、视神经交叉等处脑膜增厚混浊，蛛网膜下隙有大量灰黄色胶冻样渗出物积聚，在大脑外侧裂、脑室脉络丛等处，偶见散在分布细小的灰白色结核结节。镜下显示主要为渗出病变，渗出物内有较多的纤维蛋白，炎症细胞主要是巨噬细胞、淋巴细胞，也有少量的中性粒细胞。有时在血管外膜处可见一些上皮样细胞集团，很少出现朗汉斯巨细胞，部分区域可发生干酪样坏死。病程较长者小血管可并发闭塞性内膜炎，从而引起多发性脑软化。结核性脑膜炎的病情常较严重，需要积极治疗，部分治愈病例仍可因渗出物机化粘连，引起脑积水等并发症。

（四）泌尿、生殖系统结核病

肾结核多见于青壮年男性，多累及单侧。结核分枝杆菌由原发性肺结核血源播散而来，并常在原发感染后若干年才显现。病变大多起始于肾锥体乳头处，且多以干酪样坏死为主，病变可逐渐扩大，破坏肾乳头和皮质，并溃入肾盂而形成结核性空洞。随着病变的扩展蔓延，肾内形成多个结核性空洞，最后肾组织可全部被毁，但肾包膜往往能幸存，而成为包裹性干酪样脓肾。同时由于干酪样坏死物随尿液下行，而使输尿管、膀胱相继受累。临床上出现尿频、尿急、血尿等现象。膀胱镜检查，早期可见输尿管开口的边缘参差不齐、充血、出血，并可有个别结核结节，病变最先累及膀胱三角区，黏膜发生结核性溃疡，后期侵及整个膀胱。 膀胱肌层破坏和纤维化，使其容积缩小，并可使输尿管口狭窄、阻塞，引起肾盂积水，此时膀胱中的结核分枝杆菌也可逆行感染对侧肾脏，或经尿道累及前列腺、精囊、输精管、附睾等，引起男性生殖系统结核病。 病变附睾肿大变硬，可与阴囊壁粘连，溃破后可形成长期不愈的窦道。 而女性生殖系统结核病多由血道或淋巴道播散而来，也可来源于邻近器官结核病的直接蔓延，以输卵管结核为最常见，可使输卵管腔阻塞，成为不孕症的常见原因。

（五）骨与关节结核病

骨结核多由原发性肺结核的血源播散所致，多侵犯脊椎骨、指骨及长骨骨骺等处。 病变常开始于骨髓，多见干酪样坏死破坏骨质，病灶扩大可溃破骨皮质，并累及骨周围软组织，坏死物液化可在骨旁形成结核性脓肿，此脓肿局部无红、热现象，故称为"冷脓肿"。 脊椎体结核多侵犯第 10 胸椎至第 2 腰椎，破坏椎体，进而累及椎间盘和邻近椎体，由于病变椎体不能负重，可发生塌陷，造成脊柱后凸畸形（即驼背）。 腰椎结核形成的腰大肌鞘膜下冷脓肿，可向下延伸于腹股沟韧带处及大腿部出现"脓肿"，穿破皮肤可形成窦道。 发生于长骨骨骺或干骺端结核，病变发展可进一步侵及关节软骨和滑膜，进入关节腔造成关节结核。 滑膜表面可见结核结节，关节腔内有浆液、纤维蛋白渗出物，病变多呈慢性经过。 愈合时关节腔常由大量纤维组织充填，造成关节强直而影响功能。 最常侵犯的关节为髋、膝、踝、肘等处。

第二节 麻 风

麻风(leprosy)是由麻风杆菌引起的一种慢性传染病。 它侵犯的部位主要是皮肤和周围神经，对人体造成的危害主要有麻木性皮肤损害（斑疹、丘疹和结节）、神经粗大，严重者可因神经营养障碍而造成肢体残缺或畸形。 本病在世界上流行颇广，以热带或亚热带地区为多见。 新中国成立后，通过严格隔离和积极治疗患者，该病在我国已基本被消灭。

【病因及传播途径】

麻风杆菌是一种细胞内寄生的抗酸分枝杆菌，其形态较结核分枝杆菌粗短。 人是麻风杆菌的唯一宿主，故其主要传染源为患者。 当密切接触带菌患者的皮肤破溃处及口、鼻、咽分泌物时，即可通过破损的皮肤或经飞沫吸入呼吸道而入侵体内。 进入机体的细菌可潜伏于组织中的巨噬细胞或周围神经的鞘膜细胞内。 受感染者是否发病则取决于机体的细胞免疫反应，后者是由麻风杆菌菌体的一种热休克蛋白（分子量为 10 000），又称麻风菌素（lepromin）所引起的。 若免疫反应强，病原菌可被巨噬细胞消灭而不发病；反之，麻风杆菌得以生长繁殖，引起皮肤及周围神经等病变。 麻风杆菌感染后的潜伏期较长，一般为 2～4 年，但也可在数月内发病。

【病理变化】

根据患者发生细胞免疫反应强弱的不同，麻风在临床和病理上主要分为两种截然不同的类型，即结核样型和瘤型。前者反映感染者有较强的细胞免疫反应；而后者则表示感染者细胞免疫反应较弱。而介于两者之间的过渡性类型还有中间界限类、偏结核样界限类、偏瘤型界限类和未定类麻风。本节着重介绍结核样型与瘤型麻风之病理特征。

1. 结核样型 多见，占病例数的 $60\%\sim70\%$。因患者有较强的细胞免疫反应，因此病灶内有大量被激活的巨噬细胞，并可转变为上皮样细胞和 $1\sim2$ 个朗汉斯巨细胞，形成上皮样肉芽肿，病灶周围有大量 CD4$^+$ Th1 细胞浸润，其病变与结核性肉芽肿相似，故称结核样麻风（tuberculoid leprosy）。但病灶内不发生干酪样坏死，含菌量甚少，传染性较小，麻风菌素皮肤试验呈阳性反应，其预后较好。病变较局限，只累及皮肤及周围神经，一般不累及内脏。

（1）皮肤病变：多发生于面、臀和四肢伸面，表现为大小不一、形态不规则、边界清楚的皮疹，重者可形成中央平坦、边缘隆起的丘疹。镜下显示平坦区的皮肤真皮内有大量淋巴细胞浸润，隆起的边缘有特征性结核样结节形成。病变可累及皮肤附件和末梢神经，临床上可出现局部感觉减退和闭汗。病变局部的淋巴结也可有肉芽肿形成。

（2）神经病变：累及的周围神经可自皮肤小神经至较大神经干，后者最常受累者有耳大神经、耳后神经，其次为尺神经、桡神经、腓神经及胫神经。细菌主要在神经鞘膜细胞、巨噬细胞和神经外衣细胞内繁殖，形成结核样肉芽肿，破坏轴索和髓鞘，最后发生纤维化。受累的神经变硬，不规则增粗，形如绳索。由于神经受累，可引起感觉障碍、麻木，易受外伤，产生经久不愈的溃疡和继发感染；也可引起肢体的肌肉萎缩、骨质萎缩、脱钙，最终可导致鹰爪手、足，末端骨发生萎缩、消失或肢体自动脱落（autoamputation），造成畸形、残废。

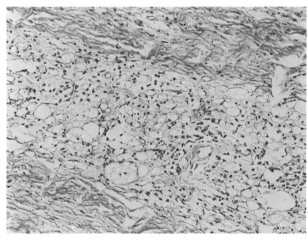

图 15-5 瘤型麻风（HE）

注：真皮组织内有大量细胞质呈空泡状的泡沫细胞，核体积较小居细胞中央或偏位，尚伴有大量淋巴细胞

2. 瘤型 少见，约占病例数的 20%。因患者细胞免疫反应较弱，病灶内常缺乏 CD4$^+$ Th1 细胞，而有大量 CD8$^+$ Ts 细胞，后者可通过分泌 IL-10 而抑制 CD4$^+$ Th1 细胞。其结果导致病原菌在局部巨噬细胞内大量繁殖，多量的细菌可聚集成束状或球状，传染性强，无结核样结节形成，而主要表现为大量增生的巨噬细胞吞噬了大量麻风杆菌，使其胞质内含有大量类脂空泡，状如泡沫状，有泡沫细胞或麻风细胞之称（图 15-5）。病灶周围有少量淋巴细胞浸润。病

变除侵犯皮肤和周围神经外，也可侵犯鼻与口咽黏膜、淋巴结、睾丸及内脏（肝、脾等）。

（1）皮肤病变：与结核样型麻风皮肤病变相比，病变常呈对称性，除出现丘疹外，也可为红色斑疹或边界不清的结节（麻风瘤），且易破溃形成溃疡；累及面部的结节，致其凹凸不平，形成所谓"狮面"（图 15-6）；累及毛囊时，往往可造成须眉脱落。 镜下显示真皮深层聚集大量麻风细胞，伴有少量淋巴细胞。 抗酸染色可在麻风细胞内找到大量麻风杆菌。 病灶与表皮之间的真皮浅层常形成一无细胞浸润带，其表皮萎缩，上皮突消失。 上述病变也可累及该病灶相应引流区域的淋巴结。

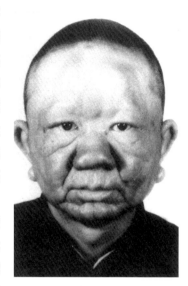

图 15-6 瘤型麻风(示"狮面"面容)

（2）神经病变：与结核样麻风的神经病变相比，神经病变主要表现为神经束内、外衣中均有较多麻风细胞及少量淋巴细胞浸润，细菌呈阳性。 因神经病变所产生的后果与结核样型相似，但神经病变消退后，神经粗大、变硬的程度相对较轻。

（3）其他器官病变：鼻黏膜病变很常见，可引起糜烂或溃疡，并可破坏鼻软骨，引起鼻中隔穿孔和鼻梁塌陷，成为重要的传染源。 睾丸常被累及，其间质和生精小管内常有泡沫细胞浸润，此时精液中带菌，可通过性交传给他人，严重者生精小管可发生玻璃样变。肝、脾、骨髓、肾上腺等也能见成堆泡沫细胞，但病灶一般很小，这可能是内脏温度较高而不适合麻风杆菌生长的缘故。 病变严重者，可累及角膜、虹膜、睫状体，引起视力障碍。

瘤型麻风易发生急性加剧，伴有高热、神经痛，称为麻风反应，这是病变重新活动或扩大，形成新病灶，表明机体免疫功能低下，导致病情恶化的表现。

【转归】

早期或轻度结核样型麻风，如经治疗可完全康复，也可自行缓解。 瘤型麻风可因治疗不彻底而易复发，预后差，或晚期因继发各种并发症，如肺炎、结核等而危及生命。

第三节 伤 寒

伤寒(typhoid fever)又名肠伤寒，是由伤寒杆菌引起、累及全身单核-巨噬细胞系统的一种急性传染病，以回肠末端淋巴组织、肠系膜淋巴结和脾脏的病变最为显著。 其病理特征是巨噬细胞增生伴有活跃的吞噬功能。 临床表现主要有持续性高热、相对缓脉、腹部胀气、神经中毒症状、脾大、皮肤玫瑰疹和白细胞计数减少等。

【病因和发病机制】

伤寒杆菌属肠道杆菌沙门菌属(Salmonella)D群，呈短杆状，革兰染色阴性。菌体周身布满鞭毛，无荚膜，能运动，在含胆汁的培养基中生长较好。病原菌存在于患者或带菌者的排泄物（粪、尿、胆汁）中，一旦病菌污染食物和水源，即可由口进入人体消化道。苍蝇可能为本病传染的主要媒介昆虫。

伤寒杆菌为细胞内寄生菌，对人体的致病毒力主要是菌体裂解时释放的内毒素，后者为一种类脂多糖体。此外，伤寒杆菌还具有菌体O抗原、鞭毛H抗原和表面Vi抗原。人体感染伤寒菌后，血清中往往可检测出抗O、H抗原的抗体，即临床用于检测患者是否感染的肥达(Widal)反应，常作为诊断伤寒病的依据之一。而Vi抗原则可在部分患者的肾穿刺组织中被发现，被认为是合并感染后肾小球肾炎的原因。

伤寒杆菌进入人体后，若机体抵抗力低下或因消化功能失调引起的胃酸杀菌力减弱时，部分细菌可经胃进入肠腔，在低氧环境下，由侵袭素等物质介导细菌黏附和侵入肠黏膜和集合淋巴组织，并被吞噬细胞吞噬及在其内生长繁殖，再通过胸导管进入血循环引起菌血症。血液中的细菌进入肝、脾、骨髓等脏器后继续繁殖，并迅速激活全身单核-巨噬细胞系统，导致淋巴结及回肠末端孤立和集合淋巴小结(Peyer's patches)的炎性肿大和肝、脾大；同时部分细菌随胆汁进入胆囊。此期随着细菌繁殖和内毒素释放的增加，患者出现败血症和明显毒血症状，如寒战、发热、脾肿大、皮肤玫瑰疹等，相当于病程的第1～2周。随着病程进展，在接下来的1周中，胆囊中繁殖的大量细菌随胆汁再次进入肠道，使已致敏的肠淋巴组织发生超敏反应，导致局部组织发生坏死和溃疡，病菌随坏死组织排出体外，此期为极期。以后随着机体免疫力逐渐增强，尤其是细胞免疫，并伴随着抗体大量形成，细菌渐被杀灭，病情渐趋稳定，并获痊愈。病后常获持久的免疫力。整个病程大致为4周。

【病理变化】

伤寒的病变主要累及全身单核-巨噬细胞系统，以肠道淋巴组织、肠系膜淋巴结、肝、

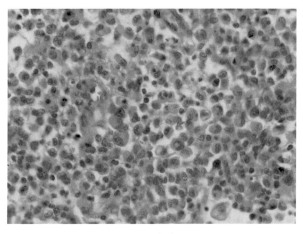

图15-7 伤寒(HE)

注：肠黏膜内大量单核-巨噬细胞，即伤寒细胞增生、聚集，其胞质内吞有淋巴细胞、红细胞和核碎片

脾、骨髓等最为明显。其基本病理变化为巨噬细胞增生，并有极强的吞噬功能，可吞噬伤寒杆菌、红细胞、淋巴细胞和细胞碎片等。这些增生的巨噬细胞胞质丰富，体积变大（直径20～30μm），核呈肾形或圆形，常偏于细胞的一侧，称为"伤寒细胞"(typhoid cell)，它们可聚集成团，形成伤寒小结(typhoid nodule)，也称伤寒肉芽肿(typhoid granuloma)（图15-7），具有病理诊断价值。此外，还可伴有淋巴细胞、浆细胞的浸润。

1. 肠道病变 病变以回肠末端的淋巴组织（包括孤立和集合淋巴小结）最为明显，其他各肠段病变不多见。 按其病变发展过程，大致可分为下列4期，每期历时约1周。

（1）髓样肿胀期：发生于起病后第1周，因病变表现为回肠末端孤立和集合淋巴滤泡增生和肿胀，表面隆起，呈圆形或椭圆形，灰红色，质软，表面多皱折，形似"脑回"而得名（图15-8）。 邻近肠黏膜充血、水肿和黏液分泌增多。镜下显示淋巴组织中有大量伤寒细胞增生，并形成典型的伤寒肉芽肿，淋巴细胞相对减少，肠壁血管扩张充血、水肿、肌层变性等。

（2）坏死期：发生于病程的第2周。 由于细菌内毒素的作用及因伤寒肉芽肿压迫毛细血管或血管内血栓形成等因素，可导致增生肿胀的淋巴滤泡中心或黏膜表层发生小灶性坏死，并逐渐扩大融合，使其病变部位变得高低不平，灰白色，无光泽或被胆汁染成黄绿色，病灶边缘仍呈肿胀状态。镜下显示坏死组织为一片嗜酸性无结构的物质。

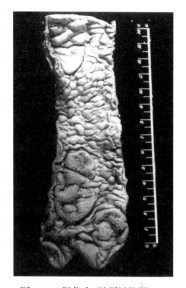

图15-8 肠伤寒（髓样肿胀期）

注：肠黏膜表面有大小不等、呈脑回状的隆起

（3）溃疡期：发生于疾病的第3周。 由于坏死物质的溶解、脱落，原有的淋巴滤泡变为边缘不规则的圆形或椭圆形的溃疡，其长轴与肠的长轴平行。 如坏死物脱落干净，溃疡的边缘及底部较为整齐、洁净，溃疡一般较深，可达黏膜下层，甚至肌层或浆膜层，以至易引起肠壁穿孔或因累及血管而引起肠出血，成为伤寒病最常见的2个并发症和死亡原因。

（4）愈合期：见于疾病第4周或第5周。 溃疡边缘和底部的坏死组织完全脱落，变得整齐、干净，并逐渐从底部长出肉芽组织，填平溃疡，表面有黏膜再生，往往不形成瘢痕。 较大溃疡虽可形成瘢痕，但一般不会造成肠腔狭窄。

除上述病变外，肠壁神经丛的神经细胞和纤维也常有明显变性，太阳神经丛也有类似变化。 肠道病变的程度与患者毒血症症状的严重性并不一定成正比，有时患者全身症状十分明显，而肠道病变却甚微；反之亦然。 自临床应用氯霉素等有效抗菌药物以来，伤寒患者症状减轻，病程缩短，典型的肠道病变也已少见，然而治疗后的复发率却有增加，这可能与临床药物应用不足或机体免疫反应不强等因素有关。

2. 单核-巨噬细胞系统病变

（1）肠系膜淋巴结：多累及回肠末端附近的淋巴结，病变淋巴结肿大、充血。 镜下显示淋巴窦扩张，内有大量伤寒细胞，可形成伤寒肉芽肿，严重者伴局灶性坏死，甚至穿破淋巴结被膜而累及腹膜，引起腹膜炎。

（2）脾脏：多呈中度肿大，为正常大小的4～5倍，包膜紧张，质软，切面呈暗红色，脾髓组织易被刀背刮下，滤泡结构不清。 镜下显示红髓脾窦高度扩张、巨噬细胞弥漫性增生，可形成伤寒肉芽肿，严重者时也可发生坏死。 静脉内膜常有炎症，可伴血栓形成，易造成脾梗死。

（3）肝脏：多肿大，切面结构混浊不清，有时可见黄色粟粒大小的局灶性坏死，实为伤寒肉芽肿性病灶。 镜下显示肝细胞肿胀、脂肪变性，门静脉区有淋巴细胞和巨噬细胞浸润。

（4）骨髓：除有伤寒肉芽肿形成伴局灶性坏死外，骨髓造血功能低下，红、白细胞皆减少，尤其是中性粒细胞减少，可视为伤寒的一个特征，但其发生机制仍不明，可能与内毒素的作用、巨噬细胞过度增生而使其受到抑制有关。 骨髓中含有伤寒菌，且存在时间较长，故其细菌培养的阳性率甚高，适用于血培养阴性患者的检查和诊断。

3. 其他器官病变

（1）胆囊：伤寒杆菌由血液到达胆囊后，在胆汁中繁殖，并随它不断向肠道排出。 患者症状可消失，临床已痊愈，但细菌仍存在于胆囊内，形成伤寒杆菌性胆囊炎。 由于胆囊持续排菌，患者成为慢性或终生带菌者，是伤寒病的重要传染源。

（2）中枢神经系统：脑内小血管可发生内膜炎，胶质细胞可增生形成小胶质结节。 因这些病变及内毒素的影响，患者可出现神经中毒症状。

（3）心肌：心肌肿胀、灶性坏死，间质血管充血、水肿，巨噬细胞浸润。 心肌收缩力降低，心脏扩张，有人认为与内毒素对心肌的影响和迷走神经兴奋性增高有关，所以患者出现重脉和相对缓脉。

（4）皮肤和横纹肌：表皮下毛细血管内细菌栓塞可产生皮肤玫瑰疹，由此可培养出伤寒杆菌。 腹直肌和大腿内收肌可发生凝固性坏死，亦称蜡样坏死，临床上患者有肌痛和皮肤感觉过敏的症状。

（5）伤寒败血症：偶尔也可经血道播散引起脑膜炎、心内膜炎、心包炎、骨髓炎和肾小球肾炎。

【临床病理联系】

伤寒初期，由于机体缺乏对伤寒杆菌的免疫力，细菌得以入血，形成菌血症，此时血培养伤寒杆菌常呈阳性。 以后随着菌血症和毒血症加重，患者体温呈阶梯状上升，数日内达到40℃左右，并伴剧烈头痛、四肢酸痛、全身乏力。 全身单核-巨噬细胞系统增生，脾肿大引起左季肋部疼痛。 随着病情发展，肠内病变进入坏死期，菌体大量破坏释放大量内毒素，使毒血症症状更加明显，体温稽留于高峰，患者神志不清，嗜睡谵妄。 同时患者免疫力增加，特异性抗体增多，肥达反应效价继续增高。 此时为机体与细菌斗争最激烈的时期。 肠道病变进入溃疡期时，机体抵抗力已取得优势，菌血症消失，体温明显波动，全身中毒症状缓和，抗体效价更高。 血培养细菌可能为阴性。 疾病最后阶段是肠内病变的愈合期，机体处于绝对优势，体温弛张呈阶梯下降，食欲恢复，尿量增加，体力恢复。

无并发症的伤寒病其自然病程为4～5周。 严重的败血症、肠出血和穿孔是本病的重要死亡原因。 使用氯霉素治疗伤寒以来，严重并发症的发生率和病死率已大大降低。 常见并发症：①肠出血。 多发生在肠壁的溃疡期，偶尔引起致命性的大出血，也常是肠穿孔的前奏。 ②肠穿孔。 亦多发生在溃疡期，在肠胀气和腹泻时，更易发生。 穿孔范围不等，数目常为一个，有时也可多个。 穿孔后则引起急性弥漫性腹膜炎。 ③支气管肺炎。因机体抵抗力降低所致，其病因多为肺炎链球菌或其他上呼吸道细菌，极少数也可由伤寒杆菌引起。

第四节　细菌性痢疾

细菌性痢疾（bacillary dysentery）是由痢疾杆菌引起、主要累及直肠和乙状结肠的急性传染病。 一年四季均可发生，但好发于夏秋两季。 肠道的病变主要为黏膜层急性弥漫性纤维蛋白渗出性炎症，并有不规则浅表溃疡形成。 患者常表现为腹痛、腹泻、里急后重、黏液脓血便等症状，严重者可出现中毒性休克。

【病因和发病机制】

痢疾杆菌是其病原体，为革兰阴性志贺菌属杆菌，依其抗原结构和生化反应的不同，可分为 A、B、C、D 群，即痢疾、福氏、鲍氏和宋氏志贺菌，共 43 个血清型。 国内以 B群福氏志贺菌（尤为 2a 型）居多，依次为 D 群宋内志贺菌、C 群鲍氏志贺菌。

志贺菌在外界生存力极强，人类感染多在误食被其污染的瓜果、蔬菜或其他食品后进入人体，是否发病则取决于进入细菌的数量、致病力及机体的抵抗力。 志贺菌的致病性在于对肠黏膜上皮细胞的侵袭力、介导其吸附特性的光滑型脂多糖 O 抗原及其崩解后释放的毒素（内毒素为主）。 当人体因营养不良、暴饮暴食、胃酸缺乏等因素导致机体抵抗力降低时，致病菌可侵入结肠黏膜上皮细胞，不断繁殖，释放毒素，引起肠黏膜炎症、坏死及由纤维蛋白所形成的假膜；因细胞内毒素的大量释放可引起全身毒血症症状，如发热、休克等。 A 群痢疾志贺菌致病力最强，除释放内毒素外，还可释放外毒素，具有神经毒、细胞毒活性，从而引起中枢神经系统等症状。

【病理变化】

菌痢主要累及结肠，尤多见于直肠和乙状结肠，严重时可波及整个结肠，甚至回肠下段。 根据肠道病变特征、全身表现及临床经过，菌痢可分为 3 种。

1. 急性细菌性痢疾　早期表现为黏膜的急性黏液卡他性炎，显示充血、水肿、黏液分泌增多，并有中性粒细胞浸润。 以后进一步发展为假膜性炎，即黏膜浅层坏死，渗出大量纤维蛋白和中性粒细胞，甚至发生出血；纤维蛋白、中性粒细胞、坏死黏膜上皮和红细胞一起形成糠皮样假膜，黏附于肠黏膜表面，呈灰白色，或因出血及胆汁着染而呈污灰、灰绿或黑褐色。 黏膜下层严重充血，水肿伴多量中性粒细胞浸润。

发病约 1 周时，假膜被中性粒细胞释放的蛋白酶溶解、液化，小块、小片地从肠黏膜表面脱落下来，形成溃疡，溃疡大多小而表浅，形态不整（图 15-9）。 严重者小溃疡可互相融合成大溃疡，偶可深达肌层，甚至引起穿孔。 当病变愈复时，肠壁腔面渗出坏死物被

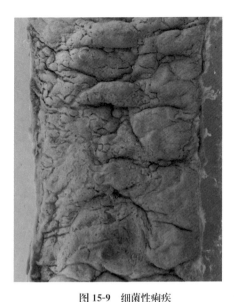

图 15-9　细菌性痢疾

注：结肠黏膜表面高低不平，有假膜形成，部分已发生脱落形成浅表小溃疡

吸收、排出、净化，肠壁组织再生修复。　浅小的溃疡愈合后不留明显的瘢痕，深大的溃疡愈合后形成瘢痕，但很少引起肠腔狭窄。

肠系膜淋巴结偶可轻度肿大；脾轻度肿大，白髓内细胞增生；心、肝、肾、脑等实质脏器细胞可发生变性，甚至坏死。

临床表现有两方面：一为全身毒血症表现，如发热、头痛、乏力、食欲缺乏及外周血白细胞计数增多；二为肠道症状，表现为腹泻和阵发性腹痛。由于炎症刺激直肠壁内神经末梢和肛门括约肌，使患者便意频发，肛门有下坠感，呈特征性"里急后重"和排便次数多。　最初排出黏液稀便，以后由于假膜溶解、脱落而呈黏液脓血便。　严重者可引起脱水、酸中毒和电解质紊乱、血压下降，甚至出现休克。

急性细菌性痢疾的病程一般 1～2 周，经适当治疗大多获痊愈，并发症（如肠出血穿孔）少见，少数病例可转为慢性。

2. 慢性细菌性痢疾　慢性病变多由急性菌痢未得到及时或彻底治疗转变而来，也可能与不同菌型感染有关，如福氏志贺菌性痢疾在痊愈半年至 1 年后，部分患者仍可继续排菌，而宋氏志贺菌则易被消灭，因而福氏志贺菌感染成为慢性病变者居多。　慢性菌痢的病程可长达数月至数年，病变随着机体抵抗力的不同，此起彼伏，肠壁黏膜面的一些溃疡愈合，而另一些新溃疡又复出现，病情时好时坏。　如再次出现急性菌痢症状，临床上称为慢性菌痢急性发作。　镜下显示慢性溃疡较急性溃疡更深，多达肌层，其边缘可有黏膜过度增生和息肉形成。　由于肠壁反复受损，壁内可形成大量肉芽组织和纤维瘢痕，同时可伴有淋巴细胞和浆细胞浸润，从而使肠壁不规则增厚、变硬，肠腔狭窄。

随着病程延长，临床表现有起伏。　可出现腹痛、腹胀、腹泻或便秘与腹泻交替出现等肠道症状；粪便常含黏液或少量脓血。　慢性菌痢急性发作时，肠道症状加剧，其表现与急性菌痢相似。　粪便痢疾杆菌培养有时阳性，有时阴性。　少数慢性菌痢患者无明显临床表现，但粪便痢疾杆菌培养持续阳性，此为慢性带菌者，是本病的重要传染源。

3. 中毒性菌痢　本型菌痢起病急骤，肠道病变常不明显，仅有结肠和小肠黏膜的充血、水肿、少量中性粒细胞浸润和卡他性炎，伴肠淋巴滤泡增生，有人称此为滤泡性肠炎。　但患者的全身中毒表现严重，可在起病后数小时内发生中毒性休克或呼吸循环衰竭。此型痢疾多见于 2～5 岁的儿童，极少数发生于大龄儿童和成年人。　病原菌常是福氏和宋氏志贺菌，而毒力强的痢疾志贺菌反而少见，其发病主要取决于机体的反应性。　可能与患儿中枢神经系统发育不全、功能非常不稳定，从而对痢疾杆菌内毒素反应性过高有关。

中毒性休克的发生是由于细菌内毒素的大量释放，并作用于血液中的血小板和中性粒细胞，使其释放出大量血管活性物质，如 5-羟色胺、组胺和激肽等，从而引起内脏，如肝、肺等器官小静脉收缩，而其他部位的血管则发生扩张，导致回心血量减少，血压降低和组织灌流量减少。 继而通过交感-肾上腺髓质系统和内毒素的直接作用及儿茶酚胺等血管活性物质分泌的增加，作用于血管壁受体使微小动脉痉挛，引起重要脏器微循环灌注量严重不足，出现缺血缺氧，组织内酸性产物堆积，毛细血管扩张，大量血液淤积。 随之微血管通透性增加，血浆外渗，有效循环量更为减少，造成回心血量和心输出量进一步降低，出现休克状态。

由于脑组织缺氧，可出现惊厥、昏迷、脑水肿和颅内压增高等中枢神经症状，甚至发生脑疝，呼吸中枢缺氧可引起呼吸衰竭，它们均可成为中毒性菌痢的死亡原因。

第五节 性传播性疾病

性传播性疾病(sexually transmitted diseases，STD)是一类通过性行为传播的疾病，病变主要累及生殖器官。 传统的性传播性疾病包括艾滋病、梅毒、淋病、软下疳、性病性淋巴肉芽肿和腹股沟肉芽肿。 近年来又新增病种至 20 余种，且其发病率在很多国家，包括我国呈现逐年上升的趋势。 据统计，全球每年新增病例约 1 500 万，其中 1 000 万为 15～24 岁的青年人。 因此，STD 防治形势非常严峻。 本节将主要介绍淋病、尖锐湿疣和梅毒 3 种。

一、淋病

淋病（gonorrhea）是指由淋病奈瑟菌感染引起的急性化脓性炎症。 病变主要累及下泌尿生殖系统，多发生于 15～30 岁。 在美国，每年约有 65 万例新增病例，此病也是我国目前发病患者数最多的性传播疾病。

【病因和发病机制】

淋球菌为革兰染色阴性的双球菌，有荚膜，致病株有菌毛，属需氧菌，对干燥、寒冷、热及常用消毒剂敏感。 菌毛在淋病发病中有重要作用，能使菌体更易黏附到人泌尿生殖系统的黏膜（对单层柱状上皮和移行上皮尤为敏感）、精子、红细胞等表面，同时又能对抗中性粒细胞的杀菌作用。 淋球菌产生的外膜蛋白 Por 和破坏黏膜表面 IgA1 的 IgA1 蛋白酶，同样有利于细菌对黏膜表面的黏附。 借由黏附，淋球菌穿透上皮细胞得以向深部组织侵入。 然后，具有内毒素活性的菌体成分脂寡糖可引起局部炎症和全身反应。 此外，Por 蛋白可阻止吞噬溶酶体的形成，利于细菌在中性粒细胞内生存，Rmp 分子则阻抑抗体的杀菌活性，使病菌能够存活甚至蔓延，严重者可经血循环播散至全身。

人类是淋球菌的唯一宿主，病菌主要通过性接触，侵入尿道和生殖道。 人类对淋球菌无天然免疫力，病后保护性免疫力不强，不能防止再次感染。

【病理变化和临床特点】

淋病好发于男、女泌尿生殖器官，感染初期主要累及男性前尿道、女性尿道和子宫颈，引起急性卡他性化脓性炎。 肉眼观察：黏膜充血、水肿，黏膜表面有大量脓性渗出物或分泌物。 镜下显示黏膜上皮坏死脱落，腺体扩张，间质内有大量中性粒细胞浸润。 临床上，男性常表现为脓尿，女性患者尿道和宫颈的脓性渗出不如男性显著。 此时对患者的脓性渗出物做革兰染色，常能在中性粒细胞的胞质中检出很多革兰染色阴性的淋球菌。 如不及时治疗，病变在男性可上行蔓延至后尿道及附属腺体，并波及前列腺、精囊、附睾和睾丸，严重病例可有脓肿形成；女性经期或流产时可蔓延至子宫、输卵管和卵巢，引起子宫内膜炎、急性输卵管炎等，甚至发展成输卵管卵巢脓肿。 至感染后期，肉芽组织新生，瘢痕形成，导致受累组织和器官发生结构和功能的异常。

男性患者在感染早期主要表现为尿频、尿痛和尿道口流出白色黏液样脓性物，女性患者在感染早期可无症状或仅有尿痛、下腹痛和阴道脓性分泌物。 未经及时治疗引起的慢性炎症可导致尿道狭窄、盆腔炎、不孕不育和宫外孕。 值得注意的是，被感染产妇在分娩时该病可通过产道传播给新生儿，造成脓性眼炎，若治疗不及时，可导致失明。

由于该病缺乏特异性临床表现和病理变化，无症状带菌者较多，故症状、体征及病理变化的诊断意义不强，需要结合病原学检查加以确诊。

二、尖锐湿疣

尖锐湿疣（condyloma acuminatum）是由人乳头状瘤病毒（human papilloma virus，HPV）引起的性传播性疾病，主要导致皮肤黏膜的良性增生性病变，多见于 20～40 岁的青壮年。 近年来，尖锐湿疣在我国的发病率急剧增加，年增长率约为 22.5%，其病例数在性传播性疾病中仅次于淋病。

【病因和发病机制】

HPV 属乳多空病毒科，有 60 种亚型，对皮肤与黏膜上皮细胞有高度亲嗜性，不同型别 HPV 引起病变的部位不同。 以感染女性下生殖道为主的 HPV 有 6、11、16、18、33、35 等亚型，导致尖锐湿疣的发生多为 HPV6、11 亚型。 患者及无症状的带毒者是本病的主要传染源，主要通过性接触直接传染，患病期 3 个月内传染性最强。 由于 HPV6、11 亚型感染恶变风险低，因此尖锐湿疣罕见进展至癌。

【病理变化】

尖锐湿疣好发于女性的外阴、阴道、宫颈和肛周，以及男性的阴茎、尿道口或肛门附近等。 病变初期为散在小而尖的乳头状突起，可逐渐扩大并互相融合成鸡冠状或菜花状团块，质软，湿润，淡红或暗红色，顶端可有溃烂，触之易出血。 病变一般呈多发性或片状融合，不对称性生长。

镜下显示鳞状上皮呈乳头状增生，乳头较尖。 表皮浅表面可有角化、棘细胞层增生和肥厚。 棘层中上部可见特征性凹空细胞，呈散在或灶性分布，细胞和核的体积均增大，核染色深，核膜凹凸不平，可见双核，核周胞浆空、其内有丝状物（图15-10）。PAS染色显示细胞凹空区呈阴性反应。

【临床病理联系】

尖锐湿疣病损多持续存在或呈反复发作，患者局部有瘙痒、烧灼感、分泌物增多，约1/3的病例可自行消退。 患有尖锐湿疣的妊娠期妇女由于受体内成倍增长的激素影响，疣体可迅速生长，甚至填塞阴道，造成分娩困难。 由母婴传播而患病的婴幼儿易发生上呼吸道复发性乳头状瘤。 此外，尖锐湿疣常合并细菌、真菌或淋病感染。

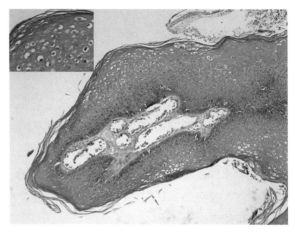

图 15-10 尖锐湿疣

注：鳞状上皮乳头状增生，有角化，棘细胞层增生，（左上）高倍镜下可见棘细胞内凹空细胞

三、梅毒

梅毒（syphilis 或 leus）是由梅毒螺旋体引起的一种慢性的性传播性疾病。 早在16世纪的欧洲曾发生过流行，目前在全世界呈地方性流行。 20世纪40～70年代，由于青霉素的发现和公共卫生措施的推行，其发病率大大降低。 然而近30余年来，无论是一期，还是二期梅毒的发病率均有上升的趋势。 梅毒对人类的危害性主要在于病变晚期可累及人体的大血管和中枢神经系统而危及生命。

【病因及传播途径】

梅毒螺旋体又名苍白螺旋体（Treporema pallidum），是引起梅毒的病原体。 它对外界环境的抵抗力极低，故不易在外界生存。 梅毒患者是其唯一的传染源，其最常见的传播途径是直接接触患者破损的皮肤、黏膜而被感染，其中95％以上患者是通过性交传播，少数也可因输血、接吻、医务人员不慎受染等途径而获得。 以直接接触方式而被感染者称为后天性梅毒。 而由患病母体经胎盘传给胎儿，则称为先天性梅毒。

【发病机制】

当病原体侵犯性器官后，即可迅速地由感染局部进入淋巴道或血管，首先造成全身性播散。 感染后平均3周左右，在病原体侵入部位出现早期原发病灶，被称为硬下疳（chancre）。 随着病原体的广泛播散，宿主分别产生非针对病原体的非特异性抗体和针对病原体的特异性抗体。 前者通常是针对由宿主组织和病原体细胞壁共同组成的心脂（cardiolipid）的抗体，常可被快速血浆反应素（rapid plasma regain，RPR）等试验检出。 一般在感染后1～2周，甚至在原发病灶出现前即可呈阳性，维持4～6周，而在对其疾病成功治疗后可降低，至第3期或晚期梅毒时则为阴性。 该方法常被用于对梅毒的筛查或对其治疗效果的监测。 而针对梅毒螺旋体的特异性抗体，通常在感染后4～6周呈阳性，目前多采用针对其病原体的荧光抗体吸收试验（fluorecent-treponenal absorption test，FTA-ABS）或微血凝测定法（micro-hemagglutination assay，TPHA）加以检测。 然而，其方法价格昂贵，故通常不作初筛用。 但这种检测方法的检出结果在经成功治疗的患者中仍保持阳性。

与此同时，机体针对病原体的特异性细胞免疫也逐渐增强，螺旋体在病变部位的数量随之减少，因而早期梅毒的局部病变常有不治自愈的倾向。 然而，尽管体内产生了特异性的体液和细胞免疫，但却难以去除入侵机体的所有病原体，若对其治疗不当或不彻底，梅毒病变可出现复发或逐渐演变为晚期梅毒。 那些病原体始终在体内潜伏（无症状而血清学反应阳性）或经二、三期梅毒后，局部病变消失而血清学反应阳性者，均称为隐性梅毒。

【病理变化】

梅毒的肉眼改变可因其病程（分期）的不同而异，将在各期梅毒性病变中分别叙述。然而其镜下的基本病变为增生性动脉内膜炎(proliferative endarteritis)，伴有大量浆细胞浸润、血管内皮细胞肥大和增生，随之发生血管和内膜纤维化及血管腔狭窄，进而导致病变局部组织发生缺血性细胞坏死和纤维化。 由病原体所致的迟发性变态反应可能是促使局部组织坏死的因素之一，而非梅毒螺旋体直接毒性作用所致。 病变组织中的病原体可被银染色（如 Warthinstarry 染色）所证实。 至第 3 期梅毒时，其病灶扩大、坏死明显，周围有弹性结缔组织包绕，形成不规则的实性团块，即树胶样肿（gumma），又称梅毒瘤（syphilioma），通常是迟发性变态反应所致。 镜检发现病灶中央呈现凝固性坏死，其周围有混合性炎症细胞，包括淋巴细胞、浆细胞、上皮样细胞浸润，偶可伴有巨细胞以及周围致密的纤维组织带形成。 这一形态改变虽颇似结核结节，但其坏死一般不如结核彻底，尤其是增生性血管内膜炎的改变以及病灶中病原体的检测将有助于对两者的鉴别。

1. 后天性梅毒 又称获得性梅毒。 其自然病程分为 3 期，即一、二期（早期）梅毒和三期（晚期）梅毒。

（1） 一期梅毒（primary syphilis）：发生于感染后 1～3 周，其原发病变以男女性器官硬下疳为特征。 其病灶多见于男性的阴茎（冠状沟、龟头）等和女性的阴道、宫颈，可呈多发性。 初起时为坚实的小红点或丘疹，继而范围扩大成直径约 1 cm 大小、浅表有溃疡的无痛性硬块，边界清楚，边缘硬结，呈红铜色，溃疡基底干净，这病灶称为硬下疳。 相应部位的淋巴结无痛性肿大、变实。 镜下显示上皮坏死脱落或其周边部上皮增生，真皮内有淋巴细胞、浆细胞浸润和增生性血管内膜炎。 几周后，即使未经治疗，该原发病灶也可自然吸收、愈合或留下永久性瘢痕；若经治疗可阻止其向二期梅毒发展。 病变早期者，血清学试验可为阴性，对疑似病例的确切诊断可依赖于对溃疡分泌物作暗视野显微镜观察或直接荧光抗体法检查。

（2） 二期梅毒（secondary syphilis）：发生于一期梅毒病灶吸收后 2 个月内，病变典型者表现为全身性淋巴结肿大和各种皮肤、黏膜的病变，包括丘疹、斑疹和继发感染的脓疱疮，可分布于全身各处，如躯干、肢体，以手掌或脚底为常见，也可累及口腔、咽部和外生殖道等。 若在会阴、肛周、腹股沟及大腿内侧等湿润皮肤区，其表皮增生隆起形成融合性斑块，称为梅毒性扁平湿疣。 镜下显示其病变为增生性动脉内膜炎，伴有淋巴细胞、浆细胞浸润。 病灶中有病原体，故具传染性。 肿大的淋巴结为非特异性炎症，以浆细胞浸润为主，偶见中性粒细胞和肉芽肿形成。 偶然也可引起肝、肾、脑、胃肠道炎症病变。该期患者可有发热、不适、体重下降等全身反应，但一般不十分明显，血清学反应均为阳性。 二期梅毒一般经 2～3 个月或更长时间亦可自愈，部分患者在 1～2 年或 4 年内复发，但其疹量较少。

（3）三期梅毒(tertiary syphilis)：通常发生于起病后 5 年或更长时间，约见于 1/3 未进行治疗者。 主要有 3 类：心血管型、神经型和良性型三期梅毒。 它们可单独或联合发生。 此时患者血清学反应显示非特异性抗体已转为阴性，但特异性抗体仍可阳性。

1）心血管梅毒(cardiovascular syphilis)：最常见，约占三期梅毒的 80％，尤以男性居多。 其病变主要为梅毒性主动脉炎(syphilitic aortitis)，好发于近端胸主动脉（根部、升段及弓部等），以其滋养血管的增生性动脉内膜炎为病理特征。 这些小动脉管腔的狭窄，乃至闭塞可引起大动脉中层弹力纤维的破坏，代之以结疤，并逐渐使其失去弹性，缓慢地导致升主动脉和主动脉弓的进行性扩张，从而造成主动脉瓣关闭不全和近端胸主动脉瘤。 前者可致心功能紊乱，后者可造成对邻近器官组织，如胸骨、气管支气管、食管、上腔静脉和喉返神经的压迫，也可因其破裂而致患者猝死。 在部分病例中，也可因主动脉根部形成的瘢痕收缩而致冠状动脉口狭窄，从而发生继发性心肌缺血和心内膜下瘢痕形成。

2）神经梅毒（neurosyphilis）：仅占 10％三期梅毒病例，但近年来发现其发生率在HIV 感染病例中有上升趋势。 神经型梅毒可累及软脑（脊）膜、血管和脑实质，且往往同时受累。 若病变主要为软脑膜和蛛网膜及其血管，则主要表现为软脑膜炎、蛛网膜炎及其增生性动脉内膜炎，以脑底部为多见，从而可引起脑软化、脑出血和软脑膜增厚，甚至可因脑膜粘连而阻碍脑脊液循环而发生脑积水，则称为慢性脑膜血管病。 若累及背侧神经根的蛛网膜下隙部分可致脊髓后索的上行性感觉神经纤维变性，引起患者知觉丧失和步履异常，称为脊髓痨(tabes dersalis)；当因脑膜血管病变致脑实质弥漫受损时，可因大脑皮质萎缩、神经元丧失和变长、增生的小胶质细胞为杆状细胞代替，患者出现精神失常，称为麻痹性痴呆(general paresis)。

3）良性三期梅毒(benign tertiary syphilis)：较少见。 现多发生于合并艾滋病患者。病变以不同器官和组织的树胶样肿形成为特征，可能与其病原体引起的迟缓型变态反应有关。 最常发生的部位是骨、皮肤及上呼吸道和口腔的黏膜。 当病变累及骨骼时，可引起局部疼痛、触痛、肿胀，有时可并发骨折。 若累及皮肤、黏膜时，可形成结节状病灶，或呈现酷似肿瘤的破坏性溃疡病变，但此时病灶内不易找到病原体。

2. 先天性梅毒(congenital syphilis) 又称胎传梅毒。 梅毒螺旋体可由患病妊娠母体经胎盘传给胎儿，多见于具有传染性的一期或二期梅毒感染者，以妊娠大于 4 个月者为常见，在患病 5 年以上的孕妇中则较少见。 通常情况下，如对患病孕妇不进行有效治疗，超过 40％的胎儿将在妊娠 4 个月后死亡。 根据先天性梅毒的表现，可分为以下 3 类。

（1） 胎儿期梅毒（prenatal syphilis）：胎儿常有肝大、骨骼异常、胰纤维化和肺炎，或形成死胎（stillbirth）。 肝大是因髓外造血和门管区单个核细胞浸润所致。 骨骼异常包括长骨的骨骺炎及断裂和偶然发生颅骨骨质吸收和纤维化。 胰腺炎常见而又可表现较严重。 肺可因肺泡隔炎症和纤维化而变得坚实而苍白。 病原体在这些组织中可以被发现。

（2） 婴儿期梅毒（infantile syphilis）：发生于分娩时存活的或已存活几个月内的婴儿。 其主要表现为慢性鼻炎，接着又可出现脱屑性皮疹或类似于成人二期梅毒时所出现的其他皮肤黏膜病变，内脏和骨骼的改变可与胎儿期梅毒相似。

（3） 晚期或迟发性先天性梅毒（late or tardive congenital syphilis）：发生于 2 岁以上未经治疗的儿童病例，其典型的表现为 Hutchinson 三联症，包括因牙釉质发育不全所致的锯齿状门牙、可致失明的间质性角膜炎和因第Ⅷ对脑神经损伤所造成的双侧神经性耳聋。其他改变还有胫骨慢性骨膜炎、臼齿（桑葚牙）畸形、慢性脑膜炎、脉络膜-视网膜炎和因鼻骨、软骨树胶样肿所致的马鞍鼻等。

（吴慧娟）

第十六章 寄 生 虫 病

寄生虫病在全世界范围内仍然是一大类严重危害人类健康的疾病，尤其在不发达的第三世界国家更为常见。新中国成立后，寄生虫病的防治取得了显著成绩，多种寄生虫病，如血吸虫病、黑热病、丝虫病等的猖獗流行得到了极大的控制，发病率大大降低。然而，近年来由于市场开放、人们食谱改变、宠物饲养的流行，以及一些地方对寄生虫病的防治措施不足，某些寄生虫病发病率有回升趋势，值得引起我国各级领导和医卫工作者的高度重视。

常见的人体寄生虫病可分为：①原虫病，如阿米巴病、黑热病和疟疾；②吸虫病，如肝吸虫病、肺吸虫病和血吸虫病；③绦虫病，如囊虫病和包虫病；④线虫病，如钩虫、蛔虫和丝虫病等。本章重点介绍阿米巴病、血吸虫病和棘球蚴病的感染方式、病理变化及产生的后果等。

第一节 阿 米 巴 病

阿米巴病（amoebiasis）是由溶组织内阿米巴（*Entamoeba histolytica*）原虫感染所引起的一种人类寄生虫病，可在人和动物间自然传播。阿米巴病分布于全球，在热带和亚热带地区高发。阿米巴原虫主要寄生于结肠，病原体侵袭肠黏膜，则可形成黏膜溃疡，引起肠阿米巴病。因临床表现为腹痛、腹泻和里急后重，酷似痢疾症状，故又称阿米巴痢疾（amoebic dysentery）。病原体也可随血流或以直接侵袭的方式，到达肠外器官，引起肝、肺、脑、皮肤和泌尿生殖器等肠外阿米巴病，其中以阿米巴性肝脓肿最为常见。

【病原和感染途径】

溶组织内阿米巴原虫是阿米巴属中最为重要的一种病原体，其生活史包括滋养体和包囊两期，前者是阿米巴原虫的致病型病原体，无传染力；后者是原虫的感染型病原体，可传播疾病。人体感染此病多因食入被包囊污染的食物或饮水所致。包囊进入人体多能抵抗胃酸作用而无损地进入肠道，常在小肠下段经碱性肠液（胰蛋白酶等）消化作用后孵出4个滋养体，后随食物残渣下行到结肠，在肠腔内随肠内容物潴留而定居下来，以摄取细菌及残渣为生。而在某些因素影响下，这些滋养体侵入肠壁组织，转变为大滋养体，并大量繁殖，吞噬红细胞，破坏宿主组织，引起肠黏膜的溃疡性病变。

【发病机制】

溶组织内阿米巴原虫的致病机制复杂，与虫株致病力、寄生环境和宿主免疫状态相关，至今尚未被完全阐明。 阿米巴原虫致病株对组织的侵袭力与下列因素有关：①接触性细胞溶解作用。 阿米巴分泌多种毒力因子降解细胞外基质，与宿主细胞黏附，使细胞溶解。阿米巴分泌的半乳糖/乙酰氨基半乳糖凝集素可与结肠上皮细胞和红细胞接触黏附；其分泌的阿米巴穿孔素（amoeba perforin）植入宿主黏膜细胞质膜且使其溶解，形成"阿米巴孔"（amebapore）；半胱氨酸蛋白酶能分解细胞外基质，从而使原虫能够借助活泼的运动，进入组织间隙。 此外阿米巴致病株具有膜结合磷脂酶 A，它能将膜磷脂转化为溶血卵磷脂，后者为细胞溶解剂。 靶细胞常在阿米巴黏附后 20 min 内死亡。 ②伪足运动及吞噬功能，阿米巴滋养体的伪足运动使其病变呈潜行性，并具有吞噬已脱落或遭破坏的细胞，且对细胞成分进行降解的作用。 ③免疫抑制和逃避：阿米巴原虫的凝集素有抗补体作用；半胱氨酸蛋白酶能降解补体 C3 和 C3a，抵抗补体介导的炎症反应，也可降解血清型 IgA 和分泌型 IgA。

已知阿米巴感染可诱导人和实验动物的体液免疫，但却对机体没有保护和防止再感染的作用。 巨噬细胞介导的抗阿米巴活性是宿主抗阿米巴感染的基本模式，同时细胞介导的免疫反应对清除感染，促进病变愈合及防止复发也同样起到一定作用。 患者细胞免疫功能低下是其发病的机制之一。

总之，阿米巴原虫（滋养体）的致病作用是依靠其化学性和机械性多种因素综合作用的结果。 此外，病原体对组织的侵袭力，还与宿主的易感性、肠道功能紊乱及肠道内合并细菌感染等因素有关。

【病理变化】

1. 肠阿米巴病（amoebiasis of intestine） 病变好发于结肠，这可能与此处肠内氧分压较低和肠内容物生理性滞留有关。 病变主要累及盲肠和升结肠，其次是乙状结肠和直肠，严重者可累及整个结肠，甚至阑尾和回肠末端。

病变可分为急性期和慢性期两个阶段。

（1）急性期：阿米巴滋养体一旦侵入肠壁组织，可破坏黏膜表层或腺隐窝上皮细胞，形成散在多个灰黄色、略高出于黏膜表面的小点，中心部有针眼大小的坏死和溃疡（图 16-1A）。 继而病原体从坏死的组织碎片和红细胞获取营养物质而迅速分裂增殖，并突破黏膜肌层而进入疏松的黏膜下层，借活跃的阿米巴运动、接触性细胞溶解作用等，使病灶不断扩大，形成特征性的、口小底宽的烧瓶状溃疡（flask-shaped ulcer）（图 16-1B），即溃疡口位于黏膜表面、较小；而溃疡底则位于黏膜下层，范围较广。 肉眼见黏膜面形成直径不大的溃疡口，呈圆形、椭圆形或不规则形，边缘不整齐，周边黏膜肿胀，溃疡间的黏膜尚属正常。 如病变继续扩大，溃疡在黏膜下层相互沟通，而形成隧道样病变，以致病灶处黏膜外观犹如破絮状。 严重者溃疡可深及肠壁肌层，甚至浆膜层。 镜下显示肠道病变以组织、细胞坏死和溶解为主要特征，病灶周围炎症反应轻微。 阿米巴滋养体可成群或散在分布于坏死组织内，大多见于溃疡边缘处，有时见于肠壁小静脉内。 病灶中滋养体的体积可略比巨噬细胞大，直径为 20～60 μm，多呈圆形或椭圆形，胞膜清晰，核较小而圆，胞质空泡状，可有被吞噬的细胞碎片和红细胞(图 16-2)。

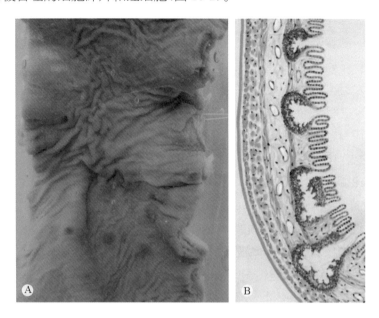

图 16-1　结肠阿米巴病

A. 急性期黏膜有多个圆形隆起，中央可有点状出血；　B. 烧瓶样溃疡模式图

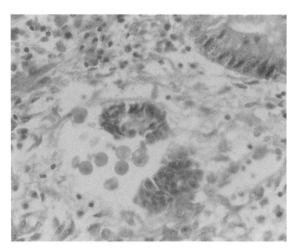

图 16-2　结肠阿米巴病(阿米巴滋养体，HE)

注：结肠肠壁坏死组织与正常组织交界处小血管附近有多个阿米巴大滋养体，体积较巨噬
细胞大，核较小而圆，胞质内含有空泡，可见吞噬的细胞碎片

　　急性期肠道病变可引起肠蠕动增强和黏液分泌增多，出现腹痛、腹泻和大便次数增
加。　粪便内含大量黏液、血液与坏死溶解的组织，多呈暗红色果酱样，有腥臭。　粪检时
易找到阿米巴滋养体。　一般全身症状轻微，无发热。

　　急性期多数可治愈。　少数患者可因肠道溃疡过深而引起肠穿孔。　由于病变发展较
缓，多形成局限性脓肿。　若病变侵袭肠壁小血管而致破裂，可引起肠出血。

（2）慢性期：少数病例可因急性期治疗不彻底而转为慢性。 此期肠道病变甚为复杂，溃疡的修复、愈合常与病灶的进行性扩大同时存在，已愈合的溃疡又可坏死，重现溃疡，伴肉芽组织增生、黏膜萎缩（皱襞消失）或有息肉形成。 严重者晚期肠壁可因过多的纤维组织增生而变厚，且可导致肠腔狭窄或阻塞。 在少数慢性病例中，由于滋养体反复侵入肠黏膜或合并细菌继发感染，致使黏膜溃疡形成，并伴有肠壁肉芽组织增生过多，形成局限性包块，称为"阿米巴瘤"（amoeboma）。 多位于盲肠，临床上易误诊为结肠癌。

慢性期患者可有轻度腹泻、腹痛、腹胀、腹部不适等肠道功能紊乱症状，并可出现肠梗阻。 久病不愈者可引起营养不良和消瘦。

2. 肠外阿米巴病

（1）阿米巴性肝脓肿（amebic liver abscesses）：它是肠阿米巴病最常见的并发症，其来源多为病原体侵入肠壁小静脉，随门静脉血流到达肝脏，偶尔也可直接进入腹腔而累及肝脏。 到达肝内的阿米巴滋养体多数被机体消灭，仅少数存活、繁殖而致病。 侵入肝内的阿米巴滋养体破坏和溶解肝组织，导致局部肝组织液化性坏死和出血，多呈咖啡色，故有"黑巧克力脓肿"（dark-chocolate abscesses）之称。 肝脓肿多发生于阿米巴痢疾后 1～3 个月内，也可见于痢疾症状消失数年后。

阿米巴性肝脓肿多为单个，约 80% 的病例发生于肝右叶。 此因肝右叶体积大，滋养体进入的机会较多及因肠阿米巴病好发于盲肠和升结肠。 该处的血液回流常因门静脉分流现象而到达肝右叶所致。 肝脓肿大小不一，多呈圆形或不规则形，脓腔内容物稀薄或糊状，呈棕褐色，似果酱样物，由液化坏死肝组织和陈旧性血液混合而成，当水分吸收后变得较黏稠。 脓肿壁上附有尚未液化坏死的汇管区结缔组织、血管和胆管等，外观呈破絮状，具有一定特征性。 镜下显示脓肿壁有不等量的尚未彻底液化坏死的组织，有较少炎症细胞浸润和少量纤维组织增生，其边缘的活组织内可找到阿米巴滋养体。 如继发细菌感染，则可形成典型的脓肿，此时浸润的炎细胞多为中性粒细胞。 若未能被及时诊断和治疗，病灶可逐渐扩大，并向周围组织穿破，扩展至相邻器官或组织，形成如膈下脓肿和腹膜炎、肺脓肿和脓胸，甚至引起胸膜-支气管瘘。

（2）阿米巴性肺脓肿（amebic lung abscesses）：本病远较阿米巴性肝脓肿少见，多数是由阿米巴性肝脓肿穿破横膈直接蔓延而来，少数由阿米巴滋养体随血流到肺。 脓肿多发生于右肺下叶，多为单个，且与膈肌、肝脓肿相沟通。 脓腔内充满棕褐色糊样物。 患者常有发热、胸痛、咳嗽、咯血和咯出褐色脓样痰等症状，痰内可查见阿米巴滋养体。

（3）阿米巴性脑脓肿（amebic brain abscesses）：此病更为少见。 滋养体多自肠、肝或肺部病灶经血流而来，故本病多合并肠、肝或肺阿米巴病。 脑脓肿常为多发性，以大脑皮质为多见。 脓腔内充满褐色或黄绿色坏死物，周围有慢性炎症细胞浸润和增生的神经胶质构成的脓肿壁。 此病预后甚差。

第二节 血 吸 虫 病

血吸虫病(schistosomiasis)是由血吸虫寄生于人体引起的一种地方性寄生虫病，它主要流行于亚非拉地区。我国流行的是日本血吸虫病(schistosomiasis japonica)。日本血吸虫成虫寄生于人体的门静脉系统，成虫每天排出的大量虫卵引起肝汇管区纤维化和慢性肠道病变，对人体造成严重危害。偶尔虫卵也可随血流播散，引起脑、肺、膀胱、阴囊、皮肤等脏器或组织的病变。许多哺乳类动物，如牛、马、羊等也可成为它的终宿主，故本病是人畜共患的寄生虫病。

日本血吸虫病在我国的流行有相当漫长的历史，根据对我国湖南、湖北出土的 2 具西汉古尸的研究考证，迄今至少已有 2 100 多年。此病在我国流行遍及长江中下游及其以南的 13 个省市，新中国成立前它的流行十分猖獗，严重危害农民的健康和生命。新中国成立后通过发动群众，大力开展血吸虫病的防治工作，其流行曾得到极大的控制，70% 的流行区基本消灭了血吸虫病。但近年来又有回升的趋势或发现新疫区，应引起医卫工作者和群众的重视。

【病原及其感染途径】

血吸虫的生活史包括虫卵、毛蚴、母胞蚴、子胞蚴、尾蚴、童虫和成虫等发育阶段。虫卵随患者或病畜的粪便排出入水，并孵化出毛蚴。毛蚴钻入中间宿主钉螺体内，经胞蚴阶段发育为尾蚴，然后尾蚴离开钉螺，再次入水。当人体皮肤接触含尾蚴的疫水可致感染。尾蚴借其头腺分泌的酶和机械运动，10 s 即可钻入人体或牲畜的皮肤或黏膜，随即尾部脱落而变成童虫。童虫在皮下组织停留 5～6 h，随后侵入小静脉或淋巴管，经血流到达右心、肺动脉，再经肺静脉进入左心，通过循环散布于全身各器官。只有到达肠系膜毛细血管并进入肠系膜静脉的童虫才能发育为成虫，其余多在移行途中夭折。从尾蚴侵入人体皮肤至成虫产卵，约需 3 周时间。

血吸虫成虫寄生于人、畜等终宿主的门静脉系统内，依赖口、腹吸盘吸附于小静脉内壁，并从血液中摄取营养物质(如氨基酸)和红细胞。成虫常在血流中逆行至肠壁黏膜下层的小静脉内产卵，一条雌虫每天产卵 500～3 500 个。虫卵一般需经 11～12 d 发育成熟，内含活动的毛蚴，毛蚴一般存活 12 d 死亡。成虫所产的虫卵，小部分可经肠黏膜溃疡处进入肠腔，随粪便排出体外，但大部分虫卵则随血流进入肝或逆流沉积于结肠引起病变。

【发病机制与基本病理变化】

血吸虫在人体内的不同发育阶段，即尾蚴、童虫、成虫和虫卵，对人体均能产生机械性损伤。但更为重要的是，其不同发育阶段所具有的各种抗原成分，如肠相关循环阳极蛋白糖 (GASC-AP)、循环阴极抗原(CCA)、乳抗原(M-Ag)和可溶性虫卵抗原(soluble egg antigen，SEA)及某些尚未确定的特异性抗原均可激起体液或细胞免疫反应，引起组织的免疫性损伤。其中以大量虫卵沉着所引起的损害为本病最主要的病变，对机体造成极大的危害。

虫卵所致的病变主要是细胞介导的免疫反应，它是由成熟虫卵中毛蚴分泌的 SEA 引起的。致敏的淋巴细胞可释放多种细胞因子(1L-2、IFN-γ、IL-4 和 1L-5 等)，其中 IL-4 诱发 B 细胞合成 IgE，IL-5 为嗜酸性粒细胞的生长因子，引起嗜酸性粒细胞增多和血清 IgE 升高。其他细胞因子导致局部巨噬细胞聚集，产生肉芽肿病变（Ⅳ型超敏反应）。巨噬细胞和淋巴细胞可产生致纤维形成因子，促进成纤维细胞增生和局部纤维化。此外，SEA 还可刺激宿主产生抗体，在虫卵周围形成抗原抗体免疫复合物。

1. 尾蚴引起的病变　多发生于感染后 6～8 h。尾蚴钻入宿主皮肤后，其头腺分泌的毒素和本身死后崩解产物，可引起局部皮肤奇痒，产生红色小丘疹，称尾蚴性皮炎。发病机制为 IgE 介导的 Ⅰ 型超敏反应及 T 细胞介导的迟发性变态反应（Ⅳ型超敏反应）。镜下显示局部真皮层水肿、毛细血管扩张充血，并有多量嗜酸性粒细胞或中性粒细胞浸润。数日后皮炎可自行消退。

2. 童虫所致的损害　童虫在体内移行过程中，可引起血管炎及血管周围炎，以肺组织最为明显。镜下显示肺组织充血、水肿和点状出血以及血管周围炎，伴有大量嗜酸性粒细胞浸润。患者可有咳嗽和痰中带血等症状。多于感染后 1～2 周内出现，且很快消退。另外，童虫移行过程中，其代谢产物和死亡虫体的分解产物，也可引起过敏反应，如发热、荨麻疹、血象嗜酸性粒细胞增多等。

3. 成虫引起的病变　主要为静脉内膜炎、静脉周围炎和虫体抗原成分或代谢产物引起的过敏反应。患者可出现轻度贫血、嗜酸性粒细胞增多和肝、脾大等。肝、脾等器官内单核-巨噬细胞增生，并吞噬黑褐色的血吸虫色素。血吸虫色素为成虫吞噬红细胞后，破坏的红细胞内珠蛋白的分解产物。

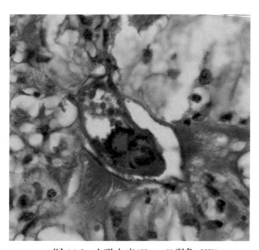

图 16-3　血吸虫病（Hoeppli 现象，HE）

注：血吸虫卵（卵壳淡黄色，呈折光性，卵内有毛蚴）表面有放射状火焰样红染的抗原抗体复合物，周围有嗜酸性粒细胞浸润

4. 虫卵引起的病变　沉积于组织的虫卵按发育过程可分为未成熟和成熟虫卵两种。前者因毛蚴不成熟，无毒性分泌物，常形成不典型的慢性虫卵结节；而后者含有成熟毛蚴，可先后引起急性和慢性虫卵结节。

（1）急性虫卵结节：即嗜酸性脓肿（eosinophilic abscess）形成，为一种急性渗出、坏死性病灶，通常由成熟虫卵的毛蚴所释放的 SEA 引起。镜下见病灶中心为成熟虫卵，虫卵表面可出现放射状火焰样、均质的嗜酸性棒状物（称 Hoeppli 现象）（图 16-3），经免疫荧光证明为抗原-抗体复合物。其周围有大量嗜酸性粒细胞浸润，并发生坏死，酷似脓肿，故称嗜酸性脓肿(图 16-4),是血吸虫病的早期病变。 肉眼观察病灶为灰黄色的粟粒至绿豆大小的结节。 随着虫卵内毛蚴的死亡,病变则演变为慢性虫卵结节。

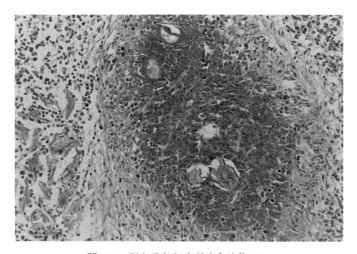

图 16-4 肝血吸虫病(急性虫卵结节,HE)

注:显示虫卵周围组织坏死,伴嗜酸性粒细胞浸润

(2)慢性虫卵结节:即假结核结节与纤维钙化虫卵结节。 在形成典型的急性虫卵结节约 10 d 后,虫卵内毛蚴死亡,坏死和渗出过程停止,病灶内出现大量巨噬细胞浸润,坏死物质逐渐被清除,虫卵崩解、破裂,甚至发生钙化。 在此过程中,浸润的巨噬细胞往往演变为上皮样细胞和异物巨细胞,病灶周围有淋巴细胞浸润和少量肉芽组织形成,出现类似结核结节的病灶,故称假结核结节(pseudotubercle),即慢性肉芽肿性炎结节(图 16-5),此病变也可由未成熟虫卵直接引起。 最后结节被增生的纤维组织所替代,其中的虫卵发生

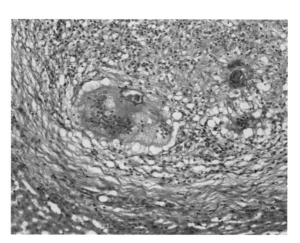

图 16-5 肝血吸虫病(慢性虫卵结节,HE)

注:肝门管区可见由血吸虫卵、上皮样细胞、多核巨细胞、淋巴细胞和成纤维细胞组成的假结核结节

钙化,称为纤维钙化虫卵结节(图 16-6)。 上述病变是诊断血吸虫病的重要依据。 其形成的意义不仅有利于宿主制止虫卵毒性产物的扩散,而且也能干扰再感染童虫在体内的移行。 然而,虫卵结节的纤维化,可导致肝汇管区纤维化、肠壁纤维组织增生致肠腔狭窄等,给机体带来不良后果。

【主要脏器的病变及其后果】

由于成虫主要寄生门静脉系统,其所产的虫卵主要沉积于肠和肝,因此肠和肝的病变最显著。 如成虫发生异位寄生或虫卵沉积于肠、肝以外的器官和组织,如肺、脑等,则引

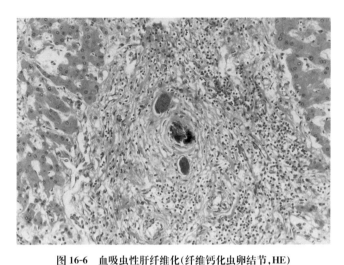

图 16-6　血吸虫性肝纤维化(纤维钙化虫卵结节,HE)

注:肝门管区大量虫卵发生钙化,周围有大量纤维组织增生和慢性炎症细胞浸润

起异位血吸虫病,但均较少见。

1. 肠血吸虫病(schistosomiasis of intestine)　病变可累及盲肠至直肠的全部大肠,但以乙状结肠、直肠和降结肠最为显著,此因成虫多寄生于肠系膜下静脉所致。 由于成虫也可寄生肠系膜上静脉,故虫卵也可沉积于盲肠(包括阑尾)、回肠、食管、胃、胰等处,偶尔也可沉着于肠系膜和腹膜后淋巴结。

虫卵多沉积于结肠黏膜下层和黏膜固有膜内,尤以前者居多。 病变早期为急性虫卵结节,肠黏膜遭破坏,形成许多表浅、成丛的小溃疡,外观呈绒布状(图 16-7A),部分黏膜表面隐约可见虫卵堆积所致的灰褐色细颗粒状隆起,状如砂粒。 溃疡周围黏膜充血、水肿,并有点状出血。 此时患者可出现腹痛、腹泻和便血等症状。 虫卵可自黏膜溃疡处排入肠腔,故粪检虫卵可呈阳性。 随着病变的发展,急性虫卵结节逐渐消退,代之以假结核结节和纤维钙化虫卵结节,肠黏膜萎缩变平,可见斑块状分布的浅青灰色区域(为大量钙化虫卵沉积所致),肠壁纤维化增厚(图 16-7B),严重者可致肠腔狭窄。 此时,因虫卵死亡或发生钙化,肠黏膜溃疡已愈合,肠壁增厚纤维化,虫卵不易排出,故粪检虫卵可呈阴性,需做直肠黏膜活检压片或活组织检查,找到虫卵即可确诊。

晚期,由于重复感染或成虫不断排卵,反复沉着于组织内的虫卵可引起肠黏膜新旧不一的病灶,既有溃疡形成或黄褐色细颗粒状病变,又有肠壁纤维化,使肠壁增厚变硬。 部分黏膜萎缩,致皱襞消失;另一部分黏膜上皮明显增生而形成虫卵性息肉,少数病例则可形成腺管状或绒毛状腺瘤,其中少数可发生恶变而成结肠癌,后者是慢性肠血吸虫病的严重并发症之一。

2. 肝血吸虫病(schistosomiasis of liver)　虫卵一般随血流栓塞于肝内门静脉的末梢支,因此病变主要分布于肝汇管区,且以肝左叶为严重,此与成虫的寄生部位有关。 病变早期为急性虫卵结节,使肝表面或切面呈现许多粟粒大小的灰白或灰黄色结节。 镜下:急

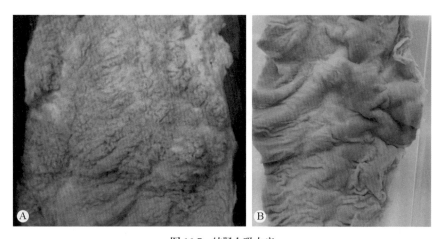

图 16-7 结肠血吸虫病

A. 早期病变，结肠黏膜粗糙，有表浅小溃疡，呈绒布状；B. 慢性病变，肠黏膜萎缩
变平，可见斑块状分布的浅青灰色区域

性虫卵结节主要分布于门管区，门管区邻近的肝窦扩张充血和少量单核细胞浸润，窦内肝库普弗细胞增生，并常吞噬血吸虫色素，狄氏间隙可扩大，充满浆液，但肝小叶结构完整，小叶周边肝细胞可发生不同程度的萎缩、变性和灶性坏死。急性患者的病程一般不超过 6 个月，经治疗可迅速痊愈，若不治疗则变成慢性血吸虫病。病变晚期，急性虫卵结节变为慢性，使汇管区纤维组织增生。由于肝小叶结构未遭破坏，一般无肝细胞再生结节或假小叶形成。重度感染者病变严重，汇管区纤维组织增生十分明显，沿门静脉分支周围呈树枝状分布(图 16-8)，称为"干线型肝纤维化"(pipe-stem fibrosis)。此时，肝脏体积缩小，质地变硬，表面不平整，由于增生的纤维结缔组织收缩而呈现浅沟纹，将肝分割成若干大小不等、形态不规则、略微隆起的分区，酷似分叶状，故又称"地图状"分叶肝。

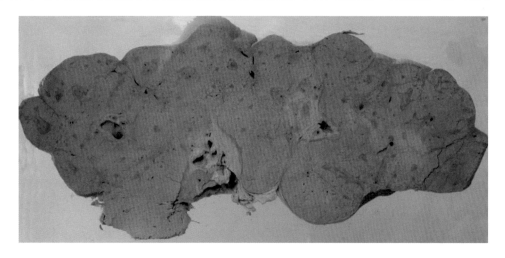

图 16-8 干线性肝纤维化

注：肝脏体积缩小，质地变硬，汇管区纤维组织增生明显，沿门静脉分支周围呈树枝状分布

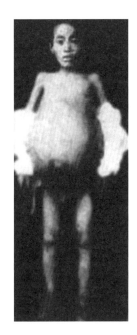

图 16-9　晚期肝血吸虫患者

晚期肝脏血吸虫病，由于肝内门静脉分支阻塞，血管周围汇管区纤维组织增生，导致肝内门静脉回流受阻，产生窦前性阻塞，引起门静脉高压。此外，汇管区淋巴管也受压和阻塞，较大门静脉分支内常有血栓形成等，这些也是加重门静脉高压的重要因素。患者因门静脉高压而出现巨脾、食管下段和胃底静脉曲张，以及严重腹水等体征(图 16-9)。因血吸虫性肝纤维化导致的门静脉阻塞是窦前性的，所以门静脉高压的发生较结节性肝硬化为早，且较严重；而其肝细胞破坏少，肝功能损害轻，故肝性脑病少见，且极少并发肝细胞性肝癌。

3. 脾血吸虫病　感染早期的脾肿大仅为轻度，多因虫体等多种抗原引起机体的过敏反应所致。镜下显示脾窦扩张、充血，脾髓内有多量嗜酸性粒细胞浸润，脾小体增生，单核-巨噬细胞增生。晚期脾脏，则为门静脉高压所引起的慢性脾淤血，体积中至重度肿大，形成巨脾，重量可达 1 000 g 左右，此时脾脏表面缺少光泽，呈青紫色，包膜增厚伴玻璃样变，质地坚韧。切面呈暗红色，脾小体萎缩或消失，脾小梁增粗，常有散在分布的棕黄色含铁小结，有时可伴有贫血性或出血性梗死灶。镜下显示脾窦高度扩张、淤血，脾髓纤维化，脾小体萎缩减少，中央动脉壁增厚及玻璃样变，单核-巨噬细胞增生，并吞噬血吸虫色素。此时患者往往有脾功能亢进症状，如贫血、白细胞计数和血小板计数减少等。

4. 脑血吸虫病　是较为常见的异位血吸虫病，多见于早期病例。虫卵入脑的途径一般认为来自肺部病灶，也可通过门静脉和脊椎静脉间的吻合支而到达脑部。病灶多发生于大脑半球，以顶叶为多见，分布于灰白质交界处。镜下显示病变呈急性或慢性虫卵结节，伴脑软化灶形成，病灶周围的脑组织水肿和胶质细胞增生，软脑膜渗出性炎症，并可导致软脑膜增厚。患者可表现为局限性癫痫症状，也可发生精神症状以及颅内压增高或局限性占位征象。

5. 肺血吸虫病(schistosomiasis of lung)　常发生在严重感染的早期病例，其虫卵来源一般认为系寄生于肠系膜静脉的成虫，经门-腔静脉吻合支至下腔静脉，再经右心而入肺。肉眼观察与 X 线检查均显示病灶类似急性粟粒性结核病灶。镜下显示肺内有嗜酸性脓肿和假结核结节形成，周围肺组织有局限性炎性渗出，内有巨噬细胞、淋巴细胞和少量嗜酸性粒细胞。通常病变轻微，一般在 3～6 个月内逐渐消失，可不留痕迹。

6. 肾血吸虫病　血吸虫病患者的系膜增生性肾炎或膜性肾病的发生率增加，在其肾小球内发现有免疫球蛋白 IgG 和补体 C3 的沉积，但罕见血吸虫抗原。属于 Ⅲ 型变态反应引起的免疫复合物性肾炎。

7. 血吸虫病侏儒症　此症系儿童患者多次严重感染血吸虫，影响全身代谢和生长发育的结果。 患者身材矮小，生长停留在 11～15 岁，面容苍老，缺乏第二性征，无生殖能力， 但智力一般不受影响。 它是晚期血吸虫病的一个类型，其形成原因可能由于大量血吸虫虫体生长夺取了宿主的营养物质，以及代谢产物所引起的机体神经内分泌失调，导致腺垂体前叶萎缩、功能下降，并继发甲状腺、性腺和肾上腺等萎缩及骨骼成熟障碍，故属垂体性侏儒症。 此症现已很少见。

8. 急性血吸虫病（acute schistosomiasis） 多发生于夏秋季，常因游泳、捕鱼蟹、打湖草等接触疫水而感染大量尾蚴所致。 多见于初次感染者。 常发生于感染后 1 个月左右，此时感染者体内发育成熟的成虫开始大量排卵。 临床表现为突然高热，伴发冷和寒战，腹痛、腹泻、肝脾肿大，蛋白尿和血嗜酸性粒细胞增多等。 病变范围广泛，可累及肝、肠、肺和脑等多个器官。 镜下显示急性虫卵结节，伴周围组织浆液性炎和出血性炎。 其发病机制认为是由成熟虫卵的毛蚴所释放的大量可溶性抗原而引起的免疫复合物病或血清病。 患者血清内可查见血吸虫特异性循环免疫复合物，肾活检标本的免疫荧光和电镜检查也可证实有免疫复合物存在。

第三节 棘 球 蚴 病

棘球蚴病（echinococcosis）又名包虫病（hydatid disease，hydatidosis），是人感染棘球绦虫的幼虫棘球蚴所致。 在人体内寄生的棘球蚴主要为细粒棘球绦虫（*Echinococcus granulosus*）及多房棘球绦虫（*Echinococcus multilocularis*）的幼虫。 在我国以前者常见。人因食入含有棘球绦虫虫卵而感染，棘球蚴主要累及肝脏，其次是肺脏，也可侵犯人体其他部位，很多时候可同时累及多个器官。 棘球蚴病是一种人畜共患慢性寄生虫病，目前已成为世界性的公共卫生问题。

一、细粒棘球蚴病

细粒棘球蚴病是由细粒棘球蚴寄生人体引起的疾病，通常为单个囊性病变，又称为囊型包虫病，比较常见，流行地理区域广，国内流行于西北畜牧区。

【病原及其感染途径】

细粒棘球绦虫生活史包括成虫、虫卵、六钩蚴和棘球蚴。 成虫为小型绦虫，主要寄生在终宿主犬、狼等食肉动物体的小肠内，长 2～7 mm，宽 0.5 mm 左右，由 1 个头节和 2～4 个节片（包括幼节、成节和孕节）。 孕节内含有感染性虫卵，孕节成熟后，从虫体脱落下来，随粪便排出，污染牧草、水源等。 当中间宿主，如羊、牛等家畜及人食入虫卵，虫卵在胃和十二指肠内孵化出六钩蚴，钻入肠壁，经小肠黏膜血管随血流经门静脉到肝，因此肝棘球蚴病最为常见。 少数六钩蚴通过肝经右心到肺，极少数随肺循环到达全身其他器官。 六钩蚴也可通过肠壁淋巴管，经胸导管入血至全身各部位。 幼虫在体内经数月发育成棘球蚴。棘球蚴为囊形，也称为包虫囊（echinococcosis cyst），囊内有许多原头蚴。如果含棘球蚴的组织器官被犬、狼等终宿主吞食后，其中所含的每个原头蚴均能发育成成虫。

【发病机制】

六钩蚴侵入组织后，可引起组织周围嗜酸性粒细胞浸润及巨噬细胞反应，大多数被巨噬细胞吞噬破坏，仅少数存活发育成棘球蚴。棘球蚴生长缓慢，感染半年直径可达 0.5～1cm，经过数年至数十年，直径可达 30～40cm。棘球蚴为包囊状结构。囊壁分为内外两层。外为角皮层，呈白色半透明结构，如粉皮，厚约 1mm，具有吸收营养物质及保护生发层作用。镜下为红染的板层状结构。内为生发层，厚约 20μm，由单层或多层的生发细胞构成，具有显著的繁殖能力。生发层向囊内芽生，长出许多原头蚴，有的原头蚴可形成内生性子囊，子囊还可产生孙囊，它们也能产生原头蚴。原头蚴、生发囊和子囊可从胚层上脱落，悬浮在囊液中，称为棘球蚴砂或囊砂（hydatid sand）。棘球蚴在人体内可存活40 年或更久，可因损伤、感染而退化死亡，此时母囊和子囊可发生钙化，囊内液体被吸收浓缩为胶泥样物质，其中仍可见原头蚴。囊液为无色或淡黄色液体，液量由数十毫升到数千毫升。囊液中所含的蛋白质具有抗原性，囊壁破裂可引起周围组织发生过敏反应，严重者发生过敏性休克。

棘球蚴对人体的危害有 3 个方面：①机械性损害。包虫囊占位性生长，对邻近组织和器官造成机械性压迫、刺激和破坏，导致组织细胞变性、萎缩、坏死和功能障碍，严重者致死。损害程度取决于棘球蚴的体积、数量、寄生时间和部位。②过敏反应。包虫囊破裂后，囊液内异种蛋白包括棘球蚴的代谢产物、虫体死亡的分解物、棘球蚴液可引起机体中毒和过敏反应，如荨麻疹、哮喘和神经血管性水肿。大量囊液溢出进入血液循环可导致严重的过敏性休克，甚至死亡。③夺取营养。包虫囊在宿主体内生长发育摄取宿主营养，影响宿主健康。其中机械性损害为棘球蚴主要的危害因素。

【病理变化】

棘球蚴在人体可寄生于任何部位，但以肝脏最为常见（占70％），其次为肺（占20％～30％），其余分布于腹腔、肌肉、脾、脑、肾、胸腔、骨、眼眶等。很多时候可同时累及多个器官。

1. 肝棘球蚴囊肿 多位于右叶膈面，多为单发，也可多发，向腹腔突出。肝棘球蚴囊肿逐渐增大，可导致周围肝细胞受压萎缩、变性坏死，其外纤维组织增生包绕，形成一层纤维性外囊（图 16-10）。肝内胆管及血管也常受压移位，或被包入囊壁内。患者初期可无症状，随着囊肿增大可扪及囊性肿块，出现腹胀、腹痛，晚期少数可因囊肿压迫胆道产生黄疸。

肝棘球蚴囊肿主要并发症为继发感染和囊肿破裂。被包入外囊中的小胆管破入囊肿腔内、外伤、穿刺及血道感染可引起继发感染。感染后引起的病理变化似肝脓肿，但症状较轻。肝包虫囊破裂为常见且严重的并发症，多为继发感染、外伤或穿刺引起。囊液破入腹腔可引起过敏性休克甚至死亡，还可产生腹腔内继发性棘球蚴囊肿。 如果子囊破入胆管和肝静脉内，可造成胆道阻塞及肺动脉栓塞。

2. 肺棘球蚴囊肿 囊肿多见于右肺，好发于下中肺叶，多位于肺的周边区，通常为单个。 由于肺组织疏松，血液循环丰富，棘球蚴囊肿生长较快，并压迫周围肺组织，引起肺不张、肺萎陷和纤维化。 临床上可引起咳嗽、咯血、呼吸急促、胸痛等刺激症状。 若囊肿破入支气管，患者可咳出粉皮样物质，囊内容物和囊壁被咳出而自愈；突然大量

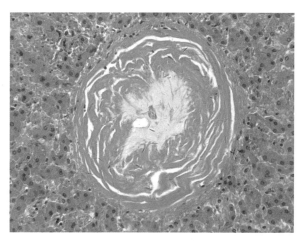

图 16-10 肝棘球蚴病(HE)

注：肝汇管区可见棘球蚴囊，囊壁红染，呈分层状（郭慕依教授提供）

囊内容物破入支气管可引起窒息；囊肿穿破入胸腔，可引起棘球蚴性胸膜炎。 囊肿继发感染类似肺脓肿。

二、泡状棘球蚴病

泡状棘球蚴病是由泡状棘球蚴所引起的一种寄生虫病，又称多房棘球蚴病或泡型包虫病。 比较少见，在我国西北牧区省份，如宁夏回族自治区、新疆维吾尔自治区、青海等地均有病例报告。 泡状棘球蚴病比细棘球蚴病更严重，病死率高。 泡球蚴主要寄生在肝脏，可以通过浸润扩散、血行扩散和淋巴扩散等方式累及肺、脑、肾等其他器官。 对机体组织破坏严重，犹如恶性肿瘤，所以也被称为"虫癌"。

【病原及其感染途径】

泡状棘球绦虫的成虫与细粒棘球绦虫相似，但虫体较短（1.2～3.7 mm）。 与细粒棘球蚴不同，泡球蚴不形成大囊泡，而形成海绵状囊泡。 囊泡生长较快，子囊为外生性，原头蚴数也较少。 泡状棘球绦虫的成虫主要寄生于狐、犬等。 中间宿主主要为鼠类，人类也可被虫卵感染，但并非适宜的中间宿主，人体感染时囊泡内只含有胶状物而无原头蚴。

【病理变化】

泡球蚴主要寄生在肝脏，一般呈单个巨块型，有时为结节型，或两者兼有。 泡球蚴囊泡常由无数小囊泡集合而成，如海绵状或蜂窝状。 囊泡外观呈灰白色，质较硬，与周围组织分界不清。 囊泡内容物为豆腐渣样蚴体碎屑，或白色半透明状液体。 如继发感染，酷似脓肿。 泡状囊肿外周无完整纤维包膜，泡球蚴向囊外芽生许多子囊。 囊泡可以像恶性肿瘤一样向周围组织浸润，偶然播散到肝门淋巴结内，易误诊为肝癌。 镜下，在肝组织中散在大小不等的泡状蚴小囊泡，一般仅见角皮层。 囊泡周围可有嗜酸性粒细胞浸润，伴有结核样肉芽肿形成，继而有纤维组织增生。 随着泡球蚴囊泡的不断长大，邻近肝组织受压

萎缩、变性、坏死及淤胆。　如肝组织破坏严重，最后可导致肝硬化、黄疸、门静脉高压、肝衰竭及恶病质等。　泡状蚴侵入肝静脉则可随血液循环转移至肺和脑，引起相应的呼吸道症状（如咯血、气胸）和神经系统症状（如癫痫、偏瘫）。

（刘国元）

中英文名词对照索引

主要参考文献

1. 郭慕依. 病理学. 3 版. 上海：复旦大学出版社，2005.

2. 李玉林. 病理学. 8 版. 北京：人民卫生出版社，2013.

3. 陈杰，李甘地. 病理学. 2 版. 北京：人民卫生出版社，2010.

4. 李甘地. 病理学. 北京：人民卫生出版社，2001.

5. 彭文伟. 传染病学. 5 版. 北京：人民卫生出版社，2004.

6. 武忠弼，杨光华. 中华外科病理学. 北京：人民卫生出版社，2002.

7. Juan Rosai. 回允中，译. Rosai & Ackerman 外科病理学. 9 版. 北京：北京大学医学出版学社，2006.

8. 朱世能，陆世伦. 肿瘤基础理论. 2 版. 上海：上海医科大学出版社，2000.

9. 安云庆，姚智. 医学免疫学. 3 版. 北京：北京大学医学出版社，2013.

10. 郭慕依. 肾活检病理学. 上海：复旦大学出版社，2007.

11. 张凤民，肖纯凌. 医学微生物学. 3 版. 北京：北京大学医学出版社，2013.

12. 刘道宽. 锥体外系疾病. 上海：上海科学技术出版社，2000.

13. 李雍龙. 人体寄生虫学. 8 版. 北京：人民卫生出版社，2013.

14. 中华医学会传染病与寄生虫病学分会，肝病学分会. 病毒性肝炎防治方案. 中华内科杂志，2001，40(1)：62-65.

15. Kumar V，Abbas AK，Aster JC. Robbins basic pathology. 9th ed. Philadelphia：Saunders，2013.

16. Scherz-Shouval R，Elazar Z. Regulation of autophagy by ROS：physiology and pathology. Trends Biochem Sci，2011，36(1)：30-38.

17. Liu Y，Levine B. Autosis and autophagic cell death. Cell Death Differ，2014，21：1-10.

18. Clark RAF，Henson PM. The molecular and cellular biology of wound repair. New York：Plenum，1996.

19. Otoole EA. Extracellular matrix and keratinocyte migration. Clin Exp Dermatol，2001，26：525.

20. Zakim D，Boyer TD. Hepatology. 4th ed. Philadelphia：Saunders，2003.

21. Jennette JC，Olson JL，Schwastz MM，et al. Heptinstall's pathology of the kidney. 6th ed. Philadelphia and New York：Lipincott-Raven，2007.

22. Colvin RB，Nockeleit V. Renal transplant pathology // Jennette JC，Jean LO，Melvin MS，et al. Heptinstall's pathology of the kidney. 6th ed. philadelphia，USA：Lippincott Williams & Wilkins，2007，1347～1419.

23. Swerdlow SH，Campo E，Harris NL，et al. WHO classification of tumors of haematopoietic and lymphoid tissues. Lyon，France：IARC，2008.

24. Robert JK，Maria LC，Herrington CS，et al. WHO Classification of tumours of female reproductive orgens. Lyon，France：IARC，2014.

25. Sunil RL，Ian OE，Stuart JS，et al. WHO classification of tumours of the breast. Lyon，France：IARC，2012.

图书在版编目(CIP)数据

病理学/张志刚,朱虹光主编. —上海:复旦大学出版社,2016.1(2022.2 重印)
(复旦博学·基础医学本科核心课程系列教材)
ISBN 978-7-309-11623-6

Ⅰ. 病…　Ⅱ.①张…②朱…　Ⅲ. 病理学-高等学校-教材　Ⅳ. R36

中国版本图书馆 CIP 数据核字(2015)第 159730 号

病理学

张志刚　朱虹光　主编
责任编辑/魏　岚

复旦大学出版社有限公司出版发行
上海市国权路 579 号　邮编:200433
网址:fupnet@ fudanpress.com　http://www.fudanpress.com
门市零售:86-21-65102580　团体订购:86-21-65104505
出版部电话:86-21-65642845
常熟市华顺印刷有限公司

开本 787 × 1092　1/16　印张 23.25　字数 496 千
2022 年 2 月第 1 版第 4 次印刷

ISBN 978-7-309-11623-6/R·1484
定价:88.00 元